全国中医药行业高等教育"十二五"规划教材
全国高等中医药院校规划教材（第九版）

外 科 学

（新世纪第三版）

（供中医学、针灸推拿学专业用）

<table>
<tr><td>主　审</td><td>李乃卿（北京中医药大学）</td></tr>
<tr><td>主　编</td><td>谢建兴（广州中医药大学）</td></tr>
<tr><td>副主编</td><td>王绍明（成都中医药大学）</td></tr>
<tr><td></td><td>张　犁（南京中医药大学）</td></tr>
<tr><td></td><td>许　斌（辽宁中医药大学）</td></tr>
<tr><td></td><td>史晓光（北京中医药大学）</td></tr>
<tr><td></td><td>于庆生（安徽中医学院）</td></tr>
</table>

中国中医药出版社
·北 京·

图书在版编目（CIP）数据

外科学/谢建兴主编 . —3 版 . —北京：中国中医药出版社，2012.8（2019.7 重印）
全国中医药行业高等教育"十二五"规划教材
ISBN 978 – 7 – 5132 – 0981 – 6

Ⅰ. ①外…　Ⅱ. ①谢…　Ⅲ. ①外科学 – 中医药院校 – 教材　Ⅳ. ①R6

中国版本图书馆 CIP 数据核字（2012）第 118474 号

中 国 中 医 药 出 版 社 出 版
北京经济技术开发区科创十三街 31 号院二区 8 号楼
邮政编码　100176
传真　010 64405750
赵县文教彩印厂印刷
各地新华书店经销

*

开本 787×1092　1/16　印张 32.25　字数 721 千字
2012 年 8 月第 3 版　2019 年 7 月第 8 次印刷
书　号　ISBN 978 – 7 – 5132 – 0981 – 6

*

定价　79.00 元
网址　www.cptcm.com

如有印装质量问题请与本社出版部调换（010 64405510）
社长热线　010 64405720
购书热线　010 64065415　010 64065413
微信服务号　zgzyycbs
书店网址　csln. net/qksd/
官方微博　http://e. weibo. com/cptcm

李连达（中国中医科学院研究员　中国工程院院士）
李金田（甘肃中医学院院长　教授）
吴以岭（中国工程院院士）
吴咸中（天津中西医结合医院主任医师　中国工程院院士）
吴勉华（南京中医药大学校长　教授）
肖培根（中国医学科学院研究员　中国工程院院士）
陈可冀（中国中医科学院研究员　中国科学院院士）
陈立典（福建中医药大学校长　教授）
陈明人（江西中医药大学校长　教授）
范永升（浙江中医药大学校长　教授）
欧阳兵（山东中医药大学校长　教授）
周　然（山西中医学院院长　教授）
周永学（陕西中医学院院长　教授）
周仲瑛（南京中医药大学教授　国医大师）
郑玉玲（河南中医学院院长　教授）
胡之璧（上海中医药大学教授　中国工程院院士）
耿　直（新疆医科大学副校长　教授）
徐安龙（北京中医药大学校长　教授）
唐　农（广西中医药大学校长　教授）
梁繁荣（成都中医药大学校长　教授）
程莘农（中国中医科学院研究员　中国工程院院士）
谢建群（上海中医药大学常务副校长　教授）
路志正（中国中医科学院研究员　国医大师）
廖端芳（湖南中医药大学校长　教授）
颜德馨（上海铁路医院主任医师　国医大师）

秘　书　长　王　健（安徽中医药大学校长　教授）
洪　净（国家中医药管理局人事教育司巡视员）
王国辰（国家中医药管理局教材办公室主任
　　　　全国中医药高等教育学会教材建设研究会秘书长
　　　　中国中医药出版社社长）

办公室主任　周　杰（国家中医药管理局科技司　副司长）
林超岱（国家中医药管理局教材办公室副主任
　　　　中国中医药出版社副社长）
李秀明（中国中医药出版社副社长）

办公室副主任　王淑珍（全国中医药高等教育学会教材建设研究会副秘书长
　　　　中国中医药出版社教材编辑部主任）

全国中医药行业高等教育"十二五"规划教材
全国高等中医药院校规划教材（第九版）

《外科学》编委会

前　言

　　"全国中医药行业高等教育'十二五'规划教材"（以下简称："十二五"行规教材）是为贯彻落实《国家中长期教育改革和发展规划纲要（2010—2020）》《教育部关于"十二五"普通高等教育本科教材建设的若干意见》和《中医药事业发展"十二五"规划》的精神，依据行业人才培养和需求，以及全国各高等中医药院校教育教学改革新发展，在国家中医药管理局人事教育司的主持下，由国家中医药管理局教材办公室、全国中医药高等教育学会教材建设研究会，采用"政府指导，学会主办，院校联办，出版社协办"的运作机制，在总结历版中医药行业教材的成功经验，特别是新世纪全国高等中医药院校规划教材成功经验的基础上，统一规划、统一设计、全国公开招标、专家委员会严格遴选主编、各院校专家积极参与编写的行业规划教材。鉴于由中医药行业主管部门主持编写的"全国高等中医药院校教材"（六版以前称"统编教材"），进入2000年后，已陆续出版第七版、第八版行规教材，故本套"十二五"行规教材为第九版。

　　本套教材坚持以育人为本，重视发挥教材在人才培养中的基础性作用，充分展现我国中医药教育、医疗、保健、科研、产业、文化等方面取得的新成就，力争成为符合教育规律和中医药人才成长规律，并具有科学性、先进性、适用性的优秀教材。

　　本套教材具有以下主要特色：

　　1. 坚持采用"政府指导，学会主办，院校联办，出版社协办"的运作机制

　　2001年，在规划全国中医药行业高等教育"十五"规划教材时，国家中医药管理局制定了"政府指导，学会主办，院校联办，出版社协办"的运作机制。经过两版教材的实践，证明该运作机制科学、合理、高效，符合新时期教育部关于高等教育教材建设的精神，是适应新形势下高水平中医药人才培养的教材建设机制，能够有效解决中医药事业人才培养日益紧迫的需求。因此，本套教材坚持采用这个运作机制。

　　2. 整体规划，优化结构，强化特色

　　"'十二五'行规教材"，对高等中医药院校3个层次（研究生、七年制、五年制）、多个专业（全覆盖目前各中医药院校所设置专业）的必修课程进行了全面规划。在数量上较"十五"（第七版）、"十一五"（第八版）明显增加，专业门类齐全，能满足各院校教学需求。特别是在"十五""十一五"优秀教材基础上，进一步优化教材结构，强化特色，重点建设主干基础课程、专业核心课程，增加实验实践类教材，推出部分数字化教材。

　　3. 公开招标，专家评议，健全主编遴选制度

　　本套教材坚持公开招标、公平竞争、公正遴选主编的原则。国家中医药管理局教材办公室和全国中医药高等教育学会教材建设研究会，制订了主编遴选评分标准，排除各种可能影响公正的因素。经过专家评审委员会严格评议，遴选出一批教学名师、教学一线资深教师担任主编。实行主编负责制，强化主编在教材中的责任感和使命感，为教材质量提供保证。

　　4. 进一步发挥高等中医药院校在教材建设中的主体作用

　　各高等中医药院校既是教材编写的主体，又是教材的主要使用单位。"'十二五'行规教材"，得到各院校积极支持，教学名师、优秀学科带头人、一线优秀教师积极参加，凡被选中参编的教师都以高涨的热情、高度负责、严肃认真的态度完成了本套教材的编写任务。

5. 继续发挥教材在执业医师和职称考试中的标杆作用

我国实行中医、中西医结合执业医师资格考试认证准入制度，以及全国中医药行业职称考试制度。2004 年，国家中医药管理局组织全国专家，对"十五"（第七版）中医药行业规划教材，进行了严格的审议、评估和论证，认为"十五"行业规划教材，较历版教材的质量都有显著提高，与时俱进，故决定以此作为中医、中西医结合执业医师考试和职称考试的蓝本教材。"十五"（第七版）行规教材、"十一五"（第八版）行规教材，均在 2004 年以后的历年上述考试中发挥了权威标杆作用。"十二五"（第九版）行业规划教材，已经并继续在行业的各种考试中发挥标杆作用。

6. 分批进行，注重质量

为保证教材质量，"十二五"行规教材采取分批启动方式。第一批于 2011 年 4 月，启动了中医学、中药学、针灸推拿学、中西医临床医学、护理学、针刀医学 6 个本科专业 112 种规划教材，于 2012 年陆续出版，已全面进入各院校教学中。2013 年 11 月，启动了第二批"'十二五'行规教材"，包括：研究生教材、中医学专业骨伤方向教材（七年制、五年制共用）、卫生事业管理类专业教材、中西医临床医学专业基础类教材、非计算机专业用计算机教材，共 64 种。

7. 锤炼精品，改革创新

"'十二五'行规教材"着力提高教材质量，锤炼精品，在继承与发扬、传统与现代、理论与实践的结合上体现了中医药教材的特色；学科定位更准确，理论阐述更系统，概念表述更为规范，结构设计更为合理；教材的科学性、继承性、先进性、启发性、教学适应性较前八版有不同程度提高。同时紧密结合学科专业发展和教育教学改革，更新内容，丰富形式，不断完善，将各学科的新知识、新技术、新成果写入教材，形成"十二五"期间反映时代特点、与时俱进的教材体系，确保优质教材进课堂。为提高中医药高等教育教学质量和人才培养质量提供有力保障。同时，"十二五"行规教材还特别注重教材内容在传授知识的同时，传授获取知识和创造知识的方法。

综上所述，"十二五"行规教材由国家中医药管理局宏观指导，全国中医药高等教育学会教材建设研究会倾力主办，全国各高等中医药院校高水平专家联合编写，中国中医药出版社积极协办，整个运作机制协调有序，环环紧扣，为整套教材质量的提高提供了保障，打造"十二五"期间全国高等中医药教育的主流教材，使其成为提高中医药高等教育教学质量和人才培养质量最权威的教材体系。

"十二五"行规教材在继承的基础上进行了改革和创新，但在探索的过程中，难免有不足之处，敬请各教学单位、教学人员及广大学生在使用中发现问题及时提出，以便在重印或再版时予以修正，使教材质量不断提升。

国家中医药管理局教材办公室

全国中医药高等教育学会教材建设研究会

中国中医药出版社

2014 年 12 月

编写说明

　　根据《教育部关于"十二五"普通高等教育本科教材建设的若干意见》的精神，为适应学科的发展、医学知识的更新及我国中医药高等教育发展的需要，由国家中医药管理局统一规划，启动了全国中医药行业高等教育"十二五"规划教材《外科学》的编写工作。

　　新世纪全国高等中医药院校规划教材《西医外科学》是近10年来全国各中医药院校采用最多的外科学教材，深受师生的好评及欢迎，教学实践证明是一　　用于中医药院校且具有中医药特色的优秀教材。本《外科学》教材是在原教材的基础　　在全国高等中医药教材建设研究会的指导下，从中医药院校的教学实际出发，坚持理论联系实际的原则，进行修订编写而成。为确保教材具有连贯性、继承性和系统性，基本按照上版教材的体例结构编写，对部分章节进行了精减、增补和修改。为解决教材越编越厚和教学课时相对有限的矛盾，对部分内容"忍痛割爱"、精炼文字、缩编瘦身，减少不必要的交叉重复。同时，增加了当今外科学的新进展、新技术、新方法的介绍，并考虑到中医药院校的教材特色，适当增加某些外科疾病较为成熟的中西医结合理论和治疗方法。内容涵盖中医、中西医结合执业医师考试和研究生入学考试的内容，以适应临床实际需要。

　　本教材仍坚持体现"三基"、"五性"、"三特定"的指导原则。三基：即基本理论、基本知识和基本技能。五性：即科学性、先进性、思想性、启发性和适用性。三特定：①特定的对象：是中医药院校五年制和七年制的学生；②特定的要求：是培养从事中医、中西医结合临床医疗工作的医生；③特定的限制：教材有别于专著、科普书和参考书，要有规范性、指导性和权威性。所以特别注重教材的总体优化和编写规范。在教学实践中特别强调学生动手能力的培养，努力塑造一个思维敏捷、操作熟练的外科医生。

　　本书共20章，并附示教见习和中英文名词对照。包括绪论（编写人员：谢建兴，下同），无菌术（关伟），麻醉（史晓光），体液与营养代谢（金珊），输血（张犁），外科休克（章学林），重症救治与监护（许斌、高文喜），围术期处理（赵淑明），外科感染（杨先玉、连树林），损伤（杨建军、侯俊明、曾家耀、陈铭、章学林），肿瘤（周永坤、侯俊明、冷大跃），急腹症（谢建兴、李卿明、张琪），甲状腺疾病及乳房疾病（曾家耀），胃十二指肠溃疡的外科治疗（赵淑明），门静脉高压症（于庆生），肠炎性疾病的外科治疗（冷大跃），腹外疝（王绍明），泌尿、男性生殖系统疾病（张犁、高文喜、陈天波、陈铭），周围血管疾病（郭伟光），示教见习（王守铭、王志刚）。全书插图126幅，表格45帧，力求突出外科教材直观性、形象性的特点。

　　本教材编委会成员来自全国23所中医药院校，均是具有丰富临床和教学经验的外科教授和专家，基本反映了目前各中医药院校的外科学教学水平，使本教材学术水平具有代表性。通过集体制定编写计划，分工编写，主编全面整理，集体讨论定稿，确保教材内容及质量符合编写原则并满足教学需要。

　　新世纪全国高等中医药院校规划教材《西医外科学》主编李乃卿教授作为本教材的主审，高度重视及关心本教材的编写，给予了许多宝贵的指导意见，并亲自参加了教材内容的审定。广州中医药大学王志刚老师、曾建峰老师、祝常德博士协助做了大量的文字修改、编写、校对等工作，在此一并表示感谢！

　　在上一版教材的基础上，我们力求通过众多专家的努力，从整体上进一步提高教材质量，编写出适合教学需要的精品教材。由于编写水平有限，书中不足之处在所难免，希望各院校的师生在使用过程中提出宝贵意见，以便再版重印时进一步修订提高。

《外科学》编委会

2012 年 6 月

目　　录

第一章 绪 论

一、外科学的发展及成就

医学的发展同社会、文化、科学和哲学的发展密不可分。古代医学起源于古代文明中心的古埃及、古巴比伦、古印度和古中国。公元前 700～公元前 600 年，希腊人吸取埃及和亚洲的文化，成为后来罗马以及欧洲医学的发展基础。

外科学（surgery）这一英文名由希腊文 cheir（手）和 ergon（工作）组合而成，其原来的含义为手工、手艺。因为远在原始公社时代，"外科医师"仅能做些诸如体表止血、拔除人体内的箭头等简单的医疗操作，所以被看作是一种手艺或技巧。

大约在公元前 3000～公元前 1500 年间，"外科医师"便能做断肢、眼球摘除手术。外科学最初的奠基人，古希腊的伟大医学家希波克拉底（Hippocrates，公元前 460～公元前 377 年）将伤口分为化脓性和非化脓性两种，他在手术前严格要求清洁，手术中用煮沸的雨水清洗伤口，使伤口容易愈合。塞尔萨斯（A. C. Celsus，公元 1 世纪）首先用丝线结扎血管，对炎症的红、肿、热、痛四大症状的描述仍沿用至今。盖伦（C. Galan，公元 130～210 年）区别了动脉和静脉，创用扭绞法制止血管的出血。阿维森纳（Avi-cenna，公元 980～1037 年）总结了前人的经验和自己的实践，写出举世闻名的《医典》，其中记载了骨折时石膏绷带固定法、肿瘤的治疗原则等许多问题。

在宗教信条和经院哲学统治下的中世纪，严禁尸体解剖，不准做流血的手术，使外科学的发展处于低谷时期。直到欧洲工业革命蓬勃兴起后，旧制度的桎梏被冲破，外科学迎来了一个迅猛发展的时期。从 19 世纪 40 年代起，先后解决了手术疼痛、伤口感染、止血、输血等问题，现代外科学的发展突飞猛进。

手术疼痛曾是妨碍外科发展的重要因素之一。1846 年 Morton 首先使用乙醚全身麻醉；1892 年 Schleich 用可卡因进行局部浸润麻醉，但因其毒性高，不久即由普鲁卡因所代替。此后，麻醉药物及麻醉方法不断完善和发展，为手术创造了良好的条件。

伤口感染也曾是外科医生面临的重大困扰之一。1846 年 Semmelweis 首创在检查产妇前用漂白粉洗手，使产妇死亡率由 10% 下降为 1%。这是抗菌术（antisepsis）的开端。Lister 是公认的外科抗菌的创始人，1867 年他创用石炭酸溶液冲洗器械，使截肢术的死亡率由 46% 下降至 15%。1877 年 Beergmann 采用蒸汽灭菌法，并对布单、敷料、手术器械的灭菌技术进行了深入的研究，为现代外科创建了无菌技术，使抗菌法（antisepsis）演进到灭菌法（asepsis）。1889 年 Furbringer 倡导手臂消毒法。1890 年 Halsted 倡议戴灭菌橡皮手套进行手术，使无菌技术进一步完善。1929 年 Fleming 发现了青霉素，1935 年 Domagk 提倡应用百浪多息（磺胺类），使预防和治疗术后感染提高到了一个新的水平。

手术出血也曾是妨碍外科发展的重要因素之一。1872 年 Wells 介绍了止血钳。1873 年 Esmarch 在截肢时首先使用了止血带。1901 年 Land‐Steiner 发现了血型，开创了输血方法。1915 年 Lewisohn 用枸橼酸钠加入血液中防止凝血，以后又建立了血库，为手术的广泛开展打下了基础。

自先后发现青霉素和百浪多息后，新的各种抗生素不断地合成，外科学的发展进入了一个全新时期。20 世纪 50 年代初，低温麻醉、体外循环的研究成功，为心脏直视手术开辟了道路；60～70 年代，显微外科技术的发展，推动了创伤、整复和器官移植外科的前进；70～80 年代后，现代外科微创理念和技术的快速发展，大大降低了传统手术的创伤，减轻了病人的痛苦。最近，第三代机器人手术系统（robotic surgical system）问世，其特点是精确性高、灵活性好，已在少数大型医院应用。为了提高外科危重病人救治的成功率，减轻病人生理和心理上的创伤，近年来有关损伤控制外科、快速康复外科以及日间手术等观念不断在临床上推广应用，取得了很好的效果。21 世纪是生物和信息的时代，随着克隆技术、纳米技术、基因工程和组织细胞工程的进一步发展和完善，毫无疑问，外科学将会取得更大更快的进展。

二、我国外科学发展概况

我国医学史上外科起源很早。公元前 14 世纪商代的甲骨文中就有"疥"、"疮"等字的记载。周代（公元前 1066～公元前 249 年）外科医师被称为"疡医"，主治脓疡、溃疡、金创和折疡。汉代杰出的外科学家华佗（141～203 年）用"麻沸散"进行全身麻醉，施行死骨剔除术和剖腹术等。张仲景的《金匮要略》对后世外科的发展也有很大的影响，如治疗肠痈、寒疝、浸淫疮、狐惑病等的方药，至今仍被临床应用。南北朝时的《刘涓子鬼遗方》是我国现存的第一部外科学专著，主要内容有痈疽的鉴别诊断，治疗金疮、痈疽、疮疖、皮肤病的经验总结。隋代巢元方等集体编写的《诸病源候论》（610 年）是我国第一部 qw 病因病理学专著，其中对瘕瘕积聚、瘿瘤、丹毒、疔疮、痔瘘、兽蛇咬伤等外科病的病因病理学有较系统论述；并提出"腹䐃（网膜）"脱出的手术和肠吻合的方法；对炭疽的感染途径已认识到"人先有疮而乘马"所得病；并指出单纯性甲状腺肿的发生与地区的水质有关。在唐代孙思邈所著《千金要方》（652 年）中记载了应用手法整复下颌关节脱位，与现代医学采用的手法相类似。蔺道人著的《仙授理伤续断秘方》（841 年）是我国第一部伤科专著，制订了一套骨折整复固定方法和处理开放性骨折需要注意的规则。宋代王怀隐著《太平圣惠方》（1292 年）中已有砒剂治疗痔核的记载。金元时代齐德之著有《外科精义》（1335 年），总结了前人各种方书的经验，认为外科病是阴阳不和、气血凝集所致，指出治其外而不治其内、治其末而不治其本的观点是错误的。危亦林著《世医得效方》（1937 年）已有正骨经验，如在骨折或脱臼的整复前用乌头、曼陀罗等药物先行麻醉；用悬吊复位法治疗脊柱骨折。明代，中医外科学的发展已相当成熟，名医著作较多，如薛已的《外科枢要》《外科发挥》《外科经验方》，汪机的《外科理例》，陈文治的《疡科选粹》等均有特点。但以陈实功所著《外科正宗》影响最大，该书细载病名，各附治法，条理清晰，内容充实；其中记载有刎颈切断气管应急用丝线缝合刀口。清代以后，如祁广生的《外科大成》，陈士铎的《外科秘录》，顾世澄的《疡医秘录》等均有丰富的内容，更加完善了中医外科系统理论，丰富了临床经验。特别是中华人民共和国成立后，根据党的中西医结合的方针政策，用现代科学技术来研究整理中医中药，取得了丰硕的成果，如针刺麻醉、中西医结合治疗急腹症、骨折、多脏器功能衰竭、肿瘤、痔瘘、脉管炎等方面都有显著成绩，为中医学走向世界打下了基础。

我国西医外科学虽有百余年的历史，但在半封建、半殖民地的旧中国，发展十分缓慢，一直处于落后状态。新中国成立后，在党的领导下，我国西医外科学有了飞速的发展，外科队伍不断壮大，腹部外科、显微外科、骨科、烧伤外科、心血管外科、矫形外科、泌尿外科、神经外科、小儿外科、老年外科、麻醉外科等各专科先后建立。近年来由于医学基础理论、实验外科的深入发展，又建立了组织和器官移植等新的学科。

我国于1958年成功抢救了一位大面积深度烧伤的病人后，治愈了不少Ⅲ度烧伤面积超过90%的病人，治疗烧伤的整体水平进入国际先进行列；1963年首次成功地为一位病人接活了完全离断的右前臂，这在世界外科学领域内当时处于领先地位。

今后，在党的正确路线指导下，我国外科学必然会得到更加迅猛的发展，取得令人瞩目的成就。

三、怎样学习外科学

（一）外科学的范畴

外科学的范畴是在医学的发展中逐渐形成和不断更新的。外科学的内容包括许多体表和体内的疾病。按病因分类，外科疾病大致可分为五类：

1. **损伤** 由于外来暴力或其他的致伤因子所引起的组织破坏，如内脏破裂、骨折、外伤性出血等，都需要手术或手法加以修复或整复。

2. **感染** 病原菌、寄生虫在人体内造成组织和器官的损害，发生坏死或脓肿，这种局限性感染灶常需要手术治疗，如阑尾炎、坏疽性胆囊炎的手术切除，肝脓肿的引流等。

3. **肿瘤** 大多数良性肿瘤和部分恶性肿瘤均需要手术切除。

4. **畸形** 无论先天性畸形（如先天性唇裂）或后天性畸形（如烧伤后瘢痕挛缩），都需要手术治疗后才能达到功能的恢复和改善外观的目的。

5. **其他** 常见的有：①结石病：如胆道结石、尿路结石等；②梗阻：如肠梗阻、尿路梗阻、呼吸道梗阻及心、脑血管梗塞等；③血液循环障碍：如门脉高压症、下肢静脉曲张、血栓闭塞性脉管炎等；④内分泌功能失调：如甲状腺功能亢进、肾上腺功能障碍等；⑤器官功能衰竭需要再植：如肾移植、肝移植、心脏移植。

需要指出的是，外科疾病和内科疾病在许多情况下是相对的。有些外科疾病并不一定需要手术治疗，而有些内科疾病发展到一定阶段也可能需要通过手术来处理。如某些感染性病变经过药物治疗可以完全得到控制，甚至痊愈，并不需要手术治疗；胃十二指肠溃疡并发穿孔或大出血时，常常需要手术处理。

（二）如何学好外科学

在中医院校学习外科学，必须强调下述几个方面：

1. 坚持正确的学习方向

学习外科学的根本目的是为人类的健康服务。因此，必须始终贯彻全心全意为人民服务的思想，必须始终重视培养良好的医德医风，提倡先做人再做事。中医院校学生学习外科学的目的，不仅是为了吸收外科学的先进知识，借以继承、发扬、整理、提高中医学的遗产，丰富中医学宝库；更是为了提高医院自身的诊疗水平，满足广大人民群众日益增长的医疗卫生要求；此外，也是为了未来开展好中西医结合工作的需要。在临床实践中，我们面对的是病人，因此不要拘泥于用中用西的争论，而是要学会用中、西医两套系统诊断和治疗外科常见病，善于观察分析中西医各自的优势和不足，取长补短，创造出最有效的外科治疗方法，从而为保障人民的身体健康提供最优质的服务。

2. 必须重视外科"三基"

"三基"是指基本知识（basic knowledge）、基本理论（basic theory）、基本技能（basic technical ability）。

基本知识包括基础医学知识和其他临床各学科的知识，如解剖、病理和病理生理以及临床诊断学等。对外科医生来说，这些基本知识的重要性不言而喻。如要做好甲状腺次全切除手术，就必须熟悉颈前区的解剖，要做好胃癌根治术，就要充分了解胃癌的淋巴结转移途径。

基本理论包括外科临床课程的知识。如要做好胃十二指肠溃疡并发症的手术治疗，就必须全面了解胃十二指肠溃疡及其并发症的诊断、鉴别诊断、手术适应证、各种术式，从而能够理解十二指肠溃疡并发穿孔的术式为什么可以选择胃大部切除术。

外科基本操作较多，如无菌操作技术；手术过程中的切开、止血、剥离、缝合、打结；各种穿刺方法及导管的使用；内镜的选择与应用；心肺脑复苏过程的正确操作；以及外科换药等。这些操作的熟练程度不仅可检验学生的综合能力，而且将会直接影响急救和手术治疗的成败。所以，在外科学习过程中，寻找和利用好上述操作机会，对今后的临床工作是十分重要的。

3. 理论与实践相结合

临床医学是一门在临床实践中形成的应用学科，外科学更需要在理论与实践结合中发展和提高。学生在临床前期学到的有关基础理论，要在临床实践中得到检验、深化和融合，同时也可以指导临床诊治工作。如何抓住结合点，使以往死记硬背的条条框框变为灵活的理论指导武器，是外科见习和实习必须解决的问题。为此，在临床学习中，必须善于观察各器官系统的形态和功能变化，注意药物和手术治疗的反应，善于总结经验，提高分析问题和处理问题的能力，真正把外科学学好、学活。

第二章 无 菌 术

第一节 概 述

无菌术（asepsis）是外科最基本的操作规范。人体皮肤和周围环境普遍存在各种微生物，微生物可通过直接接触、飞沫和空气等外源性途径沾染伤口，也可通过肠道等内源性途径沾染伤口。被沾染的伤口是否发生感染，一是取决于细菌的数量和毒性，二是与机体抗感染能力、免疫系统功能及原有的疾病或创伤性质有关。

无菌术是针对微生物及感染途径所采取的一系列预防措施，由灭菌法、抗菌法和一定的操作规则及管理制度所组成。

灭菌是指杀灭一切活的微生物，而消毒则是指杀灭病原微生物和其他有害微生物，并不要求清除或杀灭所有微生物（如芽孢等）。灭菌法一般是指预先用物理方法彻底消灭与手术区或伤口接触的物品上所附带的微生物。有些化学品如甲醛、戊二醛、环氧乙烷等可以杀灭一切微生物，故也可在灭菌法中应用。消毒法又称抗菌法，常指应用化学方法消灭微生物，例如某些器械的消毒，手术室空气的消毒，手术人员的手臂消毒以及病人的皮肤消毒等。有关的操作规则和管理制度则是防止已经灭菌和消毒的物品或已行无菌准备的手术人员、手术区不再被污染所采取的措施。

外科临床实践中，培养"无菌观念"，坚持"无菌操作"是十分重要的。无菌观念是要求操作者始终坚持只用已消毒灭菌的物品、器械或手去接触无菌伤口，并养成习惯性的动作和观念。无菌操作是指在无菌观念指导下的操作。

外科的无菌术是以预防手术伤口感染为主，是各种手术、穿刺、注射、插管、换药等过程中所必须遵守的原则和应用方法。无菌术应贯穿于术前、术中和术后的各项有关处理中，对无感染的外科病人起到预防感染作用，对已有感染者则是为了防止感染扩散或发生交叉感染。故无菌术的重要性是显而易见的。

消毒、灭菌方法的分类如下：

1. 机械的方法 如剃除手术区或伤口周围皮肤的毛发，用肥皂和水冲洗，或用其他洗涤剂清除物品和皮肤上的油脂污垢和细菌，冲净伤口等。虽然达不到灭菌的目的，但却是不可缺少的先行步骤，为随后采用的具体措施提供了必备的条件，如手术区域皮肤的准备。

2. 物理的方法 如热力、紫外线、红外线、超声波、高频电场、高压蒸汽、真空及微波等，医院常用热力及紫外线。

3. 化学的方法　是应用各种具有消灭微生物能力的化学药物进行消毒、灭菌的方法，常用的有酒精、碘剂、汞剂、酚剂、环氧乙烷、戊二醛、甲醛、过氧乙酸、季铵盐类和洗必泰等。医院常用粉剂直接喷洒、气体熏蒸以及溶液浸泡、喷洒或擦拭等方式，但常不及热力灭菌可靠。对不能用热力或不具备热力灭菌条件的，应采用化学消毒的方法。

第二节　手术器械、物品、敷料的消毒和灭菌

一、化学消毒剂

1. 药物浸泡消毒法　适用于刀、剪、缝针等锐利器械，塑胶制品，内镜、腹腔镜等不宜用热力灭菌的物品。常用化学消毒剂见表2-1。

表2-1　常用化学消毒剂使用方法

药品	常用浓度	浸泡时间（min）	消毒物品
酒精	75%（重量比）	30	锐利器械、羊肠线、橡皮片
新洁尔灭	0.1%	30	锐利器械、内镜、塑胶制品
40%甲醛（福尔马林）	10%	30	导尿管、塑胶制品、内镜
洗必泰	0.1%	30	锐利器械、塑胶制品
碱性戊二醛	2%	30	锐利器械、内窥镜、塑胶等
消毒净	0.1%	30	锐利器械、塑胶制品

注意事项：①根据物品的性能及不同的细菌，选用有效的消毒剂；②严格掌握药剂的浓度、消毒时间及使用方法；③浸泡前应先将物品洗净脂垢、擦干；④器械物品必须全部浸入药液内；⑤有轴节的器械应将其张开，空腔物品将气体排除；⑥使用前须用无菌生理盐水将药液冲洗干净；⑦75%酒精每周核对浓度（重量比），校正一次；⑧0.1%新洁尔灭或洗必泰每1000ml中应加入亚硝酸钠5g，可以防止金属生锈；⑨器械消毒液应每周更换1次。

2. 甲醛气体熏蒸法　适用于不宜浸泡且不能耐高热的器械和物品的消毒。如丝线、纤维内镜、精密仪器、手术野照明灯、电线等。将需要灭菌的物品放在有蒸格的容器内，此容器分为两层，上层放置需要消毒的物品，下层盛放高锰酸钾及40%甲醛溶液的器皿（量杯），两层间有蒸汽孔道相通。甲醛用量按容器体积计算，一般40～80ml/m³，加高锰酸钾晶粉20～40g/m³，40%甲醛与高锰酸钾之比为2∶1，熏蒸1小时以上才可达消毒目的（灭菌时间为3～4小时）。

3. 环氧乙烷（过氧乙烯）熏蒸法　环氧乙烷为无色液体，超过沸点（10.8℃）蒸发为气体，穿透力强，灭菌可靠，低温时不损坏物品，是一种优良广谱的气体消毒剂，常用于各种导管、仪器及医疗器械的消毒。但其蒸汽具有中等毒性和刺激作用，在空气中浓度达3%时能引起燃烧爆炸。使用方法：将需消毒的物品放入密闭特制的耐压容器

内，按 $0.5 \sim 0.7 kg/m^3$ 放入环氧乙烷，使其蒸发，相对湿度在 30% 以上，温度在 15℃以上，消毒时间根据要消毒的物品而定，一般为 $12 \sim 48$ 小时。使用时应防止吸入中毒，且应有防毒、防火、防爆设备。

二、物理灭菌法

1. 高压蒸汽灭菌法 是目前应用最普遍且效果可靠的灭菌方法。设备可分为下排气式和预真空式两类。国内目前应用最多的是下排气式灭菌器，常用的有手提式、卧式和立式三种，其基本结构和作用原理相同，由一个具有两层壁的能耐高压的锅炉所构成（图 2-1、图 2-2）。蒸汽进入消毒室内，积聚而产生压力，蒸汽的压力增高，温度也随之升高。当蒸汽压力达到 $102.97 \sim 137.2 kPa$ （$1.05 \sim 1.40 kg/cm^2$）时，温度能提高到 121℃ ~ 126℃，持续 30 分钟即可杀死包括细菌芽孢在内的一切细菌，达到灭菌目的。

本法适用于能耐受高温的物品，如金属器械、玻璃、搪瓷器皿、敷料、橡胶、药液等。各类物品灭菌所需的压力、温度和时间见表 2-2。

表 2-2 各类物品灭菌所需压力、温度、时间关系表

物品种类	所需蒸汽压力 kPa（kg/cm²）	温度（℃）	时间（min）
金属、搪瓷、玻璃	103kPa（1.05kg/cm²）	121.5	30
	137kPa（1.40kg/cm²）	126.5	20
橡胶、药液	103kPa（1.05kg/cm²）	121.5	20
	137kPa（1.40kg/cm²）	126.5	15
敷料、布类（大包）	103kPa（1.05kg/cm²）	121.5	45
	137kPa（1.40kg/cm²）	126.5	30

注意事项：①灭菌物品的包裹不要过紧、过大，一般应小于 $50 cm \times 30 cm \times 30 cm$，排列不要过密，以免妨碍蒸汽透入内部，影响灭菌效果；②包内应放置化学指示物；

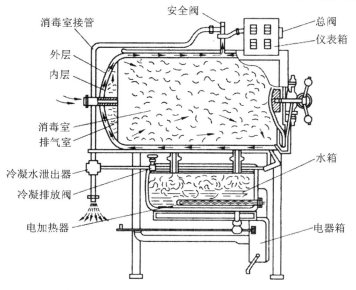

图 2-1 卧式高压蒸汽灭菌器

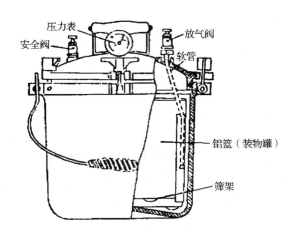

图 2 - 2   手提式高压蒸汽灭菌器

③对易燃易爆物品，如碘仿、苯类等禁用此法灭菌；对光学窥镜、锐利金属器械（如刀、剪等）、有机玻璃等特殊材料制品也不宜使用；④灭菌时应先排尽锅内冷空气，以免影响灭菌效果。检查安全阀的性能是否良好。灭菌完毕应待压力降至零时方可启开，以防发生爆炸；⑤灭菌后的物品一般可保存 2 周，若过期须重新灭菌。

高度真空蒸汽灭菌器属预真空式灭菌器，为目前先进的灭菌装置，是在高压蒸汽灭菌器原理基础上增加真空泵改进而成的。使用时先将锅内的空气用高性能真空泵抽到 2 ~ 2.67kPa 呈负压状态，再通入蒸汽进行灭菌，只需 1 分钟即可达 115℃，随后很快升至 126℃，具有缩短灭菌时间、杀菌力强和损坏消毒物品轻微等优点。但如发生漏气则不易找出原因，且价格昂贵。

2. 煮沸灭菌法   是一种较简便、可靠的常用灭菌方法。有专用的煮沸灭菌器，一般的铝锅或不锈钢锅洗净去脂污后，也可作煮沸灭菌用。适用于金属器械、玻璃、橡胶类等物品。在正常压力下，在水中煮沸至 100℃，持续 15 ~ 20 分钟能杀灭一般细菌，持续煮沸 1 小时以上可杀灭带芽孢细菌。若在水中加入碳酸氢钠，配成 2% 碱性溶液，可使沸点提高至 105℃，灭菌时间缩短至 10 分钟，尚可防止金属制品生锈。在海拔高的地区，大气压及沸点均降低，每增高 300m 高度，应延长灭菌时间 2 分钟。高原地区可应用普通压力锅煮沸灭菌，锅内蒸汽压力一般为 1.3kg/cm^2，温度可高达 124℃，灭菌时间 10 分钟即可。

注意事项：①需预先将物品洗净，去除油渍，完全浸没在水面以下；②玻璃类器皿需用纱布包裹，放入冷水或温水中逐渐煮沸，以免骤热破裂。注射器要抽出内芯，用纱布分别包好；③橡胶、丝线类应于水煮沸后放入，持续 15 分钟即可取出，以免加热过久影响物品性能；④锐利器械如刀、剪不宜用此法，以免变钝；⑤灭菌时间应从水沸后算起，如中途加入其他物品应重新计时，锅盖应严密关闭，以保持沸点。

3. 干热灭菌法   是利用酒精火焰或使用干热灭菌器的热力灭菌方法。可用于金属器械的灭菌，但有损于器械的质量，易使锐利器械变钝，不宜常用。在紧急情况下，将金属器械放在搪瓷或钢精盆中，倒入 95% 酒精，点燃灭菌 10 分钟以上即可。使用干热空气灭菌器，其效果与蛋白质含水量有关。蛋白质含水量越多，所需温度越低，含水量越低则其所需温度越高。常用的干热温度为 160℃，灭菌时间是 1 ~ 2 小时。

4. 其他灭菌法   如 γ 射线灭菌法，可用于不耐热的某些药物（如抗生素、激素、维生素等）、塑料制品（如导管、注射器）以及缝线等的灭菌。超声波可通过介质使菌体破坏，如手术人员用带有超声波装置的洗必泰或新洁尔灭洗手浸泡消毒，可提高效率。

第三节　手术人员和病人手术区域的准备

一、手术人员的准备

1. 一般准备　进入手术室后，要在更衣室更换清洁鞋、衣、裤，戴好帽子和口罩，剪短指甲，脱去袜子。帽子要遮住全部头发，口罩要遮盖口、鼻，穿无袖内衣或内衣衣袖应卷至上臂中、上 1/3 交界以上。手臂皮肤有破损或化脓性感染者不能参加手术。

2. 手臂消毒法　包括洗手和消毒两个步骤。

（1）洗手方法：目前常用的方法有两种：

①刷洗手臂：先用肥皂及清水将手臂按普通洗手方法清洗一遍，再用消毒过的毛刷蘸洗手液，顺序交替刷洗手、臂，从手指尖至肘上 10cm 处，特别注重甲缘、甲沟、指蹼、手掌侧等部位。刷洗 3 分钟后，手指向上，肘部屈曲朝下，使清水从上而下冲净手臂上的洗手液，再用无菌毛巾从手向肘部顺序拭干。洗手消毒后，若手、臂不慎碰触未经消毒的物品，必须重新刷洗。

②洗手液洗手：a. 流水冲洗双手臂。b. 取洗手液 4 ~ 5ml。c. 七步洗手法：手掌相对→手掌对手背→双手十指交叉→双手互搓→揉搓拇指→指尖→手臂至上臂下 1/3，两侧在同一平面交替上升，不得回搓。重复 2 次，共 5 分钟。洗手过程要保持双手位于胸前并高于肘部，双前臂保持拱手姿势。d. 取无菌毛巾擦干手和臂。

（2）涂擦消毒液：目前大多数医院采用新型化学消毒液（常用的有 0.5% 碘尔康、10% 碘伏、灭菌王等）涂擦手和前臂一遍，强调先洗手再消毒。取手消毒剂 8 ~ 10ml，按洗手法揉搓双手、前臂至肘上 6cm，稍干后穿手术衣、戴手套。

3. 穿无菌手术衣和戴无菌手套的方法　手术人员手臂消毒后，即需穿戴无菌手术衣、手套。根据所用手套灭菌方法的不同，戴手套与穿手术衣的顺序也不同。目前多数医院采用经高压蒸汽灭菌的干手套，偶有用消毒液浸泡的湿手套。如用干手套，应先穿手术衣，后戴手套；如用湿手套，则应先戴手套，后穿手术衣。

（1）穿无菌手术衣

①后开襟手术衣穿法：取手术衣，分清内、外两面，双手抓住衣领两端内面，轻轻抖开，将手术衣向上轻掷起，顺势将两手向前伸入衣袖内，让台下人员从身后协助拉好，使双手露出袖口，然后双臂交叉，提起腰带向后递带，仍由别人在身后将腰带及背部衣带系好。注意勿将衣服的外面对向自己或触碰到其他物品及地面，未戴手套的手不得碰触衣服的外面（图 2-3）。

②全遮盖式手术衣穿法：提起手术衣两肩袖口处，轻轻将手术衣抖开，稍掷起手术衣，顺势将两手插进衣袖内并向前伸，将两手自袖腕口伸出。巡回护士在身后系好颈带和背带，腰带由本人在前腹部系结（图 2-4）。

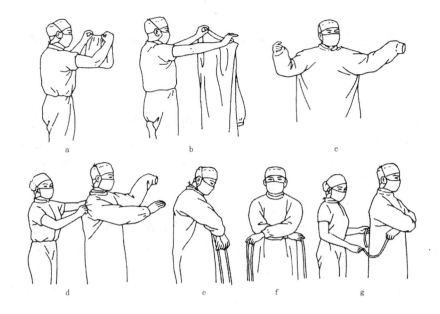

图 2-3　穿后开襟手术衣步骤

a. 手提衣领两端　b. 抖开全衣　c. 两手伸入衣袖　d. 他人协助拉好

e. 两手交叉提起衣带　f. 将衣带向外后送出　g. 由他人后方系带

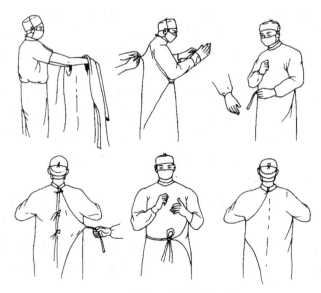

图 2-4　穿全遮盖式手术衣步骤

（2）戴无菌手套：尚未戴无菌手套的手，只允许接触手套套口向外翻折的部分，不能碰到手套的外面；已戴一只手套的手，不可接触另一手套的内面和未戴手套的手。无菌手套有干、湿两种，以干手套最为常用。

戴干手套法：先穿无菌手术衣，用右手自手套袋内捏住两只手套的翻折部提出手套，使两只手套拇指相对向。先用左手插入左手手套内，再将戴好手套的左手 2～5 指插入右手套的翻折部内，让右手插入右手套中，然后将手套翻折部翻回套压住手术衣袖口（图 2－5）。若手套外面有滑石粉，应用无菌盐水冲净。在手术开始前，应将双手举于胸前，切勿任意下垂或高举。

　　手术人员做完一台手术，需继续做另一台手术时，可按下列步骤更换手套和手术衣：①洗净手套上的血渍、污物，先脱手术衣，后脱手套，注意双手皮肤不得接触手套外部及其他物品，以免受污染；②在流动清水下冲洗双手，用无菌毛巾拭干；③涂擦化学消毒液；④再按上述方法重新穿无菌手术衣及戴手套；⑤若刚完成的是感染手术或手套有破损，则须按常规重新洗手，进行手臂消毒。

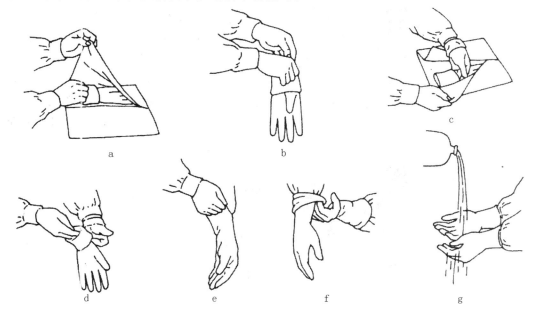

图 2－5　戴干无菌手套步骤

a. 拿住手套翻折部，提取手套　b. 先将左手插入手套内　c. 将已戴好手套的左手插入右手手套翻折部
d. 将右手插入手套内　e. 将左手手套翻折部翻回盖住袖口　f. 将右手手套翻折部翻回盖住袖口　g. 冲洗手套外滑石粉

二、病人手术区域的准备

　　1. 手术前皮肤准备　目的是尽可能消灭或减少切口处及其周围皮肤上的细菌。应重视一般的清洁卫生，如择期手术于术前 1 日洗澡或床上擦澡。手术区皮肤的毛发应剃除，用温肥皂水擦洗干净，注意清除脐、腋、会阴等处的污垢。皮肤上若有较多油脂或胶布粘贴的残迹，可先用汽油或乙醚拭去。剃毛时勿损伤皮肤。对小儿的乳毛及细汗毛，可不必一律剃去。不宜在手术室内剃毛。如为无菌手术，可用新型化学消毒液或 0.1% 新洁尔灭溶液消毒，再用无菌毛巾等包裹。对外伤需施行清创术者，则应在手术室内于麻醉下进行。

　　2. 手术区皮肤消毒　一般由第一助手洗手后执行。可用 2.5% 碘酊棉球或小纱布团以切口为中心向周围皮肤顺序涂擦2遍，待干后再用70%酒精涂擦2～3遍，以充分脱碘；也可用0.75%碘伏等化学消毒液涂擦病人手术区2～3遍。消毒范围应包括手术切口周围15cm的区域，不同手术部位的皮肤消毒范围见图2-6。如为腹部手术，可先滴少许碘酊或碘伏于脐孔，以延长消毒时间。消毒步骤应该自上而下，自切口中心向外周，涂擦时应均衡用力，方向应一致，不可遗漏空白或自外周返回中心部位。对感染伤口或肛门等处手术，则应自手术区外周逐渐涂向感染伤口或会阴肛门处。对婴儿、口腔、肛门、外生殖器、面部皮肤等处，不能使用碘酊消毒者，可选用0.1%新洁尔灭、0.1%洗必泰、0.75%碘伏等涂擦2～3遍，以免刺激皮肤或黏膜。

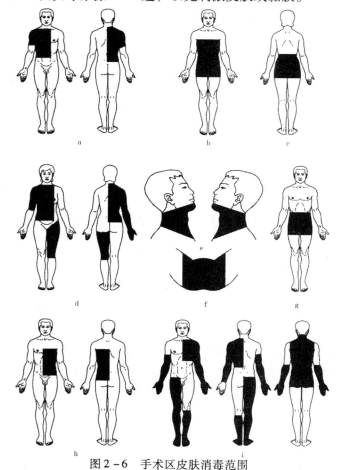

图2-6　手术区皮肤消毒范围

a. 胸部手术　b. 上腹部手术　c. 臀部手术　d. 乳腺癌根治及大腿取皮术
e. 颈部手术　f. 会阴部手术　g. 下腹部手术　h. 肾手术　i. 四肢及脊椎手术

三、手术区铺无菌巾

皮肤消毒后，为隔离其他部位，仅显露手术切口必须的皮肤区，减少切口污染机会，应铺置无菌巾单。小手术只覆盖一块中央部为两层的洞巾即可。对较大的手术，应铺盖无菌巾和其他必要的无菌单。原则上是除手术野外，至少要有2层无菌巾单遮盖。

如腹部手术，用4块无菌巾，每块在长方形巾的长边双折约1/4~1/3宽，铺时靠切口侧。通常应先铺操作者对侧，或先铺相对不洁区（如下腹部、会阴部），然后铺切口上侧，最后铺靠近操作者的一侧，并用巾钳夹住无菌巾的各交角处，以防止移动。无菌巾铺置时，操作者的手切勿触碰病人皮肤，且不得任意移动无菌巾，如位置不准确，只允许由手术区向外移，而不应向内移。然后根据手术需要，再铺中单、大孔单等。大孔单的头端应盖过麻醉架，两侧和足端部位下垂过手术床边缘30cm以上（图2-7）。第一助手消毒、铺单后，重新泡手，然后穿无菌手术衣和戴无菌手套参加手术。

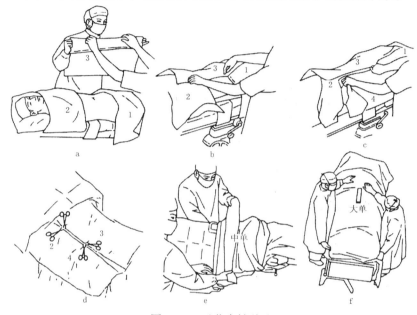

图2-7 无菌巾铺盖法

a~d. 铺手术巾　e. 铺中单　f. 铺大单

近年来有些医院采用一次性的无孔性防水粘布巾，或特制医用塑料粘胶薄膜保护，或用含碘伏的无菌巾单，代替传统的布巾单，效果较好。

第四节 手术进行中的无菌原则

手术前的各项准备工作为手术提供了一个无菌操作环境。如果在手术进行的过程中未能继续保持这种无菌环境，则已经灭菌和消毒的物品或手术区域仍会受到污染，有引起伤口感染的可能。此种感染属医源性，有时可使手术失败，甚至危及病人生命。所以，全体参加手术的人员，包括进入手术室的工作人员及参观人员，都必须严格执行，认真遵守无菌操作规则，共同维护手术进行中的无菌环境，如发现有人违反时，应立即纠正。

1. 手术人员洗手后，手臂部不准再接触未经消毒的物品。穿无菌手术衣和戴无菌手套后，手术人员肩以上、腰以下、背部及手术台平面以下的无菌单，均应视为有菌地带，不可触碰。

2. 不准在手术人员的肩以上、腰以下和背后传递手术器械、敷料和用品；坠落手术台边或无菌巾单以外的器械物品等不准拾回，若需要再用则必须重新消毒。

3. 术中如发现手套破损或接触到非无菌区，应及时更换；衣袖如碰触有菌物品，应加套无菌袖套或更换手术衣。

4. 术中如无菌巾单等覆盖物已湿透或碰触有菌物品时，应加盖无菌巾单；如病人需更换体位另选切口做手术时，需重新消毒、铺单。

5. 同侧手术人员如需调换位置时，应先退一步，侧过身，背对背地转身到另一位置，以防污染。

6. 做皮肤切口前及缝合皮肤的前后，均需用70%酒精或0.1%新洁尔灭溶液再次消毒皮肤。

7. 皮肤切口边缘应以大纱布垫或无菌巾遮盖，并用巾钳或缝线固定；切开空腔脏器前，先用盐水纱布垫保护好周围组织，以防止或减少内容物溢出污染。

8. 手术进行过程中，手术人员除有关手术配合的必须联系外，禁止谈笑；避免向手术区咳嗽或打喷嚏；应随时警惕有无灰尘、小昆虫或汗珠落入手术区内。

9. 参观手术的人员不可贴近手术人员或站在高于手术台的平面，不得随意在室内来回走动；对患有上呼吸道感染或急性化脓性感染者，禁止进入手术室；进入手术室前应先更换手术室的参观衣、鞋，并戴好口罩、帽子，人员尽量少，并予限制。

10. 手术室内工作人员必须严格执行并认真监督无菌原则的实施。

第五节 手术室的管理

一、一般手术室的设置和要求

手术室应具有一定的设备和要求。宜设在环境比较安静、明亮而易于保持清洁的地方，靠近手术科室病房和急诊室。一般楼房可选在朝北面，可以避开强烈阳光直接照射；如为高层建筑则可选在顶层，配有专用电梯接送病人。

手术室房间的数量、面积大小应根据医院的规模、性质及手术科室床位的数量及开展手术工作的需要而定。无菌手术室与有菌手术室应区分开，可单独设立急症清创门诊小手术室，一般不宜在一室内分设几个手术台同时进行手术。手术室房间大小宜适中、实用，一般为 $24 \sim 40 \text{m}^2$。

手术室的室内结构要牢固和便于清洁，应选用牢固、耐洗刷、隔音好的材料。房顶、墙壁要平坦、光滑，墙角最好做成弧形，以免积灰尘。墙壁、地面最好用瓷砖或水磨石镶铺，并需有一定的倾斜度，在低处备有排水孔，以便冲洗。门窗应为双层，严密且易开闭，还应有纱门、纱窗，防止昆虫进入。

室内温度宜保持在18℃~20℃之间，湿度在48%左右，即应用保暖防湿设备。室内空气应流通、干净，有条件可安装空调机，或通风过滤装置，避免使用电风扇。对无菌手术室，为确保空气的净化，达到相对无菌的程度，可借超滤平层气流式滤过器等来实现，以保持必要的空气洁净度。不应在室内安放炉灶取暖或消毒。

室内设备宜简单、实用，只放置与手术相关的物品、用具和仪器。手术台位于室中心，其上方屋顶悬挂无影灯，有条件时可配备摄影监视仪器，并备立式可移动的照明灯。室内应有器械台、麻醉台或麻醉机、药品橱、敷料橱、吸引器、氧气筒或输氧管道，以及心肺等监护仪器。墙上应安置时钟、阅片灯、温湿度计及有关预警信号装置。

手术室的附属房间应分别设置，并与手术室构成一个完整单位。一般应设有更衣室、洗手室、器械室、敷料室、消毒灭菌室、清洁杂物准备室、复苏监护室、办公室、洗澡间等。

二、手术室的消毒法

1. **紫外线照射灭菌** 紫外线主要适用于室内空气的消毒，此外也用于空调导管等物体表面的消毒。常用低压型汞灯、发射波长 253.7nm 的紫外线，消毒房间照射剂量（所需灯数及功率）应根据室内容积和距灯管的远近计算，平均照射剂量为 $1W/m^3$，照射时间为 30~60 分钟，每日 2~3 次。如 $30m^3$ 的房间可用一支 30W 的紫外线灯，距离光源 60~100cm 内灭菌效果较好。紫外线灭菌效果监测常用 $ZnSiO_3$ 荧光法，即距紫外线灯 20cm 处放置荧光粉（$ZnSiO_3$），若呈亮苹果绿色为良好，不变色则无效；或紫外线辐射仪测定，如不低于标准灯的 60% 可继续使用；也可用平皿培养对比法，照射 5 分钟，培养 24 小时（37℃），若杀菌率在 90% 以上可以使用。照射环境要求室温以 10℃~25℃为宜，湿度在 40%~50% 杀菌力最强。空气的洁净度及灯管表面的尘埃可影响消毒效果。此外，紫外线照射可引起眼结膜炎、皮炎，因此照射时工作人员或病人应离开室内或采取防护措施。

2. **乳酸熏蒸消毒** 消毒前地面喷洒少量清水，紧闭门窗。按每 $100m^3$ 空间用 80% 乳酸 1~2ml，加等量水，倒入容器内，下置酒精灯加温，待药液蒸发完后将火熄灭，封闭 30~60 分钟，再打开通风。适用于普通手术后的消毒。

3. **甲醛、高锰酸钾消毒** 按室内容积计算用量，40% 甲醛（福尔马林）$12ml/m^3$，高锰酸钾 $1g/m^3$，房间相对湿度应在 60% 以上，室温 18℃ 以上。先将高锰酸钾置于容器内，再倒入甲醛溶液，即沸腾产生甲醛蒸汽，封闭 6~12 小时再开窗通风。适用于破伤风、气性坏疽等特殊感染手术后的消毒。

4. **过氧乙酸熏蒸法** 20% 过氧乙酸 $3.75ml/m^3$，置于耐热容器中，加热蒸发，室温应超过 18℃，密闭 1~2 小时。用于手术室空气消毒。

手术室墙壁、门窗、地面、手术台的消毒常用化学消毒剂，如用 2%~3% 来苏儿（煤酚皂）溶液喷洒、擦洗，5% 过氧乙酸 $2.5ml/m^3$ 喷雾，0.05%~0.1% 新洁尔灭或洗必泰溶液喷雾、擦拭等。

第三章　麻　　醉

麻醉（anesthesia）是人类在不断地与外伤和手术引起的疼痛进行斗争的实践中发展起来的，随着各手术学科向纵深发展而不断发展，并为各临床学科的发展提供重要前提和支持。

现今，麻醉的方法和范畴也在不断地更新变化。麻醉一词现已远远超出单纯为手术镇痛的范围，而且还要保障病人的安全，为手术创造良好的条件，已涉及整个围术期的准备与治疗。麻醉学的领域已不断扩大为临床麻醉、复苏急救、重症监测治疗和疼痛治疗等工作。现代麻醉学具备了较完整的专业特色理论体系以及特有的操作技术，已成为临床医学中一个独立的重要学科。

第一节　麻醉前准备和用药

为保证病人的安全，增强麻醉效果，减少或避免麻醉后并发症，要认真做好麻醉前准备工作，这是手术治疗的重要环节之一，也是麻醉医师工作的重要内容。

一、麻醉前访视

麻醉前 1～2 天应访视病人，目的在于获得有关病史、体征和精神状态资料；帮助病人了解有关的麻醉问题，解除病人的焦虑心理；与手术医师之间取得一致的处理意见。探视病人前应首先详细阅读病历，熟悉现在史和过去史、手术史和麻醉史、有无药物过敏史、有无烟酒嗜好以及既往使用过何种特殊药物治疗。了解血压、脉搏、呼吸、体温等生命体征，以及血、尿、便常规、出凝血时间、胸部 X 线、心电图等常规检查的结果。对拟施行复杂手术的病人或常规检查中有明显异常者，应进一步做有关的实验室检查和特殊功能测定，包括肺功能测定、心功能测定、凝血功能实验、动脉血气分析、肝功能实验、肾功能实验、基础代谢测定及内分泌功能检查等。根据具体病情、病理生理特点、手术性质和要求，对病人耐受麻醉手术的程度作出客观判断，并运用国际通用的美国麻醉医师协会（ASA）分级，确定麻醉前的病情分级（表 3-1）。

表 3 - 1　麻醉前 ASA 病情分级标准

ASA 分级	分级标准
I	全身情况良好,无脏器疾病,估计耐受麻醉手术良好
II	轻微查体和/或化验有改变,但全身情况尚好,估计耐受麻醉手术仍好
III	生命体征、重要脏器功能有改变,但处于代偿范围,须重视术前准备工作
IV	生命体征、重要脏器功能明显改变,处于代偿不全状态,麻醉手术有相当的危险
V	生命体征、重要脏器功能处于衰竭程度,不论麻醉手术与否都有严重生命危险

注：如系急症手术病例,在相应的级数前加"E"字样

二、麻醉前用药

为减少病人精神紧张,使麻醉过程平稳,增强麻醉效果,麻醉前给以适当药物,称为麻醉前用药。这是麻醉前不可缺少的准备工作之一,应予重视。

1. 麻醉前用药目的

（1）解除精神紧张和恐惧心理,达到术前安睡或嗜睡状态。

（2）控制不良反应,降低基础代谢,减少氧耗量,减少呼吸道腺体分泌,利于麻醉顺利诱导。

（3）提高痛阈,增强麻醉效果,减少麻醉药用量,利于麻醉维持。

（4）对抗麻醉药的副作用,降低麻醉药的毒性。

2. 常用的麻醉前用药

（1）镇静催眠药：主要抑制大脑皮层,起镇静催眠、对抗局麻药毒性反应和降低局麻药过量惊厥发生率等作用。常用的药物为巴比妥类药,如戊巴比妥、异戊巴比妥（阿米妥）、丙烯戊巴比妥（速可眠）、苯巴比妥钠等。

（2）麻醉性镇痛药：具有提高痛阈,增强麻醉镇痛效果,缓解术前各种疼痛,以及稳定情绪、减轻恐惧和镇静入睡等功效。常用药有吗啡、哌替啶、芬太尼和镇痛新等。

（3）神经安定药：具有抗焦虑和控制情绪紧张等功效,可增强催眠药、麻醉药和镇痛药的作用,降低基础代谢,预防术中恶心、呕吐以及中枢性肌肉松弛等作用。常用的药物有三类：苯二氮卓类,如安定、硝基安定、咪唑安定等;丁酰苯类,如氟哌啶、氟哌啶醇;吩噻嗪类,如氯丙嗪、异丙嗪、乙酰吗嗪等;止呕、抗组织胺药,如异丙嗪、奋乃静等。

（4）抗胆碱类药：具有抑制呼吸道腺体分泌,保持呼吸道通畅,削弱迷走神经不良反应和维持呼吸、循环正常功能等功效。此外还有对抗吗啡类药抑制呼吸和致恶心、呕吐副效应的作用。常用药有阿托品和东莨菪碱等。

（5）特殊药物：根据术前不同的病情需要使用相应的药物。如合并支气管哮喘者,或有过敏史者,可加用抗组胺药;合并糖尿病者应用胰岛素;高热者用解热药等。

第二节　针刺镇痛与辅助麻醉

针刺镇痛（accupuncture analgesia，AA）是在人体某些穴位或特定部位进行刺激，产生提高痛阈和调节人体生理生化等功效；在此基础上，辅以一定的镇痛或镇静药物，即可实施某些手术或进行术后镇痛，称为针刺辅助麻醉（accupuncture assisted anesthesia，AAA）。

针刺疗法已有 3000 多年的历史，是中医学重要的组成部分，在许多疾病的治疗中占有重要地位。尤其在疼痛治疗方面，具有疏通经络、调节气血、平衡阴阳、扶正祛邪、祛风散寒、舒筋活血、消炎止痛等功效。20 世纪 50 年代，我国中西医医务工作者紧密团结，运用现代科学的知识和方法，继承发扬中医学，开展了震惊中外的针刺麻醉（accupuncture anesthesia，简称"针麻"）。同时在针刺麻醉的研究中，大大推动了经络、经穴 – 脏腑相关学说、痛觉生理学、镇痛原理的研究。现在，针刺镇痛已在针刺辅助麻醉、术后镇痛、产科镇痛、慢性疼痛治疗乃至药物脱瘾方面的实践中应用，并取得了很大成绩。

一、对"针刺麻醉"的评价

经过多年的研究，大量事实清楚地证明，针刺不能独立承担麻醉的重任，很难完成现代麻醉的全部要求。这是因为针刺是通过生理性外周刺激调节机体本身的抗痛机制而发挥作用，这一机制决定了实施麻醉中必有几个重要缺点，即镇痛不全、肌肉不够松弛和不能控制内脏牵引反应等。同样的因素也决定了针刺镇痛在麻醉中的固有优点，即使用安全、操作简单、对生理干扰小、促进术后康复等。因此，有人已明确提出针刺镇痛在麻醉中的辅助地位，即针刺辅助麻醉。

二、针刺镇痛的实施

（一）穴位选择

1. 体针的选穴原则

（1）根据脏腑经络选穴：穴位是经络在体表气血流注的集点，针刺穴位可使脏腑经络气血运行通畅，产生镇痛和控制生理紊乱的效果。因此可根据手术所涉及的脏腑以及脏腑间或经络间的相互关系选穴。

①循经取穴：根据"经脉所过，主治所及"的原理，在手术切口部位通过的经脉或手术涉及脏器所属的经络上取穴。如胃部手术可取足阳明胃经的足三里等；头颈部手术可选取手阳明大肠经的合谷等。

②辨证取穴：运用脏腑经络辨证法，先辨别与手术有关的疼痛等反应与脏腑经络之间的联系，再根据脏象理论原则，选取有关的经络穴位。

③邻近取穴：运用"以痛为俞"的针刺止痛经验，在手术部位的邻近取穴，用以配合循经取穴和辨证取穴，可加强手术局部的镇痛效果。

（2）根据神经解剖生理取穴：神经解剖发现，大多数穴位局部存在神经末梢或神经感受器，这是针刺穴位的物质基础，因此可根据神经解剖选定穴位。

①近神经节段取穴：选用与手术部位属于同一或邻近脊髓节段支配的穴位。如甲状腺手术可取扶突穴，因其邻近有颈浅神经通过。

②远神经节段取穴：针刺穴位须保持"得气"才有效果，得气感强的穴位镇痛效果一般比较好。因此，可选用得气感强的穴位组成穴位处方，因这些穴位与手术部位多不属于同一或邻近脊髓节段支配，因此称为远神经节段取穴。

③刺激神经干：针刺与支配手术区神经干相符合的穴位，可阻断来自手术区的冲动传入，由此产生镇痛功效。

2. 耳针选穴原则 耳廓上有近百个穴位，针刺这些穴位可产生镇痛效果。耳针选穴可分为基本穴、对应穴和配穴三类。①基本穴：任何手术都可选用的穴位，具有镇静、镇痛和抗交感兴奋的功效，如神门、交感、皮质下、内分泌等；②对应穴：取与手术切口部位及手术脏器对应的耳廓穴位。另外，在临床上有时可在耳廓的相应部位出现压痛、变色或电阻变小等反应点，这些都可作为对应点选择；③配穴：根据手术部位，按脏腑学说选用配穴。如根据"肾主骨"的论点，肾穴可列为骨科手术的配穴。

3. 选穴注意事项 ①不论体针或耳针一般只选患侧或单侧穴位；②选穴数不宜多，以 2~6 个为宜；③根据需要，可同时选体穴和耳穴以组成综合穴位处方；④避免选用易出血或痛感强的穴位；⑤选择穴位要不妨碍手术操作和无菌技术。

（二）操作与管理

1. 刺激方法 穴位进针后，要手法运针以求得气，然后在指定的穴位上施行特定的刺激，以保证持续得气，常用的刺激方法有三类。①手法运针：此方法镇痛效果较好，不需要任何仪器，可根据病人的反应灵活变化运针的频率和幅度，可酌情运用捻转或提插等"补"与"泻"手法。缺点是操作者易于疲劳；捻针不当（如针身摇晃）可致针眼疼痛、出血或滞针；有时影响手术操作；②脉冲电刺激：为最常用的刺激方法。通过电针仪与针体连接，给予一定参数（包括电压、电流、频率）的微弱脉冲电流刺激。根据手术各阶段的需要，调节电流强度和刺激频率。就镇痛而言，刺激频率是最重要的参数，其范围在 2~100Hz 为宜。最新的电针仪设有变频功能，可获得更好的镇痛效果。电流以病人能耐受而不引起疼痛为宜；③穴位注射法：在选定的穴位上注射少量药液，如维生素 B_1、哌替啶、当归注射液等，也能产生刺激穴位的作用。

随着现代科学技术的发展，为产生更好的刺激效应，穴位刺激的方法逐渐丰富，如电针疗法、经皮点刺激镇痛、激光疗法、电磁辐射、频谱治疗等，均取得良好的效果。

2. 术中管理 为获得更好的效果，手术中必须使用恰当的镇静、镇痛药物或配合其他麻醉方法，以增强镇痛效果。由于单一针刺镇痛不全，在临床上提倡辅用镇痛镇静药物和采取与其他麻醉方法结合的针药复合方法，现临床常用的有针刺－局麻复合、针刺－硬膜外阻滞、针刺－全麻药复合。但相对的药物用量均少于未复合针刺的用量，并且术中血流动力学更稳定，术后并发症减少。肌肉松弛不佳时，可在气管内插管实施呼吸管理的情况下，使用肌肉松弛药物。内脏牵拉反应时，可在牵拉内脏之前，先在相应的系膜或韧带部位用局麻药行局部浸润，能克服牵拉反应。

针刺涉于麻醉这一有深奥内涵的专门学科，经历了一个曲折的过程。无论是几千年来的临床实践，还是近几十年来对"针刺麻醉"实施和机制的研究证明，单一"针刺麻醉"难以完成手术的需要，"针刺辅助麻醉"的提法是合乎实际的。随着现代科学技术在针刺领域中的应用，针刺机制研究取得了很大的进展。但是，我们也应该清醒地看到，目前有关高水平的研究还远远不够，科研设计的完善性、统计处理的严谨性都有待于提高。对于临床上的应用，在适应证、刺激参数、穴位特异性等方面都有待于探索。

第三节　局部麻醉

应用局部麻醉药暂时阻滞机体某一区域的神经传导，使该神经支配的部位丧失痛觉和肌张力，称为局部麻醉，简称局麻（local anesthesia）。局部麻醉的优点在于简单易行、安全、并发症少，对病人生理功能影响最小。不仅能有效地阻断痛觉，而且可完善地阻断各种不良神经反射，对预防手术创伤所引起的超应激反应有一定的作用。局部麻醉主要用于各种较表浅局限的中小型手术，以及全身情况差或伴有其他严重病变而不宜采用其他麻醉方法的病例。对于小儿、精神病或神志不清的病人，不宜单独使用，必须辅助以基础麻醉或全麻。对局麻药过敏的病人应视为局部麻醉的禁忌证。

一、局麻药的药理

局麻药物的种类很多，依据分子结构的不同，可分为酯类局麻药和酰胺类局麻药，常用的局麻药酯类的有普鲁卡因、丁卡因等，酰胺类的有利多卡因、布比卡因、罗哌卡因等。常用局麻药的临床资料见表3－2。

表3－2　常用局麻药的药理及用量

局麻药	普鲁卡因 （procaine）	丁卡因 （dicaine）	利多卡因 （lidocaine）	布比卡因 （bupivacaine）	罗哌卡因 （ropivacaine）
分子式	$C_{13}H_{20}N_2O_2$	$C_{15}H_{24}N_2O_2$	$C_{14}H_{22}N_2O$	$C_{18}H_{23}N_2O$	$C_{17}H_{22}N_2O$
效能	弱	强	中等	强	强
起效时间	1~3分钟	5~10分钟	1~3分钟	5~10分钟	3~7分钟
维持时间	0.75~1小时	3~4小时	1.5~2小时	3~6小时	3~4小时
常用浓度					
表面麻醉		0.33%~2%	2%~4%		
局部浸润	0.25%~1%		0.25%~0.5%	0.25%	0.25%
神经阻滞	0.5%~2%	0.15%~0.33%	1%~2%	0.25%~0.5%	0.2%~0.75%
*一次限量（mg）	1000	80	400	150	150
稳定性	结晶稳定	结晶稳定	稳定	稳定	稳定

*表中一次限量为成人剂量，使用时还应根据具体病人、具体部位决定

一般情况下，在 0.5% 普鲁卡因 100ml 中加入肾上腺素 0.2ml，即为含 1∶200000 浓度肾上腺素的局麻药。其作用是延缓局麻药吸收，延长阻滞时间，减轻局麻药的毒性，减少创面出血。但在末梢动脉部位，如手指、脚趾、阴茎等处手术使用局麻药时不可使用。对老年病、高血压、甲状腺功能亢进、糖尿病以及周围血管痉挛性疾病的病人，局麻药中不加或少加肾上腺素。

二、常用局部麻醉方法

1. 黏膜表面麻醉 用渗透性强的局麻药与黏膜接触，产生黏膜痛觉消失的方法称为黏膜表面麻醉，亦称为表面麻醉（surface anesthesia）。常用于眼、鼻腔、咽喉、气管及尿道等部位的表浅手术或内窥镜检查术。

常用的表面麻醉药有 0.5% ~2% 丁卡因、2% ~4% 利多卡因。将以上药物制成溶液、软膏、栓剂等剂型备用。给药方法可根据手术部位选择，如眼科手术用滴入法，鼻内手术用棉片填敷法，咽喉或气管手术用喷雾法，尿道手术用灌入法，直肠手术用栓剂塞入法。表面局麻药用于黏膜面积大的手术部位时，宜用低浓度溶液，以防吸收过快而出现局麻药中毒，如气管内喷雾用 0.5% 丁卡因，尿道内灌入用 0.1% ~0.5% 丁卡因。黏膜面积小或黏膜层厚者宜用较高浓度溶液，如咽喉、气管用 1% ~2% 丁卡因。

2. 局部浸润麻醉 沿手术切口线分层注射局麻药，以阻滞组织中的神经末梢，称局部浸润麻醉（Local infiltration anesthesia）。局部浸润麻醉适用于各类中小型手术，亦使用于各种封闭治疗和特殊穿刺（如胸腔、腹腔、关节、骨髓等）的局部止痛。

其操作要点是"一针技术、分层注射、加压注射、边注射边抽吸、广泛浸润和重复浸润"。一针技术是指在浸润时首先用 5 ~6 号细针在手术切口一端皮内注射，针尖紧贴皮肤刺入皮内，然后注射局麻药，使皮肤呈白色橘皮样，根据手术范围大小，沿切口走向在皮内做连续状皮丘（图 3 -1）。分层注射指以解剖层次由表及里逐层注射局麻药，如皮内、皮下组织、筋膜、肌膜、肌肉和腹膜等，也可用注射一层局麻药切开一层组织的方法。加压注射指注射局麻药时应适当用力加压，使药液在组织内形成张力性浸润，达到与神经末梢广泛接触，以增强麻醉效果。边注射边抽吸的目的在于防止局麻药误注入血管内而发生局麻药中毒现象。

最常用于浸润麻醉的局麻药为普鲁卡因，一般用 0.5% ~2% 的溶液，根据麻醉范围大小确定溶液浓度，成人一次最大量为 1g，宜加入 1∶200000 的肾上腺素。普鲁卡因过敏或未做普鲁卡因试验者可用 0.5% ~1% 利多卡因溶液，成人一次总量不超过 0.5g。

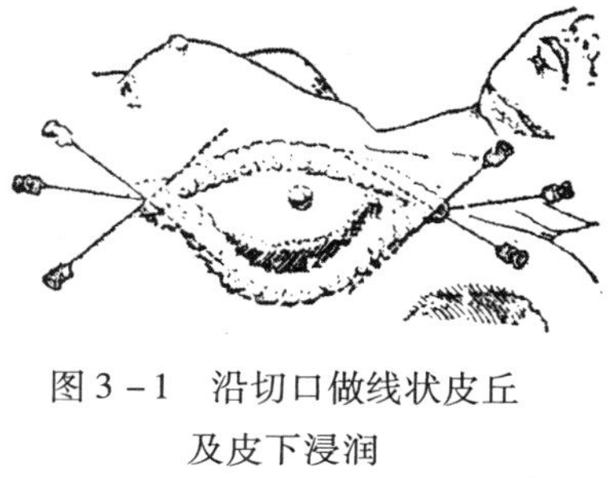

图 3 -1 沿切口做线状皮丘及皮下浸润

3. 区域阻滞麻醉 在手术部位的周围和基底部浸润局麻药，以阻滞进入手术区域的神经支和神经末梢，称区域阻滞麻醉（regional block anesthesia）。区域阻滞麻醉的要点与局部浸润麻醉相同，其区别在于将局麻药注射于待切除组织的周围、基底部或根部，形成局麻药包围圈（图 3 -2）。本法最适应于皮下小囊肿摘除，浅表小肿块活检、舌、阴茎或带蒂肿块等手术和乳腺手术。常用局麻药与浸

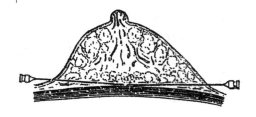

图 3 - 2 沿乳腺基底部浸润麻醉

润麻醉相同。

4. 神经阻滞麻醉 将局麻药注射于神经干的周围，使该神经干所支配的区域产生麻醉，称神经阻滞麻醉（nerve block anesthesia）。常用的神经阻滞方法有以下几种：

（1）颈丛神经阻滞：颈神经丛由颈 1~4 脊神经的前支组成，位于中斜角肌和肩胛提肌的前面，胸锁乳突肌的后面。颈神经丛分浅丛和深丛两组。浅丛沿胸锁乳突肌后缘的中点穿出筋膜，分出颈前神经、锁骨上神经、耳大神经和枕小神经，分布于颈前区的皮肤和浅表组织。深丛位于 2~4 颈椎旁，四周有椎前筋膜包裹，主要分布于颈侧面及前面的肌肉和其他深部组织。

颈丛阻滞适合于颈部甲状腺次全切除术、甲状腺腺瘤摘除和气管、喉等手术。颈丛神经的体表标志是：颈 2 横突位于乳突尖下 1~1.5cm；颈 4 横突位于胸锁乳突肌后缘锁骨与乳突连线的中点，胸锁乳突肌与颈外静脉交叉点的附近；颈 3 横突位于颈 2 与颈 4 横突之间。①深丛阻滞的方法：确定颈 2、颈 3、颈 4 横突后，分别对准横突进针，遇到骨质感，提示已触及横突，深度约 2~3cm，各点注射局麻药 3~4ml。②浅丛阻滞方法：在胸锁乳突肌后缘的中点进针，于皮下与颈阔肌之间注射局麻药 1% 普鲁卡因 10ml。颈深、浅神经丛阻滞的方法也可采用一针法完成，其操作方法为：以甲状软骨上缘水平线与胸锁乳突肌后缘的交界点为穿刺点，在前斜角肌与中斜角肌之间的间隙进针，穿破椎前筋膜后遇到异感，回抽无血即可注射局麻药 10~15ml。要防止过深，应以不超过横突长度为准。注药时在穿刺点的下方施压，可防止药液向臂丛神经扩散。颈丛阻滞穿刺过深有可能导致全脊髓麻醉危险，此外可能出现阻滞喉返神经而出现声音嘶哑、失音或呼吸困难等并发症。

（2）臂丛神经阻滞：臂丛神经是由颈 5~8 和胸 1 脊神经的前支组成，支配整个上肢的感觉和运动。臂丛神经阻滞的方法有 3 种（图 3-3）。

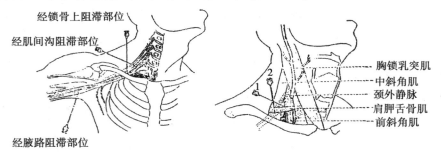

图 3 - 3 臂丛神经阻滞的方法

①肌间沟径路穿刺法：病人仰卧，头转向对侧，尽量使病人肩下垂，显露颈侧部，在胸锁乳突肌锁骨头的后缘触及长条状肌肉即为前斜角肌，前斜角肌外缘还可触及一条几乎与之平行的肌肉，即为中斜角肌。两肌间形成一上稍窄下稍宽的肌间隙，即为肌间

沟。向颈椎方向重压时，有异感向前臂放射，即为穿刺点。穿刺针指向对侧腋窝顶缓慢进针，当病人主诉有异感时，回抽无血即可注入 2% 利多卡因 15～20ml（成人量）。本法的阻滞范围广，可阻滞肩关节到手，但可能出现尺侧阻滞不全。

②锁骨上径路穿刺法：病人仰卧，头转向对侧，在锁骨中点上缘 1～1.5cm 处摸清锁骨下动脉搏动点，此点的外侧 0.5cm 处即为穿刺点。穿刺针向内、下及后方缓缓刺入，当出现异感时，回抽无血和无气后即可注入局麻药。若无出现异感，则可将穿刺针沿第一肋骨移动，直至出现异感，然后注射局麻药。本法的阻滞范围主要在上臂、前臂和手。

③腋窝径路穿刺法：病人仰卧，患肢外展 90°并外旋，肘屈曲成直角呈行军礼状。在胸大肌肱骨端止点的下缘触及腋动脉搏动，沿搏动向头方向触摸，找出搏动的最高点，即为穿刺点。然后斜刺徐徐向肱骨进针，当通过腋鞘时可有明显的突破感，穿刺针可随腋动脉搏动而明显摆动。回抽无血液，即可注射局麻药，成人可注入 1.33% 利多卡因 30ml 或 0.5% 罗哌卡因 30ml 或 0.5% 布比卡因 30ml。

三、局麻药的不良反应

不良反应的发生取决于药物本身的毒性强度、用药是否恰当合理以及机体对药物的耐受程度。主要包括全身毒性反应、过敏反应和特异质反应。

1. 全身毒性反应 全身毒性反应产生的主要原因有：单位时间内用药量过大；意外地将局麻药注入血管内；注射部位对局麻药吸收过快；病人因生理病理改变，影响了药物吸收和代谢的速度，对药物的耐受力降低。最终结果为局麻药的血药浓度升高并超过机体的耐受能力。

（1）症状：全身毒性反应的临床表现和体征主要在中枢神经系统和心血管系统。局麻药对中枢神经系统呈下行性抑制，临床上常首先出现过度兴奋状态，如恐惧不安、躁狂、语无伦次、头晕目眩、视力模糊、恶心呕吐、寒战及惊厥等；然后则迅速进入严重抑制阶段，出现昏迷甚至呼吸停止。局麻药对心血管的抑制表现为心肌收缩无力，心排血量减少，动脉血压下降，房室传导阻滞，甚至出现心房颤动或心搏停止。有时发作突然，演变迅速，故须紧急处理。

（2）预防：①麻醉前给巴比妥类药，有减轻局麻药中毒的功效；②严格控制局麻药剂量，不得超过使用一次最大量；③用最低有效浓度的局麻药；④局麻药中加用 1：200000 的肾上腺素；⑤采取边注射边回吸的用药方法，严防注入血管；⑥全身情况不良或在血运丰富区注药应酌情减量。

（3）治疗：①出现中枢兴奋或惊厥时，用苯巴比妥钠 0.1g 肌肉注射，或安定 10mg 静注，或用 2.5% 硫喷妥钠 3～5ml 缓慢注射，可重复注射直到惊厥解除。必要时考虑用肌松剂以控制惊厥，同时施行气管内插管；②呼吸抑制者，用面罩吸高浓度氧或气管内插管行人工呼吸供氧；③心血管功能抑制者，应用血管活性药和静脉补液维持有效循环，加强血压、脉搏、心电图监测，做好心、肺、脑复苏的准备工作，一旦呼吸心搏骤停，须及时抢救。

2. 过敏反应　局麻药本身不含蛋白质，故不会成为抗原，但其代谢产物可能与蛋白结合而形成特殊抗原。当再次使用该局麻药，就可能产生抗原抗体反应而出现过敏。

（1）症状：皮肤黏膜出现皮疹或荨麻疹，并有结合膜充血和脸面浮肿等；血管神经性水肿表现在喉头、支气管则黏膜水肿和痉挛，可出现支气管哮喘和呼吸困难；严重时可出现过敏性休克。

（2）预防：①术前明确病人有无局麻药应用史和过敏史；②采用酯类局麻药时，术前应常规做普鲁卡因试验。

（3）治疗：①病情急剧时，先用肾上腺皮质激素，以改善血管通透性；②支气管哮喘发作时，应用氨茶碱 250～300mg 静脉缓注；③喉头水肿时应及时吸氧，呼吸困难时应及时做气管切开；④过敏性休克时，应紧急行休克综合治疗。

3. 特异质反应　当用小剂量局麻药而出现严重中毒征象时称特异质反应，亦称高敏反应。该反应后果严重，发生原因尚不明确。一旦出现应按中毒反应处理。

第四节　椎管内阻滞麻醉

将局麻药注射到椎管内不同腔隙中，阻滞被药物浸润到的部分脊神经根，使其失去传导功能，产生相应区域的痛觉和运动消失，称为椎管内阻滞麻醉（intrathecal block anesthesia）。椎管内阻滞麻醉可分为两大类：蛛网膜下腔阻滞麻醉（subarachnoid block anesthesia），包括鞍区麻醉；硬脊膜外腔阻滞麻醉（epidural block anesthesia），包括骶管阻滞麻醉。

一、椎管内麻醉的有关解剖生理

1. 椎管解剖

（1）骨性结构：脊椎由 7 节颈椎、12 节胸椎、5 节腰椎、5 节骶椎（融合为骶骨）及 3～4 节尾椎（融合为尾骨）所组成。成人脊柱有四个弯曲，颈曲和腰曲为前突，胸曲和骶曲为后突（图 3－4）。椎骨的前部为椎体，起支撑身体的作用；后部为椎弓，起保护脊髓的作用。椎弓由两侧的椎弓根和椎板所组成，在后部融合为棘突，椎板的两侧各有一横突。椎体和椎弓的中心部位为椎孔，各个椎骨的椎孔上下连贯成为椎管。椎弓根的上、下缘都有一切

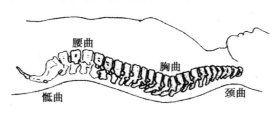

图 3－4　脊柱的四个生理弯曲

迹，相邻的切迹构成椎间孔，脊神经通过此孔穿出椎管。棘突位于椎弓后正中位，突向后方，呈矢状位，有韧带与肌肉附着。上、下两个棘突间构成棘间隙，椎管内麻醉穿刺就是由此间隙穿入。

骶骨呈扁平三角形，有突向后的弯曲度，两侧与髋骨相连。骶骨后面为椎板棘突融合而成的骶中嵴，在其末端已不存在椎板，留下的间隙即为骶裂孔（图 3－5）。骶正中

嵴两侧有 4 对骶后孔，在骶骨前面与骶后孔相对应有 4 对骶前孔。骶裂孔部位为硬脊膜外腔的终末点，位置在尾骨尖的上方 4~5cm 处，经骶裂孔穿刺注药即为骶管阻滞麻醉。

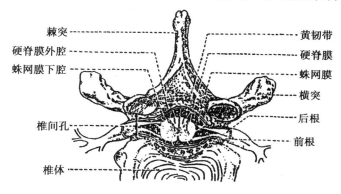

图 3 - 5 椎管横切面示意图

（2）脊椎的连接韧带：各个脊椎由五条纵行的韧带连接成脊柱。椎体部位由前纵韧带和后纵韧带连接，椎弓、椎板部位由黄韧带、棘间韧带和棘上韧带连接。黄韧带与相邻的椎板韧带呈垂直连接，由致密的弹力纤维构成，厚度由上至下递增，以腰部最坚韧厚实。椎管穿刺时，当穿刺针在比较薄弱的棘间韧带通过时，无明显阻力感。黄韧带是椎管内穿刺所经过的最后一层组织，坚韧并有弹性，针尖进入该层组织时常感阻力增大，当穿破时，阻力突然消失，称为突破感，即标志着针尖已进入硬脊膜外腔（图3 - 6）。

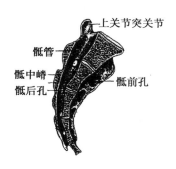

图 3 - 6 骶管组织的应用解剖

棘上韧带纵行连接每个棘突顶端，为圆柱形、质地较坚实的纤维束。老年人韧带钙化，硬度增加，严重者有如骨质，易造成穿刺困难，此时可改为旁正中穿刺法。

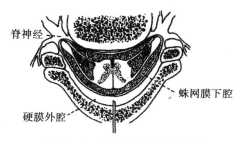

图 3 - 7 脊髓的被膜与间隙腔

（3）脊髓的被膜与间隙腔：围绕脊髓的被膜有三层，即软脊膜、蛛网膜和硬脊膜，同时分割为两个间隙，即蛛网膜下腔和硬脊膜外腔（图 3 - 7）。软脊膜紧贴于脊髓，构成蛛网膜下腔的内面。蛛网膜在软脊膜和硬脊膜之间，软脊膜与蛛网膜之间的腔隙称为蛛网膜下腔。脊柱部位的蛛网膜下腔与颅脑部的蛛网膜下腔和脑室相互沟通。脊髓的前、后神经根由齿状韧带和蛛网膜小梁固定。蛛网膜在椎间孔处增厚并闭塞椎间孔，同时与软脊膜融合构成脊神经束膜而移行于脊神经干。硬脊膜位于脊髓的最外层，质地较为坚厚，可分为内、外两层。外层与椎管内壁紧贴不能分离，内层的上端在枕骨大孔处与大孔边缘的骨膜相融合，下行则包绕脊髓，在硬脊膜的内、外两层之间即为硬脊膜外腔。

硬膜外间隙内有疏松的结缔组织、脂肪、淋巴和静脉丛。从颈部至骶部硬膜外腔的间隙有不同的宽度，其中以腰部最宽，成年男性可达 5～6mm。

2. 蛛网膜下腔麻醉的生理　脊髓的蛛网膜下腔与脑室相通，内含脑脊液，成人的脑脊液量约为 100～150ml，其中约有 60～70ml 分布在脑室，35～40ml 在颅蛛网膜下腔，25～30ml 在脊蛛网膜下腔。从第二骶椎算起，每增高一个椎体，脑脊液量约增加 1ml，这对估计不同平面蛛网膜下腔的脑脊液容量及确定麻醉药容积有参考意义。

脑脊液主要由脉络丛血管渗漏的血浆生成。正常人脑脊液压力在侧卧位时为 0.69～1.67kPa（70～170mmH$_2$O）；坐位时为 1.96～2.61kPa（200～300mmH$_2$O）。此压可因静脉压升高而增加，老年人和脱水病人则偏低。脑脊液为无色透明的液体，pH 值为 7.4，比重为 1.003～1.009。每 100ml 脑脊液中含有葡萄糖 45～80mg，蛋白 20～30mg，氯化物 720～750mg。成人脊髓一般终止于腰 1 或腰 2 平面，婴幼儿脊髓可达腰 3。脊髓尾端高于硬膜囊尾端，成人第二腰椎以下的蛛网膜下腔间隙中只有脊髓神经根，即马尾神经。脊髓穿刺时应选择在腰 2 以下的间隙进行，以免损伤脊髓。

将局麻药注射到蛛网膜下腔，可直接作用于脊神经根及脊髓而产生传导阻滞作用。鉴于神经纤维的粗细不同，可出现不同的阻滞程序和阻滞平面。交感纤维的直径最细，首先被阻滞，次为感觉纤维阻滞，最后为较粗的运动纤维被阻滞。交感纤维的阻滞平面最高，可高出痛觉阻滞平面 2～4 个脊神经节段；运动阻滞平面常比痛觉消失平面低 1～4 个节段。临床所指的麻醉阻滞平面，均以痛觉减退或消失为准。

根据脊神经阻滞平面的高低，临床上为更好地观察和保证病人的安全，可将脊麻分为以下几种：

（1）胸 4 脊神经水平面者称高平面脊麻；超过胸 10 脊神经而低于胸 4 脊神经水平者称中平面脊麻；低于胸 10 脊神经水平者称低平面脊麻。高平面脊麻致部分肋间神经麻痹，虽能通过膈肌和部分肋间肌代偿，但较广泛的阻滞可削弱咳嗽能力，对肺功能差者应严格控制平面。阻滞平面达胸 8 时，肾上腺髓质儿茶酚胺释放受到抑制，从而影响动脉压。阻滞平面达胸 2～4 时可阻断心交感神经，使心肌收缩力减小，导致心动过缓。这些作用均可使血压下降，且血压下降的发生率和幅度与阻滞平面和范围呈正相关。在满足手术要求的情况下，应注意控制阻滞平面。

（2）仅阻滞骶尾神经者称鞍区麻醉，临床上主要用于会阴部手术。

（3）如全部脊神经被阻滞称为全脊髓麻醉，属严重并发症，可迅速危及生命。所以，在施行蛛网膜下腔阻滞麻醉时，应尽量控制好麻醉平面，认真做好监护工作，作好病人急救工作的准备，避免意外事件的发生。

各个脊神经在体表有一定的分布规律（图 3-8）。甲状软骨平面的皮肤为颈 2 脊神经支配；胸骨柄上缘平面是胸 2 脊神经支配；乳头连线平面是胸 4 脊神经支配；剑突平面由胸 6 脊神经支配；季肋缘平面由胸 8 脊神经支配；脐平面由胸 10 脊神经支配；耻骨联合平面由胸 12 脊神经支配。

3. 硬膜外麻醉的生理　硬膜外腔阻滞麻醉与蛛网膜下腔阻滞麻醉的作用机制有所不同，注入硬膜外腔的局麻药不能直接作用于裸露的脊神经根，必须通过脊神经鞘膜才

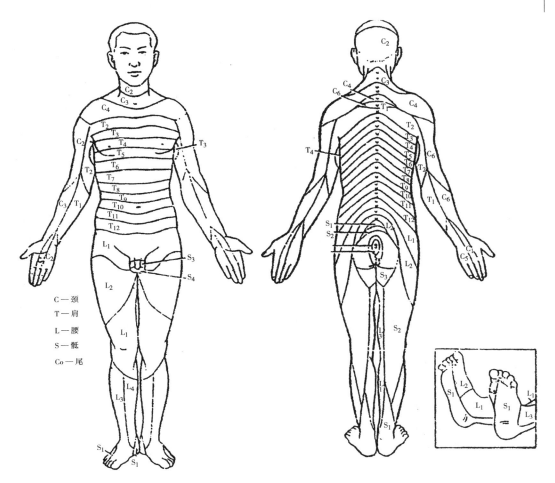

图 3 - 8　脊神经的体表分布

能抵达脊神经组织，其中机理尚不完全清楚，多数认为注入硬膜外腔的局麻药须通过多种途径才能产生阻滞作用。因注入硬膜外腔的局麻药不与脑脊液混合，故可用较蛛网膜下腔麻醉浓度低的局麻药，并且其阻滞范围主要取决于药液容积的大小。因其范围较易主动控制，故对循环和呼吸的干扰亦较轻。

根据节段性脊神经阻滞平面的高低，可将硬膜外麻醉分为：①高位硬膜外麻醉：指颈段或上胸段脊神经阻滞。②中位硬膜外麻醉：指中胸段脊神经阻滞。③低位硬膜外麻醉：指下胸段和腰段脊神经阻滞。④骶管阻滞麻醉：指骶神经阻滞。

二、蛛网膜下腔阻滞麻醉的实施

注入蛛网膜下腔的局麻药作用于裸露的脊神经根，使脊神经所支配的相应区域产生阻滞麻醉，称蛛网膜下腔阻滞麻醉，简称脊麻。为避免穿刺时损伤脊髓，一般都选择腰段脊椎进行穿刺注药，所以俗称腰麻。

1. 脊麻局麻药的药理　脊麻常用局麻药有丁卡因、布比卡因、罗哌卡因。注入蛛网膜下腔的局麻药直接进入脑脊液中，通过脑脊液而不断扩散。脊麻的阻滞范围和持续时间与局麻药的种类、剂量和浓度有关，临床上必须控制好剂量，以防麻醉平面过高过广。

为主动控制和调节脊麻阻滞平面，可利用地心吸引力原理，一般将局麻药配制成重比重、等比重或轻比重液（与脑脊液比重相对而言），利用重比重下沉、轻比重上浮的原理，结合体位调整，可主动控制局麻药在蛛网膜下腔内的移动范围，从而达到控制麻醉范围的目的。重比重液较易配制，麻醉效果、肌肉松弛程度均较好，所以在临床上最常使用。

蛛网膜下腔阻滞麻醉常用局麻药的种类、剂量和持续时间等见表 3 - 3 所示。

2. 适应证和禁忌证　脊麻主要适用于下腹部以下的手术，常利用重比重麻药，以防止阻滞平面过高而引起生理干扰。因此，随着现代麻醉学的进展，高、中位脊麻目前大部分均被硬脊膜外阻滞麻醉所代替。

（1）适应证：中位蛛网膜下腔阻滞的麻醉最高平面为胸 6 ~ 8，可行子宫及其附件手术，膀胱、前列腺手术，疝修补术，低位肠道手术等。低位蛛网膜下腔阻滞的麻醉最高平面在胸 10，可行剖腹产、前列腺电切术、下肢手术等。鞍区阻滞可行肛门会阴部手术、尿道手术等。

（2）禁忌证：①中枢神经系统进行性疾病，如多发性脊髓硬化症、脑膜炎、进行性脊髓前角灰白质炎、脊髓转移癌等；②全身严重性感染或穿刺部位有炎症感染，为防止将病原体导入蛛网膜下腔引起急性脑脊髓膜炎而应禁用；③老年人、小儿不合作者、体格较弱、严重贫血者因循环功能显著减弱，容易出现血压下降，应慎用或禁用；④有严重心脏代偿功能不全或严重高血压动脉硬化的病人，易出现心血管功能的变化，应禁止应用；⑤低血容量休克，在血容量未补足的情况下应禁用；⑥腹部巨大肿瘤、严重腹水等，因腹腔内压增高及腹腔内血管扩张，容易出现循环骤变，且阻滞平面难以有效控制，应禁用；⑦脊柱畸形或严重腰背痛者，穿刺操作有一定困难或可加重病情者，应慎用。

表 3 - 3　蛛网膜下腔常用局麻药剂量及特点表

局麻药	常用剂量（mg）	鞍麻（mg）	药液比重	配制方法	常用浓度（%）	诱导时间（min）	维持时间（min）
丁卡因（dicaine）	5 ~ 10	4 ~ 6	重	1% 丁卡因 1ml + 5% 葡萄糖液 1ml + 3% 麻黄素 1ml	0.33	5 ~ 10	60 ~ 120
布比卡因（bupivacaine）	5 ~ 10	3 ~ 6	重	0.75% 布比卡因 2ml + 5% ~ 10% 葡萄糖液 1ml	0.5 ~ 0.75	5 ~ 10	180 ~ 360
罗哌卡因（ropivacaine）	5 ~ 10	3 ~ 5	重	0.5% 罗哌卡因 2ml + 5% 葡萄糖液 1ml	0.33	4 ~ 6	180 ~ 360

3. 麻醉前准备

（1）术前探视病人：根据病人全身情况和手术要求，确定有无脊麻的适应证与禁忌证；根据病人身高、性别、体重等因素，确定脊麻的用药种类、剂量和浓度；对肥胖、脊柱轻度侧弯或弯腰困难的病人，要认真估计是否有穿刺操作困难。

（2）麻醉前用药：常规术前30分钟肌注苯巴比妥钠 0.1～0.2g，取其镇静和提高局麻药耐受性的效应。同时应用阿托品 0.5mg（小儿用量 0.02mg/kg）。但在低位脊麻和鞍区麻醉，因阻滞范围较小，交感神经干扰轻，可考虑不用抗胆碱药，以免口干不适。

4. 蛛网膜下腔穿刺技术

（1）体位：①侧卧位：为最常用体位，如选用重比重液，患侧向下。病人侧卧后，利用手术床可使头、尾、侧倾和斜位的功能，调节脊柱的水平面。男性因肩宽而骨盆窄，脊柱水平易向尾侧倾斜；女性因肩窄而骨盆宽，脊柱水平易向头侧倾斜，应予合理调整妥当。此外，如拟行低平面脊麻，且采用重比重液时，一般可取脊柱水平的头高脚低 10°～15°位。此后嘱病人头胸部屈曲，大腿屈向腹壁，使脊柱后突如弧形，使棘突间隙更明显。为方便穿刺操作，肩与背应在一平面，背与手术台面垂直，背平面齐于手术台边沿。②坐位：施行鞍区麻醉时，采用坐位穿刺。由助手扶持病人坐于手术台，两足蹬凳，双手扶膝，头下垂，使腰背部后弓突出，保持体位不动。

（2）皮肤消毒范围：消毒范围原则应较宽，上至肩胛下角，下至尾骨，两侧至腋后线，然后以穿刺点为中心铺孔巾。

（3）穿刺方法：脊麻的穿刺点不应超过腰1～2间隙。取两侧髂嵴最高点作连线，与脊柱相交处即为腰4棘突或腰3～4间隙（图3-9），依此为据可任选腰2～3、腰3～4或腰4～5间隙做穿刺点。

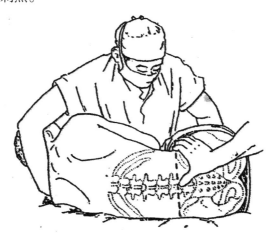

图3-9 脊麻的体位及穿刺点定位

①直入穿刺法：沿棘突的正中线做直入穿刺，为最常用的穿刺方法。左手固定穿刺点皮肤，右手持穿刺针，针与背部垂直，在间隙的正中线缓慢进针，体会通过各组织层次的阻力变化，针突破黄韧带有阻力消失的"落空感"；再稍进针有突破"薄纸"的感觉，提示已穿过硬脊膜而抵达蛛网膜下腔。

②侧入穿刺法：一般仅适用于老年韧带钙化、腰部弯曲度小或过度肥胖的病人，侧

入穿刺法较易成功。穿刺点在脊突正中线的外侧一横指处，针尖指向中线，与皮肤平面约呈75°~80°角。侧入法可避免棘上韧带阻挡，而突破黄韧带及硬脊膜的感觉仍如直入法。

（4）穿刺成功的标志与注药：穿刺针到达蛛网膜下腔后，拔出针芯，脑脊液畅流是穿刺成功的唯一标志。若无脑脊液流出，可稍旋转针体，或稍拔出或推进针头以调节穿刺深度，进行试探性纠正，直至脑脊液畅流。老年或脱水病人有可能因脑压过低而出现脑脊液不易畅流的现象，此时可试用压迫颈静脉血管以促使脑压暂时性增加的措施，来证实脑脊液畅流。证实脑脊液畅流后，连接注射器，可回抽脑脊液配制局麻药，也可直接将配好的局麻药缓慢推注，然后拔针，用纱布覆盖针眼。要防止脑脊液流失过多或过急，可用插入针芯加以控制。

5. 麻醉管理

（1）麻醉平面的调节：注药后要立即根据针刺测痛结果，及时调节所需要的麻醉平面，以尽量避免麻醉平面过广。利用改变体位的操作是调控麻醉平面的最主要方法。如施行下肢手术，当测试的麻醉平面已够高时，可将手术台调成头高脚低位；若平面不够高，可将手术台调为头低脚高位。

（2）循环、呼吸的监测与处理：血压下降的发生率与麻醉阻滞平面的高低成正比。若出现血压降低，应立即加快输液，以扩充血容量；同时考虑应用血管收缩剂，首选麻黄素30mg肌注或10~15mg静注，如升压效果不佳，可用间羟胺5~10mg静脉滴注。麻醉阻滞平面超过胸2时，可出现明显的呼吸抑制表现，如说话无力及出现紫绀，则应及时用面罩加压吸氧，一般可在10分钟内恢复正常。

6. 术后并发症及处理

（1）术后头痛：为常见并发症，原因尚不完全清楚，采用细针穿刺可减少头痛的发生率。一旦发生头痛，要绝对平卧，以降低腰段脑脊液压力，减少脑脊液外渗；头痛者可针刺治疗，并服用止痛药。

（2）腰背痛：原因不甚明确，且不是脊麻后的特有并发症。术中安置病人体位，应尽量以腰肌放松为原则。一旦出现腰背痛，可行红外线照射物理治疗，再配以推拿和药物治疗。

（3）尿潴留：较为常见，其原因有：①支配膀胱排尿功能的神经恢复最慢；②会阴、肛门、直肠、泌尿生殖系及下腹壁手术的切口疼痛，可致膀胱括约肌反射性痉挛。处理方法为：解除病人顾虑，消除紧张情绪，鼓励自行排尿；针刺中极、关元、气海、三阴交等穴；1%普鲁卡因长强穴封闭；最后可行导尿术。

（4）神经系统并发症：很少见，但属严重并发症，表现为病人部分神经功能受损。因此要重视正确的局麻药浓度和渗透压的配制，并注意药物纯度。一旦发生要积极治疗，如使用维生素B族药物、针灸、推拿等，但预后不佳。

三、硬膜外腔阻滞麻醉的实施

局麻药注入硬脊膜外腔后，在椎间孔处阻滞脊神经根，使脊神经根的支配区域产生阻滞麻醉,称硬脊膜外脊神经根阻滞麻醉,简称硬膜外麻醉。

硬膜外麻醉可分为单次法和连续法两种。单次法是指一次注毕定量局麻药的方法,此法有阻滞平面不易控制和容易发生全脊髓麻醉并发症的缺点,目前除用于骶管阻滞外已罕用。连续法是在穿刺成功后,往硬膜外腔置入特殊塑料导管而分次注药的方法。此法具有容易调节阻滞范围,任意延长麻醉时间,提高麻醉效果和安全的优点,为临床最常用的麻醉方法之一。

局麻药在硬膜外腔的扩散具有阶段性的特点,一般以穿刺点为中心向头、尾两个方向扩散。因此要重视穿刺点和置管方向的选择。高位硬膜外麻醉穿刺点选在颈5至胸6之间;中位硬膜外麻醉穿刺点在胸6至胸12之间;低位硬膜外麻醉穿刺点在腰1至腰5之间;骶管麻醉在骶裂孔进行穿刺。

1. 硬膜外麻醉常用的局麻药

(1)利多卡因:是当前临床上最为常用的一种,起效较快,7~10分钟即可起效,扩散能力较强,阻滞效果可靠,持续时间90~120分钟,可根据所需麻醉范围选择其浓度、剂量和穿刺点(表3-4)。

表3-4 硬膜外麻醉的穿刺点、利多卡因药液浓度和剂量

手术部位	穿刺点	麻醉范围	剂量(mg)	浓度(%)
颈部	$C_5 \sim C_6$	$C_2 \sim T_1$	5~10	0.8~1
上肢	$T_1 \sim T_2$	$C_3 \sim T_4$	10~15	0.8~1
胸部	$T_5 \sim T_6$	$T_1 \sim T_{10}$	15~20	0.8~1
下腹部	$T_{12} \sim L_1$	$T_6 \sim L_3$	15~20	1.5~2
腹股沟、大腿	$L_1 \sim L_2$	$T_{10} \sim S_5$	10~15	2
小腿	$L_3 \sim L_5$	$L_1 \sim S_5$	10~15	2
肛门、会阴部	骶裂孔	$S_1 \sim S_5$	10~18	1~2

C:颈椎;T:胸椎;L:腰椎;S:骶椎

(2)丁卡因:起效较慢,需15~30分钟,但维持时间可达3~4小时。硬膜外麻醉常用浓度为0.25%~0.33%,效果确切,成人剂量不宜超过60mg。

(3)布比卡因:起效慢,需15~20分钟,维持时间可达3~6小时。硬膜外麻醉常用浓度为0.5%~0.75%,一般不宜超过150mg。

(4)罗哌卡因:起效较慢,需15~20分钟,维持时间3~4小时。硬膜外麻醉常用浓度为0.5%~0.75%,一般不宜超过150~200mg。

2. 适应证与禁忌证

(1)适应证:适用于颈、胸壁、上肢、下肢、腹部和肛门会阴区各部位的手术,亦适用于颈椎病、腰背痛及腿痛等急、慢性疼痛的治疗。

(2)禁忌证:①严重休克或出血未能纠正者;②穿刺部位有感染或全身严重感染者;③中枢神经系统疾病;④凝血机制障碍性疾病;⑤低血压或严重高血压;⑥慢性腰背痛或术前有头痛史;⑦脊柱畸形或脊柱类风湿性关节炎;⑧精神病而不能合作者。

3. 麻醉前准备

（1）术前探视：详细了解以往手术麻醉史，药物过敏史；根据病人全身情况及手术部位选择穿刺点，麻醉药物的种类、浓度和剂量；检查穿刺部位是否有感染。

（2）麻醉用品的准备：①硬膜外麻醉穿刺包：现临床多用国家统一规定的一次性硬膜外穿刺包。②急救用品准备：硬膜外操作失误易导致麻醉意外，可致呼吸心跳骤停，因此必须常规准备气管内插管、人工呼吸器械、氧源及急救药品，以备急用。

（3）麻醉前用药：常规使用苯巴比妥钠0.1~0.2g、阿托品0.5mg肌注，精神过分紧张者可加用安定5~10mg肌注。疼痛剧烈者可用适量的麻醉性镇痛药。

4. 硬膜外穿刺技术

（1）体位：常取侧卧位，具体要求与脊麻相同。穿刺点须根据手术部位选择。手术范围广的可选择高、低两个穿刺点置管。棘突间隙可根据体表骨性标志确定，颈根部最突出的棘突为颈7棘突；两侧肩胛下角连线与脊柱相交于胸7棘突；两侧髂嵴最高点连线与脊柱交于腰4棘突或腰3~4棘突间隙。

（2）穿刺方法：分直入法和侧入法两种。

①直入法：确定穿刺点，消毒铺巾，在上、下棘突间的正中线做皮内和棘间韧带局部浸润麻醉。用切皮针刺透皮肤及棘上韧带，沿针眼将穿刺针插入，在棘间韧带缓缓推进穿刺针，直至遇黄韧带阻力后拔出针芯，接内盛生理盐水的玻璃注射器，继续稍用力推进针，当阻力突然消失，注射器内水柱内移时，可初步断定针尖已进入硬膜外腔。随后再做以下各种试验，以最后确实证明穿刺针抵达硬膜外腔。a. 水柱波动阳性；b. 注水无阻力；c. 回抽无脑脊液和血液。即可置入硬膜外导管，若置管无障碍，回抽无血或脑脊液，实验性注入局麻药3~5ml，5分钟后无脊麻表现，即可由硬膜外导管分次注入全量局麻药（图3-10）。

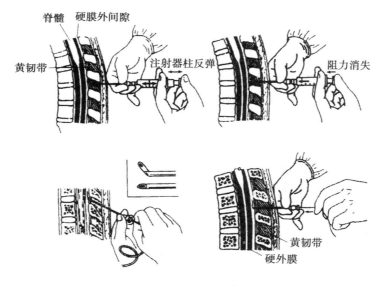

图3-10　硬膜外穿刺试验和置管

②侧入法：常用于直入法穿刺有困难时。在棘突正中线旁开0.5~1cm处做局部浸润麻醉，将硬膜外腔穿刺针垂直刺入，直达椎板后，再退针至肌层，调整针尖指向正中线方向刺入，突破黄韧带后进入硬膜外腔。其余操作和试验同直入法。

5. 骶管麻醉穿刺技术 取侧卧或俯卧位。侧卧位时，双腿向腹屈曲；俯卧位时，骨盆部位垫一厚枕，以突出骶部。可用以下方法确定穿刺点：用中指触摸尾骨尖，再用拇指沿尾骨的正中线向头侧滑动，触及菱状或倒三角形的凹陷时，即为骶尾韧带覆盖的骶裂孔。骶裂孔的两端可触到豆大的结节，即为骶角。消毒铺巾后，在骶裂孔正中线做皮内和皮下浸润麻醉，用7号4~5cm长的穿刺针垂直刺入皮肤，当针尖穿过骶尾韧带时可出现阻力骤失感，然后再将针杆向尾侧倾斜至与皮肤呈30°~45°角，继续缓缓推进2~3cm，经回抽无血、无脑脊液，注气、注水无阻力时，说明穿刺针多已进入骶管内，即可首先注入试验量局麻药5ml。观察5分钟左右，确认针尖不在血管内或蛛网膜下腔中，缓缓注入全量局麻药。

6. 麻醉管理

（1）观察穿刺准确情况：穿刺成功置入硬膜外导管后，在注入局麻药前，再次用空针回抽，观察有无脑脊液或血液回流。注入局麻药实验量后，5分钟后使用皮肤测痛法测定有无阻滞平面，并观察有无脊髓麻醉征象。可分2~3次给予首剂全量。测定痛觉减退和消失范围，痛觉消失范围一般以超过切口两端各2个脊神经节段为理想。

（2）心血管功能的监测：硬膜外阻滞可使大部分交感神经阻滞，血管扩张，尤其是胸段硬膜外阻滞，由于阻滞范围内血管扩张，回心血量大为减少，导致血压下降。同时，副交感神经相对亢进，可出现心动过缓。这些变化多发生在给药20~30分钟内。所以用药后要密切观察病人，持续监测血压、脉搏、血氧饱和度等情况。在麻醉前必须建立静脉通道，并输注适当的液体以扩充血容量。一旦血压下降，可静脉注入麻黄素15mg，或50%葡萄糖80~100ml，使血压尽快回升。若出现麻醉意外，应及时进行处理。

（3）呼吸监测：高位硬膜外阻滞时，由于肋间肌及膈肌不同程度麻痹，可出现呼吸抑制的现象；下胸段硬膜外阻滞时，也可能由于阻滞平面过高，局麻药浓度较大，引起呼吸抑制。严重时潮气量及每分通气量均明显减少，引起缺氧。故术中必须仔细观察病人的呼吸频率、幅度，并做好急救准备。

（4）恶心、呕吐的处理：硬膜外阻滞有时很难克服内脏牵拉反应，常可引起恶心、呕吐现象。有时血压过低也可引起恶心、呕吐。一旦出现应及时给予处理。血压过低要及时提升血压；出现内脏牵拉反应可给予适当的镇静剂，如哌替啶50mg、异丙嗪25mg或氟哌利多5mg静脉注射，严重者可用恩丹西酮4~8mg静注。采取上述办法仍不能缓解，必要时可改用全身麻醉。

四、椎管内复合麻醉的实施

将硬膜外阻滞麻醉与蛛网膜下腔阻滞麻醉结合在一起，称为椎管内复合麻醉（Combined spinal epidural anesthesia，CSEA）。CSEA综合了脊麻起效快、阻滞完全、肌松良好、毒性作用小和硬膜外阻滞的时间可控性、可出现较广范围阻滞、能进行术后镇痛等优点，更好地发挥了椎管内麻醉的优越性。临床上最适用于要求阻滞范围较广、肌肉松弛良好的下腹部手术，如直肠癌根治术、子宫广泛切除术等。

1. 操作方法　目前国内外均使用硬膜外 – 蛛网膜下腔联合穿刺包，美国 B – D 公司生产的 17G ~ 18G Weiss 硬膜外针和 25G ~ 27G Whitacre 笔尖式脊麻针。脊麻针比硬膜外针长 12mm，用于 CSEA 的制式硬膜外针尚有带背孔的 Touhy。先做硬膜外腔穿刺，达到硬膜外间隙后，将脊麻针缓慢通过硬膜外针内腔（或通过背孔）穿刺至蛛网膜下腔，见脑脊液回流通畅后，注入重比重局麻液（常用 0.5% 布比卡因或 0.33% 丁卡因）。退出脊麻针后，根据手术需要向头或向尾端置入硬膜外导管，退针后固定导管，平卧后调整阻滞平面达手术要求。如果平面未能达到手术要求时，可经硬膜外导管给予局麻药 2 ~ 5ml，至平面升至要求为止。

2. 注意事项　①脊麻针长度须超过硬膜外针 1cm 稍多，以刺破硬脊膜；②若脊麻针推进后未见脑脊液流出，应重新行硬脊膜外穿刺；③硬脊膜外穿刺应进行各种试验，以确定硬膜外穿刺的正确性；④退针时脊麻针应缓慢退出，以免出现折针或使硬膜外针活动出硬膜外腔。

第五节　全身麻醉

应用全身麻醉药抑制中枢神经系统，有控制地使病人暂时丧失意识和全部感觉的方法，称为全身麻醉（general anesthesia），简称全麻。停用全麻药后，病人能在短时间内恢复正常。全麻药主要作用于中枢神经系统，首先抑制大脑皮层，其次抑制中脑及小脑，然后抑制脊髓，最后抑制延髓生命中枢。这种抑制是可逆的，并且易于控制。

根据全麻药进入人体的途径不同，全麻可分为吸入麻醉和非吸入麻醉两大类。非吸入麻醉包括静脉麻醉、肌肉注射麻醉和直肠灌注麻醉等，临床上主要施用静脉麻醉。

一、全身麻醉深度的判断方法

在全麻过程中，由于全麻药抑制中枢神经系统的程度不同，临床上出现不同的麻醉深度。为了满足手术的需要和保障病人的安全，判断全身麻醉的深度非常重要。目前常用的判断方法为：

1. 临床体征的观察　大部分临床麻醉仍是以临床体征来判断麻醉深度。但是，由于全麻下临床体征受多种因素干扰，具有多变性，所以只能依据全麻深度的判断标准作为参考。一般主要根据呼吸、循环、眼征等几方面体征综合分析，粗略地划分为浅麻醉、手术期麻醉和深麻醉三级（表 3 – 5）。

表3－5　全身麻醉深度的临床判断标准

麻醉深度	呼吸	循环	眼征	其他
浅麻醉	不规律 呛咳 正压通气时有阻力增高 喉痉挛	血压增高 脉率增快 （手术刺激 强时尤甚）	睫毛反射（－） 眼睑反射（＋） 偏视，流泪 眼球运动（＋）	吞咽反射（＋） 出汗（＋） 分泌物增加 手术刺激体动（＋）
手术期麻醉	呼吸规律 正压通气时阻力减小 黏膜分泌物少	血压稍降 脉搏正常	眼睑反射（－） 眼球固定中央	手术刺激体动（－） 分泌物少 肠鸣音（－）
深麻醉	膈肋呼吸 呼吸次数增加 点头呼吸	血压下降 脉搏减慢	对光反射（－） 瞳孔散大	

2. 仪器监测　包括有：①药物摄取量的监测；②指端容积描记图监测；③食管下段收缩性（LEC）监测；④额肌肌电（EMGF）监测；⑤心率变异分析（HRV）监测；⑥脑电图（EEG）监测。

二、吸入麻醉

吸入麻醉（inhalation anesthesia）是指挥发性麻醉药或麻醉性气体经肺泡进入血循环，作用于中枢神经系统而发挥全麻作用的方法。在麻醉史上吸入麻醉是应用最早的麻醉方法，也是目前全身麻醉的主要方法。其麻醉深度可通过增减吸入气体中的麻醉药浓度得到随意调整，停吸麻醉药后，麻醉药可从血循环迅速排入肺泡，再经呼吸道排出体外，病人即可苏醒。因此吸入麻醉具有可控性强、较为安全的优点。

1. 吸入麻醉的方法

（1）无重复吸入法：通过吸入活瓣，吸入贮气囊内的新鲜气体，通过呼气活瓣排出全部呼出气体到大气，称无重复吸入法。因无效腔与呼吸阻力小，临床上适用于婴儿。

（2）半开放法：不用吸入活瓣装置，也无 CO_2 吸收装置，让病人吸入输出的氧、麻醉药混合气以维持全麻状态，呼出的气体大部分通过活瓣排至大气，极小部分则被复吸。本法的优点是较易维持恒定的麻醉深度，体热和水丢失较少，但通气道阻力增高，麻醉药耗量大，主要适用于 N_2O-O_2 吸入麻醉。

（3）紧闭法：是目前最常用的吸入麻醉方法。病人的吸气与呼气与大气完全隔绝，呼吸完全由麻醉机控制，吸入气体由麻醉机提供氧和麻醉气体的混合气体，呼出的气体中的 CO_2 则由钠石灰完全吸除，剩余的氧和麻醉气体可全部复吸，由此维持全麻状态。紧闭法按其气流运行的不同，有来回吸收和循环密闭两种装置。本法的优点在于麻醉深度极易主动控制，体热和水分丧失少，麻醉药耗量极少，可按需要施行辅助呼吸或控制呼吸，麻醉气体对环境污染小；但气道阻力稍增高，钠石灰失效时易致 CO_2 蓄积。

2. 常用的吸入麻醉药

（1）甲氧氟烷（Methoxyflurane，Penthrane）：甲氧氟烷是无色透明带水果香味的液体麻醉药，无燃烧爆炸性，麻醉与镇痛效能较强，用药量小。其优点是：麻醉效能强，安全界宽，肌肉松弛作用强，对循环影响较氟烷轻，诱导和苏醒均较乙醚快。其缺点是：高浓度长时间使用有肾脏毒性反应，因此肾功能不良、术中需用肾毒性药物者禁用。

（2）安氟醚（Enflurane，Ethrane）：为无色透明带水果香味的挥发性液体麻醉药，化学性能稳定，不受光线影响，对金属及橡胶无腐蚀作用。其优点是：麻醉效能极高，诱导及苏醒快，对呼吸道无刺激，不增加分泌物，肌肉松弛作用好。在适量剂量下，心血管系统稳定，心率无影响。对消化道无刺激，术后恶心呕吐发生率低，对肝肾功能影响小，不燃烧爆炸。其缺点是：麻醉稍深则抑制心肌，血压易下降，诱导时偶尔可出现抽搐；深麻醉或 $PaCO_2$ 降低时可出现下颌及颈部抽搐或四肢搐搦，脑电图可出现癫痫波形，苏醒期有时出现寒战或强直反应。因此严重心、肝、肾疾病与癫痫病人及颅内压过高病人禁用。

（3）异氟醚（Isoflurane，Forane）：异氟醚是无色透明、稳定性和挥发性强的液体麻醉药。它与安氟醚属化学同分异构体，但不引起安氟醚样中枢性抽搐现象，脑电图不出现癫痫样波形。其优点是：麻醉效能极强，诱导和苏醒均迅速；对呼吸道无刺激，不增加分泌物；肌松作用极为良好；适宜麻醉深度下，血压、心率非常稳定；术后恶心呕吐较少；对肝、肾功能影响轻微；不燃烧爆炸。缺点是：稍深麻醉也有抑制循环现象，可出现血压骤降，苏醒期可能出现寒战，价格昂贵。目前尚未发现肯定性的禁忌证。

（4）七氟醚（Sevoflurane）：七氟醚为无色透明、带香味的无刺激性液体，虽临床使用浓度不燃不爆，但化学性质不够稳定，与碱石灰接触可产生有毒物质，此为其最大缺点，因而只能用于半开放系统装置。七氟醚不增加脑血流量，脑耗氧量下降，颅内压不增高，适用于颅脑外科手术。有一定的肌松作用。对呼吸道无刺激，不增加分泌物，不引起支气管痉挛。对循环影响轻微，不增加心肌对儿茶酚胺的敏感性，不易引起心率失常。在体内代谢程度低，对肾功能无影响。对肝脏功能的影响争论较多，有待于深入研究评价。

（5）氧化亚氮（Nitrous Oxide N_2O）：俗称笑气，为无色、有甜味、无刺激性的无机气体麻醉药，在体内不被分解破坏。其优点是：镇痛效果极好；诱导和苏醒迅速；只要不缺氧，N_2O 并无毒性；对呼吸道黏膜无刺激；对呼吸无抑制；在不缺氧前提下，对心肌无直接抑制作用；对肝、肾功能及代谢均无影响；不燃烧。缺点是：麻醉作用弱，高浓度时易产生缺氧，因而不能独立作为麻醉药使用，常用作其他全麻药的协同药。使用时必须与一定比例的氧混合吸入；无肌肉松弛作用。麻醉装置的 N_2O 流量计和 O_2 流量计不准确时禁用。

三、静脉麻醉

将全麻药注入静脉内，经血循环作用于中枢神经系统，由此产生麻醉的方法称静脉麻醉（intravenous anesthesia）。

静脉麻醉的优点在于用药简单方便，对呼吸道无刺激，诱导迅速平稳，病人舒适，对周围环境无污染及不燃烧爆炸等，但麻醉深度不易控制，剂量个体差异大，麻醉征象不易辨别，易导致呼吸和循环功能抑制。此外，目前尚没有一种较为理想的静脉全麻药。单一药物麻醉多仅用于基础、诱导和短小手术。在较长时间手术中，为维持麻醉平稳，常采用连续点滴法。几种药物联合使用，以达到相互取长补短的目的，这种用药方法称为静脉复合麻醉，由此可选择性做到镇静、催眠、肌肉松弛和抑制不良反应的麻醉基本要求。静脉复合麻醉是当前广为选用的全麻方法之一。

1. 硫喷妥钠静脉麻醉 硫喷妥钠（Thiopental）为短效的巴比妥类药物，镇静、催眠作用较强，但无镇痛效果，肌肉松弛也不佳，注射过快或剂量过大易致呼吸、心血管系统严重抑制，故不符合大中型手术的要求。

（1）适应证与禁忌证

①适应证：全麻诱导，具有舒适快速的特点；小儿基础麻醉；短小浅表手术，如脓肿切开、脱臼复位等；辅助其他麻醉；控制痉挛、惊厥。

②禁忌证：严重心功能不全、周围循环衰竭、休克、低血容量；严重呼吸功能不全、支气管哮喘、呼吸道梗阻；严重肝肾功能障碍；临产分娩或剖腹产术；营养不良、慢性贫血，严重脱水，低蛋白血症及年老体弱；口咽部、盆腔、肛门、尿道手术和气管镜、食管镜检查；有巴比妥类药物过敏史。

（2）麻醉方法：主要用于成年或年长儿童的诱导插管。用2.5%硫喷妥钠，按每千克体重4～6mg计算，以每分钟4ml的速度静脉注射，直至病人睫毛反射消失，进入睡眠后，再继续注射2～3ml，继以静注琥珀酰胆碱，即可施行明视气管内插管。另外，适用于静脉复合麻醉转浅时，追加静注剂量为每次2～3ml，累计总量不宜超过0.5g，最大剂量1g。

（3）注意事项：①严格掌握注射速度，否则容易发生呼吸骤停和血压骤降；②密切观察呼吸的幅度和频率，如出现呼吸抑制，应立即面罩吸氧；③严禁漏注静脉外，否则易引起组织坏死；④密切观察血压、脉搏变化，对高血压、心脏病或衰竭病人尤为重要；⑤严格掌握适应证与禁忌证。

（4）并发症处理：①喉痉挛：用面罩加压吸氧，必要时行环甲膜穿刺吸氧，严重时可静注琥珀酰胆碱50～100mg后施行气管内插管；②呼吸停止：用麻醉机面罩给氧人工呼吸，若呼吸仍不恢复，应施行紧急气管内插管。一旦继发心跳骤停，立即进行心肺复苏。③血压下降：吸氧，保持呼吸道通畅，在此基础上用麻黄素15～30mg静注或肌注升压，或50%葡萄糖80～100ml静注，并适当加快输液。

2. 氯胺酮静脉麻醉 氯胺酮（Ketamine）为非麻醉性镇痛药类静脉全麻药，具有较强的镇痛作用，给药后常呈现表情淡漠、意识消失、眼睛睁开、深度镇痛和肌张力增强的现象。可使脉搏增快、血压升高、颅内压和脑脊液压及眼压升高。剂量稍大时可抑制呼吸，使用时要注意。

（1）适应证与禁忌证

①适应证：各类短小手术、体表手术或诊断性检查；各类创伤手术，适用于休克或低血压病人；用作全麻诱导，适用于全身情况较差的病人；神经阻滞、脊麻或硬膜外麻醉的作用不全时，用作辅助麻醉；小儿基础或辅助麻醉；与其他静脉麻醉药复合，施行全身各种手术。

②禁忌证：严重高血压；颅内压升高、眼压增高；心脏代偿功能不全；口腔、咽喉、食管或气管手术；癫痫或精神分裂症；甲状腺机能亢进。

（2）麻醉方法

①单独注射法：婴幼儿、学龄前儿童用肌肉注射给药，其余一般用静脉注射给药。肌注剂量为 4~6mg/kg，可维持 15~25 分钟；静注剂量为 1~2mg/kg，可维持 5~15 分钟；追加剂量为首次量的 1/3~1/2。用药后镇痛效应十分可靠，可出现脉搏增快、血压上升，并有无意识肢体小活动，肌张力增强，但不妨碍手术。

②连续静滴法：单次注入诱导后，可用 0.1% 氯胺酮溶液静滴维持，开始可为 40~60 滴/分，后酌情逐渐减慢滴速，术中若有变浅现象，可加快滴速或单次追注少量氯胺酮。手术结束前 10~15 分钟停止用药，以利于苏醒。

③氯胺酮复合麻醉：为充分发挥氯胺酮的镇痛作用，延长其麻醉有效时间，减少其并发症，临床上常将氯胺酮与其他麻醉药复合使用。常用的复合方法有：氯胺酮－安定静脉复合麻醉；氯胺酮－丙泊酚静脉复合麻醉；氯胺酮－羟基丁酸钠静脉复合麻醉。必要时可复合肌肉松弛药。

（3）注意事项：麻醉期间必须加强呼吸管理，保持呼吸道畅通。苏醒期可能出现精神异常，表现为兴奋，甚至幻觉、噩梦、狂喊、躁动等，可用镇静药控制。术中可能出现肢体不自主活动，睁眼或肌肉紧张，若不妨碍手术，一般不用处理。如活动加重，可加用镇静药。

3. γ－羟丁酸钠静脉麻醉　γ－羟丁酸钠（Sodium γ－Hydroxybutyrate，γ－OH）为一种催眠性静脉全麻辅助药。此药无镇痛作用，对疼痛刺激仍有反应。注射后血压常升高，呼吸频率略减慢，但呼吸加深，潮气量稍增加。肌肉不松弛，对肝肾功能无影响。注射过快或剂量过大易出现锥体外系兴奋的副作用。该药时效较长，是目前静脉全麻中作用时间最长的麻醉药。

（1）适应证与禁忌证

①适应证：气管内插管诱导麻醉；胸腔心脏直视手术、颅脑手术、头面或五官手术中各种静脉复合麻醉的辅助用药；与冬眠合剂或氯胺酮用于小儿基础麻醉。

②禁忌证：严重高血压；严重心传导阻滞或左束支传导阻滞；心动过缓；有癫痫或惊厥史；时间短的小手术。

（2）麻醉方法

①麻醉诱导：在作为全身麻醉诱导时，一般采用静脉单次注射用药，成人 50~80mg/kg，小儿 80~100mg/kg，年老、体弱、脱水和休克病人酌情减量。注射速度要慢，以每分钟 1g 为度。一般不作稀释后静脉滴注。

②复合用药：γ－OH 一般常与其他药物复合应用，常用复合方法有：与麻醉性镇痛药如芬太尼、派替啶合用；与氯胺酮复合；与神经安定类药复合，如冬眠合剂、安定、氟哌啶等；在静脉复合麻醉中作为辅助用药，如普鲁卡因复合麻醉；与肌肉松弛药复合。

（3）注意事项：静脉注射时应注意速度和剂量，避免出现锥体外系兴奋状态；有时可发生呼吸抑制，须施行控制呼吸给氧；低血钾症病人使用时应作好血钾监测。

4. 乙咪酯静脉麻醉　乙咪酯（Etomidate）是一种催眠性静脉全麻药，无镇痛作用，催眠性能较强，起效很快，诱导安静、舒适，无兴奋挣扎，有遗忘现象。对循环功能无影响，并能轻度扩张冠状血管。临床剂量范围内对呼吸系统无明显影响，较大剂量时偶可使呼吸暂停。麻醉诱导后常出现咳嗽与呃逆。术后恶心、呕吐发生率较高，有眼球震颤的副作用。

（1）适应证与禁忌证

①适应证：诱导麻醉，对心功能受损病人更好；门诊病人施行简短的手术或操作；全身复合麻醉的辅助用药。

②禁忌证：脓毒血症和有免疫功能抑制者；器官移植；眼部手术；呼吸功能不全。

（2）麻醉方法

①诱导麻醉：一般采用静脉单次注射用药，成人 0.2～0.6mg/kg，常用量为 0.3mg/kg，10 岁以下小儿酌情减量。注射速度为 30～60 秒注入。

②复合麻醉维持：一般每小时为 0.2～0.3mg/kg，10 岁以下小儿酌减。

（3）注意事项：静脉注射部位疼痛发生率高，可在注药前 1～2 分钟先静注芬太尼，或于药液中加少量利多卡因；可发生肌震颤或阵挛，其程度与用药总量和注射速度有关；可引起局部静脉炎，发生率随用量增大而增高；术后恶心呕吐发生率高，应注意护理。

5. 异丙酚静脉麻醉　异丙酚（Disoprotol，Dipriran）是一种新型特效、作用时间短的静脉麻醉药。其诱导迅速、平稳，苏醒快，苏醒后病人头脑清晰，很少嗜睡、眩晕。有明显的呼吸抑制作用，但无喉痉挛。因其可以抑制心肌及血管扩张作用，诱导剂量常可引起明显的血压下降。它有抗惊厥作用，能明显降低脑血流、脑氧耗和颅内压，可降低眼压。对肝肾功能无影响，具有抗呕吐作用。

（1）适应证与禁忌证

①适应证：门诊病人施行短小手术或操作；辅助其他麻醉以达镇静、催眠、抗焦虑作用；用于神经外科麻醉，可有脑保护的作用；用于小儿麻醉，术后清醒快，恶心呕吐发生率低。

②禁忌证：严重心脏病患；休克、严重低血容量等循环功能不良者；严重呼吸功能不全、呼吸道梗阻者。手术时间较长者。

（2）麻醉方法

①诱导麻醉：临床常用剂量为 1.5～2.5mg/kg，再给芬太尼 5μg/kg 和肌肉松弛药，完成气管内插管。

②麻醉维持：该药用作麻醉维持时需同时用镇痛药和肌肉松弛药，可按每分钟 50μg/kg 的速度静脉滴注。

（3）注意事项：①静脉注射时可引起局部疼痛，宜先静注 1% 利多卡因减轻疼痛；②应用异丙酚前，病人应补足血容量；③诱导时快速负荷量输注时间应大于 30～60 秒，或在维持镇静催眠时采用不同速度注入，以减轻异丙酚快速注射引起的心血管和呼吸抑制作用；④与安定类或麻醉镇痛药联合应用时，诱导剂量要减少；⑤对年老体弱病人，诱导和维持剂量都要降低 25% ~ 50%；⑥由于脂肪乳剂无抗微生物作用，反而能使微生物快速生长，在使用中应始终保持严格的无菌操作。

6. 咪达唑仑静脉麻醉 咪达唑仑（Midazolam）选择性作用于中枢神经系统的苯二氮卓受体，产生镇静、催眠、抗焦虑、肌松和抗惊厥作用。其特点为起效快、代谢快、持续时间短。是静脉麻醉中颇有前途的药物。

（1）适应证和禁忌证

①适应证：心血管手术；颅内手术；门诊小手术或各种诊治性操作，如消化道内窥镜检查、心导管检查、心血管造影、心脏电复律等。

②禁忌证：严重呼吸功能不全、呼吸道梗阻；器质性脑损伤；妊娠妇女。

（2）麻醉方法

①诱导麻醉：主要适用于不宜做硫喷妥钠诱导的全麻病人，用量为 0.1 ~ 0.4mg/kg。

②麻醉维持：咪达唑仑可作为静脉全麻或静-吸复合全麻的组成部分以维持麻醉，通常与镇痛药（如芬太尼）、$N_2O - O_2$、氟烷、安氟醚、氯胺酮等复合应用，咪达唑仑的使用可持续静滴或分次注射，分次注射常用剂量是诱导量的 1/4 ~ 1/3，一般出现麻醉减浅的征象时使用。为维持血药稳定浓度，以持续静滴较为合理，开始剂量为每小时 0.68mg/kg，滴注 15 分钟后改为每小时 0.125mg/kg 维持。

（3）注意事项：高龄体弱、禁用镇痛药者用量应酌减；注射速度过快或用量过大可导致呼吸抑制，在使用时应注意；出现苯二氮卓类药物中毒者可用氟马泽尼（Flumazenil）拮抗。

7. 神经安定镇痛麻醉 用神经安定药氟哌啶和镇痛药芬太尼按照 50∶1 的比例配制成氟芬合剂（英诺佛），施行静脉复合麻醉，称神经安定镇痛麻醉。

（1）适应证与禁忌证

①适应证：手术时间长，病人情况较差的颅脑、心脏、胸腔、腹腔等大手术；在合理扩容的基础上，适用于年老体弱、低血容量、低血压及休克病人；颅脑、脊椎或耳鼻喉科手术，术中需病人答话配合的手术；局部麻醉、针刺麻醉、中药麻醉及硬膜外麻醉中的辅助麻醉，尤其适用于精神紧张或甲亢病人；严重烧伤的清创、切痂、植皮手术，剂量要适中；内窥镜检查。

②禁忌证：婴幼儿对芬太尼异常敏感者；剖腹产术；时间短的中、小手术；严重呼吸功能不全或支气管哮喘；震颤麻痹或癫痫病人，氟哌啶易引起锥体外系兴奋。

（2）麻醉方法：将氟哌啶 10mg、芬太尼 0.2mg 用注射用水稀释至 10ml，分次分量静脉注射，成人每次 3ml，小儿每次 1ml，间隔 5 ~ 8 分钟一次。根据病人的用药反应及手术时间长短决定总量，成人一般用 6 ~ 10ml。起效时间 2 ~ 7 分钟，可在表面麻醉下行气管内插管，然后复合其他低浓度全麻药施行维持麻醉，如 $N_2O - O_2$ 吸入，间期吸入甲氧氟烷、氟烷、安氟醚或异氟醚等；或静脉滴注普鲁卡因，或氯胺酮分次静注。手术时间超过 4 小时者，可补注氟芬合剂或单独用芬太尼，根据手术需要可复合肌肉松弛药，同时施行呼吸控制。

（3）注意事项：芬太尼注入过快易致呼吸抑制，应予防止；氟哌啶用量大可能出现锥体外系兴奋反应，可静注安定或异丙嗪解除；术中、术后要加强呼吸管理，避免缺氧、CO_2 蓄积。

第六节　气管内插管术

经口腔（口腔气管内插管）或鼻腔（鼻腔气管内插管）将一根气管导管置入气管内的技术，称为气管内插管术。

气管内插管术是临床麻醉工作中必不可少的重要部分，在颅脑、心血管、开胸等大手术中，可保持呼吸道通畅，减少呼吸道死腔和阻力，防止误吸意外，并能方便地进行辅助和控制呼吸，为使用肌肉松弛药提供呼吸保障。在吸入麻醉中，全麻药更得以控制，临床上称为气管内麻醉。此外，经气管内插管还可更有效地进行人工呼吸，在危重病人抢救及复苏治疗中占有重要地位。因此，气管内插管术是麻醉医师必须掌握的最基本操作技术。

气管内插管术的途径主要经口腔或鼻腔，再经咽喉、声门而入气管。因此，必须要熟悉所经呼吸道的解剖，以便更好地掌握气管内插管术的操作方法。

一、气管内插管的适应证

1. 颌面、颈部、五官等需全麻的大手术，以便保持呼吸道畅通。

2. 开胸手术，需要使用肌肉松弛剂的上腹部或其他部位手术，术中须辅助或控制呼吸。

3. 急性消化道梗阻或急症饱食病人的手术，预防胃内容物反流而造成误吸或窒息的发生。

4. 颅脑外科全麻手术，便于充分用氧，降低颅内压，防止呼吸停止或呼吸紊乱。

5. 异常体位的全麻手术，如坐位、俯卧位、侧卧位、过度截石位及头低位，以便保持肺通气量。

6. 颈部巨大包块，纵隔肿瘤或极度肥胖病人的手术，平卧后难以保证呼吸道畅通，可用气管插管保证氧气供给。

7. 手术区位于或接近上呼吸道的全麻手术，如口内手术、气管手术等，便于氧气供给，并可预防血性分泌物误吸。

8. 低温或控制性低血压手术的全麻。

9. 急救与复苏中，便于人工呼吸。

二、气管内插管术前准备及麻醉方法

1. **插管前检查与准备**　气管内插管术方法有多种，按插管途径可分为口腔插管、鼻腔插管与气管造口插管；按插管前麻醉方法可分为诱导插管、半清醒插管及清醒插管；按是否需完全显露声门可分为明视插管和盲探插管。临床上最常用经口明视插管。

插管前应常规进行有关检查，以确定插管途径和麻醉方法。拟口腔明视插管时，要认真检查口腔内牙齿、张口度、颈部活动度以及咽喉部的情况，活动龋齿而无保留价值者，尽量在术前拔掉，活动假牙或牙桥要提前摘下。对尽量大限度张口而难容一指的张口困难者，或头后仰不足80°的颈部活动受限者，口腔明视插管多有困难，应考虑盲插或其他插管方式。拟鼻腔内插管者，术前应检查鼻腔内情况，如有无鼻中隔弯曲、鼻甲肥大或鼻息肉等病变，观察双侧鼻孔通气情况。对过去有鼻外伤史、鼻衄史、鼻呼吸困难者，应避免使用鼻腔内插管。对咽喉部有炎性肿物、喉病变以及先天性畸形者，应考虑做气管造口插管。另外，导管的选择与年龄相关，具体方法见表3-6。

表3-6 年龄与选择气管内导管的参照表

年龄	导管内径 （mm）	导管外径 （mm）	经口插入长度 （mm）
0~3 个月	3.0	4.2	11
3~6 个月	3.5	4.8	12
6~12 个月	4.0	5.4	12.5
2 岁	4.5	6.2	13.0
3 岁	4.5	6.2	13.5
4 岁	5.0	6.8	14.0
5 岁	5.0	6.8	14.5
6 岁	5.5	7.4	15.0
7 岁	6.0	8.2	15.5
8 岁	6.0	8.2	16.0
9 岁	6.0	8.2	16.5
10 岁	6.5	8.8	17.0
11 岁	6.5	8.8	17.5
12 岁	7.0	9.6	18.0
13 岁	7.0	9.6	18.5
14 岁	7.5	10.2	21.0
成年女性	7.0~8.0	9.6~11.0	21.0
成年男性	7.5~8.5	10.2~11.6	22.0

2. 麻醉方法

（1）静脉快速诱导法：最常用的方法为静脉注射硫喷妥钠和琥珀胆碱快速诱导。注药后病人意识迅速丧失，呼吸停止，肌肉松弛，有利于气管内插管术的操作，并减少病人痛苦。一般成人用2.5%硫喷妥钠溶液以每5秒注1ml的速度推入，大约5~6ml后病人即可浅睡，再继续注射少许，至呼唤病人不应或睫毛反射消失，然后注入琥珀胆碱75~100mg，待肌颤过后，即可快速气管内插管。现临床上也可用 γ-OH、安定、异丙酚、乙咪酯等静脉麻醉药加肌肉松弛药进行快速诱导，亦可用吸入浅麻醉加肌肉松弛药快速插管。

（2）表面麻醉下清醒插管法：对于呼吸道有不全梗阻、术前未能禁食或饱食病人，估计插管不会顺利而又需气管插管者，为避免发生呼吸道完全梗阻或使用肌肉松弛剂抑制呼吸时间过久，可在表面麻醉下行清醒插管。清醒气管内插管的成功关键在于完善的表面麻醉，常用局麻药为 0.5%～1% 地卡因或 2%～4% 利多卡因。首先用喷雾器喷射口腔（鼻腔）及舌背面，稍待 1～2 分钟后，逐渐向深部舌根及咽喉部喷射，待病人口腔及咽喉部有麻木感时，触及反应减弱，可用喉镜暴露喉头，向软腭、咽喉腔及会厌多方位喷雾。咽喉反射减轻后，暴露声门，在病人吸气时向气管内喷射，进行气管表面麻醉。亦可经环甲膜穿刺注药进行气管内表面麻醉。麻醉完全后即可行清醒气管内插管。这种方法较为安全，但肌肉松弛不够，插管时有一定难度，病人反应也较大。

表面麻醉后，静脉注射 γ-OH、安定、异丙酚、乙咪酯、氟芬合剂等后再行气管内插管，病人处于半清醒状态。在此情况下行气管内插管，较单一表面麻醉肌肉松弛效果好，病人反应较小，插管后病人安静，临床也较多用，称为半清醒插管。

三、气管内插管术

1. 经口明视插管法

（1）插管步骤：插管前首先调整好正确的头位，头部抬高极度后仰，使上呼吸道三轴线尽量重叠成一条直线（图 3－11）。右手拇指、食指将上下唇分开，用左手持喉镜从右口角轻将喉镜片置入口腔，用喉镜片边沿将舌体推向左侧，使喉镜片位于口中线，稍挑后即可显露悬雍垂，沿舌背面继续向深推入使喉镜片的顶端抵达舌根，稍上提喉镜即可看到会厌。如用直喉镜片，稍微继续推进，越过会厌的喉侧面，然后再提喉镜，以挑起会厌而暴露声门；若用弯喉镜片，推进喉镜片抵达会厌与舌根交界处，上提喉镜，即可显露声门。右手以握笔式持气管导管对准声门裂，轻柔插入气管内，如使用导管芯，

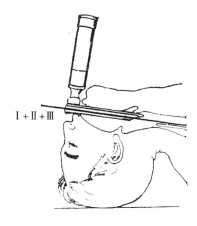

图 3－11　头位改变三轴线模式图

在导管斜面进入声门约 1cm 时及时拔出。导管再继续进入，在气管内的长度成人为 4～5cm，小儿为 2～3cm。置好管后立即塞入牙垫，退出喉镜后将导管与牙垫一起妥善固定，吸入麻醉时立即接好麻醉机以加深麻醉。套囊注气，其压力以刚能使正压通气时不漏气为度，充气量因人而异，一般可充气 5～10ml。

（2）注意事项：①经口明视气管内插管的关键在于显露声门。无论使用何种麻醉方法，必须使口腔肌肉尽量松弛，便于喉镜片在口腔内根据明显的解剖标志逐步深入而完成插管。②静脉快速诱导时，插管动作必须迅速准确。如在 2 分钟内仍未插入气管或麻醉已转浅时，应立即放弃插管操作，用面罩加压吸氧，待 1～2 分钟后再行第二次快速诱导麻醉气管内插管，不应勉强插管而造成组织损伤。③在置入喉镜暴露声门过程中，应将喉镜着力点放在喉镜片的顶端，向上提喉镜，切不可以上门齿为支点而向上

"撬"，否则极易撬落门牙。④导管插入声门时动作必须轻柔，最好旋转导管推进，如遇阻力，可能为声门狭窄或因导管过粗所致，应换小一号导管试插，切不可暴力插入。⑤体胖、颈短、喉头过高等特殊病人显露声门较困难，无法看清声门，可请他人协助按压喉结部位，可能有助于看清声门，也可在尽量挑起会厌的情况下，根据气流吹动口内液体情况进行有目的盲插，也可成功。⑥插管完成后，立即判定导管是否在气管内，并查对导管的深度，其方法有：用手试探导管口气流呼出；观察胸廓左右呼吸动度一致，无上腹部膨胀现象；用听诊器认真听测两肺呼吸音上下左右均匀一致。否则表示导管进入食管或由于插入过深而进入一侧主支气管，则必须立即调整或重插。

2. 经鼻腔盲探插管法

（1）适应证：本法主要用于张口确实困难，喉镜难以置入口腔并需呼吸道管理的病人。

（2）方法：与鼻腔明视插管法相同，不同之处在于：①导管出后鼻孔后，导管再进的方向主要依导管内呼吸气流声的强弱判定，导管前端斜口越接近声门时呼吸气流声越响，正对声门时气流最响。若声音变弱或消失时，可将导管左右旋转移动，或用左手轻转调节头的位置，使头前倾后仰并略向高移动，待呼吸气流声最明显时，缓缓推进导管，插管多可成功。②向内送管时，气流若突然中断，气管导管前端可能触及梨状窝或误入食管，应将导管拔出少许，待气流声重新出现，再调整头的位置或旋转导管，重新探插。必须根据呼吸气流进行探试，切不可盲目从事。③为有充分时间探试，应持续保持病人的自主呼吸，一般采用清醒插管法。

四、拔管术

1. 拔管指征　①病人完全清醒，呼之有明确反应；②呼吸道通气量正常，肌张力完全恢复；③吞咽反射、咳嗽反射恢复；④循环功能良好，血氧饱和度正常。

2. 注意事项

（1）拔管前必须先将存留在口、鼻、咽喉及气管内的分泌物吸净，注意呼吸通气量是否正常。气管内吸引时间每次不要超过 10 秒钟。

（2）拔管后应继续将口、鼻、咽腔内的分泌物吸尽，鼓励病人咳嗽，将头转向一侧，以防呕吐物被误吸，如有舌根下坠可放置咽通气道。

（3）拔管后要密切观察呼吸道是否通畅，通气量是否足够，血氧饱和度是否正常，若低于正常值应立即面罩吸氧，直到正常。

（4）下列情况可暂不拔管：①颅脑外伤术后仍昏迷不醒的病人，可将导管带回病房，以后再拔出；②颌面、口腔、鼻腔手术待完全清醒后才能慎重拔管；③颈部手术有喉返神经损伤或气管萎陷可能者，待呼吸交换量良好，病情稳定后试探拔管，但仍应作好重新插管的准备。

五、气管内插管术并发症

1. 机械性损伤　气管内插管术操作不熟练，动作过于粗暴，常可造成机械性损伤。喉镜片所置部位不当，将病人口唇或舌尖挤压于牙齿与镜片之间，可造成口唇出血或形成血肿；喉镜用力过猛或插入过深可损伤会厌和声带，造成术后喉水肿；还可损伤咽喉壁致黏膜出血；暴露声门时没有上提喉镜，而误以门齿上撬，可使门齿松动或脱落；声门暴露不清时，强力插管可损伤声带而引起声音嘶哑，较严重者可引起下颌关节脱臼。

2. 呼吸道梗阻

（1）气管导管位置不当：盲探插管或声门暴露不清时，可能把气管导管插入食管内，可通过观察胸部活动或上腹部膨胀，以听诊器肺部听诊明确诊断。应立即重新插管。导管插入过深进入一侧主支气管可造成对侧通气障碍，若未及时发现处理，亦可造成严重缺氧和二氧化碳蓄积的不良后果。

（2）导管阻塞：导管过细、气管导管内有分泌物硬痂积存或异物，均可导致严重的呼吸道梗阻。导管过软、病人体位不当可使气管导管发生扭曲或扭折。气管套囊壁厚薄不均时，如充气过多，在薄弱处套囊可过度膨胀而阻塞导管。

（3）导管受压：颈部包块、胸内肿瘤均可压迫气管使之移位变形，气管内插管后若导管末端仍在气管变形部位以上，可能因气管壁阻塞导管开口致呼吸道梗阻。

（4）导管滑脱：牙垫固定不牢，滑出口外，病人咬住导管可造成梗阻；导管插入过浅，在头部过度前屈或翻身改变体位时导管可以滑出；麻醉器械衔接管过重，病人体位不当时，因重力作用可使导管滑脱。遇有导管滑脱应立即重新插管。

3. 神经反射并发症

（1）插管时可因刺激会厌、舌根、喉部、气管及气管隆突而引起迷走神经兴奋性增强，可导致心动过缓、房室传导阻滞，甚者可致心跳骤停。

（2）气管插管困难时可引起喉痉挛。若导管插入过深而刺激隆突可引起反射性支气管痉挛。

（3）拔管刺激亦可引起心律失常或循环骤停，若术中应用过副交感神经兴奋药则更易发生此种反射。浅麻醉下拔管容易引起屏气或喉痉挛。

4. 缺氧和二氧化碳蓄积 静脉快速诱导时，自主呼吸消失，若插管操作不熟练、插管困难或误入食管，且未能及时发现，可致缺氧，严重时可造成死亡。插管期间引起气管导管阻塞的任何因素都会造成病人缺氧和二氧化碳蓄积。拔管后喉部自卫反射尚未建立，这一阶段容易出现窒息和误吸意外，尤其是虚弱、出血和胃肠道梗阻病人，可能出现缺氧和二氧化碳蓄积，应切实加强监护。

第七节 术后镇痛

术后疼痛是机体对疾病本身和手术造成的组织损伤的一种复杂的生理反应。它表现为心理和行为上一种不愉快的经历。既往，对术后疼痛的处理未能引起外科医师和麻醉医师足够的重视，患者往往也将术后切口疼痛视为手术后不可避免的经历。随着对术后疼痛病理生理认识的提高，人们已将术后镇痛视为增加病人安全性、促进病人术后早日康复的重要环节，因而已越来越引起人们的重视。

一、镇痛药物

术后镇痛最常用的药物是阿片类药，如吗啡、哌替啶和芬太尼等。解热抗炎镇痛药因对锐痛和内脏痛效果较差，故在术后镇痛中应用较少。局麻药常选用布比卡因，用于硬膜外镇痛，其作用时间较长，且浓度在0.2%以下不会阻滞运动神经，比较安全。

二、镇痛方法

术后镇痛是指设法减轻或消除因手术创伤引起的病人急性疼痛，它与麻醉的区别在于此时病人的感觉意识仍然存在。镇痛方式包括经不同途径给予某些镇痛药物，采用机械、电刺激及心理治疗等技术。

1. 口服给药 对术后中、重度急性疼痛的病人不宜采用口服镇痛药，因口服给药难以筛选给药剂量、起效慢、作用时间长，并需病人胃肠功能正常才能奏效。目前一般采用全身给药，然后酌情经口服追加。

2. 椎管内镇痛

（1）蛛网膜下腔镇痛：单次蛛网膜下腔注射阿片类镇痛药可提供长时间的镇痛作用，单次注射的缺点是药物剂量难以筛选，需反复给药，增加了感染的危险，同时需较长时间的监测。而且蛛网膜下腔注射阿片类药易引起并发症，包括呼吸抑制、皮肤瘙痒、恶心呕吐、尿潴留等，故目前临床少用。

（2）硬膜外腔镇痛：经硬膜外腔给药镇痛的优点是不良反应少，作用明显。先置入硬膜外腔导管，通过导管给药，最常用药为吗啡，成人剂量2～3mg，用生理盐水10ml稀释注入。起效较慢，约在30分钟；持续时间长，约6～24小时，一般为12小时。当病人再度出现疼痛时，可重复给药。也可选用利多卡因、布比卡因等局部麻醉药物，或局麻药与镇痛药合用。

常见的不良反应有恶心、呕吐、皮肤瘙痒、尿潴留和呼吸抑制。

3. 胃肠外给药 在治疗术后中、重度疼痛时，胃肠外给予镇痛药仍是常用的方法之一。

（1）肌肉注射：与口服给药相比，肌肉注射镇痛药物起效快，易于迅速产生峰浓度。许多阿片类镇痛药可以通过肌肉注射给药。肌肉注射的缺点在于：注射部位疼痛；血药浓度的波动可能引起病人的呼吸抑制，并可影响临床镇痛效果。

（2）静脉注射：单次间断静脉注射镇痛药物时，血浆药物浓度易于维持恒定，起效迅速。然而，由于药物在体内快速重新分布，单次静脉注射作用时间较短，所以须反复给药。

（3）其他途径：近年来新的给药途径有经皮贴剂给药，如芬太尼、可乐定、东莨菪碱等，这种给药方法可产生和维持稳定的血药浓度。此外，经口腔黏膜吸收用药的镇痛药和苯二氮卓类口含制剂也已用于镇痛治疗。

4. 病人自控镇痛（PCA）

病人自控镇痛需要专门设备即 PCA 仪，由三部分构成：①注药泵；②自动控制装置，一般用微电脑控制；③输注管道和防止反流的单向活瓣等。PCA 可经静脉途径给药，即病人自控静脉镇痛（PCIA）；也可通过硬膜外腔途径给药，即病人自控硬膜外镇痛（PCEA）；还可经皮下给药，即病人自控皮下镇痛（PCSA）。

PCA 实施时先由医生确定两个基本数据：①单次剂量：即按压按钮以启动药泵所输出的药量；②锁定时间：在此期间内，无论按多少次按钮均无药液输出，目的在于防止用药过量，这是 PCA 安全用药的重要环节。在将按钮交给病人使用前，应先向其说明 PCA 的目的和按钮的正确用法，以便病人能按照自己的意愿注药镇痛，医生则根据用药效果调整预定的单次剂量和锁定时间，以获得最佳止痛效果。PCA 开始启动时，常先给一负荷剂量作为基础。采用 PCEA 或 PCIA 时，为了能使血药浓度始终处于亚镇痛水平，常用持续少量注药的方式给予维持剂量，以提高镇痛质量。PCA 的药液配方可以多种多样，PCIA 主要以麻醉性镇痛药为主，常用药为吗啡或哌替啶；而 PCEA 常以局麻药和麻醉性镇痛药复合应用，常用药为低浓度布比卡因（0.1%~0.25%）加少量芬太尼或吗啡。注意哌替啶有组织刺激性，不宜用于 PCSA。表 3-7 为常用 PCA 的分类及主要特征。

表 3-7 常用 PCA 的分类及主要特征

不同类型的 PCA	单次给药量（ml）	锁定时间（min）	常用药物
静脉 PCA（PCIA）	0.5	5~8	阿片类药，非甾体抗炎药等
硬膜外 PCA（PCEA）	4.0	1~5	局麻药和（或）阿片类药
皮下 PCA（PCSA）	0.5	20	阿片类药

由于 PCA 具有良好的镇痛效果，而且临床应用范围和适应证较为广泛，对病人术后恢复十分有利，故深受病人和医生的喜爱，是目前最受欢迎的术后镇痛方法。

第四章　体液与营养代谢

第一节　体液代谢、酸碱平衡及其维持

体液是指存在于机体内的液体，由水和溶解在水中的电解质和有机物质组成。机体在神经－内分泌系统的调节下保持着体液的含量、分布和组成等方面的动态平衡，以维持细胞内环境的稳定。这是保证机体物质代谢、各器官功能正常进行的基础和维系生命的必要条件。由于许多外科疾病、手术或创伤都可能导致体液平衡失调。因此，在外科疾病的诊治过程中必须重视体液平衡的监控和调整。

一、体液的含量和分布

体液含量因性别、年龄、胖瘦不同而有差异。肌肉组织含水量较多（75%～80%），而脂肪组织含水量较少（10%～30%）。通常成人男性因体脂量少于女性，成年男性的体液总量约占体重的60%，而女性为55%，两者均有±15%的变化幅度。年龄越小体脂量越少而含水量越多，新生儿体液总量约占体重的80%，婴儿约占70%，12岁时约占65%，至14岁以后体液量所占比例即与成人相仿。

体液包括细胞内液和细胞外液两大部分。细胞内液绝大部分存在于骨骼肌中，男性约占体重的40%，女性的肌肉不如男性发达，故女性的细胞内液约为体重的35%。细胞外液在男、女性中均占体重的20%。细胞外液又可分为血浆和组织间液两部分。血浆量约占体重的5%，组织间液量约占体重的15%。绝大部分的组织间液能迅速地与血管内液体或细胞内液进行交换并取得平衡，这在维持机体的水和电解质平衡方面具有重要作用，故又可称其为"功能性细胞外液"。另有一小部分组织间液存在于颅腔、胸腔、腹腔、眼球、关节腔及消化道的"第三间隙"，占体重的1%～2%（占组织间液的10%左右），它们具有各自的功能，但对体液平衡作用甚小，仅有缓慢地交换和取得平衡的能力，故称为"无功能性细胞外液"（也称第三间隙液或透细胞液）。但有些无功能性细胞外液的变化导致机体水、电解质和酸碱平衡失调却是很显著的。例如胃肠消化液虽属无功能性细胞外液，但当这部分液体大量丢失后，可造成体液量及成分的明显变化，这种病理变化在外科疾病中尤为常见。

二、水的生理功能和水的平衡

1. 水的生理功能 水是机体中含量最多的组成成分，是维持人体正常生理活动的重要营养物质之一，水的生理功能包括：

（1）促进物质代谢：水既是一切生化反应的场所，又是良好的溶剂，能使物质溶解，加速化学反应，有利于营养物质的消化、吸收、运输和代谢废物的排泄。水本身也参与水解、水化、加水脱氧等重要反应。

（2）调节体温：水的比热大，能吸收代谢过程中产生的大量热能。水的流动性大，能随血液迅速分布全身，而且水的交换非常迅速，使得热量能够在体内迅速均匀分布。所以水可以调节体温，维持产热和散热的平衡。

（3）润滑作用：眼泪、唾液、关节囊的滑液、胸腔及腹腔内的浆液均可起到润滑等作用。

（4）其他作用：体内的水有相当大的一部分是以结合水的形式存在（其余的以自由水的形式存在）。这些结合水与蛋白质、黏多糖和磷脂等结合，发挥其复杂的生理功能。

2. 水的平衡 正常人水的摄入和排出处于动态平衡之中。成人 24 小时出入量 2000～2500ml，其中入水量包括：饮水 1000～1500ml，食物含水 700ml，内生水 300ml；出水量包括：呼吸带出水 350ml，皮肤蒸发 500ml，尿液 1000～1500ml，粪带出水 150ml。当机体出现异常情况时，失水量可有很大变化。熟悉和掌握机体内水平衡的相关知识有助于预防和及时诊治体液平衡紊乱。

（1）经皮肤和肺的水分蒸发：指无形失水，即经皮肤与呼吸蒸发的水分。机体每天通过这种方式丧失水分达850ml。即使在高度缺水或静息状态下，也必然有这么多水分丢失。在计算病人的液体消耗量时，切勿遗漏这部分无形失水。

（2）经肾脏排泄的水分：肾脏是调节水排出的主要器官，肾脏每日排泄体内固体代谢产物30～40g，每溶解1g溶质需15ml水分，因此正常成人每日尿量需800～1300ml（平均比重1.012）。即使肾脏发挥最大浓缩功能，每日尿量至少也需要500～600ml（比重1.030），否则就有代谢产物积聚的危险。尿比重低，肾脏负担相对较轻；尿比重愈高，则肾脏负担越重。

（3）出入消化道的水分：消化道每天分泌消化液共约8200ml，其中含有大量水分和电解质。这些消化液在完成消化过程中，绝大部分在空、回肠和近端结肠被重吸收，仅有150ml左右水分从粪便排出。消化道的正常分泌、吸收功能和结构完整是维持体液平衡的重要因素。呕吐、腹泻、肠瘘和胃肠减压吸引等均会丧失消化液，呕吐或胃肠减压丧失 Cl^- 过多，可产生低氯性碱中毒；而腹泻或胆瘘、胰瘘丧失 HCO_3^- 过多又会产生代谢性酸中毒，因此大量消化液的丧失常导致水、电解质及酸碱平衡失调。若因某种原因如肠管病变等造成肠道梗阻，影响重吸收而导致大量消化液停留在肠腔中，如同水分被隔离于循环之外，可引起有效循环血量下降。

（4）第三间隙液体变化：在病理情况下，体液从血管内转移到组织间隙或体腔，引起水分在局部大量潴留，如腹水、胸水、烧烫伤及软组织损伤时的局部水肿、肠梗阻时肠腔大量积液等，称为第三间隙异常（积液）。由于机体不能利用这部分被隔置而滞留的液体，就会导致血容量减少。第三间隙的变化一般分为两期，第一期是液体渗出（或体液积聚），应注意继发性血容量减少；第二期是液体回收，要防止因大量补液而造成体液容量过多。

（5）内生水：是新陈代谢过程中物质氧化最终生成的水，故亦称代谢水。人体每日可产生内生水约300ml。平常由于数量不多，对整体影响不大；但在急性肾衰竭等情况下，需要严格限制入水量时，就必须把这部分体液估计进去。

（6）细胞内、外液体的平衡：细胞内、外液体主要受晶体渗透压的影响，通过半透膜不断进行交流。细胞内 K^+ 因其浓度差的存在常有向外渗出的趋势，如此就形成了一个电位差，沿细胞外缘呈阳离子排列，内缘呈阴离子排列，从而能抗拒 Cl^- 渗入，也就是说细胞膜的离子交换仅限于阳离子，"$Na^+ - K^+$ 泵"机制是把因浓度差不断渗入的 Na^+ 排出细胞外，而把渗出的 K^+ 拉回细胞内。水随着离子有规律的进进出出，保持着细胞内、外液中成分的稳定。

（7）血管内、外液体的平衡：血管内、外液体的不断流动和保持动态平衡，符合 Starling 平衡学说。血浆和组织液之间水的流动发生在毛细血管部位，除受渗透压的影响外，尚受到血管内静水压的影响。毛细血管内的血浆蛋白所形成的有效渗透压（即胶体渗透压）为3.33kPa，明显高于组织间液的胶体渗透压（0.66kPa），具有使水从组织间液进入毛细血管的作用，而血管内静水压则有驱使水分进入组织间液的作用。因此，水往哪个方向流动将取决于这两个压力的大小。正常情况下，在毛细血管的动脉侧静水压为4.67kPa，水通过毛细血管壁进入细胞间隙。随后毛细血管内静水压逐渐降低，在到达毛细血管的静脉侧时，静水压降为2kPa。当静水压低于血浆渗透压时，水即开始从组织间隙进入毛细血管内。

水的平衡规律一般是"多进多排，少进少排，不进也排"。如果停止进水，机体仍继续从肺、皮肤和肾排出水。若禁食数日又未补液，将可导致严重缺水。

三、体液的电解质含量及其代谢

体液中主要的阳离子有 Na^+、K^+、Ca^{2+}、Mg^{2+}，阴离子有 Cl^-、HCO_3^-、HPO_4^{2-} 和蛋白质。它们的正、负总电荷数相等，从而保持电中性。由于半透膜两侧分子数基本相等，故细胞内液和细胞外液的渗透压也基本相等，一般为290~310mmol/L。

电解质在细胞内液和细胞外液中的分布差异很大，表现为：①细胞内液中的阳离子以 K^+ 为主，阴离子有蛋白质、HPO_4^{2-} 等；细胞外液中的阳离子以 Na^+ 为主，阴离子有 Cl^- 和 HCO_3^- 等。这是因为细胞膜上的"钠泵"作用（一个耗能的过程），使细胞储钾排钠而形成的。②细胞内液电解质总量大于组织间液及血浆，但由于细胞内液中蛋白质 2 价离子渗透压较低，故细胞内外渗透压仍然相等。③在细胞外液中，组织间液和血浆中的电解质组成与浓度基本相同，但血浆中蛋白质浓度远远高于组织间液，这对维持血容量与两者间水分交流有重要作用。由于电解质能自由出入毛细血管壁，所以只要检验血浆中的电解质成分，就可反映整个细胞外液的电解质情况。

体液中的电解质具有以下重要的生理功能：①维持体液的晶体渗透压、水分恒定和酸碱平衡；②维持神经、肌肉、心肌细胞的静息电位，并参与其动作电位的形成，其中 K^+、Na^+、Ca^{2+} 都分别起着重要作用；③参与新陈代谢，是一系列酶的激活剂或辅助因子；④构成组织的成分，如 Ca^{2+}、Mg^{2+} 是构成骨骼和牙齿的主要成分。

Cl^- 和 HCO_3^- 都是细胞外液中的主要阴离子，与 Na^+ 共同维持其晶体渗透压、稳定含水量。为了保持血中阴离子总量的相对恒定，HCO_3^- 常对 Cl^- 的增减起代偿作用，即 Cl^- 减少时 HCO_3^- 则代偿性增加。HCO_3^- 为体内的"碱储备"，故其增减可影响酸碱平衡。如剧烈呕吐，可因 Cl^- 大量丢失，HCO_3^- 代偿增加而引起低氯性碱中毒；而连续大量输入大量等渗盐水，可因 Cl^- 增加过多而 HCO_3^- 减少，造成高氯性酸中毒。正常血浆 Cl^- 浓度为 103mmol/L；血浆 HCO_3^- 浓度为 27mmol/L，通常以二氧化碳结合力（CO_2CP）来表示，CO_2CP 是指血浆 HCO_3^- 中的 CO_2 含量，正常范围为 23~31mmol/L。

四、体液平衡的调节

体液和渗透压的稳定依赖神经–内分泌系统的调节。体液的正常渗透压通过下丘脑–垂体后叶–抗利尿激素系统的调节来恢复和维持，而血容量的恢复和维持则通过肾素–醛固酮系统来调节。上述两系统共同作用于肾，调节水与电解质的吸收及排泄，以达到维持体液平衡之目的。血容量与渗透压相比，前者对机体的意义更为重要。当血容量锐减又兼有血浆渗透压降低时，低血容量对抗利尿激素分泌的促进作用大大强于低渗透压对抗利尿激素分泌的抑制作用，使机体得以优先保持和恢复血容量，保证重要器官的灌流和氧供，维护生命安全。在临床上常通过观察尿量来估计缺水程度，借助尿量与比重的关系来了解肾脏的功能。以下几项是调节体液平衡的重要环节和物质基础：

1. 渴感作用　机体缺水时，细胞外液的渗透压增高，可使下丘脑视上核侧面口渴中枢的神经细胞脱水而引起口渴感；此外，有效循环血量的减少和血管紧张素的增多也可引起渴感。口渴后的大量饮水可使血浆渗透压回降，渴感得以消除。

2. 抗利尿激素（antidiuretic hormone，ADH）　ADH 产生于下丘脑视上核，储存于神经垂体后叶内，ADH 可提高肾远曲小管、集合管对水分再吸收增加，尿量减少，对电解质影响甚小，即保水以维持正常渗透压。当体液晶体渗透压升高和循环血量减少时，刺激 ADH 分泌增加，促使肾重吸收水分增多而使血浆渗透压有所下降；反之，当血浆渗透压降低时，ADH 释放减少，肾排水增多，使血浆渗透压回升。此外，动脉血压升高通过刺激颈动脉窦压力感受器而反射性抑制 ADH 的释放；强力刺激、情绪紧张和麻醉剂等可使 ADH 释放增多；血管紧张素 Ⅱ 增多也可刺激 ADH 的分泌。

3. 肾素–血管紧张素–醛固酮系统　醛固酮主要作用于肾远曲小管、集合管对 Na^+ 的主动重吸收，同时通过 $Na^+–K^+$ 和 $Na^+–H^+$ 交换促进 K^+ 和 H^+ 的排泌，具有储钠（水）排钾的作用。随着 Na^+ 主动重吸收增加，水的重吸收也增多，从而使血容量增加。醛固酮的分泌主要受有效循环血量增减的影响，受肾素–血管紧张素和血浆 Na^+、K^+ 浓度的调节。当血容量减少时，血管内压力下降，由此导致入球小动脉管壁的压力感受器受刺激；肾小球滤过率下降，流经肾曲小管的 Na^+ 减少，刺激了位于致密斑的钠感受器，以及交感神经的兴奋均可促使肾小球旁的细胞增加肾素的分泌。肾素是一种蛋白水解酶，能催化血浆中血管紧张素原转变为血管紧张素 I，后者在转换酶的作用下转变为活性较强的血管紧张素 II，引起小动脉收缩和刺激肾上腺皮质球状带，增加醛固酮的分泌。反之，当血容量增加时，肾素－血管紧张素－醛固酮系统则受到抑制。

4. 心房利钠多肽（atrial natriuretic polypeptide，ANP） 存在于哺乳动物包括人的心房肌细胞的细胞浆中，其释放与血容量的增减及对右心房的压力有关。当血容量增加，右心房压力增大时，心房肌释放 ANP，提高了血内水平，抑制肾髓质集合管对 Na^+ 的重吸收，或改变肾内血流分布，增加肾小球滤过率而发挥强大的利钠利尿作用，以减少血容量。反之，如摄入钠、水不足，则 ANP 释放减少。ANP 可拮抗肾素－醛固酮的作用。ANP 还能显著减轻失水或失血后血浆中 ADH 水平增高的程度。

五、酸碱平衡的维持

体内进行的正常生理活动和代谢过程需要酸碱度适宜的体液环境，通常体液保持着一定的 H^+ 浓度。正常人体动脉血 pH 值维持在 7.35 ~ 7.45 之间，这一 pH 值最适合细胞代谢和整个机体的生存。尽管机体代谢过程中不断生成和摄取酸性或碱性物质，但血液的 pH 值不致发生显著变化，这有赖于体内血液缓冲系统、肺的呼吸、肾的排泄以及组织细胞的缓冲池作用对酸碱平衡的调节，以稳定机体的内环境。

血液缓冲系统最重要的是碳酸氢盐－碳酸（$B \cdot HCO_3/H_2CO_3$）。碳酸氢盐（$B \cdot HCO_3$）在细胞内为 $KHCO_3$，在血浆中为 $NaHCO_3$。正常静脉血中 HCO_3^- 含量平均值为 24mmol/L，H_2CO_3 为 1.2mmol/L，两者比值维持在 $HCO_3^-/H_2CO_3 = 24/1.2 = 20:1$，此值是决定血液 pH 值的重要因素。即使 HCO_3^- 和 H_2CO_3 的绝对值有高低变化，血浆的 pH 值仍然能保持为 7.40。肺对酸碱平衡的调节作用主要是通过呼吸将碳酸的分解产物 CO_2 排出，可使 $PaCO_2$ 下降，即调节了血中的 H_2CO_3。如果机体的呼吸功能失常，本身就可引起酸碱平衡紊乱，也会影响其对酸碱平衡紊乱的代偿能力。肾脏在酸碱平衡的调节中起到最重要的作用，肾通过改变排出固定酸和保留碱性物质的量来维持正常血浆 pH 值不变。肾调节酸碱平衡的机制是：肾小管细胞中的碳酸酐酶能催化 CO_2 和 H_2O 化合为 H_2CO_3；H_2CO_3 离解为 H^+ 和 HCO_3^-，并将 H^+ 排出体外；Na^+-H^+ 交换，排 H^+；重吸收 HCO_3^-；分泌 NH_3 与 H^+ 结合为铵离子（NH_4^+）排出，使排 H^+ 作用更为加强；尿酸化，排 H^+。总之，肾脏具有强大的排酸能力。如果肾功能有异常，则不仅会影响其对酸碱平衡的正常调节，而且其本身也可引起酸碱平衡紊乱。机体组织细胞也是酸碱平衡的缓冲池。在酸、碱中毒时，H^+ 向细胞内、外的转移也有利于酸碱平衡。由于全身细胞总量很大，故有相当程度的缓冲作用。但要保持体液中离子平衡，H^+ 进出细胞时必然会引起其他离子相应转移（图 4 -1）。

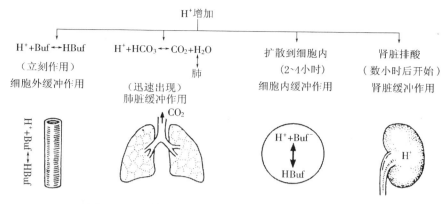

图 4 - 1 机体调节酸中毒或 H^+ 增多时的四种方式

以上四方面的调节因素共同维持体内的酸碱平衡，但在强度和作用时间上有差异。血液缓冲系统反应迅速且作用最强，但持续时间不久；肺的调节作用到 30 分钟后达到最高峰，但仅对 CO_2 有调节作用；细胞的缓冲作用虽强，约于 3 ~ 4 小时后发挥作用，但常会导致钾离子的分布异常；肾脏的调节作用比较缓慢，常在数小时之后起作用，但维持时间较长，特别是对保留 HCO_3^- 和排出固定酸具有重要作用。

六、水、电解质及酸碱平衡在外科的重要性

在日常外科临床的诊疗过程中，经常会遇到不同性质、不同程度的水、电解质及酸碱平衡方面的问题，随时需要临床医师作出正确的判断和及时的处理。尤其是一些外科急重病症，如严重创伤、大面积烧伤、消化道瘘、肠梗阻或严重腹膜炎，都可直接导致脱水、血容量减少、低钾血症及酸中毒等严重内环境紊乱现象，及时识别和积极纠正这些异常是治疗这类重症病人的首要任务之一。因为任何一种水、电解质及酸碱平衡失调如不能加以纠正，均可导致患者死亡。同样，从外科手术角度来看，病人内环境相对稳定是手术成功的基本保证。体液平衡失调的患者手术危险性增加的几率是明显的，即使手术很成功，但若忽视了术后对机体内环境的维持，最终也可能导致治疗失败。因此，术前如何纠正已存在的水、电解质及酸碱平衡失调，术中和术后又怎样维持体液的平衡状态，是外科医师应娴熟掌握的基本功。

临床上发生水、电解质及酸碱平衡失调的表现形式是多种多样的。可以只发生单一的异常，如低钾血症。但更常见的是同时存在多种异常现象，可以是既有水、电解质紊乱，又有酸碱平衡失调。对此，必须全面纠正，不能疏漏。此外，外科病人并存内科疾病也很常见，如合并糖尿病、肝硬化或心功能不全等，更容易发生体液平衡的异常而增加治疗的复杂性，必须引起高度重视。

第二节 体液代谢的失调

一、水和钠的代谢紊乱

正常人的血清钠浓度约为 136~145mmol/L。成人一般每天需摄入 100~200mmol钠，相当于 4~5g 氯化钠。细胞外液中钠是最主要的电解质，其平衡规律是："多进多排，少进少排，不进不排"。由于水和钠的关系非常密切，故细胞外液缺水必然同时存在着失钠。引起水和钠异常的原因不同，缺水和失钠的程度也不同，这些不同缺失的形式所引起的病理生理变化及临床表现也就不同。根据它们在细胞外液中缺失的比例，临床将其分为等渗、高渗和低渗缺水三种类型。

（一）等渗性缺水

等渗性缺水（isotonic dehydration）又称急性缺水或混合性缺水，指血钠浓度正常而细胞外液容量减少的一种缺水，是外科临床上最常见的类型。其特点是水和钠按其在血液中的正常比例一同丢失，无血清钠及渗透压的明显改变，以细胞外液（包括循环血量）迅速减少为突出表现。

1. **病因** ①消化液的急性丢失，如大量呕吐、腹泻、肠瘘等。②体液在所谓"第三间隙"中积聚，如肠梗阻、急性弥漫性腹膜炎、腹膜后感染等病变时，大量体液聚积于肠腔、腹腔或软组织间隙。③大面积烧伤，如早期创面的大量渗液。

2. **病理生理** 由于体液中水与钠按其在血液中的正常比例急剧丧失（主要是血浆区和组织间液区液体的损失），造成细胞外液（包括循环血量）的迅速减少，肾脏血流量减少，肾入球小动脉壁的压力感受器受到管内压力下降的刺激，引起肾素－醛固酮系统兴奋，醛固酮分泌增加，导致肾远曲小管对钠的重吸收增加，伴随着对水的再吸收（少尿），使细胞外液代偿性地回升。因血浆渗透压变化不大，初期细胞内液容量变化不大。但当细胞外液丢失量过大时，细胞内液就会逐渐转移到细胞外，以维持血容量，从而引起细胞内缺水。同时，由于细胞外液容量明显减少所伴随的循环血量减少，可引起血压下降、休克甚至急性肾衰竭。

3. **临床表现** 根据缺水缺钠程度，将等渗性缺水分为三度。

（1）轻度：体液丧失约占体重的 2%~4%。临床表现为口渴、少尿；缺钠症状有厌食、恶心、肢体软弱无力。

（2）中度：当体液大量迅速丧失达体重的 5%（相当于细胞外液的 25%）时，可呈现血容量不足征象，表现为脉搏细速，肢端湿冷，"三陷一低"即眼窝下陷、浅表静脉瘪陷、皮肤干陷（弹性差），血压降低或不稳。

（3）重度：当体液继续丢失达体重的 6%~7%（相当于细胞外液的 30%~35%）时，即可出现休克。常伴有代谢性酸中毒。若患者主要丢失胃液，则因大量丧失 H^+ 和 Cl^- 而伴发低氯低钾性碱中毒（表 4－1）。

表 4-1 液体丧失量与休克程度的关系

细胞外液丧失量 （占体重百分比）	休克程度	脉搏 （次/分）	收缩压 （mmHg）	脉压 （mmHg）	相当于丧失细胞 外液
<4	轻度	<100	正常或稍高	轻微缩小	<20%
4~6	中度	100~120	70~90	中等缩小	20%~30%
>6	重度	>120	0~70	明显缩小	>30%

4. 实验室检查 ①血常规：红细胞计数、血红蛋白及血细胞比容增高，提示血液浓缩。②尿液检查：尿钠减少或正常，尿比重升高。③血清 Na^+、Cl^- 及血浆渗透压：正常范围。④二氧化碳结合力、血气分析：区别有无代谢性酸中毒或碱中毒。

5. 治疗

（1）积极治疗原发病，以减少水和钠的继续丧失。

（2）补液补钠

①按临床表现估计：例如患者体重 60kg，有脉搏细速、血压下降等症状，表示细胞外液的丧失量约占体重的 5%，则补液量为 3000ml，可输等渗盐水或平衡液。

②按血细胞比容计算：补等渗盐水量（ml）= 血细胞比容上升值/血细胞比容正常值 × 体重（kg）× 0.2（细胞外液占体重的 20%）

③补液补钠方法：一般临床上先补给计算量的 1/2 ~ 2/3，再加上每日 NaCl 需要量 4.5g 及水 2000ml。

（3）注意事项

①生理盐水中含 Cl^- 量为 154mmol/L，明显高于血 Cl^- 含量 103mmol/L，正常情况下可通过肾脏保 HCO_3^- 排 Cl^- 来调节。但在重度脱水和休克时，肾血流量减少，以致排氯减少，大量输入盐水有导致高氯性酸中毒的危险。因此，输液量大时宜选用平衡液。目前常用的平衡液主要有乳酸钠平衡液及碳酸氢钠平衡液。

②对已有周围循环衰竭者，除快速补充等渗盐水或平衡液外，还需补充胶体溶液。

③当尿量达到 40ml/h 后应予补钾。

（二）高渗性缺水

高渗性缺水（hypertonic dyhydration）又称原发性缺水，是指细胞外液减少并呈现高钠血症的一种缺水。其特点是水、钠同时损失，但失水多于失钠；细胞外液减少但渗透压升高，细胞内液缺水程度超过细胞外缺水。临床上这类缺水以口渴为特征性表现。

1. 病因

（1）水摄入不足：如口腔、咽、食管疾病伴吞咽困难造成的摄水减少，其他危重以及昏迷病人给水不足。

（2）水分丢失过多：高热或高温环境大量出汗（汗中含氯化钠 0.25%）或烧伤暴露疗法，均可从汗液丢失大量水分。

（3）鼻饲要素饮食、静脉高营养：不恰当地输入过多的高渗溶液。

2. 病理生理 高渗性缺水的基本病理生理变化是细胞外液呈高渗状态，从而导致以下变化：

（1）下丘脑口渴中枢受刺激，患者出现明显的口渴感。

（2）刺激下丘脑垂体后叶分泌和释放 ADH，使肾小管对水的再吸收增加，尿量减少，尿比重增加。

（3）细胞内液中的水分转移至细胞外，造成细胞内缺水程度超过细胞外缺水。脑细胞的脱水可引起脑功能障碍。

（4）因脱水造成脑体积显著缩小，颅骨与脑皮质之间的血管张力增大，可导致静脉破裂，出现局部脑内出血和蛛网膜下腔出血。

3. **临床表现**　根据失水程度，临床上将高渗性缺水分为三度：

（1）轻度缺水：失水量占体重的 2%～4%。除口渴外，无其他症状。

（2）中度缺水：失水量占体重的 4%～6%。极度口渴，乏力，眼窝明显凹陷，唇舌干燥，皮肤弹性差，心率加速，尿少，尿比重增高。

（3）重度缺水：失水量占体重的 6% 以上。除有上述症状外，可出现烦躁、谵妄、昏迷等脑功能障碍症状，血压下降乃至休克，少尿乃至无尿，以及氮质血症等。

4. **实验室检查**

（1）血常规红细胞计数、血红蛋白、血细胞比容轻度增高。

（2）尿比重升高（＞1.025）。

（3）血钠＞150mmol/L，血浆渗透压＞320mmol/L。

5. **治疗**

（1）积极治疗原发病，尽早解除缺水或失液的原因。

（2）补液量根据失水程度可按体重百分比的丧失量来估计，成人每丧失体重的 1%补液 400～500ml；也可根据血钠浓度计算，计算公式为：

补液量（ml）=［血钠测定值（mmol/L）－142］×体重（kg）×4（女性为 3，儿童为 5）

（3）注意事项：①对轻度失水者，口服补液即可；若病人不能口服或系中、重度缺水，则需静脉补液。②初期补充 5%葡萄糖溶液或 0.45%氯化钠溶液，待血钠、尿比重降低后，可补充 5%葡萄糖生理盐水。补液速度原则上先快后慢，第 1 日补给计算量的 1/2 或 1/3，其余量第 2 日补完，同时应加上每日生理需要及额外丢失量。③高渗性缺水者也缺钠，只因缺水更多才导致钠浓度升高，所以在纠正缺水的同时应适当补钠，以防止因偏重纠正缺水而导致低钠血症的发生。④若同时存在缺钾应加以纠正，必须在尿量超过 40ml/h 后方可补钾。⑤采用补液治疗后，如果酸中毒仍未能纠正，可应用碳酸氢钠溶液。

（三）低渗性缺水

低渗性缺水（hypotonic dehydration）又称慢性缺水或继发性缺水，是指细胞外液减少并呈现低钠血症的一种缺水。其特点是水、钠同时丧失，但失钠多于失水，主要是细胞外液的减少。

1. 病因

（1）胃肠道消化液长时间持续丧失，如反复呕吐、腹泻、胆胰瘘、胃肠道长期吸引或慢性肠梗阻，钠随消化液大量丧失，补液不足或仅补充水分。

（2）大创面慢性渗液。

（3）大量应用排钠性利尿剂（如噻嗪类、利尿酸等）时未注意适量补充钠盐。

（4）急性肾衰竭多尿期、失盐性肾炎、肾小管性酸中毒、Addison 病等肾脏排钠增多，又补充了水分。

2. 病理生理　低渗性缺水的基本病理生理改变是细胞外液呈低渗状态，从而导致以下改变：

（1）抗利尿激素分泌和释放减少，尿量增加，一方面使细胞外液的低渗状态得到一定程度的恢复；另一方面使细胞外液容量减少，组织间液缺少程度大于血浆缺少程度。

（2）若细胞外液低渗状态得不到纠正，则细胞外液向细胞内转移，使细胞外液容量进一步减少。当细胞外液减少到一定程度时，导致循环血量减少，故而患者易出现休克（低钠性休克）。

（3）血容量减少刺激容量感受器，ADH 分泌增加，使肾小管对水的重吸收增多，此时由多尿转为少尿；同时肾素 - 醛固酮系统被激活，使肾小管对钠重吸收增加，并伴有氯和水重吸收增加，故尿钠、氯含量减少，乃至缺如。

3. 临床表现　根据缺钠程度，临床上可把低渗性缺水分为三度：

（1）轻度缺钠：血清钠在 130 ~ 135mmol/L。患者感乏力、头昏、手足麻木，但无口渴感，尿量正常或稍多，尿钠、氯减少，尿比重低。

（2）中度缺钠：血清钠在 120 ~ 130mmol/L。病人除上述症状外，尚有厌食、恶心、呕吐，脉搏细速，血压不稳定或下降，脉压变小，浅静脉萎陷，视力模糊，站立性晕倒，尿少，尿中几乎不含钠和氯。

（3）重度缺钠：血清钠 <120mmol/L。除有上述中度缺钠症状外，还有肌痉挛性抽痛，腱反射减弱或消失，病人神志不清、木僵乃至昏迷。常伴有严重休克，少尿或无尿，尿素氮升高。

4. 实验室检查　血常规检查红细胞计数、血红蛋白、血细胞比容明显增高。尿液检查 Na^+、Cl^- 明显减少乃至缺如，尿比重 <1.010。血钠 <135mmol/L，血浆渗透压 <280mmol/L，血非蛋白氮、血尿素氮可增高。

5. 治疗

（1）积极处理致病原因。

（2）补液量估算方法

①根据临床缺钠程度估算：例如体重 60kg 病人，判断为中度缺钠，估计每千克体重丧失氯化钠 0.5g，则应补氯化钠 30g。

②根据血钠浓度计算：

. 补钠量（NaCl·g）=［142 - 血钠测定值（mmol/L）］÷17* ×体重（kg）×0.6（女

性为 0.5)

　　＊按钠盐 1g = 17mmol Na$^+$ 计算氯化钠的量。

　　（3）补液补钠的方法：一般临床上先补给计算量的一半，再加上每日氯化钠需要量 4.5g，其余一半的钠可在次日补给。

　　针对轻度和中度缺钠患者，可选用等渗盐水或 5% 葡萄糖生理盐水。例如计算出缺钠 30g，先补一半的钠，即 15g，再加上生理需要量 4.5g，当日共需补给氯化钠 19.5g，可用 5% 葡萄糖盐水 2000ml 来补充。

　　对重度缺钠已出现休克的患者，首先应快速补充晶体溶液和胶体溶液，以扩充血容量，改善血循环，升高血压（晶体液用量要比胶体液大 2～3 倍）。随后经静脉给予高渗（5%）氯化钠溶液 200～300ml，尽快纠正血钠过低，以提高血浆渗透压。之后根据计算所得的补钠量再给予调整，结合病情决定是否需要继续补充高渗盐水或改用等渗盐水。

　　（4）注意事项：① 补液时应加上每日生理需要量 2000ml。② 缺钠伴有酸中毒时，宜在补充血容量和钠盐的基础上予以纠正。③ 缺钠常常伴有缺钾，在尿量达 40ml/h 后予以补充钾盐。

（四）水中毒

　　水中毒（water intoxication）又称水过多或稀释性低钠，系指在病理和（或）人为治疗因素的作用下，水的总摄入量超过总排出量，以致水在体内潴留，循环血量增多及细胞内水过多。

　　1. 病因病理　一般只有在 ADH 过多、肾功能不全或肾上腺皮质功能减退等，造成机体排水受阻的情况下，摄水过多或补液过量时才会发生水过多。外科临床上水中毒可发生在心、肾、肝功能正常，膀胱低张液（蒸馏水）灌洗的患者，尤其是年龄较小的儿童，可因输液过多、过快，大量清水洗胃或灌肠导致水中毒。

　　由于水在体内潴留，细胞外液量增大，浓度被稀释而呈低渗状态，水分子向相对高渗的细胞内转移，结果造成细胞内、外液均增多，渗透压降低。细胞外液量增大则抑制醛固酮的分泌，使远曲小管对 Na$^+$ 的重吸收减少，经尿排钠增多，导致血钠浓度更低，细胞内水分增多，细胞内水肿，甚至细胞膜破裂，引起细胞内、外代谢失常，严重威胁生命。

　　2. 临床表现　临床上水中毒主要分为两类：

　　（1）急性水中毒：起病急。由于脑水肿和颅内压增高，故神经症状出现最早且突出，如头痛、呕吐、失语、精神失常、定向障碍、嗜睡、抽搐、惊厥、谵妄、昏迷等。严重时可因脑疝形成而致呼吸、心跳停止。

　　（2）慢性水中毒：随原发疾病而缓慢进展。先有肢体软弱无力、恶心、嗜睡等症状，但往往被原发疾病的症状所掩盖。此外，因细胞外液量的增加，可表现为多尿、水肿、气急、心悸、血压升高、体重增加等。严重时可发生急性左心衰竭、肺水肿。一般无凹陷性水肿。

3. 实验室检查

（1）血常规：红细胞计数、血红蛋白和血细胞比容、平均血红蛋白浓度（MCHC）降低，红细胞平均容积（MCV）增加。

（2）尿液检查：尿比重低，尿钠增多。

（3）血电解质测定：血 Na^+ 明显降低（血浆渗透压低），血 K^+、血 Cl^- 亦降低。

4. 治疗　本病的预防重于治疗。对存在导致水过多病理因素者，应严格控制入水量，并积极治疗原发病。发生水中毒后立即停止水的摄入。

（1）应用速效利尿剂：宜选用襻利尿剂如呋塞米，有肾功能不全者可加大剂量；也可静脉快速滴注渗透性利尿剂 20% 甘露醇溶液或 25% 山梨醇溶液 250ml。

（2）纠正细胞内、外液的低渗状态：常用 5% 氯化钠溶液，一般剂量为 5～10ml/kg，先给予 100ml，于 1 小时内缓慢静脉滴注，以后根据病情再决定继续用量。

（3）处理并发症：对合并脑水肿的患者，在上述处理的基础上，控制惊厥可予 10% 葡萄糖酸钙溶液 10～20ml，静脉缓慢推注；对低钾血症患者应酌情补钾。

（4）透析治疗：对病情急且严重的患者，可采用透析疗法。

二、钾的异常

血清钾正常值为 3.5～5.5mmol/L。钾是细胞内液中的主要阳离子，体内总钾量的 98% 存在于细胞内。尽管细胞外液中的钾含量仅占总钾量的 2%，但却具有极为重要的生理作用。钾的平衡规律是"多进多排，少进少排，不进也排"。

（一）低钾血症

血清钾 <3.5mmol/L 为低钾血症（hypokalemia）。

1. 病因

（1）钾摄入不足：见于长期禁食而未予以补钾或补钾不够。

（2）钾丢失过多：① 呕吐、腹泻、长期胃肠引流或消化道外瘘等造成钾的大量丢失。② 使用排钾性利尿剂、失钾性肾病（急性肾衰多尿期、肾小管酸中毒等）。③ 原发性或继发性醛固酮增多症和皮质醇增多症等使尿钾排出过多。

（3）钾在体内分布异常：体内总钾量并未减少，而是血清钾向细胞内转移，见于家族性低钾性周期性麻痹、应用大剂量胰岛素及葡萄糖静脉滴注、急性碱中毒、棉酚中毒等。

2. 临床表现　轻度低钾可无明显症状；当血清钾 <3mmol/L 时，即可出现症状。

（1）神经肌肉系统症状：表情淡漠，倦怠嗜睡或烦躁不安；先是肌肉软弱无力，腱反射迟钝或消失，眼睑下垂，以后延及躯干四肢；当血清钾 <2.5mmol/L 时，可出现软瘫、呼吸无力、吞咽困难。

（2）消化系统症状：表现为食欲不振、纳差、口苦、恶心、呕吐、腹胀等，重者可出现肠麻痹。

（3）循环系统症状：表现为心悸、心动过速，心律失常、传导阻滞，严重时出现室颤，心搏骤停于收缩状态。临床上习惯把上述三方面的症状称为"低钾三联征"。

（4）泌尿系统症状：出现多饮、多尿、夜尿增多，严重时出现蛋白尿和颗粒管型。可因膀胱收缩无力而出现排尿困难。

（5）对酸碱平衡的影响：低钾时，细胞内 K^+ 移至细胞外，细胞外 H^+ 移入细胞内，细胞内液 H^+ 浓度增加，而细胞外 H^+ 浓度降低，出现细胞内酸中毒和细胞外碱中毒并存。此外，因肾小管上皮细胞内缺钾，故排 K^+ 减少而排 H^+ 增多，出现代谢性碱中毒，同时排出反常性酸性尿。

3. 实验室检查

（1）血电解质测定：血清钾 <3.5mmol/L。

（2）尿液电解质测定：尿钾 <20mmol/L 多提示胃肠道失钾；尿钾 >20mmol/L 多提示肾脏失钾。

（3）心电图：早期 T 波低平、双相倒置，继之 S－T 段下降、Q－T 间期延长和 U 波出现，或 T、U 波融合。

4. 治疗

（1）积极治疗原发疾病，以终止和减轻钾的继续丢失。

（2）注重外科患者缺钾的预防。对长期禁食、慢性消耗和体液丧失较多者应注意补钾，每日预防性补钾 40～50mmol（氯化钾 3～4g）。

（3）补钾原则与方法

① 尿多补钾：休克、脱水、缺氧、酸中毒、肾衰竭等未纠正前，尿量 <40ml/h，或 24 小时尿量少于 500ml，暂不补钾。

② 尽量口服：轻度低钾且能口服者，每次口服氯化钾 1～2g，每日 3 次；或服用氯化钾肠溶片，以减少胃部不适。亦可进食含钾食物，如香蕉、榨菜、菠菜、紫菜、海带等。口服者 90% 可被吸收，且最为安全，因人体特点是"需多少吸收多少"；不能口服或严重缺钾者则需静脉补给。

③ 低浓度、慢速度：静脉补钾应均匀分配。补钾引起高钾血症的最主要原因是单位时间内钾的高浓度、快速度输入，而并非全日补钾总量过大。因此，务必掌握静脉输注的液体中氯化钾浓度不能高于 3‰（即 <40mmol/L），每分钟应少于 80 滴的速度（即 <20mmol/h）补给，严禁以 10% 氯化钾溶液直接静推、静滴，以免因一过性高钾血症而危及生命。

④ 分阶段补给：正常情况下，注射后的钾约 15 小时后才能与细胞中钾平衡，全身缺钾状况需较长时间才能纠正，一般需要 4～6 天或更长时间。因此，所需钾量不强求一次性补足，宜分阶段按计划补给，一般性缺钾每日补充氯化钾 3～6g 即可；特殊情况的严重缺钾虽日补钾量可高达 8～12g 或更多，也必须在心电图、尿钾测定的监护下，严格控制单位时间内的浓度、速度补给。切勿操之过急，以防高钾血症的危险及钾从尿中大量排出，达不到补钾的目的。

（二）高钾血症

血清钾浓度 >5.5mmol/L 称高钾血症（hyperkalemia）。

1. 病因

（1）钾摄入过多：见于补钾过量、输大量库血、应用大量含钾药物等。

（2）肾脏排钾减少：①急、慢性肾衰竭伴少尿或无尿，是临床最常见且最重要的原因。②长期应用保钾利尿剂及血管紧张素转换酶抑制剂。③某些导致盐皮质激素减少而使钾储留于血清内的疾病，如肾上腺皮质机能减退症、双侧肾上腺切除等。

（3）细胞内钾释出或外移：见于重症溶血、大面积烧伤、创伤、中毒性感染、缺氧、休克、急性酸中毒、高钾性周期性麻痹、输注精氨酸等。

2. 临床表现

（1）神经肌肉传导障碍：血钾轻度增高时仅有四肢乏力、手足感觉异常（麻木）、肌肉酸痛。当血清钾 >7.0mmol/L 时，可出现软瘫，先累及躯干，后波及四肢，最后累及呼吸肌，出现呼吸困难。

（2）心血管症状：有心肌应激性降低的表现，如血压波动（早期增高、后期下降），心率缓慢，心音遥远而弱，重者心搏骤停于舒张期，其症状常与肾衰竭症状同时存在。

有上述引起高钾血症原因的患者，如出现一些不能用原发病来解释的临床表现时，即应警惕有高钾血症的可能，应立即检查血钾浓度，并作心电图检查，以明确诊断。

3. 实验室检查

（1）血电解质测定：血清钾 >5.5mmol/L。

（2）心电图检查：早期改变为 T 波高尖，基底变窄；当血清钾 >8.0mmol/L 时，P 波消失，QRS 波增宽，Q - T 间期延长。严重时出现房室传导阻滞，心室颤动。但碱中毒常掩盖高钾血症的心电图变化；高镁血症可产生类似高钾血症的心电图改变，判断时要予以注意。

4. 治疗 高钾血症是临床上的危急情况，应作紧急处理。

（1）停止摄入钾：立即停止钾（包括药物和食物）摄入，积极治疗原发病。

（2）对抗心律失常：应用钙剂拮抗钾对心肌的抑制作用。立即静脉推注葡萄糖酸钙 1~2g，半小时后可重复使用一次，以后以 10% 葡萄糖溶液 500ml 加葡萄糖酸钙 2~4g 静滴维持。

（3）降低血钾浓度：是使 K^+ 暂时转入细胞内。①静脉注射 5% 碳酸氢钠溶液 60~100ml，再继续静脉滴注 100~200ml，以提高血钠浓度并扩容，促进 Na^+ - K^+ 交换，使 K^+ 转入细胞内，使血清 K^+ 浓度得以稀释或从尿中排出。②使用高渗糖溶液加胰岛素静脉滴注，当葡萄糖转化为糖原时将 K^+ 带入细胞内，暂时降低血 K^+ 浓度，用 25%~50% 葡萄糖溶液 100~200ml 或 10% 葡萄糖溶液 500ml，按每 4~5g 葡萄糖加 1U 胰岛素比例静脉滴注，3~4 小时后可重复用药。

（4）促进排钾：①阳离子交换树脂 15~20g，饭前口服，3~4 次/日；或加入温水或 25% 山梨醇溶液 100ml 中，保留灌肠 0.5~1 小时，每日 3~6 次。②给予高钠饮食及排钾利尿剂。③病情严重且血钾进行性增高，尤其肾功能不全者，予腹膜透析或血液透析。

三、钙的异常

体内 99% 的钙以磷酸钙和碳酸钙的形式贮存于骨骼中，细胞外液中的钙含量仅占总钙量的 1% 。血清钙浓度为 2.18～2.63mmol/L，且相当恒定。

（一）低钙血症

血清钙 < 2.18mmol/L 为低钙血症（hypocalcemia）。

1. 病因

（1）可见于维生素 D 缺乏、甲状旁腺机能减退、慢性肾衰竭、肠瘘、慢性腹泻和小肠吸收不良综合征。

（2）在外科临床工作中，低钙血症是甲状腺手术时损伤或切除甲状旁腺的一个严重并发症。

（3）患急性坏死性胰腺炎时，血清钙下降是一项预后不良的指标。

（4）亦见于广泛软组织感染（坏死性筋膜炎）时。

2. 临床表现　出现主要由神经肌肉系统兴奋性增强所致的症状和体征。

（1）易激动，指（趾）端及口唇周围麻木或针刺感，手、足或面部肌肉痉挛，腱反射亢进。

（2）当血钙低于 2mmol/L 时，出现手足抽搐，肌肉和腹部绞痛。

（3）Trousseau 征阳性（以血压计袖带束于上臂，充气超过收缩压 2 分钟，发生前臂、手肌痉挛，示有隐性手足搐搦症）和 Chvostek 征阳性（叩击耳前出现下唇肌肉抽动，或上唇、鼻唇肌肉抽动，或面神经支配肌肉都抽动）。

无症状的血钙过低可发生于低蛋白血症时（正常离子化部分降低）；而重度碱中毒病人血清钙在正常水平时也可发生症状，这是因为总血清钙的生理活动或离子化部分减少所致。

3. 实验室检查　血电解质测定血清钙 < 2.2mmol/L；心电图检查 Q－T 间期延长。

4. 治疗　治疗原发疾病。以 10% 葡萄糖酸钙 20ml 或 5% 氯化钙 10ml 缓慢静脉注射，以缓解症状。碱中毒时予以纠正，以提高血内钙离子浓度；必要时重复使用，亦可口服维生素 D 及钙剂。

（二）高钙血症

血清钙 > 2.63mmol/L 时，为高钙血症（hypercalcemia）。

1. 病因　①甲状旁腺功能亢进。②某些恶性肿瘤，如乳癌、肾癌、肺癌、骨转移性癌、多发性骨髓瘤等，可分泌甲状旁腺素相关多肽，促进血钙升高。

2. 临床表现　早期出现疲倦、乏力、纳差、恶心、呕吐和腹胀、体重下降。重者出现严重头痛、背部和四肢疼痛、幻觉、狂躁、昏迷；血钙达 4～5mmol/L 可危及生命。长期高钙血症可引起血管钙化、肾实质钙化、肾结石，同时影响肾小管浓缩功能，出现多尿、夜尿、口渴。

3. 治疗

（1）积极治疗原发病，甲状旁腺功能亢进者进行手术治疗。

（2）重度高钙血症伴缺水者，宜静脉给予大量生理盐水，同时予呋塞米 20～40mg 静脉推注，促进尿钙排出。

（3）对维生素 D 中毒、肾上腺皮质功能减退症、结节病、多发性骨髓瘤并发高钙血症者，可用大剂量肾上腺皮质激素治疗，以减少钙由骨向外移；或予乙二胺四乙酸（EDTA）和硫酸钠，暂时降低血钙。

（4）对伴有严重肾衰竭者，应作透析治疗。

四、镁的异常

镁是体内含量占第四位的阳离子。正常成人体内镁的总量约为 1000mmol，约合镁 23.5g。镁约有一半存在于骨骼中，其余几乎都存在于细胞内，为细胞内第二重要的阳离子，仅有 1% 存在于细胞外液中。

血清镁浓度的正常值为 0.75～1.25mmol/L，每天均需要 0.15mmol/kg。镁大部分从粪便排出，余下的经肾排出，肾有很好的保镁作用。镁广泛存在于绿色蔬菜、肉类和乳类中，经小肠吸收，一般不致缺乏，但慢性肠瘘和长期禁食的病人则可能发生缺镁。镁的异常主要是指细胞外液中镁浓度的变化，包括低镁血症和高镁血症。

（一）低镁血症

血清镁 < 0.75mmol/L 为低镁血症（hypomagnesemia），常伴有低钙血症和低钾血症。

1. 病因

（1）摄入不足：长期禁食、厌食及长期静脉营养未注意镁的补充；慢性腹泻，或大部分小肠切除术后"短肠症"，导致吸收不良。

（2）镁丢失过多：①肠瘘、胆瘘、长期胃肠引流丢失镁。②某些肾脏疾患如慢性肾盂肾炎、慢性肾小球肾炎影响肾小管对镁的再吸收，使肾脏失镁。③长期应用呋噻类、噻嗪类、洋地黄及胰岛素等药物引起镁从肾脏排出。④甲状旁腺功能亢进、甲状腺功能亢进、醛固酮增多症及糖尿病酸中毒等均可引起镁排出增多。

2. 临床表现　　低镁血症引起肌肉系统及心血管系统应激性增强，常出现精神紧张、记忆力下降、肌肉震颤、手足抽搐和反射亢进，严重时出现谵妄、精神错乱、定向力失常、惊厥、癫痫样发作乃至昏迷，多有心律失常。

镁缺乏病人常伴有缺钾和缺钙，故很难确定哪些症状由缺镁引起，如某些低钾、低钙病人经补钾、补钙后症状仍无改善，应怀疑本病。必要时做镁负荷试验。

3. 实验室检查

（1）血镁测定：血清镁 < 0.75mmol/L。

（2）尿镁测定：尿镁排出量 < 2.1mmol/24h。

（3）镁负荷试验：正常人静脉输注氯化镁或硫酸镁 0.25mmol/kg 后，其 90% 很快从尿中排出；而镁缺乏病人注入相同量后，其 40% ~ 80% 可保留在体内，甚至每日仅从尿中排出 1mmol。

4. 治疗   用 25% 硫酸镁 5 ~ 10ml 加入 5% ~ 10% 葡萄糖溶液 500ml 中缓慢静滴；出现抽搐时可加大硫酸镁剂量至 10 ~ 20ml，同法静滴。完全纠正缺镁需时较长。

有肾功能受损时，补镁要谨慎，并定期测定血清镁浓度。应避免输镁过多过快引起急性镁中毒而致心搏骤停。如果出现镁中毒，应立即以钙剂拮抗。

（二）高镁血症

血清镁 >1.25mmol/L 为高镁血症（hypermagnesemia）。

1. 病因   ①急性或慢性肾衰竭伴少尿或无尿时补镁不当；注射硫酸镁过快或剂量过大。②大面积烧伤、外科应激状态、严重脱水、糖尿病酮症酸中毒等。③甲状腺功能减退、肾上腺皮质功能减退时，肾小管对镁重吸收增加。

2. 临床表现   疲倦，嗜睡，肌力减退，继之软瘫、反射消失，血压下降；血清镁 >3mmol/L 时，心脏传导功能发生障碍，出现房室传导阻滞；血清镁 >5mmol/L 时出现昏迷、呼吸抑制乃至心搏骤停。心电图类似于高钾血症的心电图改变。

根据有肾功能不全及补镁过多病史，结合临床症状及血镁升高，即可确立诊断。

3. 治疗   停止补镁，同时纠正缺水和酸中毒。用 10% 葡萄糖酸钙溶液 10 ~ 20ml 缓慢静推，以拮抗镁对心脏和肌肉的抑制作用。血镁升高明显且伴有严重肾衰竭者宜及早行透析治疗。

五、磷的异常

成人体内含磷总量约 700 ~ 800g，其中 85% 存在于骨骼中，其余以有机磷酸酯形式存在于软组织中。细胞外液中含磷仅 2g，血清无机磷浓度的正常值为 0.96 ~ 1.62mmol/L。

（一）低磷血症

血清无机磷浓度 <0.96mmol/L 称为低磷血症（hypophosphatemia）。

1. 病因

（1）肠道吸收障碍和丢失过多：见于维生素 D 缺乏、佝偻病；或应用能与磷结合的药物，如氢氧化铝凝胶、碳酸铝凝胶等而丢失。

（2）摄入不足：长期肠外营养支持而忽略了磷的补给。

（3）肾小管重吸收磷减少：原发性甲状旁腺功能亢进、成人 Fanconi 综合征（获得性，如重金属、氨基糖苷类抗生素中毒等）、肾移植后、使用噻嗪类利尿剂、快速输入糖皮质激素等，使尿中排磷增加。

（4）磷从细胞外转入细胞内：大剂量输注葡萄糖和胰岛素。

2. 临床表现   低磷血症临床发病并不少见，但因其临床表现缺乏特异性而常被忽视。低磷血症呈现神经肌肉症状，如头晕、厌食、肌无力等；重症者可有抽搐、神经错乱、昏迷，甚至呼吸肌无力而危及生命。

3. 治疗 首先治疗原发病。对长期依赖静脉补液者，应每天补充甘油磷酸钠 10ml（相当于磷 10mmol），以防止低磷血症发生。严重低磷者可酌情增加补磷剂量，并密切监测血清磷水平，以指导用药。

（二）高磷血症

血清无机磷浓度 >1.62mmol/L 称为高磷血症（hyperphosphatemia）。临床上很少见。

1. 病因 可见于急性肾衰竭、甲状旁腺机能低下时从尿中排磷障碍；酸中毒及淋巴瘤化疗时可使磷从细胞内逸出，导致血磷升高。

2. 临床表现 高磷血症由于继发低钙血症，可出现一系列低钙血症的症状；因异位钙化，可有肾功能受损表现。

3. 治疗 除对原发病进行防治外，主要针对低钙血症进行治疗。急性肾衰竭伴明显高磷血症者可进行透析治疗。

第三节 酸碱平衡失调

体液酸碱度适宜是机体组织、细胞进行正常生命活动的重要保证。一旦体内酸性或碱性物质产生或摄入过多，超过了机体的调节能力，或肺、肾调节酸碱平衡功能发生障碍，就会引起机体的酸碱平衡失调。另外，电解质代谢紊乱的同时也常伴有酸碱平衡失调。

动脉血的 pH 值、HCO_3^- 及 $PaCO_2$ 是反映机体酸碱平衡的三大基本要素。其中，HCO_3^- 反映代谢性因素，HCO_3^- 的原发性减少或增加可引起代谢性酸中毒或代谢性碱中毒；$PaCO_2$ 反映呼吸性因素，$PaCO_2$ 的原发性增加或减少可引起呼吸性酸中毒或呼吸性碱中毒。

一、代谢性酸中毒

代谢性酸中毒（metabolic acidosis）是由于非挥发性酸生成过多和排出障碍，或因体内失碱过多，使血浆 HCO_3^- 原发性减少所致。是临床上酸碱平衡紊乱中最常见的一种类型。根据阴离子间隙（AG）增大已否，可将代谢性酸中毒分为 AG 正常型和 AG 增大型两类。

（一）分类与病因

1. AG 正常的代谢性酸中毒 AG 值正常，HCO_3^- 从消化道或肾丢失，引起血浆 HCO_3^- 原发性减少并伴血氯代偿性增高，又称高血氯性代谢性酸中毒。

（1）HCO_3^- 丢失过多：主要见于肠、胆和胰瘘，严重腹泻，输尿管乙状结肠吻合术，偶见于回肠代膀胱术，尿液在肠道潴留时间较长后发生 Cl^- 和 HCO_3^- 的交换，Cl^- 被吸收而 HCO_3^- 被排出；长期应用碳酸酐酶抑制剂（乙酰唑胺）使 H_2CO_3 生成减少，导致 H$^+$ 排泌和 HCO$_3^-$ 重吸收减少而丢失。

（2）肾小管性酸中毒：包括远曲肾小管性酸中毒、近曲肾小管性酸中毒，前者泌 H$^+$ 功能障碍，后者对 HCO$_3^-$ 的重吸收障碍。

（3）输入含 Cl$^-$ 液体过多：如某些疾病因治疗需要给予氯化铵、盐酸精氨酸、盐酸赖氨酸、盐酸或大量生理盐水。

2. AG 增大的代谢性酸中毒　体内固定酸产生增加或肾排泄固定酸减少，而固定酸阴离子在血浆中堆积则引起 AG 增大，血氯浓度无明显变化。血浆中的固定酸可解离出 H$^+$ 和固定酸阴离子，HCO$_3^-$ 因中和过多的 H$^+$ 而减少，导致代谢性酸中毒。导致机体内产酸过多的原因有：

（1）酮症酸中毒：因糖尿病、乙醇中毒、饥饿时大量酮体堆积，产生酮症酸中毒。

（2）乳酸性酸中毒：如休克、肺水肿、心搏骤停、抽搐、严重贫血、氰化物中毒、剧烈运动时引起组织缺氧、糖酵解增加等，导致乳酸产生过多，为乳酸性酸中毒。此外，还可见于严重肝病（乳酸利用障碍）和糖尿病。

（3）肾功能不全：急、慢性肾衰竭时，因肾脏排酸保碱功能障碍，引起代谢性酸中毒，常持久而严重。

（二）病理生理

代谢性酸中毒时因血浆 H$^+$ 升高，细胞外液缓冲系统立即启动，HCO$_3^-$ 与 H$^+$ 结合成 H$_2$CO$_3$，后者离解释放出 CO$_2$，使 PaCO$_2$ 增高。机体很快出现呼吸代偿，增高的 PaCO$_2$ 刺激呼吸中枢，引起呼吸加深加快，CO$_2$ 呼出增多，使 PaCO$_2$ 降低；同时肾脏亦发挥代偿作用，肾小管上皮细胞碳酸酐酶及谷氨酰胺酶活性增强，增加 H$^+$ 和 NH$_3$ 的分泌，H$^+$ 和 Na$^+$ 交换与 H$^+$ 和 NH$_3$ 结合形成 NH$_4^+$ 使 H$^+$ 排出增加，NaHCO$_3$ 再吸收增加。当上述代偿机制不堪重负而失代偿时形成代谢性酸中毒。H$^+$ 增加竞争性地使心肌内 Ca^{2+} 浓度及作用降低，使心肌收缩力减弱，H$^+$ 将 K$^+$ 自细胞内"挤出"，加之肾小管泌 H$^+$ 增加而排 K$^+$ 减少，引起高钾血症，可致心律失常；代谢性酸中毒能降低血管系统对儿茶酚胺的反应性，使周围血管扩张，血管容积增大，血压下降。由于体液 pH 值下降，使 γ－氨基丁酸生成增多，抑制中枢神经递质，也使生物氧化酶类活性受抑制，ATP 生成减少，脑组织能量供应不足，共同使中枢神经系统受到抑制。呼吸功能代偿性显著增强。

（三）临床表现

轻者因机体代偿可无症状。重者早期有疲乏、头晕、嗜睡，最突出表现为呼吸深而快，呼吸频率有时可达 40～50 次/分。呼出气带有酮味。病人出现面颊潮红，口唇樱桃红色，心率加快，心律失常，对称性肌张力减退，腱反射减弱或消失等。病人常伴有缺水的症状和体征。病情严重者出现恶心、呕吐、昏迷、血压下降乃至休克。

（四）实验室检查

1. 血气分析　pH 值、［HCO$_3^-$］明显下降、PaCO$_2$ 在正常范围或有所降低，AB、

SB、BB 均降低，BE 负值增大。

2. $CO_2 - CP$ 低于正常值 $22 \sim 31 mmol/L$。轻度酸中毒 $CO_2 - CP$ 为 $15 \sim 22 mmol/L$；中度酸中毒 $CO_2 - CP$ 为 $8 \sim 15 mmol/L$；重度酸中毒 $CO_2 - CP < 8 mmol/L$。

3. 电解质 血钾、钠、氯离子浓度测定有助于判断病情，且可据此大致计算阴离子间隙；酸中毒时常伴血钾升高。

4. 阴离子间隙（AG） 正常值 $Na^+ - (Cl^- + HCO_3^-) = 10 \sim 15 mmol$。$AG > 15 mmol/L$ 提示代谢性酸中毒，常为尿毒症、糖尿病酮症、乳酸性酸中毒所致；AG 正常提示代谢性酸中毒常为 HCO_3^- 丢失或摄入含 Cl^- 的酸性物质所致。

5. 血糖、血酮、尿糖、尿酮 有助于排除糖尿病酮症酸中毒。

6. 血乳酸 乳酸性酸中毒时血乳酸 $> 3 mmol/L$。

7. 血尿素氮、肌酐 因肾功能不全引起酸中毒时，血尿素氮、肌酐升高。

（五）治疗

治疗原则是：去除病因，纠正缺水，恢复肾、肺功能，输入碱性药。

1. 轻度

HCO_3^- $16 \sim 18 mmol/L$ 以上者，病因治疗应放在首位，机体可通过加大肺部通气量以排出更多 CO_2，纠正脱水和电解质（Na^+）紊乱，恢复肾功能，排出 H^+，保留 Na^+ 和 HCO_3^- 等自行矫正，一般无需用碱剂治疗，尿量增多即可恢复。

2. 重度

血浆 $HCO_3^- < 10 mmol/L$ 时，应立即静脉给予碱性溶液，常用碱性药有：

（1）碳酸氢钠（$NaHCO_3$）：其效果迅速、直接、确切，临床上最为常用。5% 碳酸氢钠 100ml 含有 Na^+ 和 HCO_3^- 各 60mmol，用量按下列公式计算：

公式一：根据 HCO_3^- 值（mmol/L）值计算：

需补 HCO_3^- 量（mmol）= [27（HCO_3^- 正常值）- 血 HCO_3^- 测得值（mmol/L）] × 体重（kg）× 0.4

公式二：根据 $CO_2 - CP$（mmol/L）值计算：

需补 5% 碳酸氢钠量（ml）= [$CO_2 - CP$ 下降值（mmol/L）÷ 2.24] × 体重（kg）× 0.6

公式三：根据 BE（mmol/L）值计算：

需补碳酸氢钠量（mmol）= [BE 测得值（mmol）-（- 3）] × 体重（kg）× 0.4

（注：5% 碳酸氢钠 1ml = 0.6mmol）

5% 碳酸氢钠为高渗液体（1.25% 碳酸氢钠为等渗溶液），输入过快可致高钠血症，使血渗透压升高，应注意避免。

（2）乳酸钠：补给量按下列公式计算：

11.2% 乳酸钠（ml）= $CO_2 - CP$ 下降值（mmol/L）× 体重（kg）× 0.3

具体应用时须将 11.2% 乳酸钠溶液每支 20ml 加入 5% 葡萄糖溶液 100ml 配成 1.9%（1/6M）的等渗液。

（3）三羟甲基氨基甲烷（THAM）：用量按下列公式计算：

$$3.6\% \text{ THAM}（ml）= CO_2 - CP \text{ 下降值（mmol/L）}× 体重（kg）×2$$

THAM 常用浓度为 3.6% 的等渗溶液，每升约含 300mmol。市售多为 7.2% 溶液，应用时需稀释一倍。本品呈强碱性（pH 值 = 10），对组织刺激性大，可引起血栓性静脉炎，如有外溢会引起组织坏死。

纠正代谢性酸中毒时应考虑人体的代偿能力，一般先予计算量的 1/2 ~ 1/3，在用后 2 ~ 4 小时根据临床症状改善情况及实验室检查结果，决定是否输入剩余量的全部或部分。纠正酸中毒的速度不宜过快，不可使血浆 HCO_3^- 超过 14 ~ 16mmol/L，以免诱发低钙、低钾症状（手足抽搐、神志改变、惊厥等）；同时用量不宜过大，以免导致血浆渗透压过高及心脏负荷加重。

纠正代谢性酸中毒后，K^+ 重回到细胞内，应注意及时补钾；离子化的钙减少，可能出现低血钙症状，也应注意补钙。

二、代谢性碱中毒

代谢性碱中毒（metabolic alkalosis）是由于酸丢失过多或碱摄入过多，使血浆 HCO_3^- 相对或绝对增高所致。

（一）病因

1. 胃液丢失过多 常见于严重呕吐、幽门梗阻、长期胃肠减压等导致酸性胃液的大量丧失，既是 H^+、Cl^- 丢失，同时也丧失了 Na^+ 和细胞外液。胃液的丧失导致肠液中的 HCO_3^- 不能被中和而被吸收入血，导致血中 HCO_3^- 增高；胃液中 Cl^- 的丢失使肾近曲小管的 Cl^- 吸收减少，代偿性地对 HCO_3^- 重吸收增加；Cl^- 的丢失也使肾脏 K^+ 和 Na^+ 及 H^+ 和 Na^+ 的交换增加，导致 H^+ 和 K^+ 丧失过多，造成低钾血症和碱中毒。

2. 缺钾 血钾浓度低时，细胞内的 K^+ 代偿性地转移至细胞外，每 3 个 K^+ 从细胞内释出，即有 2 个 Na^+ 和 1 个 H^+ 进入细胞内，故而细胞外液 H^+ 浓度降低，引起细胞内酸中毒和细胞外碱中毒。同时肾小管上皮因 K^+ 缺乏导致泌 H^+ 增多，H^+ 与 Na^+ 的交换增加，HCO_3^- 重吸收增加，更加重了细胞外液碱中毒，但尿液呈酸性。

3. 碱性物质摄入过多 消化性溃疡长期服用碱性药，胃酸被中和而减少，进入肠道后不能充分中和肠液中的 HCO_3^-，以致 HCO_3^- 被重吸收入血；纠正代谢性酸中毒时用碱性药物过量，或大量输注库存血，抗凝剂入血后可转化为 HCO_3^-，引起碱中毒。

4. 某些利尿剂的作用 如呋塞米和利尿酸可抑制近曲肾小管对 Na^+ 和 Cl^- 的重吸收，而不影响 $Na^+ - H^+$ 交换，使排 Cl^- 多于排 Na^+，同时 K^+ 排出增多，引起低氯性碱中毒。

5. 某些疾病 甲状腺机能减退常可使肾小管重吸收过多，原发性醛固酮增多症、肾素瘤亦会引起代谢性碱中毒。

（二）病理生理

代谢性碱中毒时，血浆中 HCO_3^- 增高，H_2CO_3 相对地降低，$HCO_3^- / H_2CO_3 > 20：1$，

血浆 pH 值升高。H^+ 浓度的降低使呼吸中枢受抑制，呼吸变慢变浅，肺泡通气减少，CO_2 潴留使 $PaCO_2$ 升高，从而起到一定的代偿作用。同时肾小管上皮细胞中碳酸酐酶和谷氨酰胺酶活性降低，H^+ 和 NH_4^+ 分泌减少，$NaHCO_3$ 再吸收减少，HCO_3^- 从尿液排出增加，尿液呈碱性，从而亦起一定的代偿作用。若 HCO_3^-/H_2CO_3 的比值接近 $20:1$ 而维持在正常范围，称为代偿性代谢性碱中毒；如经过代偿调节后，HCO_3^-/H_2CO_3 的比值仍然 $>20:1$，则血浆 pH 值升高，称为失代偿性代谢性碱中毒。碱中毒时，氧合血红蛋白解离曲线左移，氧合血红蛋白不易释出，即使患者的血氧含量及饱和度仍正常，却仍可发生组织缺氧。低钾血症时 K^+ 从细胞内释出，进行 K^+-H^+ 和 H^+-Na^+ 交换，造成细胞内酸中毒和细胞外碱中毒；K^+ 在肾小管重吸收，H^+ 从尿中排出，结果出现低钾性碱中毒时的反常酸性尿。

（三）临床表现

呼吸浅慢，口周、手足麻木，面部及四肢肌肉小抽动，出现嗜睡、烦躁、精神错乱和谵妄等精神症状。伴低钾时可有四肢软瘫、腹胀，严重时因脑组织缺氧可发生昏迷。

（四）实验室检查

1. 血气分析 pH 值及 HCO_3^- 明显增高；$PaCO_2$ 正常；SB、BB 增大，BE 值增大。

2. CO_2-CP 增高。

3. 血 Na^+ 增高，K^+、Cl^- 减少；尿 Cl^- 减少，呈碱性，但低钾性碱中毒时可出现反常酸性尿。

（五）治疗

1. 积极治疗原发病。输注等渗盐水或葡萄糖盐水，因盐水中 Na^+ 和 Cl^- 含量相等，但 Cl^- 含量较血清 Cl^- 含量多 1/3，故可恢复细胞外液量及纠正低氯性碱中毒。

2. 代谢性碱中毒几乎都有低钾血症，需同时补充氯化钾才能加速碱中毒的纠正。尿量达 40ml/h 以上方能补钾。

3. 重症（pH 值 >7.65，血浆 HCO_3^- $45\sim50$mmol/L）者除上述措施外，能口服氯化铵者可予 $1\sim2$g，分 $3\sim4$ 次口服；不能口服者可采用 0.1mol/L 的盐酸溶液（取新开瓶 37% 盐酸 10ml 加蒸馏水 1200ml 即成）静脉滴注。以细胞外液为纠正对象，所需盐酸的量可按下列公式计算：

公式一：根据血清 HCO_3^- 的测定值来计算：

需补酸量（mmol/L）＝［测得 HCO_3^-（mmol/L）－希望达到的 HCO_3^-（mmol/L）］×体重（kg）×0.4

公式二：根据血清 Cl^- 的测定值来计算：

所需 0.1mmol/L 盐酸量（ml）＝［血氯正常值－血氯测定值（mmol/L）］×体重（kg）×0.6×0.2

一般在第一日给予计算值的一半，以后根据血 Cl^-、Na^+ 及 CO_2CP 等确定余量的需要与否。

4. 碱中毒合并低钙血症，出现手足抽搐者，可予钙剂。

5. 纠正碱中毒不宜过速，一般也不要求完全纠正。

三、呼吸性酸中毒（呼酸）

呼吸性酸中毒（respiratory acidosis）是由于肺通气、弥散及肺循环功能障碍，不能充分排出体内生成的 CO_2，使血液 $PaCO_2$ 增高而形成高碳酸血症。

（一）病因

1. 急性或暂时性高碳酸血症　全身麻醉过深、镇静过量、心搏骤停、气胸、急性肺水肿、气管痉挛、喉痉挛和呼吸机使用不当等，引起通气量不足，造成 CO_2 在体内潴留。

2. 持久性高碳酸血症　肺组织广泛纤维化、重度肺气肿等慢性阻塞性肺部疾病使换气功能障碍，或肺泡通气与血流比例失调，导致 CO_2 在体内潴留。

（二）病理生理

机体对呼吸性酸中毒的代偿能力有限。呼吸性酸中毒系血浆 H_2CO_3 浓度原发性增高，$PaCO_2$ 升高，血 pH 值下降。机体的代偿调节是通过血液的缓冲系统，血液中的 H_2CO_3 与 Na_2HPO_4 结合形成 $NaHCO_3$ 和 NaH_2PO_4，后者从尿中排出，使 H_2CO_3 减少，HCO_3^- 增多，但这种代偿作用较弱；此外，还可通过肾脏代偿，肾小管上皮细胞中的碳酸酐酶和谷氨酰胺酶活性增高，H^+ 和 NH_3 生成增加，H^+ 与 Na^+ 交换和 H^+ 与 NH_3 形成 NH_4^+ 使 H^+ 排出增加，$NaHCO_3$ 的再吸收增加，但这种代偿过程很慢；另外，细胞外液 H_2CO_3 增多会使 K^+ 从细胞内移出，Na^+ 和 H^+ 转入细胞内，使酸中毒得到减轻。

（三）临床表现

呼吸性酸中毒的症状是非特异性的，常为缺氧、高 $PaCO_2$ 和酸中毒三者合并的结果，可见乏力、头痛、呼吸急促、呼吸困难、发绀，以及明显的神经系统症状，如视物模糊、烦躁不安；严重时呼吸不规则、血压下降，出现脑水肿、脑疝，甚至呼吸停止；或因酸中毒、高钾血症引起心搏骤停。

（四）实验室检查

1. 急性呼吸性酸中毒 pH 值明显降低，可低于 7.0。$PaCO_2$ 增高，大于 6.0kPa。血浆 HCO_3^- 正常。

2. 慢性呼吸性酸中毒 pH 值下降不明显，$PaCO_2$ 增高，常大于 6.0kPa。血浆 HCO_3^- 有所增加，AB > SB。

根据 $PaCO_2$、PaO_2、SaO_2（血氧饱和度）可判断呼吸性酸中毒的严重程度（表 4 - 2）。通常 $PaCO_2$ 大于 60mmHg 为安全界限（正常值 80 ~ 100mmHg），低于 40mmHg 为危险界限，低于 20mmHg 为死亡界限。

表 4 - 2　根据血气分析对呼吸性酸中毒严重程度的判断

项目	轻度	中度	重度
$PaCO_2$（mmHg）	> 50	> 70	> 90
PaO_2（mmHg）	> 55	40 ~ 55	< 40
SaO_2（%）	> 80	60 ~ 80	< 60

（五）治疗

1. 急性呼吸性酸中毒　尽快去除病因，保持呼吸道通畅，改善通气功能，必要时行气管插管或气管切开，或使用呼吸机。适当低流量给氧，呼吸中枢抑制者予呼吸兴奋剂。呼吸机使用不当者应重新调整。

2. 慢性呼吸性酸中毒　关键在于积极治疗原发病，包括控制感染、扩张小支气管、促进咯痰等措施，改善肺泡的通气功能。

四、呼吸性碱中毒（呼碱）

呼吸性碱中毒（respiratory alkalosis）是由于肺通气过度，排出过多的 CO_2，使血液 $PaCO_2$ 下降，导致低碳酸血症。

（一）病因

多见于高温下劳动、癔病、颅脑损伤等中枢神经系统疾病、低氧血症，高热或手术后过度呼吸换气，水杨酸制剂中毒，或人工辅助呼吸持续时间过长致呼吸过频、过深。

（二）病理生理

呼吸性碱中毒是血浆 H_2CO_3 浓度原发性减少，$PaCO_2$ 降低，血 pH 值升高。病初虽可抑制呼吸中枢，使呼吸减慢变浅，CO_2 排出减少，血中 H_2CO_3 代偿增高，但这种代偿很难持久。由于肾脏逐渐发挥代偿作用，肾小管上皮细胞生成 H^+ 和 NH_3 减少，H^+ 与 Na^+ 交换，H^+ 和 NH_3 形成 NH_4^+ 及 HCO_3^- 的重吸收都减少。通过机体调节，如能维持 HCO_3^- / H_2CO_3 的比值为 20:1，则血浆 pH 值在正常范围，称为代偿性呼吸性碱中毒；若经代偿调节，HCO_3^- / H_2CO_3 的比值仍然 > 20:1，血浆 pH 值上升，则为失代偿性呼吸性碱中毒。

（三）临床表现

头晕，胸闷，呼吸快而深，后转浅而短促，间有叹息样呼吸。有钙离子化程度降低、血钙下降的症状，如手足和面唇麻木，或伴针刺样感觉异常，有时出现肌肉震颤，甚至手足抽搐等神经肌肉兴奋亢进的表现。还可出现眩晕、胸闷、胁痛，甚者出现意识障碍和昏厥。

（四）实验室检查

血 pH 值增高，$PaCO_2$ 低于 4.67kPa。CO_2CP 降低，HCO_3^- 降低（高氯性代谢性酸中毒虽也有 HCO_3^- 下降和高氯血症，但血 pH 值 <7.4，可资区别），AB、SB 及 BB 均降低，SB > AB，BE 正值加大。

（五）治疗

1. 轻度呼吸性碱中毒常见于手术后病人，一般无需治疗。
2. 严重的要处理原发病因，可用纸袋罩住口鼻以增加呼吸道死腔，减少 CO_2 的呼出，或吸含 5% CO_2 的氧气，以提高血 $PaCO_2$。
3. 有手足抽搐者可注射钙剂。
4. 严重者（pH 值 >7.65）可行气管插管和控制呼吸，使 pH 值迅速下降。

五、混合型酸碱失衡

临床上除上述四种单纯型酸碱失衡外，还存在两种甚至两种以上的混合性酸碱失衡，称为混合型酸碱平衡失调。混合型酸碱平衡失调在临床上并不少见，其原发疾病多为一些危、急、重症，如严重创伤、脓毒血症、感染性休克，以及心跳和呼吸骤停，重症慢性阻塞性肺疾病，肝、肾衰竭等。单纯型酸碱平衡失调因代偿调节引起的继发性改变若未超过正常范围，不属于混合型酸碱平衡失调。

混合型酸碱平衡失调不论怎样复杂，其结果只有两种可能，即酸血症（acidemia）和碱血症（alkalemia），前者血 pH 值低于正常，后者则高于正常。但是血 pH 值正常并不说明没有酸碱平衡失调。了解这些失衡的客观存在，掌握这些特征，才能避免片面观点导致的诊治上的失误。常见单纯型酸碱失衡的类型见表 4-3。

表 4-3　单纯型酸碱失衡的指标变化

名　称		正常范围	平均值	代谢性酸中毒	代谢性碱中毒	呼吸性酸中毒	呼吸性碱中毒
代谢性指标	酸碱度（pH 值）	7.35 ~ 7.45	7.40	↓	↑	↓	↑
	缓冲碱（BB）	45 ~ 55mmol/L	50mmol/L	↓↓	↑↑	↑	↓
	标准碳酸氢（SB）	22 ~ 27mmol/L	24 mmol/L	↓↓	↑↑	↑	↓
	剩余碱（BE）	-3 ~ +3mmol/L	0mmol/L	负值↑	正值↑	正值↑	负值↑
	阴离子间隙（AG）	10 ~ 15mmol/L	12 mmol/L	↑↑或正常①			
	K^+	3.5 ~ 5.5mmol/L	4.5 mmol/L	↑，-	↓，-	↑，-	↓，-
呼吸性指标	二氧化碳分压（$PaCO_2$）	4.39 ~ 6.25kPa 33 ~ 46mmHg	5.32kPa 40mmHg	↓③	↑③	↑②	↓②
	HCO_3^-	23 ~ 31mmol/L	27mmol/L	↓②	↑②	↑③	↓③

注：①酮症酸中毒、乳酸性酸中毒、肾功能不全排酸保碱障碍时增大；②原发性变化；③继发性变化

（一）相加性酸碱平衡紊乱

1. 混合型酸中毒 是既有缺氧所致代谢性酸中毒，又有 CO_2 在体内潴留所致的呼吸性酸中毒。最典型的例子见于不同原因引起的心搏骤停，此时细胞产生的乳酸不能继续氧化，HCO_3^- 被消耗而减少，又因呼吸停止不能排出 CO_2，$PaCO_2$ 升高。可见抢救心搏骤停时纠正酸中毒是何等重要。

2. 混合型碱中毒 是既有固定碱大量丧失的代谢性碱中毒，又有过度换气所致 CO_2 减少，$PaCO_2$ 降低的呼吸性碱中毒。如幽门梗阻的病人持续呕吐导致 H^+ 大量丧失，HCO_3^- 增多，如同时发生感染性休克，高热可致呼吸加深、加快以排出大量 CO_2，导致 $PaCO_2$ 下降，pH 值显著增高。

（二）相消性酸碱平衡紊乱

1. 代谢性碱中毒合并代谢性酸中毒 外科临床可见于幽门梗阻合并肺源性疾病如肺心病、肺炎或肺不张的患者，一方面因固定酸大量丧失发生碱中毒，另一方面因 CO_2 在肺排出受阻而导致呼吸性碱中毒。

2. 代谢性酸中毒合并呼吸性碱中毒 已经存在代谢性酸中毒的病人在手术麻醉过程中采用人工呼吸机辅助呼吸，如管理不当，可造成呼吸过快过深，CO_2 丢失过多而致呼吸性碱中毒。

（三）三重性混合型酸碱平衡紊乱

即呼吸性酸中毒合并代谢性碱中毒及代谢性酸中毒等。

临床上根据病史、体征和病程经过，可初步找到混合性酸碱平衡失调的原发病因，再结合实验室检查结果，包括血清 K^+、Na^+、Cl^-、HCO_3^-、血清 pH 值、$PaCO_2$、PaO_2，计算出 AG 的高低，认真分析，一般可以明确酸碱平衡紊乱的类型。

单纯酸碱平衡失调时，机体的代偿调节除慢性呼吸性碱中毒外，不会使血 pH 值恢复正常，也不可能超过其代偿预期范围。$PaCO_2$ 为诊断呼吸性酸碱平衡失调的重要指标；HCO_3^- 为诊断代谢性酸碱平衡失调的重要指标之一，AG 为诊断代谢性酸中毒的另一指标，当 AG 增加时则为代谢性酸中毒（也不要忽视 AG 值正常的代谢性酸中毒）。临床上会出现 AG 增加性代谢性酸中毒与 AG 增加性代谢性碱中毒的混合型酸碱平衡紊乱。当确定了原发性酸碱平衡失调类型之后，血中 HCO_3^- 或 $PaCO_2$ 的实测值超过了代偿预计值时，即表明有混合型酸碱平衡失调存在。

混合型酸碱平衡失调治疗的关键是治疗原发病，其次是正确处理原发性酸碱平衡失调，并注意防止因治疗措施失当造成医源性混合型酸碱平衡失调。

第四节 外科补液

一、临床外科补液处理的基本原则

体液平衡失调是临床上很常见的病理生理改变，它尽管不是独立的疾病，但却是与疾病密切相关的伴发变化。任何一种体液平衡的失调均会造成机体的代谢紊乱，影响疾病的治愈，进一步恶化则可导致器官衰竭乃至死亡。因此，针对体液平衡失调，及时、准确的判断和正确、积极的补液治疗十分重要。临床外科补液处理应按以下步骤进行：

1. 详细了解病史，仔细检查病人体征。从病史、症状及体征中获得有价值的信息，得出初步诊断。及时作有关的实验室检查，尤其是血清电解质和动脉血气分析，必要时还需进行血、尿渗透压测定，综合病史和相关实验室资料，则可确定病人存在的水、电解质和酸碱平衡失调的类型和程度。

2. 找出并积极治疗引起代谢失调的原发病。

3. 制订纠正水、电解质和酸碱平衡失调的治疗方案时应根据其轻重缓急，依次予以调整纠正。对于一些威胁生命的严重的电解质和酸碱平衡失调应首先予以纠正，包括：①积极恢复患者血容量，确保良好的循环状态；②积极纠正缺氧；③纠正严重的酸中毒或碱中毒；④处理重度离子失衡。

临床上水、电解质和酸碱平衡失调的表现常较复杂，有时危重病人常同时或先后存在多种平衡失调。纠正任何一种失调不可能一步到位，也没有理想的公式作为用药量的依据。应密切观察病情变化和治疗反应，采取边治疗边调整方案的做法，经过几小时乃至几天时间，才可能将其完全纠正。切不可操之过急，因为用药量大就很容易引起不良反应，这是在处理水、电解质和酸碱平衡失调时要切记的重要原则。最理想的治疗效果往往是在原发病被基本控制后方可达到。

总之，维持水、电解质平衡的原则是：①预防潜在的不平衡；②矫正现存的体液失衡；③预防或减轻因治疗引起的合并症。措施是：①解除病因；②补充血容量和电解质；③纠正酸碱平衡失调。

二、外科补液的基本要求

1. **外科补液的目的** ①防止或纠正体液平衡失调，以维持内环境的相对稳定。②补充营养和提供给药途径。③用于危重病人（如休克、大出血）的抢救。④对于感染严重的病人，补液可稀释毒素，加速其排出。

2. **外科补液的特点** 临床外科补液量大，种类较多，牵涉面广，因此补液必须根据具体情况，从增强机体调节代偿能力入手。

3. **外科补液的总要求** 缺什么、补什么，需多少、补多少；边治疗，边观察，边调整。在补液过程中着重解决好补什么、补多少、如何补这三个基本问题。

三、补液量计算及液体选择

（一）补液量计算

当天的补液量可用下述公式计算：

当天的补液量＝生理需要量＋1/2累积损失量＋继续损失量

1. 生理需要量 为正常人每日所需要的量，又称日需量。不能进食的病人每日仍有体液排出、热量消耗，可导致缺水、缺钠、缺钾和饥饿性酮症酸中毒。为防止体液代谢失调，每日应补充当日的需要量（包括水、电解质）。成人日需量为水 2000 ~ 2500ml，氯化钠 4.5g，氯化钾 3 ~ 4g。

2. 累积损失量 是指病人入院或就诊前累积丧失的水及电解质量，又称已经丧失量、失衡量或丢失量。一般当日只补充一半，余下一半待第二天酌情补充。补液量的大小可从临床表现、体征来估计，或根据实验室检查结果按公式计算（参见前面相关内容）。如脱水伴有代谢性酸中毒，需用碳酸氢钠溶液来纠酸，此时其钠量应从当日补钠总量中减去。

3. 继续丧失量 是病人入院后仍存在的体液丢失，又称额外损失量。一般当天补充前一天的额外损失量。

（二）特殊情况下失液量估算和补充液体的选择

1. 发热、出汗失液 发热时水分丢失增加。如高热（38℃以上或室温32℃以上时），每增高 1℃要增加日需水量 10% ~ 12%。汗液为低渗液，对显性出汗病人，如中度出汗时，丧失液体约 500 ~ 1000ml，其中含 NaCl 1.25 ~ 2.5g；大量出汗时（如大汗湿透一身衬衫衣裤），丧失量约为 1000 ~ 1500ml，含 NaCl 2.5 ~ 3.75g。可用 5% 葡萄糖溶液和 0.9% 氯化钠液按 2∶1 比例补给。

2. 气管切开者 每日随呼吸蒸发的水分比正常多 2 ~ 3 倍，相当于 800 ~ 1200ml，可用 5% 葡萄糖溶液补充。

3. 大面积烧伤肉芽创面 其水分损失尤为惊人，每日可达 3 ~ 5L。

4. 内在性失水 即第三间隙异常，丧失量较难估计，因不引起体重减轻，只能根据病情粗略估计。但应注意，一旦原发病纠正，它们会被重吸收而引起血容量增加，如果此时存在肾功能不全，尤其是输液量过多、过快，易导致体液超载。

5. 休克病人 病人如有休克，还应补充丧失的血容量。正常血容量占体重的 7%，丧失血容量根据休克的程度来计算，轻度丧失 20%，中度丧失 30%，重度丧失 40%。补充丧失血容量常用平衡液及胶体液（血浆、血浆代用品）。

6. 胃肠道的损失液 如呕吐、腹泻、胃肠减压、肠瘘、胆瘘、胰瘘等所致的胃肠液丧失，这些可按前 24 小时丢失量用等渗盐水补充。最好是根据不同部位的消化液有不同的电解质含量，选用不同的液体来补充（表 4 - 4）。

表 4 - 4　消化液丧失时等量补液配制比例（%）

	液体选择	5% 葡萄糖生理盐水	5% 葡萄糖液	5% NaHCO₃
胃液	一般病人	67	33	
	十二指肠溃疡病人	100		
	低胃酸病人	50	50	
小肠液丧失		70	20	10
胆汁（包括胰液）丧失		67		33
胰液丧失		50		50

四、如何补充液体

（一）补液的程序和内容

先扩容，继而适当纠酸，再酌情纠正 K^+、Ca^{2+}、Mg^{2+} 等紊乱，即"先快后慢，先盐后糖，盐糖交换，先晶后胶，适当纠酸，尿多补钾，随时调整"。

1. 先补充血容量　如血容量不足，不仅组织缺氧无法纠正，肾脏因缺血不能恢复功能，代谢产物无法排出，酸中毒无法纠正，体液代谢失调也无从调节。因此，补充血容量是突破这一互相影响、互为因果过程的关键，补充血容量应根据不同病情区别对待，常选用全血、血浆、血浆代用品或平衡液来补充。

2. 恢复和维持血浆的渗透压　主要是恢复和维持 Na^+ 的正常；适当补充胶体液，以恢复和维持正常的血浆渗透压。维持体液容量的正常，保持内环境的相对稳定。

3. 纠正酸碱平衡失调　当循环改善后，如仍有酸碱平衡失调，应予纠正。常见的是代谢性酸中毒，可适当使用碱性药物。

4. 纠正重要离子失衡　如有钾、钙、镁离子缺乏时，应适当补充。有低钾血症时，须待尿量恢复至 40ml/h 后方可补钾。如有手足抽搐出现，多提示缺钙，应补充钙剂，通常输血后亦应予钙剂。若补钙后症状未改善，则应适当补镁。如有高钾、高钙、高镁血症也应及时处理。

5. 补充能量　正常人每日约需能量 1800kcal，由食物供给。禁食时，机体的代谢率虽有降低，但仍有能量消耗。患病时能量消耗量增加，此时机体只能动用自身的营养储备，但体内碳水化合物的储备极为有限，肝糖原约 200g，肌糖原约 300g。禁食 24 小时后肝糖原即被耗尽，而肌糖原仅够肌肉本身利用。于是，体内的能量来源只有靠蛋白质糖原异生和脂肪代谢氧化酮体供给。体内蛋白质消耗将对机体的功能、结构带来影响，出现体重下降、抵抗力减弱和肌肉无力等。在禁食早期，如能每日静滴葡萄糖 100g，虽供给的热量有限（375kcal），但能明显地减少蛋白质的糖原异生，也可减少脂肪代谢所产生的酮症。因此，必须每日补充足够的能量，葡萄糖的供给量每日应在 100~150g 以上。

（二）补液的速度

宜先快后慢。即开始补液的最初 8 小时输入总量的 1/2，余下 1/2 在后 16 小时缓慢输入，并严密观察，必要时对速度及输入内容进行调整。同时应积极治疗原发病，以有效地控制体液丧失。

五、手术前后补液

手术前是否补液应根据患者的具体情况而定。如患者全身情况差，存在水、电解质或酸碱平衡失调，术前即应充分补液，尽可能予以纠正，术中再作进一步调整；如遇大出血等急诊手术，应一边手术，一边纠正体液代谢失衡。

术后早期补 Na^+ 宜偏少，要重视补 K^+。择期手术患者术前可不存在体液平衡失调，但在手术后一个阶段内，不论是否发生休克，都会产生一系列神经－内分泌系统的反应及全身代谢变化；加之禁食、胃肠减压、呼吸因疼痛而改变等，总有轻重不一的体液平衡紊乱，其中最突出的是机体对手术创伤和麻醉的应激反应，表现为肾上腺皮质功能活跃，抗利尿激素（ADH）和醛固酮的分泌增加，保钠保水，可以补偿手术或创伤后减少的血容量；排出 K^+ 增加，是为了不让损伤细胞所释放的 K^+ 潴留在体内而引起高钾的危险。这些都是机体保护性反应之一。正常代谢情况下，成人每分钟尿量约为 1ml，手术或麻醉后则降为每分钟 0.4 ~ 0.6ml。这种水、钠排出障碍以第一个 24 小时为高峰，此后是渐进性排出增加。即使是正常肾脏，也将维持较长时间，大手术后可长达 10 天方能恢复，不因为增加水、钠补入量而增加尿量；相反，既加重机体负荷，又会加重切口局部水肿而影响愈合过程。术后经尿排 K^+ 增加可持续 2 ~ 3 天，也以第一个 24 小时为多，以后逐渐恢复，是细胞释出 K^+ 及肾脏保钠排钾的应激反应。大手术或大量输入库存血的当日补钾是危险的；但一般病人术后禁饮食即应补钾，每日补钾盐 3 ~ 4g；大多数病人 2 ~ 3 日后可恢复进食，钾的平衡可逐渐恢复。当有异常钾盐丧失、摄钾不足或恢复期较长，要重视钾的补给，避免低钾血症引发的并发症。低钾血症的纠正宜每日适当"超量"补给，逐渐完成，不能操之过急。

禁饮食时应确保生理需要量。术后补液的总量不是依据手术的大小来决定，一旦禁饮食即应确保病人基本生理需要量；并根据手术创伤和麻醉对机体的影响，引起体液代谢变化的特点，结合病情（心、肺、肾功能以及引流、渗出、发热、高温等继续丧失体液情况），综合分析，拟定输液计划。还应该注意术后第三天开始出现的"脱复苏（de-resusitation）"，即隔绝于第三间隙的体液逐渐返回到细胞外液及血管腔。为避免其所致高血容量对循环的不良影响，在术后第三天根据病人循环呼吸情况及恢复饮食情况，适当限制补液总量，以保证安全。

六、安全补液的注意事项及监护指标

（一）补液的注意事项

1. 水、电解质与酸碱平衡失调的纠正要果断、及时但又切忌操之过急 一般有效循环血量的调整应在 3 ~ 6 小时内完成。酸碱平衡失调可在 12 ~ 36 小时内逐步纠正。细胞内缺水和缺钾不妨在 3 ~ 4 天内予以解决。

2. 避免输液并发症发生 应防止输液过多、过快、成分不当而发生心衰、肺水肿或水中毒等并发症。尤其是大量、快速输液时应严密观察、监护，以确保病人安全。

3. 注意输入液体、药物之间的配伍禁忌　输液的同时静脉给药宜尽量简单，不可"大杂烩"。一般情况下影响液体 pH 值改变的药物不宜与抗生素配伍，否则会影响后者的效价和引起毒副反应；止血芳酸与氢化可的松配伍会产生难以观察到的微粒，影响各自的作用。如此等等，应严格按照药物使用要求科学配伍。

（二）观察与监测

1. 病人生命体征及神志的变化　经补液后，患者生命体征平稳、口渴减轻、精神状态好转，表示体液代谢紊乱已逐渐纠正。反之，生命体征不平稳、烦躁不安、烦渴等则表示体液严重缺乏或心脏负担过重，应及时调整输液速度与补液量。

2. 颈静脉的充盈程度　平卧时颈静脉瘪陷说明血容量不足，可安全输液；反之，若有膨胀或怒张，提示输液过多或心功能不全，应减慢或停止输液。

3. 尿量、比重　如尿量达 $30 \sim 40ml/h$，尿比重在 $1.010 \sim 1.020$ 之间，说明输液量及速度均较适当。

4. 心肺情况　观察有无心音改变和双肺湿啰音。如输液后肺部出现湿啰音，下肢发生凹陷性水肿，则提示细胞外液明显超量，应暂停输液，并以西地兰强心，用呋塞米等利尿。

5. 肾功能测定　除尿量、尿比重测定外，还可测定 BUN 水平，以了解肾功能情况。

6. 血 K^+、Na^+、Cl^- 等电解质测定　了解电解质代谢情况，以便及时调整或补充。

7. CO_2CP 测定及血气分析　可以了解酸碱平衡情况，确定酸碱平衡失调的类型，及时纠正。

8. 测定中心静脉压（CVP）　其水平取决于右心室收缩力及血容量等因素，正常值为 $0.49 \sim 0.89kPa$。如果静脉压较低，$CVP < 0.49kPa$，说明血容量不足，应加快输液；当 $CVP > 1.47kPa$，则表示补液过量或心功能不全，应控制输液。

外科补液是外科临床中最常用及重要的治疗手段，也是临床基本功之一，只有掌握好有关体液平衡的知识和技能，才能将其正确应用于临床治疗。

第五节　营养状态的评定与监测

营养状态的评定是营养支持的基础，它有助于了解患者应激时的代谢变化，掌握营养不良的程度和类型，为制订营养支持方案及监测营养治疗效果提供依据。营养状态的评定包括临床评价、人体测量、必要的生化和免疫检查等。

一、临床评价

1. 病史　包括体重变化、肌肉消耗和饮食消化情况等，尤其要注意以下 5 个方面的因素：食物摄入不足；营养吸收不足；营养利用减少；营养丢失增加；营养需要增加。

2. 体征 营养不良的体征通常包括：头发干枯，易脱落；味觉减退，口腔常有溃疡；牙齿松动，可见灰色或褐色斑点；皮肤焦脆起屑、发黄、苍白；伤口愈合缓慢，充血、肿胀；肌肉瘦弱无力，易发生疼痛、抽搐和痉挛；神经系统表现为精神疲乏、反射减弱、记忆力受损等。

二、人体测量

1. 体重 体重变化可以直接反应营养状态。低于标准体重10%～20%为轻度营养不良；低于20%～40%为中度营养不良；低于40%以上为重度营养不良，可危及生命。

2. 上臂肌周径 取尺骨鹰嘴至肩峰连线中点处测定其周径。通常男性>20.2cm，女性>18.6cm，测定值低于标准值的10%以上提示营养不良。

3. 肱三头肌皮褶厚度 测试点同上臂肌周径，以两手指紧捏该点后侧的皮肤与皮下脂肪往外拉，使脂肪与肌肉分开，用特制的夹子测定皮褶厚度。通常男性>10mm，女性>13mm，测定值低于标准值的10%以上提示营养不良。

三、内脏蛋白测定

1. 白蛋白 半衰期较长，约为20天，可代表体内较恒定的蛋白质情况，但用其评定短期内营养状态的变化不敏感。

2. 转铁蛋白 半衰期较短，约为8天，能较迅速地反映营养状况，是一个比较敏感的指标。但是影响转铁蛋白代谢的因素较多，缺铁、肝功能受损也会影响其测定结果。

3. 前白蛋白 半衰期约为2天，对蛋白质和能量的变化反应敏感，能反映短期内的营养状态变化（表4-5）。

表4-5 内脏蛋白正常值及营养不良指标

检查项目	正常值	轻度不良	中度不良	重度不良
白蛋白（g/L）	>35	28～34	21～27	<21
转铁蛋白（g/L）	2.0～2.5	1.8～2.0	1.6～1.8	<1.6
前白蛋白（g/L）	0.18～0.45	0.14～0.16	0.10～0.14	<0.10

四、免疫功能测定

1. 淋巴细胞计数 周围血正常值为$2×10^9$/L，低于$1.5×10^9$/L提示营养不良。

2. 延迟型超敏皮肤试验 将结核菌素、白色念珠菌、双球菌、腮腺炎病毒、植物血凝素等各0.1ml分别行皮内注射，24～48小时后观察，局部红肿区大于5mm为阳性。有两项阳性反应者提示细胞免疫有反应性。

五、氮平衡测定

是蛋白质代谢变化的动态观察指标，反映了机体分解代谢情况。正平衡表示蛋白质合成占优势，负平衡表示蛋白质消耗多于摄入，也可用于估算营养支持的效果。

氮平衡＝24h 摄入氮量（g）－24h 总氮丧失量

24h 摄入氮量（g）＝蛋白质摄入量（g）÷6.25

24h 总丧失氮量（g）＝24h 尿内尿素氮量（g）＋3g

食物中的蛋白质每 6.25g 含氮 1g，常数 3g 则为以非尿素氮形式排出的含氮物质和经粪便、皮肤等排出的氮。

第六节　肠内营养和肠外营养

一、肠内营养

肠内营养（enteral nutrition，EN）是将营养物质经胃肠道途径供给患者的营养支持方式。广义的 EN 系指经口或管饲提供营养的方式，狭义的 EN 则指经管饲提供营养的方式，目前所谓的 EN 多是狭义的。当肠功能存在（完好或部分功能）且能安全使用时，营养供给的最佳途径就是胃肠道。膳食的直接刺激有助于促进胃肠道运动及消化道激素和酶的分泌，食物中的谷氨酰胺等可直接被肠黏膜吸收利用，有利于改善和维持肠道黏膜细胞结构和功能的完整性，维护肠黏膜屏障功能；并且营养物质经胃肠道、门静脉入肝，利于内脏的蛋白合成与代谢调节，且可发挥肝脏的解毒作用，符合生理状态。EN 还具有节省费用、使用方便、容易监护、并发症少等优点。

（一）EN 的种类

EN 一般有四类：经口的饮食、经管饲的一般流质饮食、部分水解的流质饮食、要素饮食。临床上作为 EN 制剂使用的主要是要素饮食。要素饮食（elemental）是指包括自然食物的各种营养素，含有氨基酸、葡萄糖、脂肪、多种维生素和矿物质的治疗饮食。

1. **常用制剂**　有粉剂和溶剂两种剂型，粉剂须加水后使用，它们的浓度均为 24%，可供能 1cal（4.18kJ）/ml。制剂大致分为以下两类：

（1）以蛋白水解产物或氨基酸为主的制剂：其蛋白质源为乳清蛋白水解产物、肽类或氨基酸，碳水化合物源为低聚糖、糊精，脂肪源为大豆油及中链甘油三酯。溶液渗透压较高，适用于胃肠道消化吸收不良者。

（2）以整蛋白为主的制剂：其蛋白质源为酪蛋白或大豆蛋白，碳水化合物源为麦芽糖、糊精，脂肪源为玉米油或大豆油。溶液渗透压较低，适用于胃肠道功能正常者。

2. **特殊制剂**

（1）创伤后用制剂：其热量分配、热量密度和支链氨基酸的含量均较高，含维生素 C、E、B 复合物，钙、磷、铜与锌含量较多。适用于大手术后、烧伤、多发性创伤和脓毒血症等高分解代谢患者。

（2）肝功能衰竭要素膳：其氮源为 14 种纯氨基酸，支链氨基酸含量较高，占

35.6%，而芳香氨基酸较少，仅 3.3%，可减轻肝性脑病的症状。

（3）肾衰竭要素膳：其氮源为 8 种必需氨基酸和少量组氨酸、精氨酸和酪氨酸，目的在于重新利用体内分解的尿素氮以合成非必需氨基酸，既减轻了氮质血症又合成了蛋白质。

（二）EN 的实施

1. EN 的投入途径　常用的方式有经鼻胃管、鼻十二指肠管和鼻空肠管，也常采用经胃、空肠造瘘管途径。

2. EN 的投入方法　有一次性投入、间歇重力滴注和连续输注三种方式。目前一般用连续输注的方式，输注时需要注意营养液的浓度、速度、温度和容量。

（1）浓度：通常为使肠道适应，初用时可稀释成 12% 的浓度，每 8～12 小时后逐次增加，经 3～4 天后达到全量，即浓度 24%。

（2）速度：初用时速度控制在约 50ml/h，每 8～12 小时后逐次增加到正常速度 100～125ml/h。

（3）温度：以接近体温为宜，通常 37℃～38℃。

（4）容量：初用时给予总量的 1/3～1/2，逐步过渡到总量，24 小时总量约 2000ml。

（三）EN 的适应证

1. 胃肠道疾病　短肠综合征（小肠还剩余 0.9m 以上者）、胃肠道瘘（特别是低位小肠瘘和胃十二指肠瘘）、结肠手术、肠道准备和其他胃肠道需要休息的疾病。

2. 高代谢状态　有重大应激的高分解代谢的严重创伤、大面积烧伤、严重感染和复杂大手术后等。

3. 营养不良　中、重度营养不良经口摄食不能满足需要者；持续 7～10 天经口摄食小于 50% 的日需要量者；或特殊营养成分（如肝或肾衰竭时的特殊饮食配方）经口摄食不佳者。

4. 由 PN 过渡到经口摄食　可用 EN，减少或停止 PN。

5. 肿瘤病人的辅助治疗

6. 术前和术后的营养补充　择期手术或限期手术的营养不良病人；术后病人 5～7 天不能由口摄食者。

（四）EN 的注意事项

1. 有些病人对 EN 耐受性较差，可出现腹胀、恶心、呕吐、腹泻和腹部不适等症状，宜更换 EN 饮食种类和方法，或改为 PN。

2. 胃部分切除后不能耐受高渗糖的膳食，易产生倾倒综合征，有些患者仅能耐受缓慢的滴注。

3. 小肠广泛切除后宜采用 PN 4～6 周，以后才能采取逐步增量的 EN。

4. 空肠瘘的患者不论在瘘的上端或下端喂养均有困难，因为缺少足够的小肠吸收面积，不能贸然进行管饲，以免加重病情。

5. 处于严重应激状态，如麻痹性肠梗阻、上消化道出血、顽固性呕吐、腹膜炎或腹泻的急性期，均不宜予肠内营养。

6. 严重吸收不良综合征和衰弱的患者在 EN 前应先予一段时间 PN，以改善小肠酶的活力及黏膜细胞的状态。

7. 症状明显的糖尿病、接受大剂量类固醇药物治疗及糖代谢异常的患者，都不能耐受膳食的高糖负荷。

8. 年龄小于 3 个月的婴儿不能耐受高张力要素膳的喂养，宜采用等张的婴儿膳，使用时要注意可能产生的电解质紊乱，并补充足够的水分。

9. 先天性氨基酸代谢缺陷病的儿童不能采用一般的 EN 膳。

二、肠外营养

肠外营养（parenteral nutrition，PN）是通过静脉途径供给患者所需的全部营养要素的营养支持方式，是使患者在不进食的情况下维持良好营养状态的一种治疗方法。它可提供足够的各种必需营养物质和维持正氮平衡，防止或减少体内蛋白质消耗，重建和恢复机体的无脂细胞群，促进康复，还可使机体得到正常的生长发育、伤口愈合和体重增加。

（一）PN 的制剂

提供足够的能量、保持机体正氮平衡是 PN 支持的关键。为达到这一目的，PN 的制剂通常需要含有六大营养物质，即碳水化合物、脂肪、氨基酸、无机盐、维生素和水。

1. 葡萄糖

（1）葡萄糖的日需量：葡萄糖是肠外营养的主要能源物质，通常每日 50% ~ 60% 的所需热量由葡萄糖提供。如果每日 1000 kcal 热量由葡萄糖提供，每日需要 250g 葡萄糖。

（2）葡萄糖补给的优点及必要性：优点是来源丰富，价格低廉，机体所有的组织、器官都能利用葡萄糖，而神经组织和血液细胞几乎都以葡萄糖为能源，低血糖能引起明显的神经系统症状甚至昏迷。

（3）葡萄糖补给的缺陷：机体利用葡萄糖的能力有限，最高为 $4mg/min \cdot kg$，加之应激状态下普遍存在"胰岛素抵抗"，机体利用葡萄糖的能力下降，如过量或过快输入可能导致高血糖、糖尿，甚至出现高渗性非酮性昏迷。此外，多余的糖将转化为脂肪沉积在器官内，形成脂肪肝。

（4）不同浓度葡萄糖输注途径：通常浓度 5% 或 10% 的葡萄糖主要从外周静脉输入，但高浓度 25% 或 50% 的葡萄糖液输注时对静脉壁的刺激很大，不宜经周围静脉补给，须经中心静脉输入。

2. 脂肪乳剂

（1）脂肪乳剂的日需量：脂肪乳剂是 PN 的另外一种重要能源物质，我国成年人脂肪乳剂的常用量为每天 1~2g/kg。

（2）脂肪乳剂补给的优点及必要性：最大优点是等量的脂肪乳剂能提供两倍于葡萄糖或氨基酸的热量，如 1g 葡萄糖或氨基酸能够提供 4~5 kcal 热量，而 1g 脂肪乳剂却能提供 9~10 kcal 热量。此外，补充脂肪乳剂还能提供人体的必需脂肪酸（EFA），如亚油酸、亚麻酸及花生四烯酸。

（3）脂肪乳剂补给的缺陷：脂肪乳剂通常安全无毒，在应激状态时其氧化率不变。单独输注时须注意速度要慢，开始时每分钟 1ml，500ml 需 5~6 小时输完。输注速度太快可致胸闷、心悸或发热反应。

（4）不同浓度脂肪乳剂输注途径：10% 脂肪乳剂溶液为等渗，可经周围静脉输入，但高浓度如 30% 的脂肪乳剂须经中心静脉输入。

3. 复方氨基酸

（1）氨基酸的日需量：正常机体氨基酸的日需量为 0.8~1.0 g/kg（相当于氮量 0.15 g/kg），应激状态下可增加至 1.2~1.25g/kg（相当于氮量 0.2~0.25 g/kg）。

（2）氨基酸补充的必要性：机体内有少量的糖原贮备和一定的脂肪贮备，但没有多余的蛋白质，体内贮存的蛋白质均是器官和组织的组成成分，若蛋白质作为热量被消耗，必然会使器官功能受损。因此，在禁食和饥饿状态下，必须补充适量的蛋白质或氨基酸。

（3）氨基酸制剂的种类：通常分平衡型和非平衡型两类。平衡型氨基酸含 EAA 8 种，NEAA 8~12 种，其组成符合人体合成代谢的需要，适用于大多数患者。特殊氨基酸配方成分不同，专用于不同的疾病。例如适用于肝病的制剂中含 BCAA 较多，含芳香氨基酸较少；用于肾病的制剂主要是 8 种 EAA，NEAA 仅含少数 3 种（精氨酸、组氨酸和酪氨酸）。

4. 水和电解质 每天水的入量以 2000ml、尿量以 1000ml 为基础计算。成人主要需要的电解质有钠、钾、氯、钙、镁、磷等。镁的补充用 25% 硫酸镁。磷在合成代谢及能量代谢中发挥重要作用，磷的补充常用有机磷制剂甘油磷酸钠。其他电解质按常规补给。

5. 维生素 常用的复合维生素制剂含有 9~13 种维生素，每支注射液的含量即是正常人每日的基本需要量。

6. 微量元素 也是复方注射液，每支含锌、铜、铁、锰、铬、碘等多种微量元素，每日 1 支即可。如果缺铬可引起糖尿病、神经病变及抗感染能力下降；锌缺乏可发生皮炎。

（二）全营养混合液

将肠外营养所需的营养素按照一定的比例在无菌条件下混合、配制，盛放于三升塑料袋内，供静脉输注，即为全营养混合液（total untrient admixure，TNA）。其优点有：①混合后高浓度葡萄糖被稀释，使经周围静脉输注成为可能；②由于脂肪乳剂被稀释，避免了其单独输注时输入过快容易造成不良反应；③全封闭的输注系统减少了污染的机会，使用更安全。

（三）PN 的方法

对于一般用量不大、PN 支持不超过 2 周的患者，可采用周围静脉输注；对于需长期支持的，则采用经中心静脉导管输入为宜，常采用经锁骨下静脉或颈内静脉途径置入导管至上腔静脉，一般首选锁骨下静脉穿刺插管，可连续 24 小时输注，一般情况下置入的导管可保留 3 个月以上。

（四）PN 的输注技术

1. **持续输注法**　是将一天的营养液在 24 小时内均匀输入的方法。优点是体内胰岛素的分泌及血糖值比较稳定，波动小。缺点是由于血清胰岛素持续处于高水平状态，阻止了脂肪分解，促进了脂肪合成，并使葡萄糖以糖原形式储存于肝脏，因此常出现脂肪肝和肝肿大，有时还会有转氨酶及胆红素的异常升高。

2. **循环输注法**　使用较广泛，是将营养液放在夜间 12～16 小时内输注的方法。此法尤其适用于需长期接受 PN 支持的患者，白天可以恢复正常活动，有利于改善患者的生活质量。为避免血糖有较大的波动，输液速度应采取递增递减的方式，并密切监测血糖。必要时增加脂肪供能的百分比，或适量使用胰岛素，以控制血糖。

（五）PN 的适应证

1. **肠道疾病**　胃肠道梗阻、肠道外瘘、短肠综合征、消化道广泛炎症性疾病。
2. **急性胰腺炎**　特别是坏死性胰腺炎。
3. **肝、肾衰竭伴胃肠功能不佳者**
4. **营养不良**　不论有无应激的营养不良病人由口进食不足或 EN 耐受不好时。
5. **高代谢状态**　有重大应激的高分解代谢的严重创伤、大面积烧伤、严重感染和复杂大手术后等。
6. **肿瘤病人的辅助治疗**
7. **术前和术后的营养补充**　择期手术或限期手术的伴胃肠功能不全的营养不良病人。
8. **无胃肠道梗阻的妊娠剧吐或神经性拒食者**

第七节　外科营养支持的并发症及防治

一、EN 的并发症及其防治

（一）误吸

由于病人年老体弱、昏迷或存在胃潴留，当通过鼻胃管输入营养液时，可因呃逆后误吸而导致吸入性肺炎，这是较严重的并发症。预防措施是病人取半卧位，输营养液后停输 30 分钟，若回抽液量 >150ml，则考虑有胃潴留存在，应暂停鼻胃管灌注，可改用鼻空肠管输入。

（二）腹胀、腹泻

发生率 30% ~50%。与输入速度及溶液浓度有关，与溶液的渗透压也有关。输注太快是引起症状的主要原因，故应强调缓慢输入。

二、PN 的并发症及其防治

（一）技术性并发症

1. 插管的并发症

（1）肺与胸膜的损伤：在采用深静脉插管的过程中，气胸是常见插管的并发症之一，偶可发生张力性气胸或血胸。插管后应常规行胸部 X 线检查，可及时发现并处理。

（2）动脉与静脉损伤：锁骨下动脉损伤及锁骨下静脉撕裂伤可致穿刺局部出血，应立即拔出导针或导管，局部加压 5 ~15 分钟。如导管质地较硬可穿破静脉及胸膜导致血胸，如发现导管头端进入胸腔并输进了液体，应立即终止，拔出导管，并视胸腔积液量采取必要的胸腔引流术。

（3）神经、胸导管及纵隔损伤：均应立即退出导针或导管。

（4）栓塞：导管栓子一般须在透视定位下由带金属圈的专用器械取出。

（5）导管位置异常：应在透视下重新调整，如不能纠正，应予拔出。

（6）心脏并发症：应避免导管插入过深。

2. 导管留置期并发症

（1）静脉血栓形成和空气栓塞一旦出现，应立即拔出导管并行溶栓治疗。

（2）导管堵塞后常常需要换管，应在营养液输注后用肝素稀释液冲洗导管。

（二）感染性并发症

感染是长期肠外营养最严重的并发症之一。严格的无菌操作和完善的管理系统是预防感染的最主要措施。导管性脓毒血症的发病率一般为 4% ~7%，但死亡率可高达 20%，如不及时处理，可导致患者死亡。因此，遇到患者突然发热而又无明确原因，应首先考虑到导管感染的可能。可立即更换输液器和营养液，并分别抽血或取营养液作细菌培养。数小时后仍有发热，则应拔去导管，改用经周围静脉输注营养液或经胃肠道补给营养。剪下原静脉内的导管一小段作细菌和真菌培养，以便在选用抗菌药物时作参考。留置在深静脉内的导管所引起的感染在拔除导管后常能很快得到控制；如不拔除导管，则感染很难控制。

（三）与代谢有关的并发症

1. 糖代谢紊乱

（1）高血糖与低血糖：葡萄糖溶液输注过快，机体尚不适应；严重创伤、感染者或糖尿病患者机体胰岛素分泌不足，导致糖利用率下降，均可使体内血糖过高而出现高渗性利尿、脱水甚至死亡。预防的关键在于调节好输注速度、控制葡萄糖总量（日摄入量小于 400g）、进行临床及实验室检查（血糖、尿糖的监测等）。对原有胰岛功能低下或处于应激状态下者，输注液应加入胰岛素。若要停止 PN，要逐渐撤除或从外周静脉输入等渗葡萄糖液，以防止低血糖发生。

（2）高渗性非酮性昏迷：当血糖浓度超过 40mmol/L 时，可产生高渗性非酮性昏迷。这是由于输入大量高浓度的葡萄糖，而内生胰岛素一时不能相应增加，不能调节血糖水平所致。高渗导致细胞内脱水，进行性细胞内脱水可使细胞严重受损（特别是中枢神经系统），患者出现昏迷甚至死亡。但尿内无酮体，与糖尿病昏迷不同。一旦发生应立即停用葡萄糖液，用 0.45% 低渗盐水以 250ml/h 的速度输入，降低血渗透压，并输入胰岛素 10 ~ 12U/h，以降低血糖水平；伴有低钾血症者应同时纠正。为了预防高渗性非酮性昏迷的发生，一般可先应用浓度较低的葡萄糖溶液（15% ~ 20%），在数天内逐渐增加浓度；也可按每 8 ~ 10g 葡萄糖加胰岛素 1U，以后改为 12 ~ 15g 葡萄糖加胰岛素 1U，来防止血糖过度升高和促进机体对葡萄糖的利用，在 5 ~ 7 日内可逐渐减量，直至完全不用胰岛素。

（3）肝脂肪变性：易发生于长期输入葡萄糖而又缺乏脂肪酸时。要减少这种并发症，宜用双能源，以脂肪乳剂替代部分能源，减少葡萄糖用量。

2. 氨基酸性并发症

（1）高血氨、高氯性代谢性酸中毒：是蛋白质（氨基酸）代谢异常所致，目前采用氨基酸的醋酸盐和含游离氨低的氨基酸溶液后，这种并发症已较少发生。精氨酸在氨转换为尿素的过程中起到重要作用，能预防及纠正高血氨症。

（2）肝酶谱升高：有的患者在 PN 治疗后不久（2 周左右）出现转氨酶、碱性磷酸酶和血清胆红素升高。引起这些改变有多方面原因，如长期应用高糖补液，患者对氨基酸耐受性不良；体内大量谷氨酰胺被消耗；色氨酸的分解产物、溶液中的抗氧化剂重硫酸钠对肝都有毒性作用；并且 PN 时肠屏障功能减退，肠内细菌易位和内毒素会使肝功能受损。这些异常改变通常是可逆的，PN 减量或停用可使肝功能恢复。

（3）脑病：肝功能异常的患者若输入芳香族氨基酸含量高的溶液，会改变血浆氨基酸谱而引起脑病，对这种患者应输含支链氨基酸高的溶液。

3. 其他营养物质缺乏

（1）血清电解质紊乱：在 PN 时，低钾血症和低磷血症比较常见，治疗中未规范补给是其主要原因。严重低磷血症表现为昏睡、肌肉软弱、口周或四肢刺痛感、呼吸困难，甚至发生昏迷、抽搐。每日补足需要量则可以预防。

（2）微量元素缺乏：锌缺乏较多见，常发生于高分解状态并伴有明显腹泻者。锌缺乏可产生口周或肛周红疹、出血性皮疹、皮肤色素沉着、神经炎、脱发、腹泻、腹痛或伤口愈合不良等，测得血清钾下降可确诊。铬缺乏可致难以控制的高血糖；铜缺乏可产生小细胞性贫血。在肠外营养液中常规加入微量元素可预防由于 PN 为时较长所产生的这些缺乏症。

（3）**必需脂肪酸缺乏**：长期 PN 时如未补充脂肪乳剂，可发生必需脂肪酸缺乏症。表现为皮肤干燥、鳞状脱屑、脱发、伤口愈合延迟、肝脂肪变性和易发生血栓等。要预防其发生，每周须补充脂肪乳剂 1 次。

（4）**维生素缺乏**：维生素是机体不可缺少的营养物质，各种维生素的缺乏将导致一系列临床症状。可每日按要求补给，以预防其发生。

（四）其他并发症

1. **胆汁淤积**　由于长期不经口进食，十二指肠黏膜缺乏刺激而处于休眠状态，缩胆囊素（CCK）分泌减少，导致胆囊弛张胀大，胆汁淤积，胆泥生成，甚至形成胆石。胆汁滞留也损害肝功能。

2. **肠屏障功能受损**　PN 长期禁食，肠道缺少食物刺激和体内谷氨酰胺缺乏使肠道屏障结构受损，引发的严重后果是肠道菌群移位，损害肝和其他脏器功能，引起肠源性感染，甚至导致多器官功能障碍。力争尽可能早地改用 EN，在 PN 期间补充肠黏膜细胞的主要能量物质谷氨酰胺，均为保护肠屏障功能的有效措施。

3. **充血性心力衰竭**　有心脏病或营养不良的病人，如开始输入过快，可因热量或水分骤然增加导致充血性心力衰竭。可通过控制输入速度来预防。

4. **重新给养综合征**　长期处于饥饿状态的病人，大量补给营养后可出现以呼吸衰竭为主的低钾、低镁、低磷和水超负荷等表现。宜缓慢增加补给量来预防。

第五章　输　　血

　　输血（blood transfusion）曾经是促进外科发展的三大要素（麻醉、无菌术、输血）之一。输血作为一种替代性治疗，可以补充血容量，改善机体循环，增加红细胞携氧能力，提高血浆蛋白，增强机体免疫力和凝血功能。正确掌握输血的适应证，合理选用各种血液制品，有效防止输血可能出现的并发症，对保证外科治疗的成功、病人的安全有着重要意义。

第一节　外科输血的适应证、禁忌证及输血方法

一、适应证

　　包括急、慢性血容量和血液成分丢失，重症感染及凝血机制障碍等。

　　1. 急性出血　各种原因引起的急性出血，包括创伤和病理性的出血，是外科输血的主要适应证。输血不但可纠正血容量的不足，补充有效循环血量及心排血量，改善循环动力，而且由于血红蛋白增加使血液的携氧能力也增加，有利于改善心肌功能和全身的血液灌流。细胞的供氧主要靠血红蛋白，血细胞比容（HCT）大于30%，血红蛋白大于100g/L，才能保证组织的供氧。正常人每100ml血液可携带氧约19～20ml，其中40%左右可以立即供给组织使用，因此输血可以增加组织的氧供给。但人体对出血有相当大的代偿能力，出血时组织间液进入血管内以补充血容量的不足。凡一次失血量低于总血容量的10%（500ml）者，由于有机体的这种代偿能力，临床上常无血容量不足的表现，故并不需要输血。当失血量达到总血容量的10%～20%（500～1000ml）时，患者可表现为活动时心率增快，可出现体位性低血压，但HCT常无改变。在输入生理盐水或平衡液的同时，应输血浆、血浆增量剂或全血。大量失血，失血量超过总血容量的20%（>1000ml）时，应及时输血。收缩压降至12kPa（90mmHg）以下，可准备输血；如收缩压低于8kPa（60mmHg），应立即输血；严重的出血性休克，出血量在2000ml以上者，应立即输全血或红细胞。

　　2. 贫血或低蛋白血症　血浆蛋白是维持血浆胶体渗透压所必需的，血浆球蛋白可提高机体免疫力。手术前如有贫血或血浆蛋白过低，可使患者对于麻醉和手术的耐受力明显降低，术后也容易发生各种并发症，因此必须在术前给予纠正。贫血患者应输全血

或红细胞悬液，使血红蛋白提高至 90～100g/L；低蛋白血症患者可输血浆或白蛋白液，使血浆总蛋白升至 60g/L，至少不低于 50g/L，白蛋白不低于 30g/L，以提高患者对手术的耐受力。

3. 严重创伤和大面积烧伤　输血和血浆有防治休克的作用。在严重创伤和大面积烧伤的休克期、感染期和恢复期各阶段均可根据需要输全血或血浆。

4. 严重感染　常用于全身性严重感染、恶性肿瘤化疗后致严重骨髓抑制继发难治性感染者。因血浆中含有多种免疫球蛋白，故输血可提供抗体、补体等，能提高机体的抗感染能力。通常采用少量多次输新鲜血或浓缩免疫球蛋白制品的方法。

5. 凝血功能异常　如血友病、血小板减少性紫癜、白血病、纤维蛋白原缺乏症等有出血倾向的患者，手术前应适量多次输新鲜血，可以补充血小板及各种凝血因子，有助于止血。若有条件，可输相关的血液成分，原则上是缺什么补什么，即所谓成分输血。如血小板减少性紫癜输浓缩血小板；血友病输抗血友病因子（anti-hemophilia factor，AHF）；纤维蛋白原缺乏症输纤维蛋白原或冷沉淀制剂，也可以用新鲜全血或血浆代替。尽可能于手术前纠正至接近正常值，以减少手术时出血。

6. 手术

（1）急症手术：术前已有出血性休克者，术前即应快速输血，以维持有效循环血量与基础血压，在术中及术后仍需输血补液，直至患者脱离危险。

（2）择期手术：对于出血较多、操作时间较长的手术如心血管手术、肝叶切除手术等，应备有足够的全血。对于凝血功能异常而又需手术的患者，则需在术前或术中补充新鲜血或相应的血液成分。如血友病患者术前一日或手术当日应输新鲜血或抗血友球蛋白；血小板减少的患者术前及术中可考虑输血小板混悬液或新鲜血。

二、禁忌证

严格地讲，输血并无绝对禁忌证，患者需要输血时则可输血。但如有以下情况出现，则输血应慎重：

1. 充血性心力衰竭，输血特别是大量输血可进一步加重心脏负担。

2. 急性肺水肿、恶性高血压、脑溢血及脑水肿等，原则上应脱水以减少循环血量，因此输血要慎重。

3. 各种原因所致的肾功能衰竭而出现明显的氮质血症者，输血特别是输全血可能增加肾脏的负担。

4. 肝功能衰竭及各种黄疸，尤其是肝细胞性黄疸和溶血性黄疸患者，输血可能加重肝脏损害，必要时应使用血浆及血浆制品，忌用全血。

三、输血方法

1. 输血的途径　主要途径有两条，即静脉输血和动脉输血。其中静脉输血有间接输血法和直接输血法两种，直接输血法临床上极少使用，间接输血法是最常使用的输血方法，通常较大的表浅静脉均可用作输血，小儿则可选用头皮静脉。尽量采用粗针头

（18号针头）穿刺，以保证输血通畅。如患者处于休克状态或过于肥胖而静脉不易穿刺者，可做锁骨下静脉穿刺或静脉切开。

动脉输血临床少用，但对休克濒死的病人是一种很有效的复苏措施。

2. 血液过滤 所有的血液制品均应经过带过滤器的输血器输入，便于滤出细胞聚集物和纤维蛋白块。常用的标准过滤器孔径为170μm。大量输血时过滤器网孔的孔径最好能小于150μm。

3. 输血的速度 输血的速度应根据患者的具体情况决定。大量出血、失血性休克抢救或动脉输血时速度要快，动脉输血的输入速度一般为2~7分钟内100~200ml，总量以400ml左右为宜，其余的失血量由静脉输血补足。静脉输血在一般情况下开始应慢（每分钟10~20滴），并密切观察30分钟，如无不良反应，可根据病情加快或保持原来的速度。大量出血时可以加快输血的速度。如果应用的输血器是塑料袋，只需加压即可达到快速输血的目的，也可用特制的加压输血器加速输血。正常的输血速度成人一般每分钟40~50滴，小儿每分钟5~10滴，老年人、贫血或心功能不全者每分钟15~20滴，以防循环负荷过重而引起心力衰竭、肺水肿。

4. 输血的温度 输血时的温度不宜过冷，特别是动脉输血时血温过冷可使心脏骤然降温而引起心律失常或心搏骤停。一般情况下动脉输血应加温至35℃~37℃。一般速度下输入1~2L冷藏血可不需要预热。但当快速大量输血、新生儿输血或输入物含有很强的冷凝集素时，应在血袋外加保护袋预热（但应<32℃）后输入。

5. 不加药物 输血前后可用生理盐水冲洗输血管道，但除生理盐水外，不应向血液中加入任何药物，以免发生凝血或溶血。

四、输血的注意事项

1. 严密查对 输血前详细核对受血者和供血者的姓名、血型、血袋标签号、交叉配血试验的结果及受血者的住院号、床号等，完全符合无误后方能输血。

2. 认真检查 应检查血袋有无破损，标签是否完整清晰，袋口密封是否严密，血浆是否透明，如有混浊、絮状物、变色、气泡者，表示已有污染，不能使用。正常库存血的血浆与红细胞之间应有明显界限，如血浆呈淡红色，表明已有溶血现象，则不能使用。输注前应轻柔地转动血瓶或血袋，使血浆与红细胞充分混匀，切忌用力猛摇、猛晃，以防止血细胞破坏而发生溶血。

3. 放置时间 从血库取出的血液应在短时间内输完，不宜在室温下放置过久，一般不得超过4小时，以免溶血或污染。用开放法采集的血液应在3~4小时内输完。

4. 无菌操作 在输血的整个过程中，均应严格执行无菌操作技术。

5. 加强观察 在输血的过程中应认真、密切观察患者有无输血反应，尤其应注意体温、脉率、血压及尿色。有严重反应时，则应立即停止输血并及时进行以下处理：①取血样重新鉴定血型和交叉配血；②取血袋内血作细菌学检查；③采患者尿液，检查有无游离血红蛋白；④保留剩余血液以备核查。

6. 保留血袋 输血完毕后，血袋应保留2小时，以备核查。

第二节 输血反应及并发症

通过加强血液制品消毒、传染病检测及血液过滤等措施，输血（包括全血与血液成分）的安全性明显提高。但仍有 3% ~ 10% 的病人可能出现不同程度的输血反应和并发症，严重者甚至危及生命。据估计与输血有关的死亡率约为 1/150 万 ~ 1/3 万。所以必须努力采取一切预防和治疗措施防止其发生。临床上常根据输血反应和并发症发生原因的不同及症状出现的早晚分为以下四大类。

一、与输入血液质量有关的反应

（一）非溶血性发热反应

非溶血性发热反应是最常见的一种输血反应，发生率为 3% ~ 4%。其他输血反应也可以首先表现为发热，因此，如遇到输血后发热，应首先排除溶血反应或细菌污染反应。引起发热的主要原因一是存在致热原。致热原是高分子的多糖体，多为细菌的代谢产物，致热原主要存在于不洁的制剂如抗凝剂、保存液或采血及输血的用品中；另一个是一种抗原抗体反应，这种原因引起的发热反应多发生在反复输血的患者或经产妇中，因多次输血后可在患者血清中逐渐产生白细胞抗体或血小板抗体，再输血时对输入的白细胞或血小板（抗原）即可发生抗原抗体反应而引起发热。在非溶血性发热反应中，绝大多数是由致热原引起的。

1. **症状** 多发生在输血后 1 ~ 2 小时内（快者可在 15 分钟左右）。患者先出现发冷或寒战，继而出现高热，体温可达 39℃ ~ 41℃，常伴有恶心、呕吐、头痛、皮肤潮红及周身不适，但血压无明显变化，症状可于 1 ~ 2 小时内完全消退，伴随大量汗出，体温逐渐下降至正常。

2. **处理**

（1）立即减慢输血速度，症状严重者可停止输血。

（2）为区别早期溶血反应及细菌引起的污染反应，血标本应立即送血库复查，并作细菌培养。

（3）用解热镇痛药物：如阿司匹林 1g 口服，或乙酰水杨酸 0.5g 口服等。并可用物理降温。寒战者可肌肉注射异丙嗪 25mg、哌替啶 50mg 或地塞米松 5 ~ 10mg 静脉滴入，并注意保暖。

（4）针灸：针刺内关、曲池、足三里、安眠等穴，强刺激，留针 15 分钟。

3. **预防措施** 自采用一次性输血器以来，发热反应的发生率已明显下降。对多次出现输血发热反应而原因不明者，宜输入洗涤红细胞而最好不用全血。

（二）溶血反应

输血后，输入的红细胞或受血者自身的红细胞被大量破坏引起的一系列临床溶血表现，称为溶血反应（HTR），分为急性溶血反应和迟发性溶血反应。它是输血过程中最严重的并发症，且绝大多数是免疫性的，即输入 ABO 血型不合的红细胞造成的；少数是非免疫性的，如输入低渗液体，冰冻或过热破坏红细胞等。其症状表现的轻重取决于输入异型血的多少以及溶血的程度，轻者可类似发热反应，重者可迅速死亡。

1. 症状

（1）典型的急性溶血反应：多在输血 10～20ml 后，患者突然感到头痛、头胀，呼吸急促，面部潮红，恶心，呕吐，心前区压迫感，全身麻木或剧烈腰背部疼痛（有时可反射到小腿）；严重时可出现寒战高热，烦躁不安，呼吸困难，皮肤苍白或发绀，脉搏细弱，血压下降，休克，有的患者很快昏迷死亡，有的患者则出现黄疸、血红蛋白尿、黏膜及皮下出血，并相继出现少尿、无尿等肾衰竭的症状。麻醉中的手术病人唯一最早的征象是心动过速、手术区内出血突然增加和低血压。

（2）迟发性溶血反应：发生在输血后 7～14 天，主要是由于输入未被发现的抗体所引起。症状是不明原因的发热和贫血，也可见黄疸、血红蛋白尿等。一般并不严重，经适当处理后都可治愈。

2. 治疗

（1）凡怀疑有溶血反应者，立即停止输血。

（2）核对受血者与供血者的姓名、血型、交叉配血试验报告及贮血袋标签等，必要时重新做血型及交叉配血试验。

（3）将剩余血液作涂片及细菌培养，以排除细菌污染反应。

（4）溶血反应早期的治疗重点是积极抗休克、维持循环功能、保护肾功能和防治弥散性血管内凝血（DIC）；同时注意保护呼吸功能，如有呼吸困难或昏迷，可做气管插管，立即常规皮下或肌肉注射肾上腺素 0.5～1.0mg。由于溶血反应产生的休克是抗原抗体过敏反应所致，故还应大剂量静滴地塞米松（10～20mg）。

（5）在未查明溶血原因之前，不能再输血，可输入新鲜血浆、6% 中分子右旋糖酐或 5% 白蛋白液以补充血容量，维持血压。若查明溶血原因，则可输入新鲜同型血以补充凝血因子，重者也可采用换血疗法，以减少游离血红蛋白对肾脏的损害。

（6）需用升压药物维持血压，可选用阿拉明或多巴胺等，不要使用去甲肾上腺素、血管升压素等明显减少肾脏血流量的药物。

（7）保护肾功能。肾功能的好坏是预后的关键，主要采用如下措施：

①碱化尿液：可以促使血红蛋白结晶溶解，易于通过肾小管排出，减轻对肾脏的刺激，保护肾脏功能。每天可静脉滴注 5% 碳酸氢钠溶液 300～400ml。碱化尿液的时间至少应持续 2～3 天。

②利尿：血压稳定后可应用呋塞米、20% 甘露醇或 25% 山梨醇 250ml 快速静脉滴注。注意利尿和扩容相结合。应该注意，当无尿时水的入量每天应控制在 500～800ml 以内。

③改善肾脏血循环：可以用肾区热敷或肾囊封闭的方法。

④纠正肾衰竭：肾衰竭有高钾血症、酸中毒或氮质血症，严重时可进行腹膜透析或血液透析治疗。

（8）DIC 的治疗：可应用肝素。

3. 预防措施 溶血反应是可以预防的，关键在于加强工作责任心，严格核对患者和供血者姓名、血型及交叉配血报告，采用同型输血。此外，应严格掌握血液预热的温度，避免一切可引起溶血的操作，如剧烈震荡或挤压、血液内加入药物等。

（三）过敏反应

过敏反应也是比较常见的输血反应，发生率为 2%～3%，其发生的确切原因尚不明确。过敏反应常发生于有过敏史的受血者，主要由抗原抗体反应、活化补体和血管活性物质释放所致；或者病人缺乏 IgA 或 IgA 亚类。前者因过去输血或妊娠发生同种免疫作用，或者无明显免疫史产生了特异性抗 IgA 抗体，过敏反应较重；后者产生有限特异性 IgA 抗体，过敏反应较轻。

1. 症状 过敏反应的主要表现为面色潮红、局部红斑、皮肤瘙痒，出现局限性或广泛性的荨麻疹，严重者可出现哮喘、喉头水肿、呼吸困难、恶心、腹痛、腹泻、神志不清、血压降低，甚至过敏性休克而危及生命。症状出现越早，反应越严重。

2. 处理

（1）应用抗组胺药物：常用者如扑尔敏、苯海拉明、异丙嗪等；也可用肾上腺皮质激素，常用地塞米松 5～10mg 肌注或静滴，氢化可的松 50～100mg 静滴；同时应保持静脉输液通畅。

（2）针灸：对荨麻疹可针刺风府、曲池、足三里等穴，哮喘可针刺天柱、百会、印堂等穴。

（3）反应严重者立即停止输血，吸氧，并立即皮下注射 1∶1000 的肾上腺素 0.5～1ml。

（4）如有休克者应积极采取抗休克措施，可用 10ml 生理盐水加 1∶1000 的肾上腺素 1ml 缓慢静脉注射（5 分钟以上）。

（5）如发生会厌水肿，应立即静脉滴注地塞米松 5～10mg，必要时行气管插管或气管切开术，以防窒息。

3. 预防措施

（1）为预防过敏反应的发生，有过敏史者不宜献血，要求供血者在采血前 4 小时起要禁食或仅用少量清淡饮食，不吃富含蛋白质的食物。

（2）对有过敏史或以前输血有过敏反应的受血者，可在输血前 1～2 小时口服苯海拉明 25mg，或在输血前 15 分钟肌注异丙嗪 25mg。

（四）细菌污染反应

是由于血液或输血用具被细菌污染而引起的输血反应。相对较少见，反应的强弱决定于细菌的种类、数量和患者的抵抗力。非致病菌污染由于其毒性小，症状多轻微，只发生轻度发热寒战，血压一般不下降；致病菌污染大多为革兰阴性细菌所致，如大肠杆菌、绿脓杆菌等，污染后可在 4℃～6℃冷藏温度中迅速滋生，并可产生内毒素，有时输血很少但反应很重，甚至出现感染性休克。

1. 症状 轻者常被误认为发热反应。在输入少量血液（往往输入 10~50ml 污染血）后即可突然出现寒战、高热、头痛、烦躁不安、大汗、呼吸困难、发绀、恶心、呕吐、腹痛、腹泻、脉搏细数、血压下降等类似感染性休克的表现，白细胞计数明显升高。

2. 处理 立即停止输血。积极抗休克、抗感染。大剂量抗生素静脉滴注（最好根据血的细菌培养结果与药物敏感试验选用抗生素）。对患者血和血袋血同时作涂片与细菌培养检查。

3. 预防 从采血至输血的全过程中，各个环节都要严格遵守无菌操作。输血前要认真检查血液质量，如怀疑有细菌污染可能应废弃不用，以保证安全。

二、与大量快速输血有关的并发症

（一）循环超负荷

输血可增加血容量，但对于心脏代偿功能减退的患者，特别是心脏病、贫血、老年人或儿童患者，如输血过量或速度过快可出现循环超负荷，或称容量超负荷，导致充血性心力衰竭和急性肺水肿。因此，对心脏代偿功能减退的患者在输血过程中要十分注意有无心衰的早期表现。

1. 症状 患者突发头痛、胸闷、心慌、心率加快、咳嗽、颈静脉怒张，甚至出现呼吸困难、肺部大量湿性啰音、咳大量血性泡沫样痰、皮肤发绀。X 线胸部摄片显示肺水肿影像。实验室检查可出现血细胞比容（HCT）和血红蛋白（Hb）同时升高，测中心静脉压（CVP）多高于 1.18kPa（12cmH$_2$O）。

2. 处理

（1）如无明显心衰，应减慢输血速度；如有明显心衰，则应立即停止输血输液，取半卧位，吸氧。

（2）利尿：可使用呋塞米、螺内酯等。

（3）强心：对于有心功能不全者，可酌情使用强心药物，如西地兰、毒毛旋花子苷 K 等。

（4）对于循环超负荷者，可在四肢扎上止血带以阻止静脉血回流。但扎止血带的时间不应超过 30 分钟，如需继续使用，可交替松开和扎紧。

3. 预防 对于老年人或心功能不全者，严格控制输血速度及输血量，一般情况下以每小时每千克体重 1ml 为宜；而对于一般患者，则以每小时每千克体重 2ml 以下较为安全。严重贫血患者以输浓缩红细胞为宜。

（二）出血倾向

大量快速输血可以引起出血倾向。原因主要是大量输入库存血造成病人体内血小板和各种凝血因子如凝血因子 V、Ⅷ和Ⅸ等的紊乱以及血钙降低。

1. 症状 表现为手术中术野广泛渗血，非手术部位皮肤黏膜出现出血点、紫斑或淤血斑，牙龈出血，鼻出血或血尿。在诊断出血倾向时应排除溶血反应和细菌污染反应。

2. 治疗

（1）查找出血原因：可查血小板计数、出凝血时间、凝血酶原时间以及纤维蛋白原定量等。

（2）补充缺乏的凝血物质：如血小板缺乏可补充浓缩血小板，凝血因子缺乏可补充凝血因子（又称冷沉淀 AHF），纤维蛋白原缺乏可补充新鲜血（24 小时之内的血）或血浆。

（3）止血药物的应用：常用的有 6‑氨基己酸、止血敏、立止血等，可抑制纤维蛋白的溶解。

（4）肾上腺皮质激素：激素可以减少血小板、凝血因子的破坏和毛细血管的损害。

3. 预防措施　在大量输血过程中要适当补充新鲜血，凡给库存血 800ml 应补充新鲜血 200ml。因库存血中抗凝物质含量过高，如大量输用易出现出血倾向。

三、输血传播的疾病

输血及血液制品能传播多种疾病，如病毒性肝炎、EB 病毒感染、巨细胞病毒感染、疟疾、丝虫病、梅毒、艾滋病（AIDS）、黑热病、回归热和弓形虫病等。其中最常见的为输血后肝炎，主要有乙肝和丙肝。预防措施有：①严格掌握输血适应证；②严格进行献血者体检；③在血制品生产过程中采用有效手段灭活细菌和病毒；④自体输血。

四、与输血操作有关的并发症

与输血操作有关的并发症主要是空气栓塞和微血栓栓塞。

（一）空气栓塞

产生空气栓塞的主要原因是操作不当，如输血器内空气未排尽，导管连接不紧或有裂缝而出现漏气，加压输血时无人看管等，空气均可随血液进入体内而发生栓塞。如进入静脉的空气量较少，不超过 10～20ml，则空气可能由右心室排至肺动脉，分布到肺小动脉，再到毛细血管，最后排出体外。如进入静脉的空气量大，则气栓可在右心室堵塞肺动脉，甚至充满肺动脉及其大分支，使血液无法进入肺内，严重妨碍气体交换，引起严重缺氧和急性右心衰竭。

1. 症状　输血过程中突然出现极度呼吸困难、严重发绀、胸痛、心动过速、血压下降、晕厥甚至休克，在心前区可听到水泡音或特殊的水轮样杂音。

空气栓塞诊断并不困难，但要注意与循环超负荷相鉴别，处理要及时。

2. 处理　立即停止输血，吸入纯氧。患者取头低脚高位并向左侧卧，使空气离开肺动脉口而集中到右心室尖部，以便借心脏的活动将空气打成泡沫，使之能陆续进入肺动脉而不致堵塞。必要时可经静脉插管至右心抽气。

（二）微血栓栓塞

较少见，输入大量的库存血后可出现。因库存血保存时间较长之后可以形成微聚物，微聚物由血小板、白细胞和纤维蛋白所形成，直径约为 50μm。血液保存期越长，微聚物数量越多。微聚物能通过普通的输血滤过器而进入体内，首先堵塞肺部毛细血管，引起呼吸功能不全。

1. 症状　输血后呼吸困难、喘憋逐渐加重，心率加快，口唇发绀，不因吸氧而改善。

2. 预防　选用微孔过滤器（网孔直径 20~40μm）输血。有条件最好输新鲜血或浓缩红细胞（CRBC），尽量少输库存血。

第三节　血浆及血浆增量剂

一、血浆

血浆是血液的液体部分，主要成分是血浆蛋白，不含红细胞，无携氧能力，常用于纠正低蛋白血症和补充血容量。临床上常用的有以下三种：

（一）普通血浆

分新鲜血浆和保存血浆两种。前者在采血后立即分离应用，除不含红细胞外，基本上保留了血液的各种成分；后者除血浆蛋白外，其他成分都已逐渐被破坏，一般情况下可以保存 6 个月。

（二）冰冻血浆

将普通血浆置于 -20℃ ~ -30℃ 的低温下保存，称之为冰冻血浆。保存期限一般为 5 年。

冰冻血浆可分为新鲜冰冻血浆、普通冰冻血浆和冷沉淀等。

1. 新鲜冰冻血浆（fresh frozen plasma，FFP）　采血后立即分出并在 3 小时内迅速使之冰冻者为新鲜冰冻血浆。新鲜冰冻血浆应用效果最好，外科最常使用，其内含血浆蛋白，各种凝血因子特别是不稳定的 V 和 Ⅷ 因子，白蛋白和球蛋白，纤维蛋白原（每毫升含纤维蛋白原 1.6g）。适用于各种凝血因子缺乏、免疫球蛋白缺乏、肝肾疾病引起的蛋白缺乏、DIC、输入大量库存血后引起的出血倾向、创伤引起的休克、感染性疾病、血浆置换等。一般不直接作为扩容使用，其主要凝血因子可保存 6 个月至 1 年左右，以后可转化为普通冰冻血浆，并可继续保存至 5 年。使用时在 37℃ ~ 39℃ 的温水中融化即可。

2. 普通冰冻血浆（frozen plasma，FP）　采血后 3 小时以上冰冻者为普通冰冻血浆，FP 中 Ⅷ 因子（FⅧ）和 V 因子（FV）及部分纤维蛋白原的含量较 FFP 低，其他全部凝血因子和各种血浆蛋白成分含量则与 FFP 相同。因此 FP 和 FFP 二者的适应证是相同的，而 FP 多适用于补充血容量和血浆蛋白，如在休克、烧伤和手术等情况中应用。一次输入量不宜超过 1000ml，否则须加用新鲜冰冻血液。

3. **冷沉淀（cryoprecipitate，Cryo）** 是 FFP 置于 1℃ ~ 5℃ 条件下融化后，再在 4℃ 无菌条件下经每分钟 2000 转离心沉淀，18 分钟后分出上层血浆，取出留下的部分（15ml 血浆及沉淀物质）即为冷沉淀。每袋冷沉淀（20 ~ 30ml）内含纤维蛋白原（至少 150mg）和 FⅧ（80 ~ 120U 以上）及血管性假血友病因子（vW 因子）。冷沉淀可以立即输用，也可在 -30℃ ~ -80℃ 的低温下保存 1 年，使用时用 37℃ 温水融化后立即输液。适用于特定凝血因子缺乏所引起的疾病，如甲种血友病（先天性第Ⅷ因子缺乏）患者出血期，先天性或获得性纤维蛋白缺乏症，von Willebrand 病出血患者以及手术患者出血的预防和治疗等。第Ⅷ因子的半衰期是 8 ~ 14 小时，故血友病出血期之患者输入冷沉淀最好以 12 小时一次为宜。成人每千克体重输入第Ⅷ因子 4U 可提高第Ⅷ因子水平 10%，小儿每千克体重输入 1U 可提高第Ⅷ因子水平 2% ~ 3%。

（三）冻干血浆（冰冻干燥血浆）

是用 ACD 保存液抗凝的 2 ~ 3 份不同血型的健康人的血浆混合后制成冰冻血浆，并在真空装置下加以干燥而成，基本上保存了冰冻时血浆内所含的各种成分。为淡黄色的疏松体，不含防腐剂或其他附加物质，应在 10℃ 以下存放，有效期为 5 年。每瓶含量相当于 200ml 液体血浆。应用时可加适量的蒸馏水或 0.1% 的枸橼酸钠溶液使之溶解，也可以用 5% 的葡萄糖或生理盐水来溶解，但由于这样溶解的血浆偏碱性（pH 值在 9.0 左右），因此大量输用时要注意酸碱平衡。

血浆的优点是保存期较长，应用时不用查血型和做交叉配血试验，较为方便，但可能传染输血后肝炎和其他疾病。

二、血浆增量剂

因血浆取自人血，不仅来源有限，而且可能传播肝炎和多种疾病，所以临床上经常使用一些药物来代替血浆进行扩容治疗。这些药物是经天然加工或合成技术制成的血浆替代物，其分子量和胶体渗透压近似血浆蛋白，能较长时间在循环中保持适当浓度，不在体内蓄积，也不会导致红细胞聚集、凝血障碍及切口出血等不良反应，产品无抗原性和致敏性，对身体无害。这些药物类似血浆蛋白，输入患者体内可以提高血浆胶体渗透压，使组织间液进入血管内而增加血容量，故称之血浆增量剂（plasma volume expander）或血浆代用品（又称代血浆）。一般在血容量不足时使用。

（一）理想的血浆增量剂应具备的条件

1. 分子量和血浆蛋白相近，具有一定的胶体渗透压，输入后能在血中保留一段时间，以达到增加和维持血浆容量的目的，能提高和维持已经上升的血压，但又不在体内长期蓄积。

2. 无毒性，无致热原，无抗原性和过敏反应。

3. 不导致血液明显理化性质的改变，不引起明显的凝血障碍，对肝肾功能无影响。

4. 制剂性质稳定，可以加热灭菌与长期保存，使用方便。

5. 药源广泛，价格便宜。

（二）临床上常用的血浆增量剂

1. 右旋糖酐（dextran）　是蔗糖经过一种特殊的球菌（肠膜状明串珠菌）作用后，分解而产生的多糖类物质。有高分子（分子量大于 10 万）、中分子（分子量 7 万~10万）、低分子（分子量 4 万左右）三种。目前常用的是中分子和低分子右旋糖酐。高分子右旋糖酐因分子量过大，可以引起微循环阻塞，临床上已不使用。

（1）6% 中分子右旋糖酐：分子量 7 万~10 万不等，国产右旋糖酐分子量为 75000，胶体渗透压高，故能吸收组织间液到血管中，起到扩充血容量的作用。6% 中分子右旋糖酐每克可增加血浆容量 15ml，每 500ml 含右旋糖酐 30g，可扩充血容量 450ml，扩充血容量的作用时间可维持 6~12 小时，故对低血容量性休克的防治效果最好。

右旋糖酐无营养价值，静脉滴注后由于血液被稀释，红细胞计数和血细胞比容下降，有利于微循环畅通。因稀释作用，血浆蛋白含量降低，但右旋糖酐不影响血浆蛋白的再生和分布，也不影响人体的免疫力和抗体形成。

右旋糖酐 24 小时用量不宜超过 1500ml，若输入量过多可使血液过度稀释，使血浆内纤维蛋白相对减少，而且血小板表面和血管壁上都被糖酐颗粒覆盖，使血小板功能降低，并且影响凝血酶的释放，从而可引起出血。输用 6% 中分子右旋糖酐时，偶尔可出现过敏性反应，如荨麻疹、哮喘发作等。

（2）10% 低分子右旋糖酐：分子量约 4 万，输入后在血中存留时间短，作用时间 1.5 小时。有渗透性利尿作用，输入后 3 小时可自肾脏排出约 50%，因此输用时应同时注意多补充液体。

低分子右旋糖酐的主要作用不是扩充血容量，而是降低血液的黏稠度和减少红细胞的聚积，因而可改善微循环和组织灌流。血管外科行血管吻合术后可用于预防血栓形成。血栓闭塞性脉管炎（Buerger 病）时应用，对减轻症状有一定效果。但血小板减少或有出血倾向的患者应慎用。

2. 羟乙基淀粉（hydroxyethyl starch，HES）代血浆　是由玉米淀粉制成的血浆增量剂，其分子量为 3 万~4 万与 6 万~7 万不等。常用的有 6% 羟乙基淀粉电解质平衡代血浆和羟乙基淀粉氯化钠代血浆（706 代血浆）等。

该制品在体内维持作用的时间比右旋糖酐长，4 小时血中存留率为 80%，24 小时为 60%，24 小时后血中浓度逐渐降低，很快随尿液排出。其无毒性、无抗原性、无过敏反应。特别是 6% 的羟乙基淀粉电解质平衡代血浆更为理想，其电解质成分与血浆相近似，并含有碳酸氢根，因此除能维持胶体渗透压外，还能补充细胞外液的电解质和提供碱储备。其 pH 值接近中性，相对黏度低于血浆，因此有利于血液稀释和疏通微循环。

3. 明胶类代血浆　是由各种明胶与电解质组合的血浆代用品。含4%琥珀酰明胶的血浆增量剂，其胶体渗透压可达6.2kPa（46.5mmHg），能有效地增加血浆容量，防止组织水肿，因此有利于静脉回流，并改善心输出量和外周灌注；又因其相对黏稠度与血浆近似，故有血液稀释作用和改善微循环、加快血液流速的效果。适用于手术、创伤引起的失血性血容量降低和血液稀释、体外循环时，用作胶体性血浆增量剂。

20世纪80年代以来研究人员不断研制可带氧的血浆增量剂，如一种与血浆相容的全氟碳化合物乳状液（全氟碳人造血），可用于心脏直视手术时体外循环，也可用于治疗局部缺血性疾病和保存供移植用的器官。

第四节　自体输血与成分输血

一、自体输血

自体输血是指收集患者自身的血液或术中失血，在需要时再回输给患者本人的方法。

1. 自体输血的优缺点

（1）优点：减少输血的并发症，如溶血反应等。不用做血型鉴定和交叉配血试验，可避免验血和交叉配血时发生技术上的错误。避免了因输血引起传染性疾病发生的危险。节约血源。

（2）缺点：有严格的标准和适应证，不是所有患者都能采用。可能延长手术时间（如血液稀释法）。操作及管理比较复杂。

2. 自体输血的适应证与禁忌证

（1）适应证：①有大出血的手术和创伤，如胸部创伤、脾破裂、异位妊娠破裂、神经外科、骨科、心血管外科、胸腹部手术等。②估计出血量在1000ml以上的择期手术，如主动脉瘤切除、肝叶切除等。③血型特殊者（无相应供血者，输血困难）。④体外循环或低温下的心内直视手术以及其他较大的择期手术与急症手术，可考虑采用血液稀释法。

（2）禁忌证：①血液受胃肠道内容物或尿液等污染，如消化道穿孔者。②血液可能有癌细胞的污染，如恶性肿瘤患者。③心、肺、肝、肾功能不全者。④贫血或凝血因子缺乏者。⑤血液内可能有感染者。⑥胸腹开放性损伤超过4小时以上者。

3. 自体输血的方式

（1）术中失血回输：能有效地补充血容量和减少输血量，而且很安全。适用于各种创伤、急症手术或择期心血管手术等。出血量大于1000ml者均可考虑回输。怀疑内出血的休克患者也可作自体体腔内出血回输的准备。自体失血的回输总量最好限制在3500ml以内。大量回输自体血时，应适当补充新鲜血浆与血小板悬液。

（2）血液稀释回输：是在手术前作自体采血，用晶体液或血浆增量剂去交换失血，从而使患者的总血容量保持不变，而体内血液处于稀释状态，故手术过程中丢失的是稀释血，也就能够减少术中红细胞的损失，这种情况下红细胞的损失量大约只相当于正常情况下的1/2。适当的血液稀释不会影响组织供氧和凝血机制，而且有利于降低血液黏稠度，改善微循环。所取出的血液可在术中或术后重新输还给患者。

（3）术前预存自体库存血：是指于择期手术前对患者分数次采血储存在血库中，以便于手术时使用，多用于需要较大量输血的择期手术。所采集的血以液态全血（最长35天）或浓缩红细胞形式低温（-80℃）保存（可达8年），留待手术或需要时回输。

（4）自体库存血：国外多用，指本人预先多次采集一定数量的血液，分离成各种血液成分，如浓缩红细胞和血浆，放在血库冰冻保存一定时间，以供日后手术或治疗之用。

二、成分输血

成分输血是把全血和血浆中的各种有效成分经过分离、提纯和浓缩，制成不同成分的血液制剂，临床可根据不同病人的需要而选择输用。成分输血的原则是缺什么补什么，又称为血液成分疗法。目前成分输血已经逐步代替了全血输血。

1. 成分输血的优点

（1）疗效好：需要输血的患者往往只缺乏血液中的一种或几种成分，应该是缺什么补什么。成分输血有效成分浓度高，纯度高，很快就能达到患者对实际缺乏成分所需要的水平。如因血小板减少而出血的患者至少需要输新鲜全血3000~5000ml才能使血小板含量达到止血水平，而输浓缩血小板则仅需输用400~500ml即可达到同一止血水平。

（2）输血安全：成分输血与全血输血相比可以减轻患者在输血过程中循环系统的沉重负担，减少各种输血反应和输血并发症的发生。

（3）节约血源：一般400ml全血只能输给1个患者，如将其分离成血液成分制剂则可以得到红细胞、血浆、浓缩血小板、抗血友病因子（冷沉淀、AHF）等，可以分别给几个患者使用。

（4）便于保存：一般情况下全血在4℃~6℃条件下只能保存3周，而冰冻红细胞在-80℃或-196℃条件下可保存10年，冰冻血浆在-20℃条件下可保存6个月~1年。抗血友病因子（冷沉淀、AHF）在-20℃条件下可保存1年，而血小板制剂在22℃条件下仍可保存3天。

2. 主要的血液成分制品

目前临床上能应用的血液成分制品已有30多种，主要可以分为血细胞成分、血浆成分和血浆蛋白成分三大类。各种血液成分制剂的内容物、特性及临床适应证见表5-1。

表 5-1 血液成分制剂的内容物、特性及临床适应证

成分制剂	内容物及特性	适应证
浓缩红细胞	含全血中全部红细胞及部分白细胞、血小板和血浆，血比容为 70%~80%，具有携氧能力	各种贫血，特别适用于心、肝、肾疾患又需输血的病人，手术输血
代血浆血	浓缩红细胞加等量 6% 中分子右旋糖酐，具有携氧和扩充血容量两种作用	较大量的失血，外科手术
少白细胞的红细胞	去除了全血中 70% 以上的白细胞，保留了全血中 70% 以上的红细胞，稍有血浆，有携氧能力	反复多次输血，体内产生白细胞抗体而又需输血的贫血患者
洗涤红细胞	用生理盐水洗涤 3 次，去除大部分白细胞、血小板，移除了 99% 的血浆，具携氧能力	阵发性睡眠性血红蛋白尿，自身免疫性溶血性贫血，多次反复输血有不良反应者
冰冻红细胞	加 -80℃ 或 -196℃ 甘油冷冻保存，输用前解冻洗涤，基本上无白细胞、血小板、血浆，有携氧能力	适应证同洗涤红细胞，多用于稀有血型输血、自身输血
浓缩白细胞	主要含白细胞和少量红细胞、血小板和血浆，400ml 全血可分得白细胞（1~1.2）×10^9 个，具抗感染能力	粒细胞减少症导致的感染，放疗、化疗所引起的粒细胞减少症
浓缩血小板	主要含血小板，少量白细胞和血浆，400ml 全血可分出血小板 0.48×10^{11} 个，有止血作用	血小板减少症及血小板功能异常引起的出血
新鲜冰冻血浆	内含血浆蛋白成分及各种凝血因子，无活性血小板，具有扩充血容量、补充凝血因子作用	创伤、烧伤等引起的休克，肝肾疾患引起的蛋白缺乏，血浆置换术
新鲜液体血浆	同上	同上
普通冰冻血浆	内含血浆蛋白及稳定凝血因子，缺乏不稳定凝血因子，具扩充血容量功能	创伤、烧伤等引起的休克，血浆置换术，肝肾疾患引起的蛋白质缺乏
冰冻干燥血浆	同上	同上
冷沉淀	含 FⅧ、FⅩⅢ 和 Willebrand 因子及纤维蛋白原，有止血作用	甲型血友病、von Willebrand 病、FⅧ 因子缺乏和纤维蛋白原缺乏引起的出血
白蛋白注射液	主含白蛋白，少盐，纯度在 95% 以上，具有提高血浆胶体渗透压、维持有效循环血容量作用	创伤、烧伤等引起的休克，肝肾疾患引起的腹水，新生儿溶血病引起的黄疸
免疫球蛋白	主含免疫球蛋白，纯度在 90% 以上，只供肌肉内注射，可增强机体免疫机能	预防麻疹和甲型肝炎、免疫球蛋白缺乏症
静脉免疫球蛋白	成分同上，可供静脉注射用，可增强机体免疫功能	除同免疫球蛋白外，还可治疗原发性血小板减少性紫癜，可与抗生素配合治疗严重感染
纤维蛋白原注射液	主含纤维蛋白原，有止血作用	胎盘早剥、羊水栓塞等引起的大出血，DIC，纤维蛋白缺乏症
凝血酶原复合物	主含凝血因子 Ⅱ、Ⅶ、Ⅸ、Ⅹ，有止血功效	治疗 Ⅱ、Ⅶ、Ⅸ、Ⅹ 因子缺乏症，甲型血友病用 Ⅷ 因子制剂已产生抗体的病人

第六章　外 科 休 克

第一节　概　述

休克（shock）是机体遭到强烈的损害性刺激后所产生的一种危重的急性病理过程。临床上主要表现为循环功能不全，低血压，心动过速，脉搏细弱，皮肤湿冷、苍白或发绀，呼吸浅速，尿量减少，烦躁不安，反应迟钝，神志模糊，昏迷，代谢性酸中毒，甚至死亡。通过从血流动力学、微循环、内分泌、代谢、细胞超微结构以及分子生物学等角度对休克病理生理学的研究，目前认为休克是各种致病因素造成机体有效血容量不足、心排血量降低、生命重要器官的微循环灌流量急剧减少，造成组织细胞供氧不足所引起的以代谢紊乱、细胞受损、脏器功能障碍为特征的临床综合病症。

一、休克的分类

休克的分类方法有很多种，可按引起休克的病因、按血流动力学特点、按休克的始动环节、按临床学科等进行分类。临床大多按病因分类，有利于及时认识并清除病因，采取针对性更强的防治策略。外科临床最常见的休克是低血容量性休克、感染性休克。

二、休克的发生机制

尽管休克可以由不同的病因引起，但有效循环血量减少所致微循环障碍是多数休克发生的共同基础。良好的心脏功能、正常的血管容积和充足的循环血量是保障微循环灌注的三个基本条件。不同的病因通过改变这三个条件中的一个或几个，使主要脏器微循环灌流量急剧减少，便会发生休克。休克的发生主要与微循环改变、相关细胞变化和细胞因子产生密切相关。

1. 微循环机制　微循环是指微动脉和微静脉之间的血液循环。血液循环最根本的功能是进行血液和组织之间的物质交换，这一功能就是在微循环部分实现的。典型的微循环由微动脉、后微动脉、毛细血管前括约肌、真毛细血管、通血毛细血管、动-静脉吻合支和微静脉等部分组成。血液流经微循环血管时，可通过以下3条通路从微动脉流向微静脉：①迂回通路：血液由微动脉进入微循环后，经后微动脉、毛细血管前括约肌、真毛细血管流入微静脉。这一通路管壁薄、途径长，具有通透性好、血流缓慢、与组织细胞接触面积大等特点。因此，血液流经这一通路时，血液与组织细胞之间可进行充分的物质交换。所以，这一通路又称"营养通路"。②直捷通路：是指血液经微动脉、后微动脉和通血毛细血管进入微静脉的通路。直捷通路经常处于开放状态，且血流速度较快。其主要功能不是进行物质交换，而是使一部分血液迅速通过微循环进入静脉，以满足体循环有足够的静脉回心血量。③动 - 静脉短路：血液从微动脉经过动 - 静脉吻合支直接流回微静脉。动 - 静脉吻合支管壁较厚，有完整的平滑肌，能够进行舒缩活动，但不能进行物质交换。这条通路不经过真正的毛细血管网，正常时总是关闭着，只有在病理情况下才大量开放。但是，动 - 静脉吻合支的开放会相对地减少组织对血液中氧的摄取。

微循环是血液与组织间液之间进行物质交换的血管床，容积很大，正常时仅 20% 毛细血管交替开放，其中的血量占全血量的 5% ~ 6%，而大部分毛细血管处于关闭状态。如果毛细血管全部开放，仅肝脏的毛细血管就能容纳全身血量，可见毛细血管潜在的容量十分巨大。

组成微循环的各部分结构不同，机能各异，对刺激的反应调节存在很大的差异。微动脉、后微动脉、动 - 静脉短路和微静脉都具有平滑肌，受交感神经支配，对儿茶酚胺敏感，同时也受局部血管活性物质如乳酸、丙酮酸和缺氧时肥大细胞所产生的组胺的影响。而处于毛细血管直捷通路起始部的毛细血管前括约肌虽亦有平滑肌细胞，却不受神经支配，对儿茶酚胺欠敏感，对乳酸等局部活性物质和组胺敏感。毛细血管管壁和毛细血管直捷通路的大部分只有单层内皮细胞，没有平滑肌。因此，微动脉、后微动脉和毛细血管前括约肌是真毛细血管和毛细血管直捷通路的前闸门，被称作毛细血管前阻力血管，血流灌入微循环的多少取决于这些阻力血管开放的大小；而微静脉的括约肌则是毛细血管和毛细血管直捷通路的后闸门，血液自微循环流出的多少取决于它的开放大小。生理情况下，这些括约肌协调地舒缩，保证了微循环的正常灌流，维持着血液与组织液之间正常的物质交换。遭受失血失液等因素刺激时，机体产生应激反应，动员多种代偿机制维持血压稳定和重要器官的血液灌注。

（1）缺血性缺氧期（休克代偿期）：由于有效循环血容量显著减少，引起组织灌注不足和细胞缺氧，同时因循环容量降低引起动脉血压下降，此时机体通过一系列代偿机制调节和矫正所发生的病理变化，包括：通过主动脉弓和颈动脉窦压力感受器引起血管舒缩中枢加压反射，交感 - 肾上腺轴兴奋导致大量儿茶酚胺释放，以及肾素 - 血管紧张素分泌增加等环节，可引起心跳加快、心排出量增加，以维持循环容量相对稳定；又通过选择性收缩外周（皮肤、骨骼肌）和内脏（如肝、脾、胃、肠）的小血管使循环血量重新分布，保证心、脑等重要器官的有效灌注。由于内脏小动、静脉血管平滑肌及毛细血管前括约肌受儿茶酚胺等激素的影响发生强烈收缩，真毛细血管网关闭，动、静脉间短路开放，结果外周血管阻力和回心血量均有所增加，延缓血压下降，保证心、脑、肺等重要器官的血液灌流。毛细血管前括约肌收缩和后括约肌相对开放有助于组织液回吸收和血容量得到部分补偿。真毛细血管网内血液静水压降低，使组织间液流入血管内，增加血容量，从而使血液稀释。在休克的最初 2 小时内，组织间液向血管内流入的速度可达 50～120ml/h。但微循环内因前括约肌收缩而致"只出不进"，血量减少，组织处于低灌注、缺氧状态。若能在此时去除病因，休克常较容易得到纠正。

（2）淤血性缺氧期（休克进展期）：若休克继续进展，微循环将进一步因动－静脉短路和直捷通路大量开放，使原有的组织灌注不足更为加重，细胞因严重缺氧处于无氧代谢状况，并出现能量不足、乳酸类产物蓄积和舒血管的介质如组胺、缓激肽等释放，这些物质可直接引起毛细血管前括约肌舒张，然后括约肌则因对其敏感性低仍处于收缩状态，真毛细血管网开放，微循环容量扩大，结果微循环内"只进不出"，导致血液滞留，毛细血管网内静水压升高，微循环血液流速愈加缓慢，甚至血液淤滞，血流停止，组织缺血缺氧加剧，物质交换趋于停止。血管壁通透性增强致血浆外渗、血液浓缩和血液黏稠度增加，又进一步降低回心血量，致心排出量继续下降、心、脑器官灌注不足，整个心血管系统功能恶化，机体逐渐由代偿演变为失代偿，全身情况恶化。但如果治疗措施正确有效，休克仍可逆转。

（3）弥散性血管内凝血期（休克晚期）：若病情未能有效控制而继续进展，微循环淤滞更加严重，全身细胞和器官损伤加重，功能严重障碍，便进入休克晚期，特点是微血栓形成，终至弥散性血管内凝血（DIC）。淤滞在微循环内的血液因血浆渗出，血细胞浓缩，红细胞黏滞性增加；血管内皮细胞损伤，胶原暴露，活化凝血因子Ⅻ，激活内源性凝血系统；受损的组织大量产生细胞因子、释放组织因子，激活外源性凝血系统；组织缺血缺氧，局部乳酸、组胺、激肽增多，血小板黏附和聚集能力增强。DIC 的形成是多种途径综合作用的结果。微血栓广泛形成后，大量凝血因子和血小板被消耗，使血管壁受到损害，出现广泛性出血。至此，组织缺血缺氧进一步加重，物质交换停止，代谢严重障碍，溶酶体破裂，细胞因子、炎性介质大量产生，细胞发生结构损伤和严重代谢障碍，多个重要生命器官功能衰竭。此时休克治疗十分困难，甚至不可逆，最终导致死亡。

应当指出的是，休克微循环三期之间并无明显的界限，是为了叙述而人为划分的。引起休克的病因和始动环节不同，休克三期的演变过程各不相同，并不完全遵循三期循序渐进的发展规律。

2. 细胞机制　休克微循环学说的提出对阐述休克发生机制有重要意义，其后，休克的临床治疗取得了突破性进展，但并不完善。研究表明，休克时一些细胞功能代谢的变化往往发生于微循环紊乱之前，而并不是继发于微循环障碍发生之后。因此，一些学者提出了休克细胞的概念和休克发生发展的细胞机制。

细胞机制认为，休克时发生功能、形态、代谢改变的细胞称为休克细胞，休克细胞是休克发生发展的基础。细胞生物膜首先发生损伤，继之细胞器发生功能障碍，随后细胞器结构损伤，最后细胞坏死或凋亡。

（1）细胞生物膜的变化：细胞生物膜包括细胞膜、线粒体膜、溶酶体膜、核膜等。细胞膜是休克时细胞最早发生损害的部位之一，主要表现为：细胞膜通透性增高；膜磷脂微环境改变，细胞膜流动性下降，细胞变形能力减弱；细胞膜上相关受体蛋白功能受损，对激素等反应降低；细胞膜的完整性破坏。线粒体是细胞进行有氧代谢的场所，是细胞内能量产生的主要部位。休克时线粒体变化发生较早，主要表现为：基质颗粒减少或消失；嵴肿胀，嵴内腔扩张；基质半透明化；最后结构稀疏化、嵴消失、基质外溢，线粒体崩解。线粒体还能释放凋亡诱导因子，激活核酸内切酶，启动细胞凋亡。溶酶体内有酸性蛋白酶、胶原酶等多种生物酶，组织缺血、缺氧时，细胞有氧代谢降低甚至停止，乳酸等产生增多，溶酶体膜通透性增高，溶酶体肿胀、空泡形成并释放其中的生物酶，导致细胞器受损、破裂、细胞自溶；溶酶体酶释放入血后直接损伤血管内皮细胞、平滑肌细胞，激活激肽系统、纤溶系统，产生心肌抑制因子，抑制心肌收缩，加重循环紊乱。

（2）细胞坏死：坏死是损伤细胞的被动死亡过程，是机体清除死亡细胞的主要形式，可同时出现大量细胞成片坏死。引起休克发生的原发致病因素如严重细菌感染可直接引起细胞死亡；严重缺血、缺氧、酸中毒、能量供应不足可导致细胞死亡；细胞生物膜损伤严重时会导致细胞死亡；溶酶体酶释放、炎症介质的产生可加速细胞死亡。

（3）细胞凋亡：细胞凋亡是一种基因调控的自主性死亡，特征是细胞膜和细胞器相对完整，染色质浓缩，DNA 断裂，细胞膜内陷将细胞自行分割成多个外有包膜、内涵物不外泄的凋亡小体。凋亡发生于单个细胞，对周围细胞影响较小，但组织器官中较多细胞发生凋亡同样会对器官系统的功能产生重要影响，是多脏器功能障碍的基础。

3. 分子机制 休克发生、发展、演变过程中，伴随着非常广泛而复杂的神经、内分泌、炎质介质、细胞因子等分子变化，这些分子或是生理成分，或是病理产物，或为拮抗物，组成复杂的网络，在不同类型的休克中和休克的不同阶段其种类、作用有很大的不同，目前对休克发生的分子机制尚未阐明，有待深入研究。

（1）儿茶酚胺：各种致休克因素均可引起交感－肾上腺髓质系统的强烈兴奋，儿茶酚胺大量释放入血，浓度可比正常高几十甚至几百倍。儿茶酚胺通过与其受体的结合发挥生物活性，使血液重新分布，移缓济急。可收缩外周血管，关闭真毛细血管网，使皮肤、腹腔脏器血流量明显减少，心率加快，心肌收缩性加强，心输出量增加，脑的灌流量基本稳定。儿茶酚胺还具有扩张支气管及促进生长激素、甲状腺素等分泌等作用，以广泛动员机体各方面的机制应对休克。

（2）糖皮质激素：致休克因素刺激机体产生应激反应，糖皮质激素的产生大大增加，可达正常的 3~5 倍。糖皮质激素具有重要的防御代偿意义，能促进蛋白质分解及糖原异生，保证重要脏器葡萄糖供应，维持机体对儿茶酚胺的敏感性，稳定细胞膜及溶酶体膜，抑制多种炎症介质的产生。不过，糖皮质激素具有抑制免疫反应等对机体不利的影响。

（3）体液因子与炎症介质：参与休克发生机制的此类因子种类繁多，生物学功能十分广泛，主要有 TNF－α、IL－1、IL－2、IL－6、IL－8、IL－10、β－内啡肽、白三烯、心肌抑制因子、氧自由基等，能诱导激活局部及全身炎症反应，清除病原微生物，促进组织修复；但炎症介质过量释放进入血液循环，可导致难以控制的全身瀑布式炎症反应，即全身炎症反应综合征（systemic inflammatory response syndrome，SIRS），造成组织广泛损伤，最终发展为多脏器功能障碍综合征（multiple organ dysfunction syndrome，MODS）。

三、休克对重要脏器功能的影响

在休克的演变过程中，尽管机体通过应激反应移缓济急以重新分布血液，维持重要脏器功能的稳定，但这种调节是有限的、不持久的、有副作用的。致休克因素及其导致的机体全身炎症反应可先后或同时造成全身各脏器不同程度的损害、功能障碍甚至衰竭。

1. 休克对肺的影响　休克引起的肺呼吸功能障碍，称为"休克肺"，属急性呼吸窘迫综合征（ARDS）的范畴。休克肺的主要形态学特征是间质性肺水肿，局部肺不张，充血，出血，微血栓形成，肺泡内透明膜形成，弥漫性肺泡毛细血管膜损伤。表现为气体弥散障碍、通气－血流比例失调，动脉血氧分压降低，进行性呼吸困难和低氧血症。

休克肺的发生原因是多方面的，与肺微血管痉挛，毛细血管壁通透性增高；肺泡表面活性物质来源减少、破坏增加；肺内 DIC 形成；炎症介质、氧自由基损伤呼吸膜等有关。休克肺较多见于感染性休克，也见于创伤性休克，约占休克死亡人数的 30%。

2. 休克对肾的影响　休克可影响肾脏而造成急性肾衰竭，称为"休克肾"。表现为少尿或无尿、氮质血症、高血钾和代谢性酸中毒。

休克早期机体发生应激反应，肾血流急剧减少而发生的肾衰竭属于功能性，肾小管上皮细胞尚未发生器质性损害，经过及时救治，肾血流量恢复，肾脏的泌尿功能可恢复正常。如果休克持续时间较长，肾小动脉持续痉挛，可引起急性肾小管坏死，短时间内不能恢复。肾功能严重障碍可加重内环境紊乱，使休克进一步恶化。

休克过程中肾脏所发生的病理生理变化主要有：血压下降促使肾素－血管紧张素大量产生，交感神经兴奋，儿茶酚胺增多；抗利尿激素分泌增多；肾脏合成前列腺素 E_2 减少，肾血管持久痉挛；肾小球毛细血管通透性降低，尿滤液减少；肾小管发生坏死，管腔填塞，肾小管内压升高，尿液渗漏到间质；肾小球毛细血管内纤维素沉着，发生弥漫性血管内凝血。

3. 休克对心脏的影响　休克早期由于机体的移缓济急调节机制，血液重新分布，心肌缺血不明显，心搏快而有力，但因静脉血液回流减少和（或）血管阻力的增高，心输出量常降低，当休克不断进展恶化，心肌收缩性减弱，对儿茶酚胺反应性降低；血浆中心肌抑制因子的大量积聚，严重酸中毒以及平均动脉压过低，使冠状动脉灌流不足，加重心肌缺氧，造成心功能进一步减退。细菌毒素对心肌有直接损伤作用。心功能降低使心输出量进一步减少，循环障碍加重，休克恶化。

4. 休克对脑的影响　大脑的生理活动需要较高的能量供应，主要利用葡萄糖，需要较高的血液灌流量，耗氧量高，对缺氧极为敏感。休克早期由于血液重新分布，脑功能障碍不明显；随着休克的进展，脑组织出现缺血缺氧，能量代谢严重障碍，酸性代谢产物堆积，细胞膜受损，引起一系列神经功能损害。

休克时脑功能损害的病理生理学变化特点为：① 动脉压过低或颅内压过高，使脑血管灌注压和脑血流量降低；② 由于脑组织缺乏能量储备，当休克造成脑缺氧时，脑的功能很快受损，两侧脑半球和脑干的缺氧均可引起昏迷，脑严重缺血缺氧 5～10 秒钟可造成几分钟昏迷，缺氧 3 分钟以上可造成数月昏迷；③脑缺氧产生的代谢产物和因能量消耗引起的细胞膜钠泵作用丧失，使钠离子进入细胞内，导致细胞水肿，进一步压迫血管，减少脑血管的灌注量；同时血管通透性改变，水分渗出血管，形成脑水肿和颅内高压，造成恶性循环；④ 脑血管对儿茶酚胺等不甚敏感，但对血 pH 值改变特别敏感，酸中毒和碱中毒都可引起脑血管灌流的失常。

由于休克对脑组织的影响，临床病人常出现意识障碍，还可有异常呼吸、瞳孔变化、神经反射异常、肌张力改变等。

5. 休克对肝脏的影响 休克时腹腔内脏血流量降低，对保持心脑的血液灌流起一定的代偿作用，但低灌流时间过长，腹腔内脏功能会因此受到损害。休克对肝的损害可因肝缺血缺氧、血流淤滞和肠源性内毒素的作用而引起，长时间休克可造成急性肝功能衰竭。早期表现为肝细胞水肿，轻度脂肪变性，后期肝细胞坏死、凋亡，大量炎性细胞浸润。肝代偿功能强大，有时虽有形态学改变，但功能仍可正常。肝为重要代谢器官，其功能降低涉及蛋白质与糖的代谢、解毒、凝血因子生成及胆汁代谢等，对机体影响较大。因此，当休克造成肝损害时，临床可出现：淤胆性黄疸，血清胆红素大于 $34.2 \mu mol/L$，碱性磷酸酶升高，酚磺酞钠排泄功能下降；血清谷草转氨酶和乳酸脱氢酶大于正常值 2 倍以上，血中酸性磷酸酶、β - 葡萄糖醛酸酶和组织蛋白酶上升；血浆白蛋白和血糖浓度降低；以及内毒素血症、高乳酸血症；凝血酶原时间延长，有出血倾向；氨基酸脱氨障碍，血中氨基酸升高，支链氨基酸下降，芳香氨基酸增加。

6. 休克对胃肠道的影响 休克时胃肠道功能会受到抑制，胃和十二指肠可因缺血等出现黏膜上皮受损，进而发生应激性溃疡。血压下降引起内脏血管收缩，其中尤以小肠血流减少为甚，其黏膜细胞内 ATP 的生物合成和氧化磷酸化发生障碍，影响了依赖能量的保护机制，导致肠黏膜的绒毛减少乃至消失；黏液细胞中的蛋白合成停止，使黏膜上皮细胞易被肠腔中的蛋白酶溶解或受肠腔内细菌、毒素损害而引起肠黏膜出血性坏死，当病变由节段发展到全胃肠道时，称出血性胃肠病。肠道黏膜损伤，胃肠黏膜屏障功能减弱，肠道中的细菌和内毒素通过损伤的肠道屏障进入门脉系统；细胞及小肠黏膜坏死还可有伪膜的形成（所谓伪膜性肠炎）。当弥散性血管内凝血发生后，可产生栓塞性溃疡与大量出血。休克还可抑制胰腺的分泌。

7. 休克对免疫系统的影响 休克时，免疫器官脾、胸腺、淋巴结内出现巨噬细胞增生，中性粒细胞浸润，淋巴细胞变性、坏死、凋亡。补体系统激活，产生过敏毒素等一系列血管活性物质。特异性、非特异性免疫反应激活后可产生大量细胞因子和多种炎症介质，介导全身炎症反应综合征。单核巨噬细胞系统负责清除血液中的纤维蛋白，由肠道侵入血液的细菌和毒素也基本由肝内的单核巨噬细胞所清除。当机体发生严重感染时，最初单核巨噬细胞系统尚可呈现旺盛的机能，但当血容量绝对或相对不足（如内毒素作用导致血管扩张）时，由于血液供应减少，组织缺氧，单核巨噬细胞的功能渐趋减弱，甚至呈现严重的抑制状态而不能发挥其解毒作用。休克状态下，又因肠道屏障功能受到损害，来自肠道的细菌与毒素进入血液循环，使循环系统和组织器官进一步受到损害，机体的免疫力进一步减弱，形成恶性循环。

四、休克的临床表现和监测

不同原因引起的休克临床表现有各自的特点，但各期休克有很多共同之处，早期发现、严密监测、果断正确治疗对休克的预后极为重要，代偿期休克往往能很快得到纠正，进展期休克治疗复杂，发展至 DIC 期则预后恶劣。

1. 休克的临床表现 凡遭受严重创伤、出血、失液、感染等严重损伤因素打击者，都应想到有发生休克的可能，须严密观察其神志、心率、血压、呼吸、体温等生命体征和小便量、出汗、情绪变化、面色、声音、四肢末梢循环、对刺激的反应等基本情况改变，特别对于幼儿、老龄、患有基础疾病者，更应提高警惕。临床上通常将休克病程分为三期，各期临床特点如下：

（1）休克代偿期：相当于病理生理学变化中微循环障碍的缺血性缺氧期。病人发生休克后尚处于代偿阶段，表现为神志清晰、精神紧张、面色苍白、四肢发凉、出冷汗、口渴、心跳加快、脉搏细速、脉压缩小、皮下静脉瘪陷，血压稍升高或正常，随后轻度或急剧下降。血压的变化取决于失血量的多少以及有效循环血量能否代偿。红细胞数和血细胞比容可能降低，甚至严重降低。

（2）休克进展期：相当于病理生理学变化中微循环障碍的瘀血性缺氧期，病程已进入休克失代偿阶段，此期病人表现为神志淡漠、意识模糊、反应迟钝，甚至发生昏迷；口唇及肢端发绀，外周静脉萎陷，出汗、四肢湿冷；心跳快而弱，脉搏细速或难以扪清，血压下降，脉压变得更小；少尿或无尿。

（3）休克晚期：相当于病理生理学变化中微循环障碍的弥散性血管内凝血期。患者微循环障碍的临床表现持续加重、恶化，昏迷加深，呼吸表浅，血压进一步下降，心率更快，脉压更小，四肢冰冷，无尿，皮肤黏膜或内脏出血等。多数病人有肺、肾、脑、肝、胃肠道等脏器功能损害甚至衰竭的表现。

2. 休克的监测 通过严密监测不但可了解病人病情变化和治疗效果，还可为调整治疗方案提供客观依据。

（1）一般监测

①精神状态：是脑组织血液灌流和全身循环状况的反映。如病人神志清楚，对外界的刺激能正常反应，说明病人循环血量已基本足够；相反，若病人表情淡漠、不安、谵妄或嗜睡、昏迷，反映大脑因血循环不良而发生功能障碍。

②皮肤温度、色泽：是体表灌流情况的标志。如病人的四肢温暖，皮肤干燥，轻压指甲或口唇时局部暂时缺血呈苍白，松压后色泽迅速转为正常，表明末梢循环已恢复，休克好转；反之则说明休克情况仍存在。

③血压：维持稳定的血压在休克治疗中十分重要。但是，血压并不是反映休克程度最敏感的指标。例如心排出量已有明显下降时，血压的下降常滞后约 40 分钟；当心排出量尚未完全恢复时，血压可已趋正常。因此，在判断病情时，还应兼顾其他的参数进行综合分析。在观察血压情况时，还要强调定时测量、动态比较。通常认为收缩压 <90mmHg、

脉压 <20mmHg 是休克存在的表现；血压回升、脉压增大则是休克好转的征象。

④脉率：脉率的变化多出现在血压变化之前。当血压还较低，但脉率已恢复且肢体温暖者，常表示休克趋向好转。常用脉率/收缩压（mmHg）计算休克指数，帮助判定休克的有无及轻重。指数为 0.5 多表示无休克；1.0～1.5 为有休克；>2.0 为严重休克。

⑤尿量与尿比重：是反映肾血液灌注情况的有用指标。尿少通常是早期休克和休克复苏不完全的表现。对疑有休克或已确诊者，应观察每小时尿量，必要时留置导尿管。尿量 <25ml/h、尿比重增加者表明仍存在肾血管收缩和供血量不足；血压正常但尿量仍少且比重偏低者，提示有急性肾衰竭可能。当尿量维持在 30ml/h 以上时，则休克已纠正。此外，值得注意的是，创伤危重病人复苏时使用高渗溶液者可能产生明显的利尿作用；涉及垂体后叶的颅脑损伤可出现尿崩现象；尿路损伤可导致少尿与无尿。

（2）特殊监测

①中心静脉压（CVP）：中心静脉压代表了右心房或者胸腔段腔静脉内压力的变化，在反映全身血容量及心功能状况方面一般比动脉压要早。CVP 的正常值为 0.49～0.98kPa（5～10cmH_2O）。当 CVP < 0.49kPa 时，表示血容量不足；高于 1.47kPa（15cmH_2O）时，提示心功能不全、静脉血管床过度收缩或肺循环阻力增高；若 CVP 超过 1.96kPa（20cmH_2O）时，表示存在充血性心力衰竭。连续测定以动态观察其变化趋势更有利于准确判断右心前负荷情况。

②肺毛细血管楔压（PCWP）：应用 Swan-Ganz 飘浮导管可测得肺动脉压（PAP）和肺毛细血管楔压（PCWP），可反映肺静脉、左心房和左心室压。PAP 的正常值为 1.3～2.9kPa（10～22mmHg）；PCWP 的正常值为 0.8～2kPa（6～15mmHg），与左心房内压接近。PCWP 低于正常值反映血容量不足（较 CVP 敏感）；PCWP 增高常见于肺循环阻力增高，如肺水肿时。因此，临床上当发现 PCWP 增高时，即使 CVP 尚属正常，也应限制输液量，以免发生或加重肺水肿。此外，还可在测 PCWP 时获得血标本进行混合静脉血气分析，了解肺内动静脉分流或肺内通气/灌流比的变化情况。但必须指出，肺动脉导管技术是一项有创性检查，有发生严重并发症的可能（发生率约 3%～5%），故应当严格掌握适应证。

③心排出量（CO）和心脏指数（CI）：CO 是心率和每搏排出量的乘积，可经 Swan-Ganz 导管应用热稀释法测出，成人 CO 的正常值为 4～6L/min。单位体表面积上的心排出量称为心脏指数（CI），正常值为 2.5～3.5L/（min·m^2）。此外，还可按下列公式计算出总外周血管阻力（SVR）：

$$SVR = \frac{平均动脉压 - 中心静脉压}{心排出量 \times 80}$$

正常值为 100～130kPa·s/L

了解和检测上述各参数对于抢救休克、及时发现和调整异常的血流动力学有重要意义。

④动脉血气分析：动脉血氧分压（PaO_2）正常值为 10.7～13kPa（80～100mmHg）；当降至 4kPa 时，组织已处于无氧状态。动脉血二氧化碳分压（PaCO_2）正常值为 4.8～

5.8kPa（36～44mmHg），休克时可因肺换气不足，出现体内二氧化碳蓄积致 $PaCO_2$ 明显升高；相反，如病人原来并无肺部疾病，因过度换气可致 $PaCO_2$ 较低；若病人通气良好，但 $PaCO_2$ 仍超过5.9～6.6kPa（45～50mmHg）时，常提示严重的肺泡功能不全；$PaCO_2$ 高于8.0kPa（60mmHg），吸入纯氧仍无改善，则可能是 ARDS 的先兆。通过监测 pH 值、碱剩余（BE）、缓冲碱（BB）和标准重碳酸盐（SB）的动态变化有助于了解休克时酸碱平衡的情况。

⑤动脉血乳酸盐测定：休克患者组织灌注不足可引起无氧代谢和高乳酸血症，监测有助于估计休克及复苏的变化趋势。正常值为1～1.5mmol/L，危重病人允许到2mmol/L。此外，还可结合其他参数判断病情，如乳酸盐/丙酮酸盐（L/P）比值在无氧代谢时明显升高，正常比值约10：1，高乳酸血症时 L/P 比值升高。

⑥DIC 的检测：对疑有 DIC 的病人，应测定其血小板的数量和质量、凝血因子的消耗程度及反映纤溶活性的多项指标。当下列五项检查中出现三项以上异常，有休克及微血管栓塞症状和出血倾向时，便可诊断 DIC：①血小板计数低于 $80×10^9/L$；②凝血酶原时间比对照组延长3秒以上；③血浆纤维蛋白原低于1.5g/L 或进行性降低；④3P 试验（血浆鱼精蛋白副凝试验）阳性；⑤血涂片中破碎红细胞超过2%。

⑦胃肠黏膜内 pH 值（intramucosal Ph，pHi）监测：休克时胃肠道较早便处于缺血、缺氧状态，因而易于引起细菌移位，诱发脓毒症和 MODS；而全身血流动力学检测常不能反映缺血严重器官组织的实际情况。测量胃黏膜 pHi 不仅能反映该组织局部灌注和供氧的情况，也可能发现隐匿性休克。

五、休克的预防和治疗

1. 休克的预防　避免遭受严重创伤、出血、失液、感染等严重损伤因素打击是预防休克的根本措施。对于已遭遇严重损伤因素打击者，应采取积极措施，以防止休克的发生或进展。严重外伤所致剧烈疼痛，要及时止痛（但对严重颅脑外伤、胸部外伤伴呼吸困难者应慎用镇痛药物），骨折要固定。较重损伤或进行大手术者，应及时补充血容量，术前准备足够的血液，选择适当的麻醉方法。对患有严重心血管、肺、肝和肾脏病变者如施行大手术，术前要充分评估，改善病变脏器的功能状态，术中保持呼吸道通畅，充分给氧，术后注重脏器功能的保护。胃肠道梗阻和其他严重水、电解质、酸碱平衡失调的病人，以及慢性消耗和低血容量的病人，应尽快纠正。严重感染、中毒者，应积极找出感染病灶，并及时采取相应的措施加以控制。对活动性出血患者应及早采取有效的止血措施，包括局部压迫、肢体用止血带等；对胸以下部位的创伤性失血，可临时采用抗休克裤止血；对内脏的出血应采取紧急手术止血，以减少血容量的继续丢失。须注意正确使用止血带和抗休克裤，防止肢体缺血和坏死。大手术前应建立1～2条通畅的静脉通道，必要时做大隐静脉穿刺、切开或锁骨下静脉穿刺，安置中心静脉导管。暂无输血条件者，可先输入平衡液（每出血1ml 输入平衡液3ml）。重症病人需转院治疗时，力求平稳轻快，避免沿途颠簸，冬天注意防寒保暖，夏天注意防暑散热。

2. 休克的治疗　休克是严重的急性全身性病理过程，临床治疗的原则是：去除病因，恢复重要脏器的有效灌流，防止细胞、组织、器官损伤，维持其功能。

（1）病因学治疗：积极治疗导致休克的病因，出血者止血，感染者控制感染，疼痛者止痛，失液者补液等。

（2）一般性治疗：包括卧床、适当的体位、制动、保持呼吸道通畅、给氧、建立静脉通道、保温、精神安抚等。

（3）改善微循环：微循环障碍，动脉血液灌注不足是休克发生、发展的主要矛盾，因此，改善和恢复微循环灌注是治疗休克的中心环节，包括扩充血容量、纠正酸碱失衡、调节血管舒缩功能等几方面。

①扩充血容量：各种休克都存在有效循环血量的绝对或相对不足，扩容是提高心输出量、改善组织灌流的根本措施，应强调及时和尽早。正确的补液原则是"需多少，补多少"。应在连续监测动脉血压、尿量和 CVP 的基础上，结合病人皮肤温度、末梢循环、脉搏幅度及毛细血管充盈时间等微循环情况，判断补充血容量的效果。通常首先采用晶体液，但由于其维持扩容作用的时间仅 1 小时左右，故还应准备全血、血浆、浓缩红细胞、白蛋白或血浆增量剂等胶体液输注。需要注意的是充分扩容并不是超量补液，否则会引起肺水肿、心衰等。

②纠正酸碱失衡：休克病人由于组织灌注不足和细胞缺氧，常有不同程度的酸中毒，而酸性内环境对心肌、血管平滑肌和肾功能均有抑制作用。在休克早期，又可能因过度换气，引起低碳酸血症、呼吸性碱中毒。按照氧合血红蛋白解离曲线的规律，碱中毒使氧合血红蛋白解离曲线左移，氧不易从血红蛋白释出，可使组织缺氧加重，故不主张早期使用碱性药物；而酸性环境有利于氧与血红蛋白解离，从而增加组织供氧。机体在获得充足血容量和微循环改善后，轻度酸中毒常可缓解而不需再用碱性药物；但重度休克合并酸中毒经扩容治疗不满意时，仍需使用碱性药物，且用药前需保证呼吸功能正常，以免引起 CO_2 潴留和继发呼吸性酸中毒，给药后应按血气分析的结果调整剂量。

③调节血管舒缩功能：合理应用舒缩血管药物以调节血管舒缩功能是改善微循环的重要措施之一。严重休克时，单用扩容治疗不易迅速改善循环和升高血压。有时血容量已基本补足却仍不能改善微循环和维持血压，则应选用血管活性药物。血管活性药物分为血管收缩剂和血管扩张剂。血管收缩剂有以下药物：

a. 去甲肾上腺素：是以兴奋 α 受体为主、轻度兴奋 β 受体的血管收缩剂，能兴奋心肌，收缩血管，升高血压及增加冠状动脉血流量，作用时间短。

b. 间羟胺（阿拉明）：间接兴奋 α、β 受体，对心脏和血管的作用同去甲肾上腺素，但作用弱，维持时间约 30 分钟。

c. 多巴胺：是最常用的血管收缩剂，具有兴奋 α、$β_1$ 和多巴胺受体作用，其药理作用与剂量有关。小剂量（<10μg/min·kg）时，主要是兴奋 $β_1$ 和多巴胺受体，增强心肌收缩力和增加 CO，并扩张肾和胃肠道等内脏器官血管；大剂量（>15μg/min·kg）时则兴奋 α 受体，增加外周血管阻力。抗休克时主要取其强心和扩张内脏血管的作用，宜采取小剂量。为提升血压，可将小剂量多巴胺与其他缩血管药物合用，而不增加多巴胺的剂量。

d. 多巴酚丁胺：对心肌的正性肌力作用较多巴胺强，能增加 CO，降低 PCWP，改善心泵功能。小剂量有轻度缩血管作用。

e. 异丙基肾上腺素：是能增强心肌收缩力和提高心率的 β 受体兴奋剂，因对心肌有强大收缩作用和容易发生心律失常，不能用于心源性休克。

血管扩张剂有 α 受体阻滞剂和抗胆碱能药两类。前者包括酚妥拉明、酚苄明等，能解除去甲肾上腺素所引起的小血管收缩和微循环淤滞并增强左室收缩力。其中酚妥拉明作用快，持续时间短；酚苄明兼有间接反射性兴奋 β 受体的作用，能轻度增加心脏收缩力、心排出量和心率，同时能增加冠状动脉血流量，降低周围循环阻力和血压，作用可维持 3～4 天。抗胆碱能药物包括阿托品、山莨菪碱和东莨菪碱。临床上较多用于休克治疗的是山莨菪碱（人工合成品为 654－2），可对抗乙酰胆碱所致平滑肌痉挛，使血管舒张，从而改善微循环；还可通过抑制花生四烯酸代谢，降低白三烯、前列腺素的释放而保护细胞，是良好的细胞膜稳定剂，尤其是在外周血管痉挛时，对升高血压、改善微循环、稳定细胞膜方面效果较明显。硝普钠也是一种血管扩张剂，作用于血管平滑肌，能同时扩张小动脉和小静脉，但对心脏无直接作用，静脉用药后可降低前负荷。但应注意神经系统的不良反应。

休克时血管活性药物的选择应结合具体情况，抓住主要矛盾，如休克早期主要病情与毛细血管前微血管痉挛有关，后期则与微静脉和小静脉痉挛有关，因此应采用血管扩张剂配合扩容治疗。在扩容尚未完成时，如果有必要，也可适量使用血管收缩剂，但剂量不宜太大、时间不能太长，应抓紧时间扩容。为了兼顾各重要脏器的灌注水平，常将血管收缩剂与扩张剂联合应用，例如用去甲肾上腺素和硝普钠联合静脉滴注，可增加心脏指数 30%，减少外周阻力 45%，使血压提高到 10.7kPa（80mmHg）以上，尿量维持在 40ml/h 以上。

（4）改善细胞代谢、减轻细胞损伤：休克时细胞损伤可原发，也可继发于微循环障碍之后。改善微循环可防止细胞损伤，还可应用清除自由基、补充能量等措施改善细胞代谢，可选用葡萄糖－胰岛素－钾盐（GIK）或三磷酸腺苷－氯化镁（ATP－$MgCl_2$）等。

（5）阻断炎症介质的有害作用：MODS 发生与炎症反应失控密切相关，应用炎症介质的阻断剂和拮抗剂，阻断炎症介质的有害作用，可有效防治 MODS。糖皮质激素具有抗炎作用，应用得当可抑制过度炎症反应；血液滤过和血浆交换能去除过多的炎症介质和毒素，具有一定的临床价值。

（6）重要脏器功能的保护：休克可引起肺、肾、脑等重要脏器的损伤，治疗休克时要注意重要脏器功能的保护。合适的给氧方式对保护肺功能有利；避免应用肾毒性药物、增加肾脏血液流量可起到保护肾脏的作用；冰帽降温、冬眠疗法能保护脑细胞。

第二节 外科常见的休克

一、低血容量性休克

低血容量性休克包括失血性休克、失液性休克和创伤性休克等。引起这类休克的常见疾病有肝脾破裂、胃十二指肠溃疡并发大出血、门静脉高压症食管胃底曲张静脉出血等大量失血；急性肠梗阻等急腹症所出现的大量失液；挤压伤、大面积撕裂伤等造成大量失血与大量血浆丢失。低血容量性休克的发生主要取决于循环血量的丧失量和速度，以及机体的代偿能力。机体代偿主要通过即发的血管收缩和缓慢的自体输液两种方式。一般 15 分钟内的失血量少于全身血量的 10%（约 400～500ml），机体通过代偿可使组织灌流维持稳定。快速失血量超过全血量的 15%～25%，即可发生休克。

创伤性休克的发生发展比单纯失血性休克复杂得多。除了血浆或全血丧失之外，还有损伤部位的出血、水肿和渗出致组织间隙的液体不能参与循环，使循环血量大为减少；此外，创伤时剧烈的疼痛以及创伤造成的组织破坏和分解产物（如组胺、蛋白酶等）的释放等，也可通过扩张微血管、增加血管壁通透性等，使有效循环血量进一步降低，组织缺血更为严重而导致休克。

正确评估低血容量性休克患者的失血失液量、休克的程度对于制定治疗策略有重要意义。

1. **失血、失液量的估计** 一般根据患者口渴程度、面色、手足皮温、浅静脉充盈程度、尿量等，可以粗略估计出血量的多少。脉率、血压、血细胞比容与中心静脉压四项一般可作为估计失血的指标，尤其是前三项（表 6－1）临床容易获取数据，借此可迅速作出初步判断。

表 6－1 失血量的初步评估表

失血量（ml）	脉率（次/分）	收缩压（kPa）	血细胞比容（%）
<800	90～100	10.64～11.97	38
800～1600	100～120	7.98～10.64	34
>1600	>120	<7.98	30

失液或血浆丢失为主者，可依据上表，结合电解质浓度、尿比重进行评估。

2. **休克程度的估计** 休克程度的判断需根据意识、脉率、动脉血压、脉压、中心静脉压、呼吸频率、尿量、血细胞比容、电解质浓度等多项指标进行综合评估，临床并无绝对标准，尤其要结合患者的年龄、性别、基础血压、脉率等参数，动态评估，切忌盲目对号入座。

3. **治疗** 基本原则参见本章第一节。对失血失液的病因应尽可能及早处理。对于失血失液量不足 1000ml 者，通过快速扩容可迅速纠正休克状态。扩容应选择晶体或胶体液，两者应用的比例以及血液成分的使用，均须根据失血、血浆或丢失水分和电解质的具体情况酌情考虑，可参考以下方法估计：轻度休克时，细胞代谢障碍较轻，心血管和其他器官尚无明显损害，如平素无贫血和低蛋白血症，无论失血、失液，均可用生理盐水或平衡电解质液补充血容量；中度和重度休克时，毛细血管内皮细胞受损，血管通透性明显增高，血管容积扩张，自身的调整能力明显降低，缺少的体液成分就需要相应的液体补充，如输入红细胞提高血细胞比容、输入白蛋白以保持血液胶体渗透压等。

创伤性休克比单纯的失血失液性休克更易有血液黏度增高和毛细血管的红细胞聚集，因此多出现组织水肿而血管内血容量不足。此时，扩容常先用电解质液，继以全血或浓缩红细胞。若失血 >1000ml，应从两条静脉通路分别输入电解质液和全血等，输液速度亦应较快。如血压测不到，心率用心电图方能测准确，中心静脉压较低者，更宜快速扩容，甚至采用动脉灌注，可在 30 分钟内输入液体和全血共 3~4L，然后根据病情调节输注速度，或用血管活性药物等。扩容总量大多需超过估计量的 1 倍，因为从血管渗漏液体量往往很大，尤其在多处伤、挤压伤、大面积开放性创伤等情况下更需如此。

血管活性药物在单纯的失血失液性休克时应慎重选用，因为这种休克的内源性血管活性物质释放不如感染性休克复杂，扩容后休克易于纠正；如血容量不足，使用血管活性药物反而加重周围血液分布紊乱。创伤性休克如输入的晶体液和胶体液已达估计丢失量的 1.5 倍而血压仍不回升时，则需用多巴胺、间羟胺等血管活性药物，以提升血压和避免输液过多。用药前后应监测中心静脉压、肺毛细血管楔压、心脏指数、周围血管阻力指数等，以帮助调整剂量。

输入大量晶体液后，如血压已回升，但尿量未增加，要考虑肾功能损害可能，可用利尿药等保护肾功能。对顽固性的低血容量性休克，经过扩容、纠正酸中毒、使用血管活性药物而效果不显著者，要对病情及治疗方案重新进行评估，重点考虑失血失液是否有效控制，是否发展为 MODS。

二、感染性休克

外科感染性休克多见于腹腔内感染、烧伤脓毒血症、泌尿系感染等并发的菌血症或脓毒血症，有时由污染的手术、导管置入或输液等引起。病原菌约 2/3 为革兰阴性菌，约 1/3 为革兰阳性菌。其主要发生机制是由于感染灶的病原微生物及其释放的各种毒素刺激单核巨噬细胞、肥大细胞、内皮细胞和中性粒细胞等，生成并激活多种内源性炎症介质，如 $TNF-\alpha$、$IL-1$、$IL-2$、$IL-6$、$IL-8$ 等，通过对心血管和血液中细胞成分的影响，引起微循环障碍，最终导致休克。不过其形成机制极为复杂，感染性休克早期即可有较广泛的细胞损害，周围血液分布显著失常，血液常呈高凝状态。机体细胞的损害较早发生，组织细胞不能利用氧，以致动-静脉氧差变小。此外，在感染性休克过程中，微循环变化的不同阶段常同时存在。感染性休克不像低血容量性休克那样，微循环变化具有三期典型经过，而是发生休克后很快便进入弥散性血管内凝血阶段，并且在微循环变化方面，感染性休克常有毛细血管前的动-静脉短路大量开放。因此，感染性休克病人的微循环变化和内脏继发性损害较为严重。

引起感染性休克的感染源不同，作用不同，各种感染性休克的临床表现差异很大，根据血流动力学特点，可分为高动力型休克和低动力型休克两大类。

1. 高动力型休克　又称暖休克，血流动力学特点是外周阻力低，心输出量增加。临床表现为皮肤粉红、温热而干燥，不湿、不凉，少尿，意识清醒，躁动，血压下降等。其形成主要与微血管扩张、心输出量增加有关。

2. 低动力型休克　又称冷休克，血流动力学特点是外周阻力高，心输出量减少。临床表现与一般低血容量性休克相似，如皮肤黏膜苍白、四肢湿冷、少尿、血压下降等。其形成主要与微血管收缩、心输出量减少有关。

临床大多数感染性休克属于内毒素休克，特点是外周血管阻力先降低，后升高，心脏指数、周围血管阻力与临床表现并不完全相一致，可能与周围血管交替出现舒张与收缩有关，提示感染性休克的发生发展机制十分复杂，目前尚有许多未知环节，临床死亡率极高。

3. 治疗　基本原则参见本章第一节。控制感染和抗休克是治疗的中心环节，积极处理感染灶有时具有决定性意义。感染性休克有其特点，临床抗休克治疗应注意以下几方面：

（1）扩容和调节酸碱平衡：冷休克患者大多有体液额外丢失与摄入不足，血容量明显不足，所以扩容量应较大，输液速度应较快；暖休克的有效循环血量不足，但血容量常未明显减少，故应控制扩容量。感染性休克时，心功能常受心肌抑制因子影响，须防止输液过量引起肺水肿和心力衰竭。一般应监测中心静脉压、肺毛细血管楔压，为扩容作参考。酸中毒为休克的常见改变，可影响心血管功能，故须及时纠正。休克早期，尤其是暖休克早期，可因过度换气出现呼吸性碱中毒，有的可有低血氯、低血钾和代谢性碱中毒。

（2）血管活性药物：原则上冷休克需用扩张血管药物，暖休克需用收缩血管药物。但临床上为了稳妥起见，血压很低时，即使表现冷休克仍不宜使用作用较强的血管扩张药，可联合使用多巴胺、间羟胺，使血压上升到12kPa（90mmHg）。如无明显效果，可改用去甲肾上腺素，该药的升压作用较强，但有降低肾血流量的特点，可用小剂量多巴胺配合。如用上述药物后血压仍不回升，应考虑心功能不全、血容量不足、酸中毒或肾上腺皮质功能低下，须进行相应治疗。

（3）维护心功能：一方面要保持冠状血管灌流，另一方面应注意心肌的负荷和氧耗。宜选用多巴酚丁胺、多巴胺或间羟胺等心肌氧耗稍低的药物。前负荷过大时，可用速尿等利尿药。用血管扩张药可使血压降低，但控制血压下降度在8%~10%范围仍能改善心搏出量和微循环。增强心肌收缩力可试用葡萄糖-胰岛素-钾盐静脉缓慢滴注。近来发现阿片受体竞争性抑制剂纳洛酮（naloxone）可增加感染性休克病人的心搏出量，有升压效果，其作用可能是对抗休克时体内增多的β-内啡肽，因内啡肽有抑制循环呼吸中枢与抑制心肌的作用。

（4）减轻细胞损害：可应用糖皮质激素氢化可的松、地塞米松或甲基强的松龙等。还可选用葡萄糖-胰岛素-钾盐（GIK）或三磷酸腺苷-氯化镁（$ATP-MgCl_2$）等。

（5）抗感染药物及感染灶处理：选择抗感染药物的可靠依据是细菌培养和药物敏

感试验的结果，但需一定的时间，且结果又不一定全呈阳性。为了临床急诊用药的需要，可供参考的其他依据有：脓液或伤口的性状，如绿脓杆菌感染分泌物呈青绿色、伤口肉芽组织倾向坏死溶解；厌氧菌感染的分泌物有臭味、稀薄、色暗、肉芽污秽不鲜；脓液涂片可大致区分革兰染色阳性或阴性的球菌、杆菌或其他微生物；感染的原发部位和过程，如腹腔感染一般以肠道菌属为主，医院内感染的病原菌带有耐药性；内毒素血试验，结果阳性提示存在内毒素血症，大多为革兰阴性菌感染，但阴性不能除外血中存在内毒素。

抗生素应采取联合应用的原则，这是因为感染性休克时病人免疫力降低而细菌毒力较强，两种药物同时联合应用可避免单一药物剂量增大而毒性也增大之缺点，并且许多脓毒血症为多种菌种所引起。如肠源性感染宜联合使用针对需氧菌和厌氧菌的药物。抗生素合用时应注意休克机体药物动力学特点，口服与肌肉注射的药物吸收均受限，最佳途径是静脉用药。还需考虑休克时肾功能降低易出现药物毒性作用、药物过敏反应及对肾、肝、骨髓、神经系统等的损害。

原发感染病灶（如脓胸、腹膜炎、重症胆管炎、坏死肠管等）的存在是发生休克的主要原因。对于感染性休克，必须在抗休克综合治疗的同时，积极处理原发病灶，才能纠正休克和巩固疗效。因此，经过短期积极的抗休克治疗后，即使休克未见好转，也应通过外科手术方法处理原发感染灶，且休克状态下外科手术宜尽可能采取简单有效的手术方式。

（6）免疫功能的维持：休克以及严重的感染、烧伤或创伤，均可降低机体抗感染能力。一部分病人可能原有免疫功能的不足，如粒细胞减少、糖尿病、使用皮质激素或抗癌药、肝硬化、尿毒症等，其预后往往不良。作为支持抗感染能力的一般措施，输入新鲜血液或新鲜血浆比较便利可行。增强免疫的制剂正在研究和试用中，如烧伤抗血清、核糖脂抗体、抗菌免疫 RNA 等。

（7）凝血失常的治疗：感染性休克常有凝血－纤维蛋白原溶解方面的紊乱，进而可发展成弥散性血管内凝血（DIC），并伴发多器官功能衰竭。DIC 是一种动态的病理改变，起始可无明显症状，进展时有皮肤出血斑点、消化道出血等出血表现。器官衰竭起自微循环障碍，有呼吸加快、呼吸窘迫或困难、意识障碍等临床表现。

实验室检查包括血小板、纤维蛋白原、凝血酶原时间；需要时检测凝血活酶时间、优球蛋白溶解时间、血浆鱼精蛋白副凝集试验；如能检测纤维蛋白原降解产物（FDP），则有助于较早发现凝血－纤溶的异常。

治疗最好在未出现明显症状时开始，血小板 $<80000/mm^3$ 时，即应警惕凝血系统改变。及早恢复有效循环血量，应用低分子右旋糖酐。如血小板 $<50000/mm^3$，出现某些意识和呼吸方面症状，但未发生纤维蛋白原溶解加速和出血现象，应考虑使用肝素，同时需监测凝血酶原时间、优球蛋白溶解时间等。DIC 继发纤维蛋白原溶解亢进时，血中纤维蛋白原明显减少，而 FDP 明显增多或血浆蛋白副凝集试验阳性，发生出血症状时，应使用 6－氨基己酸或抗纤溶芳酸等，并适当输入新鲜血液与纤维蛋白原。此时若合并有脑、肺、胃肠等器官衰竭，亦须进行相应的治疗。

第七章　重症救治与监护

第一节　心、肺、脑复苏

一、概述

心搏骤停是指心脏的有效收缩和排血功能突然衰竭，全身血液循环停止，血液供应中断，并伴有呼吸停顿而致组织缺血、缺氧和代谢障碍，表现为临床死亡状态。为使循环、呼吸恢复所用的一切抢救措施，称为心肺复苏（cardiopulmonary resuscitation，CPR），而真正成功的复苏应包括脑功能的恢复，因此完整意义上的逆转临床死亡的抢救过程，应是心肺脑复苏（cardiopulmonary and cerebral resuscitation，CPCR）。

（一）心搏骤停的类型

根据心电图（electrocardiogram，ECG）、触诊或肉眼观察，心搏骤停可分为四种类型：

1. 心搏停止（心室停顿）　心跳完全停止，心肌无收缩，无心电活动，ECG呈现为一条直线。

2. 心室颤动　心室肌不规则蠕动，蠕动幅度小为"细颤"，蠕动幅度大为"粗颤"，ECG振幅、波形和节律无规律，心室无排血功能。

3. 快速型心律失常　包括室性心动过速与室上性心动过速。

4. 无脉电活动　指不包括室性心动过速（VT）与心室颤动（VF）的心脏有电活动而无搏出的心律失常，包括心电机械分离、室性自主节律、室性逸搏心律等。

（二）心搏骤停的原因

1. 手术室外心搏骤停的原因

（1）意外事件：如触电、溺水、雷击、严重创伤、窒息、中毒等。

（2）电解质及酸碱平衡紊乱：如急性高钾血症或低钾血症、严重的酸中毒等。

（3）药物中毒反应或过敏：如锑剂、洋地黄、奎尼丁、局部麻醉药等中毒反应或过敏。

（4）器质性心脏病：如各种类型心脏病、心肌炎、心肌病等。

（5）休克：如心源性休克、感染性休克等。

（6）对心脏的直接刺激：如心导管检查或治疗。

2. 与手术麻醉有关的心搏骤停的原因

（1）手术因素：某些特殊部位如颅内、胸腔和腹腔内手术较其他部位的手术更容易发生心搏骤停；突发的急剧的大量失血极易导致心搏骤停；复杂的大手术也易导致心搏骤停。

（2）神经反射因素：术中神经反射可能直接导致心搏骤停，若存在缺氧、二氧化碳潴留则更易发生。刺激主动脉弓、颈动脉窦及颈动脉体，刺激咽喉、气管、支气管、膈肌，扩张肛门，压迫眼球，刺激或牵拉内脏如胆囊、肠系膜等，均可引起迷走神经反射而导致心搏骤停。

（3）缺氧、二氧化碳蓄积：手术中急性呼吸道梗阻，严重呼吸抑制或呼吸停顿均可导致严重缺氧、二氧化碳蓄积而使心搏骤停。

（4）麻醉因素：麻醉的选择、实施、管理等不当也会招致心搏骤停，常见的有以下几种：① 药物过量：全身麻醉药或血管内给药速度过快可导致严重的循环抑制乃至心搏骤停；② 麻醉过深：椎管内麻醉范围过广或全脊髓麻醉均可导致心搏骤停；③ 呼吸管理不善可致患者缺氧或二氧化碳蓄积；④ 术中补液严重不足、过多或电解质失衡；⑤ 体位：某些患者如有心包填塞，心脏或大血管受压、牵拉、扭曲等，其体位的急剧变动，尤其在全身麻醉下从仰卧位快速变为坐位或俯卧位或侧卧位时，均可引起急骤的血流动力学改变，从而导致心脏停搏。

（三）心搏骤停的病理

主要有以下几方面的改变：

1. 迷走神经张力增高　迷走神经兴奋可抑制窦房结起搏点，抑制传导，严重者可导致心搏骤停。机械刺激、缺氧、二氧化碳蓄积、中毒等都可能是迷走神经张力增高的原因。

2. 心肌凝固或断裂　多由电流的直接损伤所致。

3. 血流动力学的急剧变化　这种变化对于高血压、冠心病患者可造成心肌急剧的供氧与需氧的比例平衡失调，导致心肌缺血、缺氧而出现心搏骤停。

（四）缺血后再灌注损伤

1. 心肌缺血再灌注损伤　可使心脏发生心肌超微结构损伤，钙离子超载，心肌酶漏出，心律失常以及再流现象。

2. 脑组织再灌注损伤　可致脑细胞内水肿，导致神经系统后遗症。

缺血后再灌注不一定能使缺血细胞恢复功能，相反，在一定条件下它可加重已有的细胞损伤，甚至使损伤变为不可逆。

（五）心搏骤停的安全时限

CPCR 的成功与否主要取决于复苏开始的时间。确切的心搏骤停的安全复苏时限尚难确定。4~6 分钟后脑细胞即出现不可逆性损害，10 分钟后脑细胞死亡。一般而言，5 分钟被认为是复苏安全时限。

（六）心搏骤停的诊断

准确及时地作出诊断是复苏成功的关键。要求尽可能在 30 秒内确定诊断。正在接受心电图或直接测动脉血压者，其心搏骤停可即刻发现。但在大多数情况下，须凭借以下征象确定：

1. 意识突然消失，呼之不应（在全身麻醉下无法察觉）。

2. 大动脉搏动消失，颈动脉或股动脉搏动摸不到，血压测不到，心音听不到。

3. 自主呼吸在挣扎一两次后停止，但在全身麻醉过程中应用骨骼肌松弛药后无挣扎表现。

4. 组织缺氧后会出现瞳孔散大，对光反射消失，可作为间接判断心搏骤停的指征，在听不到心音或测不到血压时特别有参考价值。须注意瞳孔变化受多种因素的影响，如用过散瞳药（阿托品或东莨菪碱）或缩瞳药（吗啡类、氯丙嗪）者，以及老年人，其瞳孔大小并不能准确反映脑缺氧状态。

5. 突然出现皮肤、黏膜苍白，手术视野血色变暗发紫，应高度警惕心脏停搏。

（七）心肺脑复苏（CPCR）的基本过程

CPCR 是一个多环节的连续过程。目前把 CPCR 划分为 3 个阶段共 9 个步骤。

1. **初期复苏** 是呼吸、心跳停止时的现场应急措施，主要目的是建立人工呼吸和循环，以迅速有效地恢复生命器官特别是脑、心、肾的氧合血流。主要措施为 A、B、C 程序，即：A 为保持呼吸道通畅（airway patency），B 为人工呼吸（breathing），C 为重建循环（circulation）。《2010 美国心脏协会心肺复苏及心血管急救指南》建议将成人、儿童和婴儿（不包括新生儿）的基础生命支持程序从 A－B－C（开放气道、人工呼吸、胸外按压）更改为 C－A－B（胸外按压、开放气道、人工呼吸）。这一方法是必须熟练掌握的基本技能之一。

2. **后期复苏** 是初期复苏的延续，其目的是通过更为有效的呼吸和循环支持，争取心脏恢复搏动，自主呼吸恢复，保持循环和呼吸功能稳定，为脑功能的恢复创造基础。采取的步骤为：D——药物治疗（drugs）；E——心电监测及其他监测（ECG）；F——处理心室颤动（fibrillation）。

3. **复苏后处理** 包括 G——病情判断（gauge），H——神志恢复（human mentation），I——重症监护治疗（intensive care）。这三个步骤是在心肺复苏成功的基础上围绕脑功能恢复进行的。

二、心、肺复苏

（一）初期复苏

一旦疑有呼吸或心跳停止，应立即确定患者的神志是否消失，同时开始现场复苏。

1. 开放气道　心脏停搏后的患者约90%可发生呼吸道梗阻，常见的原因是舌后坠和呼吸道内分泌物、误吸的呕吐物或其他异物阻塞气道，因此施行人工通气的前提条件是开放呼吸通道并维持其通畅。

（1）清除呼吸道异物或分泌物：通过各种物理的、机械的方法取出气道内异物。

①手指取异物：当异物位于口咽部时，可先将患者下颌提起，使舌根脱离后壁和异物，再用示指深入咽部达会厌背侧，屈指掏出异物。

②背部拍击法：当人工通气气体不能进入肺部，怀疑异物位于气管内时，可将患者侧转，用手掌用力快速拍击患者背部（肩胛骨之间部位），反复多次，以诱发呼吸，让气流带出气道内异物。

③推压法：抢救者一只手置于患者上腹部，或从背部双手抱住患者上腹部，向膈肌方向快速猛力持续推压，使肺部气道压力急剧上升，于呼气时排出异物。但此法有可能造成肋骨骨折和肾破裂。

④器械取物：有条件时可借助纤维咽喉镜或纤维支气管镜或吸引器清除异物。

（2）处理舌后坠：①仰头托下颌：术者在患者头侧，用双手示指置于患者下颌角处，将下颌前推，使头后仰，同时用拇指推开下唇，即可使舌后坠解除。但当疑有颈椎损伤时禁用此法。②仰头抬颌：术者在患者头一侧，一手四指置于患者颈下，将颈向上、向前托起，同时使头后仰，拇指轻拉下唇，使口微张；另一手置于前额帮助头后仰。

（3）维持呼吸道通畅：应尽可能使用口咽导气管、喉罩、气管内插管等特殊的器械保持气道通畅。

2. 人工通气　一旦发现呼吸停止，首先进行徒手人工呼吸。人工通气法大致可分两类：①无需借助器械或仪器的徒手人工呼吸法，其中以口对口（鼻）人工呼吸法最适合于现场复苏；②利用器械或特殊呼吸装置的机械通气法，主要用于医院内和后期复苏。

（1）口对口人工呼吸：是进行人工呼吸最简便有效的方法，与胸外按压共同组成CPR的最初急救措施。正常人呼出气的氧浓度为16%～18%，二氧化碳浓度为2%～4%。若以2倍正常潮气量的通气量向人口（鼻）吹入呼出气，患者的PaO_2达10～11.3kPa而$PaCO_2$为4～5.3kPa。口对口人工通气要求抢救者每次吹气量能使患者双肺获得足够的充气，大多数成人一次吹气应不少于800ml，最多不超过1200ml。

具体操作方法：抢救者站在一侧，一手按压患者前额，一手托住颈部，将患者的下颌向上后方翘起使其头后仰；吸气后对准患者口部（若为儿童则将口、鼻都包括在内）用力吹入呼出气，儿童只宜轻吹；开始时宜连续吹入3～4次，然后以每5秒1次的频率吹入；为防止吹入气经鼻腔逸出，可用按前额的手捏住患者鼻孔或在吹气时用面颊紧贴患者鼻孔；有效的吹气应使胸廓扩张，吹气后放开口鼻任胸廓回缩呼气，同时观察胸廓起伏，听呼吸音；若吹气无效，多因颈部和头部的位置不当，可调整头位。如调整头位后仍不能通气，则考虑有气道内异物；人工呼吸通常与胸外心脏按压配合进行（图 7 - 1）。

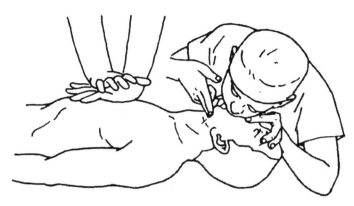

图 7 - 1　口对口人工呼吸

（2）口对鼻吹气：对某些特殊病例如牙关紧闭、口腔严重外伤等，宜进行口对鼻吹气。术者一手放在患者前额，另一手托起下颌，使头部后仰并使口闭合。术者深吸气后双唇包紧患者鼻部，从鼻孔吹进气体，直到胸部充分膨胀为止。将口移开，让患者凭其胸、肺的弹性被动自行完成呼气。

（3）简易人工呼吸器：是最简便的现场急救用具，由呼吸囊、单向活瓣和面罩三部分组成，操作十分简便。一手将面罩紧扣于患者口鼻部，另一手将呼吸囊握于掌中挤捏，将囊内气体吹入患者肺内；松开气囊后呼出气体经活瓣排入大气，同时呼吸囊的自动膨起能自动从另一活瓣吸入新鲜空气。呼吸囊上还附供氧侧管，可与氧源连接以提高吸入气的氧浓度。呼吸器接口还可与气管导管或喉罩等相接。

3. 建立人工循环　人工循环建立的迟早与效果对患者预后有重要影响。主要方法是按压心脏，维持心脏的充盈和搏动，有效时可诱发心脏的自律搏动。

（1）胸外心脏按压（external chest compression，ECC）：是于胸骨上施加压力使心脏（或胸腔）的容积改变，从而推动血液循环的方法。正确的胸外按压可产生相当可靠的效果，动脉压可达 10.7 ~ 13.1kPa（80 ~ 100mmHg），可以防止脑细胞的不可逆性损害。

①体位：患者仰卧在硬板上或将患者移至地面；去枕以使头部不要高于心脏平面，否则因重力因素会使脑血流减少；抬高双下肢15°。

②按压部位：按压部位是胸骨中、下1/3交界处，手掌与患者胸骨纵轴平行，以避免直接按压肋骨，另一手平行按在该手背上（图7 - 2）。

③按压力度及频率：肘关节伸直，上身前倾，操作者借自身重力和双手臂及手掌垂直下压的力使胸骨下降至少5cm，然后立即放松，使胸骨自行回复原位，按压与放松的时间比为1：1，按压频率一般成人为至少100次/分，对儿童可用单手按压，按压胸骨

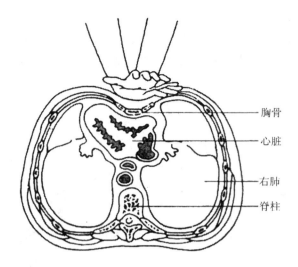

图 7-2 胸外心脏按压方法

的幅度为 2.5~4cm。婴儿因心脏位置高、胸廓小，只宜用两指指尖按压胸骨中部，按压幅度为 1~2cm，频率 100~120 次/分。

④与人工呼吸配合：ECC 与口对口人工呼吸的比率为 30∶2，即每按压 30 次做口对口人工呼吸 2 次。

⑤胸外按压有效的指征：能触摸到颈动脉及其他大动脉搏动；可测到血压；皮肤、口唇颜色转为红润；自主呼吸恢复；瞳孔逐渐缩小；眼睑反射恢复；下颌、四肢肌张力恢复。

⑥胸外按压常见的并发症：肋骨骨折、胸骨骨折以及由此损伤内脏致肝破裂、脾破裂、气胸、心包积血等。胃内容物反流和误吸。老年人和婴幼儿更易发生，应倍加小心。

此外还可采用心前区叩击法，即用拳头的小鱼际部在患者的胸骨中点上方 2~3cm 处迅速有力地捶击，可连续叩击 3~5 次，这种叩击可使心脏产生一个小的电刺激，使因传导阻滞引起的心室停搏转为恢复心跳。

（2）胸内心脏按压术（open chest compression，OCC）：指开胸直接用手挤压心脏，重建血液循环，其 CPR 效果明显优于 ECC。但由于它对场所、技术的特殊要求以及难以避免的损伤和极易发生感染等不利因素，不适合现场复苏，因此应慎重选择。

适于 OCC 的情况有：①胸廓严重畸形或伴心脏移位者；②胸外伤引起的肋骨骨折、胸部穿透伤、胸部挤压伤、张力性气胸、心包填塞等；③ECC 持续 10 分钟而 CPR 效果不佳；④术中发生心搏骤停，特别是已开胸者。

OCC 操作方法：快速消毒皮肤，同时立即行气管插管和机械通气。自胸骨旁左侧 2cm 至左腋前线，沿第四或第五肋间隙做弧形切口，但若出血应立即停止开胸，因提示可能循环未停。进入胸腔后切开心包膜，右手挤捏心脏，拇指及大鱼际在前，余四指在后，将心脏托于手心，有节律地向室间隔挤压心室；也可用双手，一手在前，一手在后；小儿由于切口小，宜用单手，四指合拢置于心脏后壁向胸骨挤压心脏，拇指放在胸骨前。挤压频率为 60~80 次/分，挤压用力应均匀，切忌指尖用力，以免损伤心肌。注意观察心肌的颜色、张力。必要时可经无血管区直接心内注药，或行电除颤。心脏复搏后要仔细止血，观察心肌，待心律、血压稳定，用生理盐水反复冲洗胸腔，胸腔内置抗生素，关闭胸腔，并予闭式胸腔引流。注意打开心包时应避免损伤膈神经。

（二）后期复苏

后期复苏（ALS）是初期复苏的延续。首先应检查患者的自主呼吸和循环功能是否恢复，以便决定是否继续初期复苏。

1. 进一步呼吸支持

（1）确保气道通畅

①气管内插管：能真正做到长时间呼吸支持及防止反流误吸。其作用还有：确定开放的通气道；预防误吸，并可做气管内吸引；可给予高浓度氧；可长时间地实施人工通气；提供给药途径。

气管内插管须防误入食管，以免加重缺氧；同时应防止气管导管插入过深而越过气管隆突进入一侧支气管，听诊时双肺呼吸音不对称时即应调整导管位置；气管内导管留置的时间不宜超过 48~72 小时。

②气管切开：是创伤性开放气道的方法，在上呼吸道阻塞无法解除或气管内插管已达 72 小时，以及气管内、支气管内分泌物不能排出时使用。

（2）机械通气和氧疗

长时间口对口（鼻）人工通气，操作者易疲劳，而且吹入气中氧浓度偏低，易致患者低氧血症。因此，应尽早使用机械通气以提高通气效率，改善缺氧和二氧化碳蓄积，同时吸入高浓度氧。

①简易呼吸器：既可用于无氧情况的现场救护，也可接上输氧管给高浓度氧。

②呼吸机：可实现自动通气，根据病情调节气道压、通气量、通气时间、通气频率和通气方式等，适用于较长时间的人工呼吸。

③吸氧：以纯氧进行通气。可以提高动脉血的氧张力和血红蛋白的氧饱和度，改善组织的缺氧，是 CPR 后期复苏过程中必不可少的治疗方法。

2. 药物治疗　心脏停搏后，机体不可避免地存在缺氧、酸中毒、电解质紊乱，并由此导致心脏起搏困难或心室除颤困难，须借助药物治疗以激发心脏复跳，增加心肌收缩力；提高血压，增加心脏血流和脑血流量；降低除颤阈值，抑制心室异位节律，防止室颤复发；纠正酸碱、电解质失衡；防治脑水肿及进行脑保护。

（1）给药途径

①静脉通路：CPR 宜尽早建立畅通的静脉给药和输注通路，可选用周围静脉（上肢静脉、下肢静脉、颈外静脉）或中心静脉（股静脉、颈内静脉、锁骨下静脉）。中心静脉给药是最佳选择，因为采用从周围静脉给药，即使 ECC 十分有效，所给药物到达中心静脉也需 1~2 分钟，且到达心脏的药物浓度也较从中心静脉给予的低。一般在

ECC 时肘前静脉是首选穿刺部位，放置的中心静脉压（CVP）导管可起到中心静脉的作用。经中心静脉途径所给的药物迅速抵达心脏，因而起效快，可作为快速输注通道，也可测 CVP 以指导输液速度和输液量的调节。

②气管内给药：适用于已做气管内插管者。药物注入气管内，经气管和支气管黏膜的毛细血管吸收直接进入左心，不经体循环，迅速达到高浓度。肾上腺素、阿托品和利多卡因都可经气管内给药。气管内给药的剂量应比静脉用药通常大 2～3 倍。

③心内注射：心内注射药物并发症多且严重，如损伤左肺下叶、冠状动脉可致张力性气胸、心包填塞，故目前仅在静脉途径或气管内途径无法进行时，或在胸内按压时才采用此法。

（2）CPR 常用药物

①肾上腺素：是 CPR 时最常用、最有效的药物。通过兴奋 α 受体和 β 受体，使心肌血流量、脑血流量增加，加快心率，增强自律性，增加心肌收缩力；使心室颤动由细颤转为粗颤，使电除颤易于生效。其用量为 0.5～1mg，静脉给药，5 分钟后可重复 1 次。也有人建议其首次剂量可增至 2～5mg；气管内给药则为 1～2mg。

②去甲肾上腺素：主要作用于 α 受体，适用于严重低血压和全身血管阻力降低的患者。可静脉给予 0.5～1mg。

③多巴胺：既兴奋 α 受体和 β 受体，也作用于多巴胺受体。较大剂量可使周围血管收缩，肺动脉楔压升高，心率增快。多巴胺每次用量为 20～40mg 且只能静脉给药。小剂量多巴胺主要作用于多巴胺受体，扩张肾及内脏血管。

④异丙肾上腺素：兴奋 β 受体，具有增强心肌收缩力，增加心输出量，兴奋心脏高位起搏点，增强心脏传导等功能。适用于心肌松弛的心脏停搏者。用量为每次 1mg 静脉注射，或 2～20μg/（kg·min），用于治疗房室传导阻滞。

⑤阿托品：为抗副交感神经药，可降低心肌迷走神经张力，加快窦房结发出冲动的频率，促进房室传导。适用于窦性心动过缓伴血流动力学障碍（如低血压、低组织灌注）或合并频发室性早搏者；以及房室传导阻滞和室性停搏者。心动过缓显著时，由于异位心电活动亢进可能诱发心室颤动，若用阿托品将心率增快至 60～80 次/分，不仅可防止心室颤动的发生，而且还能增加心输出量。用法为：心搏骤停时阿托品用量为 1mg 静脉注射，必要时 5 分钟后重复用药；心动过缓时的首次量为 0.5～1mg 静脉注射，每隔 5 分钟 1 次，直至心率达 60 次/分以上，也可经气管内给药。伴急性心肌缺血或心肌梗死时，阿托品宜慎用。

⑥利多卡因：是治疗室性异位搏动如室性早搏、阵发性室性心动过速以及心室颤动的首选药物。利多卡因显效快，作用维持时间短，毒性低，治疗的安全范围大。用法为：首次剂量 1mg/kg 静脉注射，必要时以 1～4mg/min 的速度注射。如室性异位节律依然存在，可在 10 分钟后再静脉注射 0.5mg/kg，也可气管内给药，剂量增加 2～3 倍。

⑦溴苄胺（Bretylium）：主要用于治疗顽固性室性心动过速和心室颤动。首次用量为 5～10mg 静脉推注，然后进行电除颤，如无效，剂量可增加到 10mg/kg，每 15～30 分钟重复给药 1 次，总量 30mg/kg。由于溴苄胺具有肾上腺素能神经节后阻滞作用，易

致体位性低血压，故宜取头低位，或予小剂量升压药加以纠正。

⑧维拉帕米：为钙通道阻滞剂，主要用于治疗室上性心动过速。它既可扩张血管使血压下降，又可有效地抑制快速房室结传导，减少心肌缺血再灌注引起的室性心律失常。用法为：首次剂量 5mg 静脉注射，若无效且无明显不良反应，可于 15～30 分钟后再给予 10mg。

⑨钙剂：在 CPR 中，仅用于高钾血症或低钙血症（如钙通道阻滞剂引起的心搏骤停），静脉注射氯化钙 2～4mg/kg（10% 氯化钙 2.5～5ml）或 10% 葡萄糖酸钙 5～8ml 能取得良好的复苏效果。注意应缓慢静脉注射。在其他类型的心脏停搏时不宜用钙剂。

⑩碳酸氢钠：循环和呼吸停止引起代谢性酸中毒和呼吸性酸中毒。碳酸氢钠是用于纠正急性代谢性酸中毒的主要药物，但是超大剂量使用碳酸氢钠可能造成医源性碱血症，可引起代谢性碱中毒致低钾血症，因此碳酸氢钠的使用应谨慎，最好根据动脉血气分析结果来指导用药，静脉注射速度不宜过快，最好能匀速输注。

3. 监测　最基本的监测项目包括触摸大动脉、观察皮肤黏膜色泽、毛细血管充盈时间、瞳孔大小、对光反应、脉率、血压、ECG、心音、呼吸音、CVP、Swan - Ganz 漂浮导管、留置导尿等。但这些参数有一定局限性，并不能完整、定量地反映 CPR 效果及呼吸循环功能的恢复程度。有条件时应争取更全面的监测。

4. 电除颤　心室颤动可分为细颤和粗颤。细颤的心电图显示为不规则的心室颤动波，波幅低，频率低；粗颤的心电图为较高电压的室颤波，波幅宽大且频率高。细颤时电击除颤鲜有成功者，必须设法将细颤转变为粗颤，一般情况下注射肾上腺素多能使细颤转为粗颤。利多卡因、溴苄胺等药物只能改变心室颤动的发生，对心室颤动有一定的预防作用，但切忌反复大剂量使用以试图终止心室颤动。电除颤可分为直流电除颤和交流电除颤两种，目前以直流电除颤应用最广泛，其特点是除颤时间极短，体内产热少，对心肌损伤小，可反复电击除颤；其次，直流电主要兴奋副交感神经，电击后很少出现心动过速等心律失常，但有可能出现心动过缓或传导阻滞；再者，直流电可行同步电复律，除颤器便于携带，且多能同时进行 ECG 监测。

（1）胸外直流电除颤：在心电图监视下突发的心室颤动应在 30 秒至 2 分钟内行胸外电除颤。心室颤动宜先行 CPR 中的 A、B、C 步骤至少 2 分钟，使心肌氧合良好后再行电除颤。操作步骤如下：①打开电源，调节电能，成人为 200～300J，小儿为 2J/kg；②接通电极板，直径选择成人为 10cm，儿童为 8cm，婴儿为 4cm。电极板的大小与电阻成反比，但太大会影响除颤效果；③放置电极板，一般阴极板置于右胸骨旁第二肋间，阳极板置于左乳头下胸壁；为了便于摆放，前 - 侧电极位置是合适的默认电极片位置。也可以根据个别患者的特征，考虑使用任意三个替代电极片位置（前 - 后、前 - 左肩胛以及前 - 右肩胛），将 AED 电极片贴到患者裸露的胸部上任意四个电极片位置中的一个都可以进行除颤。电极下应涂满导电糊，双电极要紧压胸壁（压力约每个电极 1078N）；④再次检查 ECG、电极位置，令所有人员与患者分离，并使患者脱离金属物；⑤暂停胸外按压，在人工呼气末按放电钮，完成一次除颤；⑥观察 ECG，若 5 秒内未复跳，仍摸不到脉搏，继续行 CPR 之 A、B、C；⑦充电，准备再除颤。适当加大电能至 300～

360J，同时辅助给予利多卡因、溴苄胺以帮助除颤。必要时连续除颤 3 次。若除颤成功，可持续静脉输注利多卡因以防复发，并持续 ECG 监测。

（2）胸内直流电除颤：已开胸的患者，可直接行胸内电除颤，步骤为：①剪开心包，暴露心脏；②作好除颤器充电准备。电能选择成人为 25～80J，但应从小电量 25J 开始，小儿用最低电量（1～10J），以免损伤心肌；③电极板置于心脏前、后，电极板应以浸透生理盐水的棉巾包裹；④按压放电钮。若电除颤失败，不应无限制地增加电能，而应积极辅用肾上腺素、利多卡因，再行纠正心肌缺血、低钾血症、低温、酸中毒等。

5. 同步心律转复 同步心律转复用于室上性或室性心动过速（经其他治疗无效时）。心房纤颤电复律治疗的建议双相波能量首剂量是 120～200J，心房纤颤电复律治疗的单相波首剂量是 200J。成人心房扑动和其他室上性心律的电复律治疗通常需要较低能量；使用单相波或双相波装置时，一般采用 50～100J 的首剂量即可。如果首次电复律电击失败，操作者应逐渐提高剂量。

6. 人工心脏起搏 它以人工电刺激去激发心肌收缩，是治疗严重心动过缓、房室传导阻滞的重要手段。对于历经 CPR 仍未能复搏者，人工起搏并无作用。在 CPR 中起搏器仅用于已知患者既往存在完全型房室传导阻滞或复苏后心跳已恢复但难以维持心率者。

（三）复苏后处理

心肺复苏过程中，心跳的恢复或循环功能的初步稳定并非复苏的终结，因为缺血、缺氧所致的机体生理改变并未随心跳的恢复而立即好转。复苏后处理的重点和主要的内容是防治多器官功能衰竭和减轻脑损害，争取脑功能的全面复苏。

1. 维护循环功能 心跳恢复后，心血管功能处于不稳定状态，主要表现为低血压和组织器官灌注不足。此时应进一步通过监测，了解有无休克、心律失常、血容量不足、酸碱失衡和电解质紊乱，判断有无心包填塞（可由心内注射引起）、肺水肿、张力性气胸等。

（1）纠正低血压：通常造成血压不稳定或持续低血压状态的原因主要是：①有效循环血量不足；②心肌收缩无力；③酸碱失衡及电解质紊乱；④CPR 中的并发症。因此纠正低血压的主要措施是保持充足的血容量、改善心肌收缩力和纠正酸碱平衡失调与电解质紊乱。

（2）处理高血压：心肺复苏后，也可突然出现高血压，通常是由于 CPR 时注入的肾上腺素或其他儿茶酚胺类药物的持续作用，表现为一过性血压增高。可用硝普钠或硝酸甘油降压。

（3）处理心律失常：心跳恢复后亦可发生心律失常。对于频发的室性心律失常，可用利多卡因静脉输注；若为严重的心律失常或房室传导阻滞，则可应用阿托品或异丙肾上腺素。

（4）常规留置导尿管观察尿量：进行尿液分析以了解肾功能。

2. 维持呼吸功能 心跳恢复后，如果呼吸中枢未受损，自主呼吸一般在 0.5~2 小时恢复。但是，自主呼吸的恢复并不意味着呼吸支持的终止，绝大多数情况下呼吸支持须延续，并要进一步检查呼吸系统，判断有无胸骨或肋骨骨折以及有无通气障碍等。

（1）保持呼吸道通畅：气管插管应保留足够长的时间，以确保呼吸道通畅和有足够的通气量。在持续的人工呼吸过程中要充分给氧，随时根据血气分析结果调整呼吸，保证大脑皮层和心肌对氧的需求。如要长时间保留插管，则需行气管切开，以便进行长久的呼吸治疗。为防止和减少反流、误吸，宜早做胃肠减压。

（2）呼吸恢复延迟的处理：心跳恢复后，呼吸的复苏有赖于呼吸中枢的兴奋以诱发自主呼吸。如经 1~2 小时的各种支持治疗，呼吸仍未恢复，可谨慎地试用呼吸兴奋剂如洛贝林 3~6mg、回苏灵 8mg、利他林 20mg 等。呼吸长期不恢复，则应高度怀疑脑水肿已波及延髓呼吸中枢或脑细胞发生缺氧性器质损害，使呼吸难以恢复，应尽早使用脱水药物以减轻脑水肿，同时积极进行其他脑保护治疗。

（3）处理呼吸系统并发症：最常见的是肺炎、肺水肿和急性呼吸窘迫综合征（ARDS）。ARDS 的诱因有：①ECC 时间较长，在动脉压增高时，肺动脉压也升高，肺毛细血管压持续增高致肺水肿；②心脏停搏后的缺氧和酸中毒使肺血管阻力增大，毛细血管通透性增大，促发弥散性血管内凝血；③气管内异物、分泌物致肺不张；④反流、误吸致吸入性肺炎；⑤心脏停搏时内源性儿茶酚胺的释放和外源性儿茶酚胺的使用；⑥ECC过程中肋骨、胸骨骨折导致脂肪栓塞；⑦合并有颅脑损伤、严重胸部损伤、严重休克等。在针对原因进行处理的同时，主要采用机械通气治疗。

（4）机械通气：机械通气是 CPR 中维持呼吸功能的主要手段。通气方式可选择间歇性正压通气（IPPV）、呼气末正压通气（PEEP）、间歇指令通气（IMV）等。应根据病情和治疗效果加以选择和变换。

3. 保护肾功能 复苏后应常规监测肾功能，包括每小时尿量、尿比重，并采血测定尿素氮、非蛋白氮，如尿量少于 30ml/h，24 小时尿量少于 400ml，尿比重固定在 1.010，且非蛋白氮持续升高，则提示急性肾衰竭。应进一步检查血和尿的尿素氮、肌酐浓度，血、尿渗透压，血、尿电解质，以及血红蛋白。一旦确诊为急性肾衰竭应立即用利尿药，如用速尿 0.5mg/kg 静脉注射，若观察 30 分钟后仍无尿，可重复注射。同时要维持有效循环功能，合理使用血管活性药物（如小剂量多巴胺），纠正酸中毒等，这是保护肾功能的重要措施。

4. 防治多器官功能衰竭 复苏后不仅需要对主要生命器官的功能加以维护，而且对于肝、胃肠道、血液等其他功能状态也应注意观察，因为心脏停搏造成的缺血、缺氧是全身性的。通过多器官、多系统的监护，避免出现多器官功能衰竭，为进一步脑复苏创造条件。

5. 判断与评估 对病情的判断与评估贯穿于整个 CPR 过程。在心肺复苏后要对各器官、各系统的功能状态进行评估，尤其要对患者脑功能状态作出准确无误的评估，对 CPCR 的结局——完全复苏或脑死亡进行判断，其目的在于对脑复苏过程作出恰当的计划和安排，包括终止复苏的决定。

（1）脑损伤程度的判断：首先要对脑缺血、缺氧时间进行估计；其次应了解患者年龄、病史和心搏骤停原因；再依据 CPCR 效果及临床检查结果和征象判断脑缺血后的结局。通常情况下，脑功能应在心跳恢复后 1 ~ 2 小时逐渐恢复。若心脏复跳后不久即清醒，脑功能可完全恢复正常。脑功能能否恢复以及恢复的速度和程度与脑损害的程度密切相关，可借助以下简单的方法对脑损伤程度做出评估：①心脏复跳后，自主呼吸恢复，幅度和频率正常，表明延髓功能正常或已恢复；②自主循环和呼吸恢复并且伴有瞳孔缩小和对光反应恢复，表明脑干功能尚健全；③若血压升高伴四肢、躯干肌肉抽搐和体温上升，表明皮质下中枢和脊髓功能存在；④若心跳、呼吸恢复后 6 ~ 12 小时患者仍未清醒，或对疼痛刺激无反应，表明脑细胞已受损；⑤若心脏复跳后瞳孔仍散大固定，而且自主呼吸在 1 ~ 2 小时内仍未恢复，提示脑功能障碍严重；⑥若心跳、呼吸虽已恢复，但瞳孔仍散大，肌肉无力，脊髓反射消失，而且血压需依赖升压药才能维持，则脑死亡难以避免。颅脑外伤、颅内出血、安眠药中毒者瞳孔也可长时间固定或散大，应加以区分。

（2）脑死亡的判断：脑死亡是脑细胞受损伤的最严重的结果，表现为大脑皮层和脑干功能永久终止而且不可逆转。对于患者是否脑死亡，只能参考以下临床征象作出初步判断：①自主呼吸停止：自主呼吸停止 3 ~ 30 分钟或机械通气患者脱氧后 3 ~ 4 分钟仍无呼吸动作，可视为脑死亡；②自主活动消失：经强刺激自主活动仍未恢复，且持续 24 小时以上；③瞳孔持续散大或固定、无光反应，提示脑干反射消失；④脑电图（EEG）波形是平线（或等电位不超过 $20\mu V$），表明脑细胞的电活动已趋停止，可视为脑死亡；⑤在足够的循环支持后，血压仍完全依靠升压药维持；⑥不可逆性昏迷。

三、脑复苏

心搏骤停后，随着循环的停止，脑血流中断，脑细胞缺血、缺氧，脑功能和代谢迅速受损甚至停止。由于脑细胞是人体对缺氧最敏感的细胞，因此 CPR 后心跳、呼吸恢复并不意味着脑功能也迅速恢复，而是需要采取各种措施维持内环境（颅内和颅外）稳定，以改善和解除缺血所致的脑损害。

（一）全脑缺血的病理生理改变

脑是人体对氧需求量最大的器官，其重量仅占体重的2%，但其血流量却占心输出量的15%，静息氧耗量则占总体氧摄入总量的20%。脑细胞代谢的主要能量来源是葡萄糖氧化生成的三磷酸腺苷（ATP），但脑内葡萄糖糖原和 ATP 的储存很少，且脑的无氧代谢能力非常有限，故极易出现能量代谢障碍。整个脑组织呈现为"低储备，高供应，高消耗"的特点，远较其他脏器更易遭受缺血、缺氧的打击。

1. 脑的原发性损伤 即缺血期间脑组织代谢、内环境的变异。

（1）能量代谢障碍：脑血流中断后 6 ~ 7 秒内，脑组织可利用的氧即耗尽，而磷酸肌酸和 ATP 也在 1 ~ 2 分钟内耗尽，代谢反应在 5 分钟内完全停止，线粒体功能衰竭。

（2）离子转移：缺血初期，细胞外 K^+ 浓度缓慢上升，数分钟后 K^+ 浓度急剧上升，高达 60mmol/L。

（3）酸碱失衡：缺血后乳酸增多、血流停止致二氧化碳潴留在细胞内使 $PaCO_2$ 增高，细胞内 pH 值降低，可达 5.5 以下。

2. 继发性损伤（再灌注损伤）　脑组织在 CPR 后重获血灌注和氧供应时，体内的上述病理生理过程可能产生内源性损伤因子，从而加重脑损伤。

（1）脑血流异常：脑缺血超过 5 分钟，心跳恢复后脑组织呈现无灌流，在循环恢复初期则为全脑多血或超常，可持续 15～30 分钟后呈低灌注。

（2）脑水肿：为细胞性，使颅内压升高。

（3）生化异常：目前认为众多损伤因子可能参与脑再灌注损伤过程，可能与细胞内钙超载和花生四烯酸代谢增强，氧自由基对细胞膜、细胞器的直接损伤，兴奋性氨基酸造成激动毒性神经元损伤，以及酸中毒加重能量代谢障碍和促进氧自由基反应等有关。

（二）脑复苏的治疗措施

1. 低温－脱水疗法　低温对于脑细胞具有保护作用，可阻止脑细胞进一步受损。

（1）低温脑复苏的作用机制：①降低脑耗氧量。当体温从 37℃ 降至 28℃ 时，脑耗氧量降低 50% 而脑血流量不受影响；②恢复脑细胞能量代谢，减轻乳酸堆积；③保护血脑屏障功能；④抑制花生四烯酸代谢；⑤抑制内源性细胞损伤因子的释放。

（2）低温的不利影响：①血液黏滞度增高，影响血流尤其是微循环；②血管收缩反应、寒战可增加耗氧量；③可能降低机体抗感染能力。

（3）低温－脱水疗法的实施要点：①及早降温：CPR 后，心脏复跳稳定，即可开始用冰帽进行头部降温，6 小时内逐渐降至预定水平；②足够降温：在监测鼻咽部（脑温）、食管下部（心温）和直肠（全身温）温度的前提下，3～6 小时使头温逐渐降至 28℃，其他部位温度降至 28℃～30℃，并维持 12～24 小时，随后视病情维持体温在 32℃ 上下；③降温到底：降温以恢复听觉为"底"，当患者能听从指令如睁眼、抬头、牵手，表明大脑皮层功能恢复时才能终止降温。复温过程中应严格逐步升温，切忌体温反跳；④及早进行脱水疗法：心脏复跳后循环稳定即静脉注射 20% 甘露醇或山梨醇 0.5～1g/kg。必要时 4～8 小时重复 1 次，每天不超过 3 次，以降低颅内压；也可间断静脉注射速尿 0.5～1mg/kg。24 小时尿量应超过静脉输入量 800～1000ml，脑脊液压力降低；⑤维持呼吸功能：应用机械通气既可减轻全身耗氧量，也能保持呼吸道通畅，调整酸碱平衡；⑥控制抽搐和寒战：可用冬眠药使肌肉松弛和血管扩张，也可用硫喷妥钠、安定或咪唑安定类药物，必要时可用骨骼肌松弛药；⑦调控血压：低温可致血管痉挛，舒张压升高，脉压小。可分次小量静脉注射乙酰丙嗪，逐渐使收缩压维持在 12～13.3kPa（90～100mmHg），CVP 正常或稍低，动脉搏动清楚，肢端红润；⑧高压氧治疗：PaO_2、血氧含量和氧弥散力在高压氧下明显升高，同时也使脑血管收缩，减小脑容积和脑血流，减轻脑水肿。早期应用作用明显。

2. 巴比妥类药物治疗　巴比妥类药物可抑制脑代谢，控制抽搐，防止颅内压增高，目前仅用于抗惊厥，用硫喷妥钠首次剂量为 30mg/kg，随后可用 2～5mg/kg 维持，但须注意其呼吸抑制作用。

3. 钙离子拮抗药治疗 细胞内 Ca^{2+} 超载在再灌注损伤中占重要地位。尼莫地平、利多氟嗪均可改善脑缺血后的脑血流和神经功能，但不宜单独使用，可作为综合治疗的一部分。

4. 其他药物治疗 皮质激素、自由基清除剂、催醒药、脑细胞营养药等可根据病情而使用。

（三）神经功能评定

多用 Glasgow 昏迷评分法（Glasgow coma scale，GCS）来评估患者神经功能状态，其分值高低可表示脑功能的恢复情况（表 7 - 1）。

表 7 - 1 Glasgow 昏迷评分法

睁眼反应	记分	言语反应	记分	肢体运动	记分
自然睁眼	4	对答清楚	5	按指令动作	6
声音反应睁眼	3	词语混乱	4	痛刺激定位	5
疼痛刺激睁眼	2	词语无序	3	痛刺激躲避	4
不睁眼	1	仅能发声	2	强刺激屈曲	3
		无言语反应	1	强刺激过伸	2
				无肢体活动	1

注：满分为 15 分，最低 3 分

GCS 来判断病人的意识情况比较客观，最高分为 15 分，表示意识清楚；12～14 分为轻度意识障碍；9～11 分为中度意识障碍；8 分以下为昏迷。分数越低则意识障碍越重。尤其需要观察瞳孔大小、形状、对光反应、眼球运动、眼底变化、深浅反射、脑膜刺激征、病理反射、肌张力等。

（四）脑复苏结局

根据患者脑损伤程度和 CPCR 的成效，脑复苏结局可能有四种：①经过若干天昏迷之后，逐渐清醒且恢复正常智力和工作能力；②清醒后可能后遗一定的精神行为障碍，导致某种程度的残废；③植物状态或皮质下存活，或社会死亡，或大脑死亡，可延续数年，最后因并发症而死亡；④脑死亡，无呼吸、无反射、无循环功能，短期内死亡。

因此，脑保护措施宜全程进行，不可轻易放弃。若脑复苏失败，应适时终止治疗。

第二节　多器官功能障碍综合征

一、概述

多器官功能障碍综合征（multiple organ dysfunction syndrome，MODS）是指在严重感染、创伤和休克等急性危重病过程中，两个或两个以上器官或系统同时或先后发生功能障碍，如肠道屏障功能障碍、心功能障碍、急性呼吸窘迫综合征（ARDS）、急性肾衰竭（ARF）和肝功能衰竭（AHF）等。MODS是危重病病人的严重并发症和重要死亡原因。其特点是发病急、进展快、病理生理变化复杂、死亡率高。

（一）病因与发病机制

1. 病因

（1）严重创伤：如大面积烧伤、多发性创伤、大手术等引起肺、心、肾、肝、消化道和造血系统等多脏器的功能失常发展到衰竭。

（2）休克：为最常见的原因。尤其是创伤、出血和感染性休克，常因各脏器血流灌注不足造成组织缺血、缺氧，引起MODS。

（3）严重感染：脓毒症及局部严重感染，尤其是腹腔内感染（胆道感染、胰腺感染、消化道穿孔及腹部手术后感染等）。引起脓毒症的主要细菌有大肠杆菌、假单胞菌、变形杆菌、克雷伯菌、肠杆菌、沙雷菌及某些革兰阳性菌。

（4）心跳、呼吸骤停：骤停后造成各脏器缺血、缺氧，而复苏后又可引起再灌注损伤。

（5）诊疗上的失误：高浓度吸氧致肺泡表面活性物质破坏，肺血管内皮细胞损伤；正压呼吸、呼气末正压通气（PEEP）等使用不当造成心肺功能障碍；血液透析可造成血小板减少和出血等；大量输液输血及药物使用不当也可以导致MODS的发生；输血过多可使左心负荷增加，从而导致左心衰竭、肺水肿；大量输血可有微小凝集块，致使肺功能障碍、凝血因子缺乏而出现出血倾向；长期大量使用抗生素可引起肝肾功能损害；激素的应用容易造成免疫功能抑制、应激性溃疡出血、继发性感染等。

临床上多见以下因素引起MODS的发生：在ICU内发生脓毒血症或感染者；全身性脓毒血症者；存在坏死或损伤病灶者；严重创伤或重大手术患者；肝功能衰竭末期的患者。

2. 发病机制

（1）过度的炎症反应：MODS发病机制非常复杂，未被完全阐明。全身炎性反应综合征（systemic inflammatory response syndrome，SIRS）被认为是形成MODS的主要原因。当机体受到严重感染、创伤、缺血及再灌注等不同因素的损伤时，产生多种病理性物质，作用于机体引起细胞损伤、代谢障碍、心肌抑制、血管通透性增加、血液高凝和微血栓形成等，造成MODS。

（2）肠道的作用：肠道炎症、肠麻痹、应激性溃疡、出血等，使得胃肠道黏膜的屏障受损，肠道内细菌和毒素转移，引起MODS。

（3）微循环灌注障碍：缺血再灌注损伤等。

3. MODS时各器官病理生理特点

（1）肺：是在MODS进展中最容易受到损害的器官，常是MODS早期的表现，症状明显，并且由于肺功能障碍严重地影响了全身的功能，因而会加速MODS的发展。①当毒素或失血等因素引起休克时，可导致肺循环障碍，出现出血、缺氧及酸中毒，并导致肺泡细胞代谢障碍，肺泡表面活性物质减少或缺乏，从而出现肺泡塌陷、肺不张，造成气体交换障碍；②缺氧、酸中毒及细菌内毒素的刺激可使组织释放血管活性物质，中性粒细胞被激活，产生大量氧自由基和介质，使肺毛细血管通透性增加，血浆蛋白及血液有形成分外漏，导致肺间质水肿、肺泡水肿及透明膜形成，进一步损害肺泡气体交换功能；③微循环缺血期间可出现凝血机制障碍及血管内小血栓形成，致使肺广泛性的微血栓栓塞而造成肺动脉高压，出现压力性肺间质水肿。由于肺水肿和肺不张，使得肺通气障碍和动静脉分流增加，出现低氧血症性呼吸功能衰竭。

（2）肾：是在 MODS 进展过程中最早受到影响的重要器官，是由于肾血流灌注不足以及毒素与活化的炎性细胞和介质所直接引起的组织损伤。①各种因素引起的有效循环血量不足使肾脏处于低灌流状态；交感神经系统兴奋使肾素 - 血管紧张素分泌增加，肾血管收缩（肾小球输入小动脉收缩、输出小动脉舒张），从而使肾小球毛细血管静水压降低，肾小球滤过率明显降低，尿量减少；②肾灌流不足，导致肾小管上皮细胞损伤，使滤过液在肾小管内回吸收增加，尿量减少。

（3）肝：是在 MODS 中容易被忽略的器官，也是易受到损害的器官，发生率较高。肝脏不仅在代谢方面占有重要的地位，而且也是重要的免疫器官，一旦肝脏受到损害，必然累及其他器官，如临床上所说的"肝肺综合征"、"肝肾综合征"等。①细菌毒素、代谢产物、有害物质由肠道进入门静脉时，肝脏即出现病理性损伤；②肝库普弗细胞（Kupffer cell）过度激活，对内毒素、细菌和毒性产物的摄取和消除产生障碍，并影响肝细胞对炎性介质的清除，从而使肝细胞受到损伤；③肝细胞缺血缺氧和代谢障碍，其分泌、合成、转化功能降低，导致胆汁淤积、转氨酶升高、血浆氨基酸谱改变。随着肝功能障碍的逐渐加重，临床上可发生肝性脑病。

（4）胃肠道：可以是 MODS 的原发部位，也是主要的靶器官之一。①休克、应激反应、内毒素均可导致胃肠黏膜血流量降低和通透性增加。肠黏膜上皮缺血、脱落，出现片状坏死，形成肠壁多发性表浅溃疡；②小肠绒毛缩短、锐减，使得吸收区减小，选择性吸收和防御屏障功能发生障碍，可出现肠麻痹、消化道出血；③肠道内菌群紊乱，外源性致病菌在肠道内繁殖，并由肝门静脉和肠系膜淋巴结扩散到体循环，释放细菌及毒素，使得病情加重。临床上常表现为不能进食、腹胀、肠麻痹和消化道出血等。

（5）心：心脏功能障碍多发生于 MODS 的终末阶段，实际上早期即已出现损伤。患者多可在 24 小时之内出现心脏指数升高，或者心动过速，约经 5～10 天后心功能可恢复正常。造成心功能障碍的主要因素有以下几方面：①心脏做功增加，处于持续高动力状态，使得新陈代谢加快；②感染、创伤和缺血等使冠状动脉阻力增加，造成心肌供血不足；③心肌细胞线粒体肿胀致使心肌细胞结构破坏；④由于心肌缺血缺氧，心肌抑制因子增加，释放出大量的组织胺，心肌细胞内 Na^+ 和 K^+ 分布失调，胞浆网摄入 Ca^{2+} 减少使酶的活性降低，碱性磷酸酶减少，导致心肌收缩力降低，心输出量减少，心肌传导性障碍。

4. SIRS 与 MODS 的关系　　SIRS 是由于内源性及外源性多种炎症物质引起全身炎症反应的一种临床过程，炎症反应可产生一系列的连锁反应，称之为"瀑布效应"

（cascade effects，CE）。当 CE 越来越严重以至于逐渐失控时，微循环灌注不良和缺氧也更为恶化，可发生 MODS。

（二）诊断

目前对于 MODS 的诊断标准尚未统一，根据患者的病史、临床表现以及病情的发展过程多可诊断，同时以各脏器功能衰竭的诊断指标为参考依据。

（三）预防与治疗

1. 预防 MODS　MODS 的预防比治疗更重要，MODS 发生后不仅治疗复杂困难，经济负担很大，且死亡率很高，因此应重在预防，并做到早期发现、早期治疗。

（1）积极治疗原发病：原发病病情的发展恶化是病程进展为 MODS 的根本原因。因此，及时、正确、彻底地治疗原发病才能有效地防止病程进展到 MODS。

（2）防治感染：感染常是 MODS 的主要因素，一部分 MODS 直接起源于感染，如急性腹膜炎、急性胆管炎等；另一部分发生于多发性创伤、大面积烧伤等，并常与合并感染有关。因此，对创伤或术后感染者应进行彻底的清创和充分引流，及时清除坏死组织，防止感染扩散。

（3）维持循环功能：对创伤、低血容量性休克的患者要及早地纠正低血容量、组织低灌流和缺氧，增加供氧。

（4）营养支持：MODS 患者均可产生营养不良，应尽可能地及早进食进水，以保持肠道屏障的完整，也可提供充分的营养支持以满足高代谢的需要。

（5）提高机体的免疫功能：危重患者抢救时应及时采取一系列治疗措施，合理使用抗生素，防止侵入性操作，安全、有效、适量地用药，避免过量的输液、输血及发生其他的不良反应，以防止医源性疾病的发生。

2. 治疗措施

（1）控制感染：积极有效地控制感染对于制止 MODS 的发生和发展是至关重要的，主要措施有：①预防感染：治疗中应避免可能产生感染的因素；避免医源性感染；防止经各种导管（动、静脉导管，心脏导管，导尿管，气管内插管等）、各种操作（吸痰、换药等）所致的交叉感染；避免误吸。②胃肠道的处理：抗生素的应用以及机体免疫功能的低下常可导致肠道菌群失调，肠道屏障功能破坏可导致肠源性感染，若处理不当，则可成为一个隐匿的、经久不愈的 MODS 感染病原体的来源。目前主张用多黏菌素 B、妥布霉素、两性霉素 B、头孢噻肟等来处理危重患者的胃肠道；③其他：对于怀疑有感染者应通过各种检查（如腹部 CT、超声、胸部 X 线片、痰、尿、血的检查、培养及涂片等）尽早作出诊断，并进行有效治疗，如引流、切除坏死组织、应用抗生素等。

（2）维持氧的供需平衡：目前多主张使循环维持在高动力状态，心脏指数（CI）>4L/min，肺动脉楔压（PAWP）处于 1.87～2.1kPa（14～16mmHg），使氧供和氧耗提高到正常水平的 1.5 倍，这样有利于改善缺氧。其方法主要是选用合适的血管活性药物，常用的有多巴胺、多巴酚丁胺等。为降低心脏后负荷，可适当使用扩张血管药如硝普钠等，避免组织灌流不足。对严重低氧血症、ARDS 和急性肺损伤等患者应及时进行机械性通气，以充分供氧并有利于 CO_2 排出。

（3）保护肝肾功能：治疗中应保持器官血流的充分供应，避免使用对肝肾功能有害的药物，为肝脏提供必要的能量、维生素和氨基酸等。

（4）免疫学治疗：肿瘤坏死因子（TNF）被认为是炎症反应的关键性传递物质，可能是脓毒症和 MODS 的主要病源之一。用内毒素抗体及 TNF 抗体治疗脓毒症可能有一定作用。

（5）营养：创伤及感染后的患者代谢增高，应特别注意营养补充，尤其是蛋白质和氨基酸的补充。最好经肠道补充，可避免静脉高营养产生的并发症，更重要的是肠道营养可预防肠黏膜萎缩。

（6）其他：①中和氧自由基：主要药物有过氧化氢酶（CAT）、超氧化物歧化酶（SOD）、谷胱甘肽过氧化物酶（GSH－PX）、核酸、维生素 C、胡萝卜素酶、维生素 E 等；②抗溶蛋白酶的药物；③抑制炎性反应的药物：如激素、非激素类抗炎药、前列腺素等。

二、急性肾衰竭

临床上各种危重疾病均可引起肾脏急性缺血及中毒，使肾实质损害，肾单位调节功能丧失，表现为急性少尿（isuria，指成人 24 小时总尿量少于 400ml，或每小时尿量少于 17ml），或无尿（anuria，24 小时尿量少于 100ml），含氮的代谢废物排出急剧减少，迅速出现氮质血症，水、电解质和酸碱平衡紊乱，并由此发生一系列的循环、呼吸、神经、消化、内分泌代谢等功能变化的临床综合征，称为急性肾衰竭（ARF）。近年来发现有一部分病例表现为尿量正常或较多，24 小时尿量超过 800ml，血尿素氮、肌酐呈进行性增高，称为非少尿型急性肾衰竭（APF）。

（一）病因

1. 肾前性肾衰竭 肾脏本身无器质性病变，由肾前因素引起循环衰竭，肾血流灌注量减少，如不及时纠正，则可由缺血性功能障碍发展到肾实质性损害而出现 ARF。较常见的因素有：

（1）有效血容量减少：如缺水、呕吐、腹泻、手术、外伤等大出血，大量出汗，第三间隙失液，烧伤、腹膜炎及胰腺炎，过度利尿等。

（2）心脏及血管疾患：如心衰、心肌梗死、心包填塞、心律失常；肾动脉血栓形成及栓塞；末梢血管扩张，如革兰阴性杆菌脓毒症，过量使用降压药等。

（3）肾血管阻力增加：大手术及麻醉引起血压急剧下降至 11kPa 以下，肝肾综合征，以及使用前列腺素抑制剂如阿司匹林、消炎痛及布洛芬等。

2. 肾内性肾衰竭 即肾实质性肾衰竭。如及时去除病因，合理治疗，则受损的肾单位可再生、代偿而得到恢复，仅有少数发展为不可逆的慢性肾衰竭。病因可分为急性肾小管坏死、各型急性肾小球肾炎及血管炎、急性间质性肾炎、急性肾实质坏死、肾血管病变等五类。

3. **肾后性肾衰竭** 为肾脏以下尿路梗阻性病变所致的肾衰竭，可分为机械性梗阻及功能性梗阻两类。常见病因有：双侧上尿路结石、盆腔肿瘤压迫双侧输尿管，前列腺增生症、腹膜后纤维化致双肾输尿管积水，药物结晶、血块阻塞尿路，输尿管损伤，手术后炎性水肿或狭窄，盆腔肿瘤术后放射治疗，以及各种原因引起神经源性膀胱炎或尿潴留等。由于尿路梗阻引起肾盂积水、肾间质压力增高、尿液形成减少。因梗阻致反射性肾血管收缩，肾发生缺血性损害。同时，梗阻常伴有感染，加重肾衰竭。

4. **去肾性氮质血症** 先天性孤独肾或获得性功能性孤独肾，由于某些原因使该孤独肾功能丧失或手术切除。术后无尿及氮质血症等类似肾衰表现。

（二）发病机制

急性肾衰竭的发病机制仍未十分明确，肾血管收缩缺血和肾小管上皮细胞变性坏死可能是其主要的发病原因。

（三）临床表现

典型的临床表现可分为少尿早期、少尿期、多尿期和恢复期四个阶段。

1. **少尿早期** 主要为原发病表现和少尿。原发病处理不当或病情加重后数天出现少尿，尿液浓缩（高比重、高渗尿），尿钠降低，尿沉渣早期尚无明显异常。

2. **少尿期** 少尿是指 24 小时尿量少于 400ml 或每小时尿量少于 17ml；24 小时尿量少于 100ml 则称为无尿。约 20% ~ 30% 的病例每日尿量大于 800ml，即非少尿型肾衰，高血钾及酸中毒较轻，预后较好。少尿期一般为 7 ~ 14 天，短则 2 ~ 3 天，长者达 3 个月；中毒引起者时间较短，平均 5 ~ 6 天；肾缺血所致者多数在 1 周以上。少尿期超过 1 个月常提示有广泛的肾皮质坏死，预后不良。

少尿期主要临床表现为：

（1）水中毒：表现为全身软组织水肿、急性肺水肿、脑水肿、充血性心力衰竭、高血压等，是死亡的主要原因之一。水、钠潴留原因为肾脏排尿减少，输入大量液体，患者饮食摄水过多，以及机体每日内生水超过 400ml 等综合原因所致。

（2）电解质紊乱

①高钾血症：高钾血症是 ARF 最严重的并发症，也是主要死因之一。高血钾的主要原因有：尿钾排出减少；组织损伤细胞内钾大量释放到细胞外液；酸中毒、低血钠、低血钙及细胞分解代谢增强使 K^+ 从细胞内外逸；服用含钾食物及药物；输入大量库存血。高钾血症的临床表现为心音弱、心动过缓、心律不齐、传导阻滞乃至心室颤动或心搏骤停等循环系统症状，以及烦躁恍惚、反应迟钝、感觉异常、口唇及肢体麻木等神经系统症状。K^+ 浓度大于 5.5mmol/L。一般血 K^+ 浓度超过 7mmol/L 时，心电图检查可出现异常。典型的心电图改变如 T 波高尖，P 波消失，QRS 增宽，甚至心室纤颤等。但有些患者血钾已增高至 8mmol/L，心电图却无改变。因此判断高血钾应综合血钾、心电图及临床症状进行分析，不能有所偏废。

②高血镁：镁与钾相似，主要从尿中排出，因而高血钾常并发高血镁，当血镁升至3mmol/L时可产生神经症状，如嗜睡、肌肉软弱无力，甚至昏迷。在心血管方面表现为心律失常，传导阻滞，心电图 Q - T 间期延长。

③低钠血症：血钠浓度低于135mmol/L，主要病因为：呕吐、腹泻、出汗丢失钠；输入无钠、少钠液体或内生水过多形成稀释性低钠血症；由于代谢障碍使"钠泵"效应下降，细胞内的钠不能泵出，细胞外的钠含量下降；肾小管功能障碍，钠的重吸收减少。低血钠临床特点有厌食、体重减轻、脱水、血压下降、脉压小，严重时可发生脑水肿，导致低渗性昏迷。

④低氯血症：低钠血症常伴低氯血症，因为氯和钠是在相同的比例下丢失。如有频繁呕吐、大量胃液丧失时，氯化钠丢失更多。

⑤高磷血症和低钙血症：60% ~80%的磷转向肠道排泄时，与钙结合成不溶解的磷酸钙，影响了钙的吸收而出现低钙血症。同时，酸中毒使血钙游离度增加，因而临床上很少出现低钙症状。若在纠正酸中毒之前不补充钙，则可发生低钙性抽搐，并加重高血钾对心肌的毒性作用。

（3）代谢性酸中毒：患者常因缺氧而使无氧代谢增加，而酸性代谢产物如硫酸盐、磷酸盐等不能排出；再加上肾小管功能损害，丢失碱基和钠盐，加之高血钾，造成代谢性酸中毒。这种酸中毒常为进行性，不易彻底纠正。临床上表现为软弱、嗜睡、昏迷。另外，由于心肌及周围血管对儿茶酚胺反应性降低，引起血压下降、心律失常，甚至发生心搏骤停。

（4）氮质血症：由于创伤、感染、发热和营养支持不足，使分解代谢亢进；肾功能障碍则使代谢产物如酚、胍类及磷酸根及某些中分子物质潴留，迅速出现尿毒症症状。临床表现为：①消化系统有食欲减退、恶心、呕吐、呃逆、腹胀、腹泻、消化道出血；②神经系统有烦躁不安、传导障碍或嗜睡、昏迷；③血液系统有造血、凝血障碍及出血倾向等。氮质血症的分级标准见表7 - 2。

表7 - 2　氮质血症的分级标准

肾功能	正常值	轻度	中度	重度
血清肌酐（μmol/L）	88.4 ~130.6	<265	265 ~422	>422
肌酐清除率（ml/min）	90 ~125	80 ~50	50 ~10	<10
血尿素氮（mmol/L）	6.42 ~12.14	<28.54	<42.84	>42.84
尿素氮日增率（mmol/L/d）	-	<5.35	5.35 ~10.71	>10.71
尿素日增率（mmol/L/d）	-	4 ~8	8 ~12	>12

3. 多尿期　尿量增多是多尿期的重要标志。尿量达到400ml/24h以上，即可认为多尿期的开始，一般尿量逐日增多，多尿期历时约14天。其原因是再生的肾小管缺乏浓缩尿液的能力，潴留于血中的高浓度尿素有渗透性利尿作用，体内潴留的水分及电解质和代谢产物也有利尿作用。多尿期尿量增加有3种形式：①突然增加：常在少尿或无尿4 ~7天后，尿量突然增加到1500ml，一般每日可达到3000ml以上；②逐步增加：多

于 7～14 天开始多尿，尿量每日可增加 200～500ml；③缓慢增加：尿量逐步增加至 500～700ml 时又停滞不增。如过一段时间尿量仍不增加，则表示肾脏有难以恢复的损害，预后不良。

多尿早期，由于肾脏功能尚不足以清除蓄积在体内的代谢产物，尚有部分含氮代谢产物由肾小管回渗，因此血中尿素氮仍可不断上升及发生水、电解质失衡，一般在 5～7 天后开始下降，尿毒症逐渐改善。由于身体虚弱，容易并发感染及低血钾。约 25% 的患者死于多尿期处理不当，其中严重感染是多尿期患者的主要死亡原因。

4. **恢复期** 此期的患者因经过少尿期及多尿期后，体力消耗大，故出现消瘦、易疲劳、肌肉软弱无力等，有时还有周围神经炎的表现。患者常需 3～6 个月方能恢复，肾脏功能可能有不同程度的损伤，少尿期越长则损伤越严重。而氮质血症的严重程度不一定和肾脏损伤残留程度密切相关。此期尚有部分患者并发高血压、肾盂肾炎，有的可发展为慢性肾衰竭。

（四）诊断

1. **详细询问病史及系统的体格检查** 通过病史和体检，可以大致明确肾前性、肾内性、肾后性等各型肾衰竭。

2. **尿液分析**

（1）尿量变化：急性肾衰患者应立即放置保留尿管。完全无尿的患者较为少见，可见于尿路梗阻、肾皮质坏死、双肾动脉栓塞和急性肾小球肾炎；少尿见于各种原因所致 ARF；无尿与突然尿量增多交替是尿路梗阻的典型表现；尿量≥800ml/24h 则为非少尿性急性肾衰。

（2）尿常规：尿液中有蛋白质、红细胞、血红蛋白、肌红蛋白管型，如发现宽大的棕色肾衰管型则意义更大。尿沉渣中出现较多嗜酸性粒细胞，伴有细胞管型及蛋白常提示药物诱发的急性间质性肾炎。

（3）尿比重：低而固定，常低于 1.020，并且固定在 1.008～1.014，但尿比重常受尿蛋白或葡萄糖等影响，因此其诊断价值不及尿渗透压。

（4）尿渗透压：急性肾衰竭时常小于 400mOsm/kg·H_2O，肾前性 ARF 或肾小球肾炎时常大于 500mOsm/kg·H_2O。

（5）尿钠浓度：肾前性氮质血症尿钠＜20mmol/L；ARF 时尿钠＞40mmol/L。

（6）滤过钠排泄分数（FE_{Na}）：FE_{Na} =（尿钠/血钠）/（尿肌酐/血肌酐）×100。肾前性氮质血症 FE_{Na} ＜1，ARF 时 FE_{Na} ＞3。

（7）尿中尿素氮：ARF 时常低于 0.36mol/L。

3. **血浆检查** 血浆尿素氮及肌酐浓度升高，血钾增高而血钠和血氯及二氧化碳结合力降低：①血浆尿素氮/血肌酐＜10；②尿尿素氮/血尿素氮＜10；③尿肌酐/血肌酐＜20；④尿渗透压/血渗透压＜1.1；⑤内生肌酐清除率＜5ml/min；⑥ARF 时血尿酸轻度增加（＜713.8μmol/L），如尿尿酸/尿肌酐＞1，则可能为急性尿酸性肾病所致 ARF。比值＜1 属正常人，或为其他原因引起的 ARF；⑦ARF 时血和尿的 β_2 - 微球蛋白升高。

4. 特殊检查

（1）肾穿刺活体组织检查：凡病因不明、临床表现不典型者，可进行肾穿刺活体组织检查，以便了解肾脏病变的严重程度。

（2）X 线检查：静脉尿路造影（IVU）一般为 ARF 之禁忌。但目前认为如无脱水及过敏，可广泛用于 ARF。主要用以排除梗阻，并可观察两肾体积、轮廓及显影速度和密度。逆行肾盂造影除用于怀疑梗阻病例外，一般不用，以免导致感染及反射性尿闭。肾血管造影如 DSA 对于因肾血管病变引起的 ARF 患者有诊断价值。

（3）B 型超声及 CT 检查：可以了解肾脏形状、大小及有无肾积水等，有助于鉴别诊断。

（4）同位素检查：肾图对 ARF 的肾前性少尿、梗阻性少尿有鉴别诊断意义。

5. 补液试验

有助于对血容量不足与肾衰竭少尿期所引起的少尿作鉴别，有心肺功能不全者不宜做此试验。应用 5% 葡萄糖盐水 250～500ml，于 30～60 分钟内静脉输入，观察尿量并进行实验室检查。

（五）鉴别诊断

1. 急性肾衰与功能性肾衰的鉴别（表 7 -3）

表 7 -3　急性肾衰与功能性肾衰鉴别

指标	功能性肾衰	急性肾衰
尿常规	比重 >1.2，轻度变化	比重 <1.015，蛋白、管型
渗透压	>500mOsm/kg·H_2O	<400mOsm/kg·H_2O
尿钠	<20mmol/L	>40mmol/L
尿/血渗比	>2	<1.1
血尿素氮/肌酐	>20	<10
尿肌酐/血肌酐	>40	<20
自由水清除率	< -20ml/h	> +15ml/h
钠排泄分数	<1%	>3%
肾衰指数	<1	>2
$β_2$ - MG	<1mg/L	>50mg/L
补液试验	尿量增加	尿量不增加

2. 急性肾衰与肾后性尿闭的鉴别

肾后性尿闭有以下特征可资鉴别：①有导致尿路梗阻的原发病史，如盆腔肿瘤、结石史等，而无休克、创伤、溶血。②体格检查：肾脏增大、压叩痛、膀胱尿潴留、前列腺增生等。③B 超检查：显示肾脏肿大并伴有积水。④肾图显示梗阻型曲线。⑤尿常规大多正常。⑥突然尿闭与解除梗阻后尿量增多交替出现。解除梗阻后氮质血症缓解和肾功能立即恢复。

（六）防治措施

1. 病因治疗

（1）预防肾缺血并改善肾循环：少尿早期绝不可一开始即作为肾衰而限制补液，如中心静脉压及血压降低，说明有效循环血量不足，可做补液试验。补液后尿量增加至每小时 30ml，则继续补液。若中心静脉压增高至 0.49～0.98kPa，则停止或减慢补液速度。抗休克治疗时禁用易导致肾血管收缩的药物，如去甲肾上腺素、升压素等，而用不易引起肾血管收缩的多巴胺类药物，因多巴胺能提高心排血量，扩张肾血管。也可以使用大剂量 654-2 治疗各类型休克，因 654-2 具有解除微血管痉挛、抗血小板凝聚作用。

（2）积极防治肾中毒：感染及创伤是 ARF 的常见原因，因此清创及有效的抗感染治疗可以减轻内源性毒素吸收。误服或误用了某些外源性肾毒性物质，应立即按急性中毒处理，用相应有效解毒剂，如汞中毒者可用二巯基丙磺酸钠或二巯基丁酸钠治疗；误型输血致溶血可用低分子右旋糖酐改善微循环，减少红细胞的破坏，碱化尿液，减少血红蛋白的聚集。如确认中毒，应充分补液、利尿，配合血液灌流，促进毒物排出体外，防止肾毒性肾衰的发生。

2. 利尿剂的应用

如果休克纠正后仍然少尿，则表示肾脏已有某种程度的器质性损害，可使用 20% 甘露醇 100～250ml 静滴，但每日量不能超过 100g。该药有溶质性利尿作用，可减轻肾间质水肿及肾小管梗阻，对抗氧自由基对肾小管基底膜的损伤；可增加肾内 PGI_2 合成，抑制肾素释放，扩张肾小管。速尿可以单独或与甘露醇合用，有利尿及利钠效果，常用剂量 200～800mg 静滴。

3. 其他

对急性肾衰竭的防治还可采取下列方法：①应用血管扩张剂（PGE_2、PGI_2、缓激肽）及血管紧张素 I 转化酶抑制剂（如 captoril），血管紧张素 II 拮抗剂（如 saralasin）；②应用肾素分泌抑制剂（如心得安），以保护缺血的肾脏；③应用钙拮抗剂（如异搏定）阻抑钙内流，以及应用氧自由基清除剂（二甲基硫脲）以减轻肾细胞在缺血时的损伤；④输入含 ATP 及 $MgCl_2$ 的溶液，以促进损伤细胞的功能和代谢过程的恢复。

（七）治疗

急性肾衰的治疗原则是：保持体液平衡；纠正电解质平衡紊乱；纠正代谢性酸中毒；防治感染；营养疗法；透析疗法。

1. 少尿期治疗

（1）严格控制入液量：根据"量出为入，宁少勿多，调整平衡"的原则，准确记录出入液量，每日称患者体重，如每日下降 0.2～0.5kg，则表示补液适量。每日补液量等于前一日液体丧失（尿、大便、呕吐物等）量加 400ml。有发热者体温每升高 1℃ 可增加入水量 60～80ml。

（2）补充营养：少尿期既要限制入液量，又要适当补充营养，一般应给予低蛋白、高热量饮食，每日至少供给热量 1200 ~ 1500kcal。在发病最初 2 ~ 3 日蛋白质代谢呈负氮平衡，可多给糖类以减少蛋白质的消耗，正常时进食 100g 糖即有减少蛋白质消耗的作用。能进食时可给予蛋白质 0.5 ~ 0.8g/kg，选择高质量蛋白质（如蛋类、乳类等），占总摄入量的 50% ~ 60%。少尿期蛋白质应控制在每日 0.5g/kg，透析开始后增加到 1g/kg，其中 1/3 ~ 1/2 供给高生物效价的蛋白质。一般患者总热量应达 25 ~ 30kcal/kg，高分解代谢患者可增至 40 ~ 50kcal/kg，最好由消化道摄入（口服或鼻饲），否则可采取静脉高营养疗法。

（3）高血钾处理

①预防：积极控制感染和酸中毒；供给足够的热量，减少分解代谢；适当使用蛋白合成激素；不用库血；不吃含钾多的食物及药物。

②处理：如血钾高于 6.5mmol/L 或心电图出现高钾表现时，须紧急处理，可选用：a. 5% 碳酸氢钠溶液 200ml 静滴，或 1/6M 乳酸钠 60 ~ 100ml 静注；b. 3% 氯化钠 40 ~ 60ml 静注，或 100 ~ 200ml 静滴；c. 出现心律失常时可用 10% 葡萄糖酸钙 10 ~ 20ml 静注，钙可拮抗钾对心脏毒性作用，危急时应首选，但正在使用洋地黄的患者不宜用，因 Ca^{2+} 可加强洋地黄的毒性；d. 25% 葡萄糖 500ml 加普通胰岛素 15U（4 ~ 10g 葡萄糖加胰岛素 1U）静滴，能加快细胞外液中的磷酸及钾离子转移到细胞内，以合成糖原；e. 口服钠型阳离子交换树脂 30g 或加 20% ~ 25% 山梨醇（或甘露醇）液 50ml 口服，每日 2 ~ 4 次，不能口服者加到山梨醇 100 ~ 200ml 中高位灌肠，每日约可降血钾 0.5 ~ 1mmol/L；f. 中药大黄、牡蛎、蒲公英加水 700ml 煎后待温行高位灌肠；g. 透析疗法。腹膜透析及血液透析是清除高血钾的有效方法，严重高血钾者应首选血透。

（4）低血钠：少尿期的低血钠多是稀释性低钠，提示体液过多。应限制水分摄入，促使多余水分排出，必要时可行透析。只有在缺钠性低血钠症，血清钠低于 120mmol/L，同时伴有高血钾及代谢性酸中毒时才考虑补钠。按下式计算给予：补钠量（mmol）= [142 - 血钠测定值（mmol/L）] × 体重（kg）× 0.6（女性 0.5）。代谢性酸中毒补充碳酸氢钠，缺钠性低血钠补充 5% 氯化钠溶液。

（5）低血钙和高磷血症：口服氢氧化铝凝胶液 10 ~ 20ml，每日 3 ~ 4 次，阻止肠道磷的吸收，少食高磷食物，以减轻高磷血症。低血钙为自限性过程，一般无症状，可不予补钙。

（6）高血镁：钙离子具有对抗镁离子的作用，故在危急时可用钙剂治疗。

（7）纠正代谢性酸中毒：重度酸中毒，二氧化碳结合力在 13mmol/L（30Vol/dl）以下或血 pH 值 <7.15 时，需补碱，一般用 5% 碳酸氢钠溶液 200 ~ 300ml 静脉输入，同时补钙以防低钙抽搐。

（8）氮质血症治疗：用甘露醇粉 15g，每日 2 次；应用同化激素丙酸睾酮 25 ~ 50mg，每日或隔日 1 次，肌注；或苯丙酸诺龙 25mg，每周 2 次，肌注。同时可给辅酶 A 100U，ATP 20mg，每日 1 次肌注或静注。对不可逆性 ARF 及去肾性氮质血症，应进行肾脏替代疗法，即维持性腹膜透析或血液透析，等待肾移植治疗。

（9）防治感染：ARF 常并发肺及尿路感染，约 10% ~ 15% 的感染并发脓毒症。患者感染时可不发热，血中白细胞不增高，如出现不可解释的窦性心动过速、呼吸急促、低血压，血中性粒细胞出现中毒颗粒，应考虑感染的诊断。由于大多数的抗生素半衰期相对延长，使用时应选择对肾脏无毒性或毒性小的抗生素。氯霉素、红霉素、林可霉素主要在肝脏灭活，因而使用剂量不受影响；青霉素类和先锋类主要从肾脏排泄，可以正常量的 1/2 ~ 1/4 使用，并可根据肌酐清除率调节剂量；氨基糖苷类尽量不用。

（10）透析疗法：又称血液净化疗法（hemopurfication therapy），是指通过各种不同的血液技术，以去除外源性及内源性毒性物质，纠正酸中毒，平衡电解质，排出体内多余的水分，从而达到血液净化之目的的一种方法。常用的方法有血液透析（hemodalysis，HD）、血液滤过（hemofiltration，HF）、血液灌流（hemoperfusion，HP）、血浆置换（Plasma exchange，PE）和腹膜透析（Peritoneal dialysis，PD）等。较常用的有血液透析和腹膜透析，详见内科学。

2. 多尿期治疗

多尿期治疗的重点仍应十分注意维持水、电解质和酸碱平衡，积极防治各种并发症。由于肾小管功能尚未恢复，故有失钾、失钠现象。若尿量超过 3000 ~ 4000ml/d，输液量以每日排出水量的 1/3 ~ 1/2 补充生理盐水，每日补给氯化钠 5 ~ 10g、氯化钾 3 ~ 6g。多尿 7 ~ 14 天后不见减少，可口服氢氯噻嗪 25 ~ 50mg，每日 3 次。

3. 恢复期治疗

此期主要是补充营养，促进肾功能的恢复，避免使用肾毒性药物。肾脏浓缩功能恢复可能需要 6 个月 ~ 2 年。个别患者少尿期长，肾损害严重，肾功能不能完全恢复，进入慢性肾功能不全阶段。

（八）预后

急性肾衰是一种病死率极高的严重疾病，在透析疗法开展之前，死亡率可高达 90%，近年来由于采取积极的预防性透析治疗，死亡率明显降低。预后与患者年龄、病因、严重程度、少尿期长短、是否合并多器官功能衰竭等有关。发病 3 周以上，透析治疗较晚，则预后较差；高代谢性 ARF 较非高代谢性 ARF 的预后为差；少尿性较非少尿性 ARF 预后差。

三、急性呼吸窘迫综合征

各种疾病和损伤累及呼吸系统而造成急性低氧血症，可统称为急性呼吸衰竭。例如气道阻塞引起通气障碍，肺不张使肺不能换气，高位脊髓损伤造成呼吸运动瘫痪，颅内压增高或药物作用抑制呼吸中枢等，均可导致急性呼吸衰竭。

急性呼吸窘迫综合征（acute respiratory distress syndrome，ARDS）是一种急性呼吸衰竭，可能在多种病症过程中发生。共同性病理有肺血管内皮和肺泡的损害，肺间质水肿以及其他病变。临床上患者虽能呼吸，但是急迫或困难，并有一系列缺氧的表现，进而可危及患者生命。

（一）ARDS 发病的诱因

1. 损伤

（1）肺内损伤：如肺挫伤、呼吸道烧伤、侵蚀性烟气吸入、胃内容物误吸、溺水、肺冲击伤等；用呼吸机纯氧或高浓度氧吸入也可引起 ARDS。

（2）肺外损伤：烧伤尤其是并发休克或感染者可发生 ARDS；骨折后并发脂肪栓塞症时也可出现。

（3）手术：如体外循环术后、大血管手术后或其他大手术后可发生 ARDS。

2. 感染 肺部感染、肺外感染并发严重毒血症者、急性梗阻性化脓性胆管炎、烧伤后脓毒症等均可引起 ARDS。

3. 肺外器官系统其他病变 如出血坏死性胰腺炎、急性肾衰竭、急性肝衰竭均可引起 ARDS。

4. 休克和弥散性血管内凝血（DIC） 以上各种损伤和疾病引起 ARDS，常先并发休克。其他病因所引起的休克和 DIC 也可出现 ARDS。

5. 其他 颅内压增高症、癫痫、巴比妥类中毒等均可引起 ARDS。大量输血和过量输液也可诱发 ARDS。

（二）ARDS 的主要临床表现

1. 初期患者呼吸加快，有呼吸窘迫感，但未必出现明显的呼吸困难和发绀。肺部听诊无啰音；X 线胸片一般无明显异常。呼吸窘迫感用一般的吸氧法不能缓解。

2. 进展期患者有明显的呼吸困难和发绀；呼吸道分泌物增多，肺部有啰音；X 线胸片有广泛性点片状阴影。可伴有意识障碍，如烦躁、谵妄或昏迷。体温可增高。白细胞计数增多。

3. 末期患者陷入深昏迷，心律失常，心跳变慢乃至停止。

（三）诊断

为了及时发现和诊断 ARDS，首先要熟悉前述的发病基础，在损伤、感染等过程中密切观察患者的呼吸状态。如发现呼吸频率超过 30 次/分、呼吸窘迫或烦躁不安等，应立即进行 X 线、心电图等检查。如果排除了气道阻塞、肺部感染、肺不张、急性心力衰竭等，就应考虑为 ARDS。试用面罩法高浓度氧吸入辅助呼吸，观察其效应。如果呼吸窘迫和发绀有所缓解，意识状态等也有改善，应进一步监测血气变化和呼吸功能等，以明确 ARDS 的诊断。

1. 血气分析 对 ARDS 的诊断和病情判断有重要意义。动脉血氧分压（PaO_2）正常参考值为 12kPa（90mmHg）；ARDS 初期临床症状不严重时，PaO_2 就可降低至 8.0kPa（60mmHg）以下。

2. 呼吸功能监测 包括肺泡–动脉血氧梯度（$A-AdO_2$），正常者为 $0.6\sim1.3$kPa（$5\sim10$mmHg），如出现 ARDS 时则降低。

3. 血动力学监测　置入肺动脉漂浮（Swan – Ganz）导管，监测肺动脉压（PAP）、肺动脉楔压（PAWP）、心排出量（CO）、混合静脉血氧分压（PVO_2）等。可以了解 ARDS 的病理生理变化、心功能状态等。

（四）治疗

1. 呼吸治疗　主要的方法是用呼吸机和氧气施行定容、定压的人工呼吸，以纠正低氧血症和改善肺泡换气功能。

（1）初期：患者呼吸加快而其他症状较轻时，可用戴面罩的持续气道正压通气（continuous positive airway pressure，CPAP），保持其呼气相压 0.5 ~ 1.0kPa，使肺泡复张，增加换气面积；并增加吸入氧浓度（FiO_2）。因未用气管插管，可能发生胃内容物逆流后误吸；还可有二氧化碳潴留。

（2）进展期：需插入气管导管，多选用呼气终末正压通气（positive end – expiratory pressure，PEEP）和（或）间歇性强制通气（intermittent mandatory ventilation，IMV）。为了迅速纠正低氧血症，使用呼吸机开始时可用较高的氧流量，甚至用纯氧吸入。机械通气还可用其他方式的呼吸，如予以高频正压通气（HFPPV）、高频射流通气（HFJV）、高频振荡通气（HFO）等。

正压通气的并发症或不良作用有：①气胸，为肺泡破裂所致；②促使颅内压增高，尤其不利于已有脑水肿者。③高浓度氧吸入时间较长，尤其是 $FiO_2 \geqslant 0.8$ 可引起氧中毒，使 ARDS 加重。使用呼吸机的过程中应注意防治以上并发症。

2. 维护循环　患者若有低血容量，必须及时输液以支持循环。为防止输液过量加重肺间质和肺泡水肿，应监测尿量、中心静脉压（或测肺动脉楔压等），以输入晶体液为主，适当给予清蛋白或血浆（输蛋白质过多反而有害），再酌情使用利尿剂。低氧血症和肺动脉高压会增加心的负荷，所以除了要维持血容量，还应酌情选用多巴酚丁胺、多巴胺、酚妥拉明、西地兰、硝酸甘油等心血管药物以及能量合剂、极化液等。

3. 治疗感染　脓毒症也是 ARDS 的常见病因，而且 ARDS 发生后又可并发肺部感染，因此抗感染疗法是必要的。

4. 针对 ARDS 的药物治疗　可选用肾上腺皮质激素如地塞米松、氢化可的松，可减轻炎症反应，但只宜短期使用。小分子右旋糖酐或加前列腺素 E 和布洛芬可改善肺的微循环。川芎嗪可减轻肺水肿。肺表面活性物质雾化吸入可能改善肺泡功能。此外，还可使用超氧化物歧化酶（SOD）、肝素或尿激酶等。

四、应激性溃疡

急性胃与十二指肠黏膜损害多发生在危重患者，这是因为胃酸与蛋白酶的分泌增加，黏膜防卫能力减弱所致，如继发于大烧伤后胃与十二指肠的急性溃疡称 Curling 溃疡，继发于脑外伤后胃与十二指肠的急性溃疡称 Cushing 溃疡。

（一）发病机制

1. 胃黏膜缺血　黏膜血流量减少是应激性溃疡发病的主要原因。黏膜血流量降低，使细胞缺氧与营养减少。胃黏膜的 ATP 明显减少，能量的减少导致细胞分泌碱性黏液减少，造成胃蛋白酶对黏膜的分解，因而发生胃黏膜糜烂。

2. 胆汁反流 危重患者伴有肠麻痹时，胆汁逆流到胃中，胆盐对细胞膜有损害作用，破坏了胃黏膜的屏障作用。

3. 前列腺素 E 内源性前列腺素 E 对胃黏膜有保护作用，但不是直接的作用，而是间接地刺激黏液与 $NaHCO_3$ 的分泌，刺激细胞再生，抑制酸分泌，增加黏膜血流，增加黏膜的磷脂含量。

（二）临床表现

1. 危重患者出现呕血或柏油样便，或是术后胃肠减压中出现血性或咖啡样的胃液，同时发现胃液量增多，胃液 pH 值＜2，出血反复发生。

2. 患者很少有腹痛。

3. 出血严重者血压下降、心率加快。

（三）诊断

1. 有严重创伤、大出血、休克或感染的病史。

2. 重症监护的患者以及创伤、严重感染的患者出现呕血时首先要考虑这一诊断。

3. 胃镜检查是最敏感的诊断方法，一般在 12～24 小时胃底部最明显，未治疗的溃疡在 2～5 日病变最广泛，临床若无症状，2 周即自行消失；若是原发病恶化，尤其是感染加重，则溃疡继续扩大，深达肌层，可腐蚀血管而造成大出血。

（四）治疗

1. 预防性措施 对原发病的治疗，如控制感染，矫正酸碱平衡，补充血容量，维持充分的营养。

2. 留置胃肠减压 尽量吸尽胃液，避免胃扩张。

3. 抗酸治疗 应用 $NaHCO_3$ 或氢氧化铝与镁合剂由胃管注入，每次 60ml，关闭胃管 15 分钟，若胃液的 pH 值仍在 5 以下，可再注入 30ml，一直到 pH 值为 7。对高危患者应用甲罗咪哌 300mg，每 4～6 小时 1 次，每 30～60 分钟抽取胃液测定，保持胃液 pH 值在 4.0 以上。甲氰咪胍可抑制胃酸分泌，但同时也抑制黏膜分泌 $NaHCO_3$，因此使黏膜失去缓冲能力，胃镜观察下未能证实可以减少应激性溃疡的发生。洛赛克 20mg 口服或 40mg 静脉小壶滴入，每日 1 次，24 小时内可完全抑制游离酸的分泌。

4. 冰盐水洗胃 由胃管注入冰盐水 60～100ml，降低胃的温度，减少胃的血流，有助于止血。

5. 内窥镜治疗 经内窥镜电灼或注射止血剂可以直接电凝出血点，但其止血效果尚无定论。

6. 选择性动脉内输入血管收缩剂 这需要成功地进行胃左动脉插管，需持续地输入血管收缩剂。

7. **手术治疗**　经上述保守治疗有 10% ~ 20% 的患者由于出血量很大，反复出血，往往需要手术治疗。手术治疗方式可从全胃切除到胃幽门窦切除加迷走神经切除，常用的手术方式有：

（1）全胃切除：术后再出血的机会很少，但全胃切除术后的并发症较多。

（2）胃部分切除：术后再出血的机会在 50% 以上。

（3）幽门窦切除加迷走神经切断术：术后再出血者约 25%。迷走神经切断可以降低胃分泌，有利于黏膜溃疡的愈合。

（4）幽门成形加迷走神经切断术：此种手术适用于不能耐受大手术的老年患者或体质弱的患者。

五、肝功能衰竭

（一）发病机制

1. 低血压可导致内脏缺血，肝脏缺血缺氧可造成肝细胞 ATP 水平降低，肝细胞的分泌功能障碍。镜下可见肝细胞内线粒体肿胀，LDH、SGOT 升高，胆红素升高，产生氧自由基增多，损害细胞膜，造成肝细胞的进一步损害。

2. 感染是最常见的手术后期与病程后期肝功能衰竭的原因，常见于腹腔感染、膈下感染与一些革兰阴性菌脓毒症，黄疸多出现在病后 12 日左右，伴有 ALT、LDH、血清碱性磷酸酶升高，病死率在 48% ~ 67% 左右。主要由于循环的毒素造成 Kupffer 细胞功能障碍，同时产生肝微血栓，网状内皮系统不能清除细菌与毒素，是肝衰的病因。

3. 创伤性肝损害导致淤胆、肝细胞内脂类增多，间质中有中等量的多形核细胞浸润，9 ~ 10 日后出现胆管扩张，胆管内有胆色素管型。

（二）临床表现

大手术与创伤所引起的肝损害可能是由于胆红素负荷过重，或是由于术中低灌流而造成的肝细胞损害。

1. 术中输入大量的血液，若输入的血有 11% 的红细胞发生溶血则可以发生溶血反应。此外，组织中的大量血肿在吸收过程中也引起黄疸，但此种黄疸一般在 3 ~ 5 日即可被正常的肝脏清除。

2. 低血压导致肝脏低灌流，肝细胞造成暂时的损伤，黄疸出现于术后第 5 天，此时胆红素可达 $170\mu mol/L$（$10mg/dl$），LDH 与 ALT 升高，2 周左右血清胆红素与 ALT 开始下降。

（三）诊断要点

创伤、大手术与严重感染 4 ~ 5 日后出现黄疸，胆红素可升高至 $170\mu mol/L$（$10mg/dl$），LDH、SGOT 升高。

（四）鉴别诊断

肝前性黄疸多见于术中大量输血，胆红素低于 $60\mu mol/L$（$3.5mg/dl$）。肝硬化术后肝功能衰竭表现为黄疸伴有腹水。手术造成的胆道阻塞多于术后 24 小时开始出现进行性黄疸，胆红素明显升高，直接胆红素高于间接胆红素。

（五）治疗

1. 增加肝血流，避免长时间的低血压。输入 $ATP-MgCl_2$ 可以提高肝细胞的 ATP 水平。
2. 超氧化物歧化酶的应用可清除氧自由基对细胞膜的损害。
3. 肾上腺皮质激素可以稳定细胞膜。

第三节　重症监护

一、概述

重症监护病房（intensive care unit，ICU）是集中各专业人员的知识和技术，利用先进的监测和治疗设备，对重症患者进行连续监测和及时有效治疗的专门机构。它产生于第二次世界大战时期，自 20 世纪 50 年代以后，重症监护日渐受到人们的重视，60 年代初期发展起来的冠心病监护病房（CCU），大大降低了急性心肌梗死的死亡率。近年来，由于各种复杂手术的开展，高龄患者手术机会的增加，外科重症监护病房（surgical intensive care unit，SICU）逐渐成为不可缺少的护理单位。以后逐渐发展为更专业化的 ICU，如心血管外科 ICU，神经外科 ICU，肾科 ICU，儿科 ICU，创伤及烧伤 ICU，急诊科 ICU。ICU 的建立使得危重患者术后得到了持续的监护和及时的治疗，增加了高危患者手术的安全性，降低了一系列严重并发症的发生率和死亡率。

二、循环系统的监护

（一）监测项目

循环系统的监测项目分为无创伤性血流动力学监测和有创性血流动力学监测，包括：①心率与心律；②动脉血压；③中心静脉压；④房室压；⑤肺动脉导管监测；⑥血流量；⑦外周血管阻力等。

（二）急性循环功能不全的监护

外科危重患者多数伴有急性循环功能不全，如低血压休克、心律失常、低心排综合征等，处理不当死亡率极高。应严密监视，重点护理，及时而正确的诊治十分重要。

1. 休克　是一种急性循环功能不全综合征，原因很多，在外科监护病房常见。

（1）休克的监护：应测量肢端皮肤温度、心率、血压、脉压，并通过 Swan - Ganz 导管测定中心静脉压（CVP）、右心房压（RAP）、肺动脉压（PA）、肺动脉楔压（PAWP）、肺动脉阻力（PAR），从而得出体循环阻力（SVR）、心输出量（CO）及心脏指数（CI）。一般低血容量性休克脉压下降明显，感染性休克脉压常无明显改变。根据血流动力学，休克可分为：①暖休克（高排低阻型）：其特点是体循环阻力低，中心静脉压高及心脏指数高；②冷休克（低排高阻型）：其特点是体循环阻力高，中心静脉压低及心脏指数低。

（2）休克的治疗原则：休克治疗的目的是改善全身组织的循环功能，恢复及维护机体的正常代谢。密切观察病情，特别注意心、脑、肾、肺的功能。给予氧气吸入，尽快建立静脉通道，积极寻找引起休克的原因并予以治疗。对不同类型的休克，针对其病理生理变化给予不同治疗。

2. 心律失常 必须持续严密监测心电图。考虑心律失常对血流动力学的严重影响，应立即采用药物、电击复律等方法及时纠正。心律失常的诊断依赖于心电图，常见有窦性心动过速、心动过缓、窦性停搏及窦房传导阻滞、室上性心动过速、房颤和房扑、房室传导阻滞、室性早搏、室性心动过速、室颤、再灌注性心律失常等。治疗主要包括病因治疗和对症治疗。

3. 低心排综合征（LCOS） 低心排综合征是体外循环心脏手术后的严重并发症，也可见于心搏骤停复苏后的患者。表现为低血压、酸中毒、少尿或无尿、中心与周围温差增大等。治疗原则：①调整心脏前负荷、降低后负荷，前者需补充血容量，输入晶体、胶体和全血，应用利尿剂，以减少血容量；降低后负荷用硝普钠 0.3 ~ 0.4mol/min，用容积式输液泵静点维持（每 4 ~ 6 小时更换一次），使收缩压维持在 80mmHg 左右。酚妥拉明可降低体循环和肺循环血管的阻力，增加心排血量；②加强心肌收缩力，改善心功能，稳定心率和纠正心律失常。多巴胺和多巴酚丁胺同时应用，增加心排血量和升高血压，如心率 < 60 次/分或 > 130 次/分应用强心苷，如西地兰；③纠正酸中毒。可用碳酸氢钠静点，不宜多用，只要血 pH 值 > 7.20、HCO_3^- > 10mmol/L，就不必要快速大量地输用碳酸氢钠溶液，纠正低排状态后，酸中毒会随之好转。

三、呼吸系统的监护

（一）监测项目

呼吸功能监测的目的是评价肺部氧气和二氧化碳的交换功能及观察呼吸机制和通气储备是否充分、有效。

1. 基本监测 ①意识状况：如有严重缺氧可导致意识模糊、嗜睡甚至昏迷；②皮肤黏膜颜色：缺氧则可出现口唇和甲床的发绀；③呼吸运动：呼吸频率、幅度和形式等。

2. 肺功能的监测 ①肺容量监测：潮气量（VT）；②肺通气功能的监测：每分通气量（VE）、肺泡通气量 VA，最大通气量 MVV，通气储量百分比 MVV% 等；③肺换气功能监测：动脉血氧分压（PaO$_2$）、动脉血二氧化碳分压（PaCO$_2$）、血氧饱和度（SaO$_2$）；呼气末二氧化碳分压（PETCO$_2$）反映肺的通气功能及二氧化碳交换情况，由此可调整病人的每分通气量。④肺泡－动脉氧分压差［P（A－a）DO$_2$］：判断血液从肺泡摄取氧的能力。⑤肺内分流率（QS/QT）：是指每分钟从右心排出的血中未经肺内氧合直接进入左心的量占心排血量的比例。临床上肺不张、肺水肿、肺实变是引起肺内分流的三大原因，分流量越大，低氧血症越明显，分流量的大小反映肺弥散功能障碍的程度。

（二）呼吸功能不全的监护

1. 保持呼吸道通畅　是改善肺通气功能、预防肺部并发症的重要措施，它关系到重要脏器的保护和患者能否顺利康复。必须积极去除病因，如抗感染、预防舌后坠。对麻醉未清醒的患者严密观察，必要时用钳牵拉患者舌头至口外或采取其他措施；一旦误吸应积极采取有效措施清除误吸物；加强呼吸道湿化，对大手术后清醒患者常规协助并鼓励其咳痰，并根据病情给予定时雾化吸入，以利痰液咳出；对支气管痉挛常规用地塞米松、喘定或氨茶碱等药物。

2. 氧疗　必须根据缺氧程度确定给氧方法，具体如下：①积极治疗病因。②确保呼吸道通畅，要有足够的通气量。③一定要持续给予，逐渐降低浓度，直至缺氧病因消除而终止，不可用"间歇给氧法"，尤其是对存在慢性肺疾患者。④确保室内湿度在50%左右，吸入氧最好用恒温（45℃）湿化瓶，否则应给间歇雾化吸入。⑤长期吸氧者应严防氧中毒，氧浓度一定要小于40%。⑥用鼻导管或鼻塞吸氧者每12小时更换管或塞，并经常清洁鼻孔；用面罩吸氧者用酒精球擦拭，每日1次。

3. 机械通气　机械通气的基本原理在于建立一个大气与肺泡压力差，达到肺的通气。其最突出的特点是减少机体呼吸功耗，改善通气与换气。

（1）适应证：急性呼吸衰竭、慢性呼吸衰竭、ARDS、肺水肿、哮喘持续状态、阻塞性睡眠呼吸暂停、外科手术后呼吸衰竭、体外循环术后、呼吸功能不全者纤支镜检查、颈部和气管手术等。

（2）通气方式：①辅助/控制（A/C）通气；②同步间歇指令通气（SIMV）；③呼气末正压通气（PEEP）；④间歇正压通气（IPPV）；⑤压力支持通气（PSV）；⑥持续气道正压通气（CPAP）；⑦高频通气（HFV）。

（3）撤呼吸机的指标：①患者神志清，一般情况好；②循环功能稳定，停机观察中无缺氧表现；③行机械通气的病因已控制；④吸氧浓度<40%时，动脉血气结果正常；⑤自主呼吸时，潮气量>8ml/kg，每分通气量为6~8L，呼吸频率<20次/分。

第八章　围术期处理

围术期（perioperative period）指由确定手术治疗时起，到与本次手术相关的治疗结束为止的时期。包括术前准备和手术中、术后的监测与处理。手术是治疗外科疾病的主要方法，同时对患者又是一个新的创伤过程，因此完善的围术期处理是确保手术顺利、术后康复的关键措施之一。关于手术中监测与处理主要在手术室由麻醉师管理，本章从略。

第一节　术前准备

术前准备指自患者入院或确定手术到实施术前所作的检查及处理措施。原则上术前准备应充分，但依据手术的缓急程度及患者对手术耐受力的差异，术前准备的内容有所不同。其目的是使手术的相关各方以最佳状态进入手术，手术过程顺利，并最大限度减少术后并发症，使患者尽早康复。

一、手术按缓急程度的分类

术前准备应结合手术的缓急程度。一般按手术缓急程度可分为三类：

1. **择期手术**　指在较长的时期内选择手术时机不影响治疗效果者，例如胃十二指肠溃疡的胃大部切除术。如病人对手术耐受力不良，应充分准备以提高病人对手术的耐受力，力求手术安全。

2. **限期手术**　指手术时机可以在一定时限内选择，但不宜过久延迟，否则可影响手术效果者。例如已服用碘剂作术前准备的甲状腺功能亢进病人的甲状腺大部切除术、各种恶性肿瘤的根治术，应按病变性质在较短时间内尽可能充分准备。

3. **急症手术**　指病情危急，如脾破裂大出血、胃肠道穿孔等，为挽救病人生命，必须在很短的时间内迅速手术者。术前准备应及时、突出重点，以免延误急症手术时机。

二、对手术耐受力的评判

依据患者年龄、全身情况、重要器官功能状态、外科疾病严重程度，结合麻醉、手术对全身的影响等，术前评估患者对手术耐受力。可分为以下两类：

    1. 耐受力良好   指全身状况良好或较好，重要脏器功能正常，或功能处于代偿状态；且外科病变局限或对全身影响较小。这类患者只需进行一般准备后便可施行手术。

    2. 耐受力不良   指全身情况欠佳，重要脏器有器质性病变，其功能濒于失代偿或者已失代偿；外科疾病对全身影响较大。这类患者除一般准备外，还需做相关的特殊准备，才能施行手术，从而降低手术的危险性。

三、一般准备

    所有手术的患者均需要一般准备，包括心理准备和生理准备两个方面。

    1. 心理准备   外科手术既能治疗疾病，同时对病人又是新的创伤，有的还可能出现各种手术并发症甚至危险性，因此病人及家属术前难免出现不同程度的焦虑、紧张、恐惧不安等负面情绪，或对手术效果的顾虑等。但过度的心理反应影响着疾病进程及手术的效果。医护人员的关心、鼓励，并就病情、手术的必要性及手术的效果、术后恢复过程及预后，以恰当的语言给予适度的解释安慰，有助于缓解患者及家属对疾病、手术的焦虑和恐惧，增强患者战胜疾病的勇气和信心，并配合手术和治疗。

    同时，医务人员就疾病的诊断，手术的必要性及手术方式，术前准备情况，手术中、术后可能出现的不良反应、并发症及意外，术后治疗及预后估计等方面，向病人家属作详细介绍和解释，取得他们的信任和理解，使其同意手术并签署麻醉、手术知情同意书。对疑难、复杂的病例术前应就手术方式、可能发生的并发症及预防措施进行充分研究讨论。总之，术前医生、患者及家属三方充分的沟通和心理准备是手术成功的前提之一。

    2. 生理准备   纠正改善患者的各种病理状态，使之恢复或接近生理状态，可使患者更好地耐受手术，减少术后并发症的发生。

    （1）术后变化的适应性训练：术后患者需卧床，往往不习惯在床上大小便，术前可适当训练；胸、腹部大手术后多数病人因伤口疼痛不敢咳嗽，术前可适当练习卧床时咳痰及排痰；吸烟的患者术前 2 周应停止吸烟，练习正确的深呼吸，并注意口腔卫生。

    （2）输血和补液维持循环稳定：对较大手术估计术中出血较多，术前应检查血型并进行交叉配血试验，备好适量血液制品。对有脱水、电解质及酸碱平衡失调的患者术前应予以纠正。

    （3）胃肠道准备：一般于术前 12 小时禁食，4 小时禁饮水，以防因麻醉手术过程中呕吐引起窒息或吸入性肺炎；胃肠道手术病人术前 1 天开始进流食，必要时应置胃管胃肠减压；结肠或直肠手术的病人在术前 2 ~ 3 日口服肠道抗菌药物，术前 1 日晚上或手术当日清晨行清洁灌肠或结肠灌洗，以减少术后并发感染的机会。

    （4）预防感染：术前采取多种措施提高机体抵抗力，避免患者与感染者接触，预防感染；术前备皮，术中严格无菌操作，动作仔细轻柔，减少组织损伤，亦是防止手术野感染的重要环节。如有下列情况须预防性应用抗生素：①涉及感染灶或切口接近感染区域的手术；②肠道手术；③操作时间长、创伤大的手术；④开放性创伤，损伤广泛、创面污染重，难以彻底清创者；⑤恶性肿瘤手术；⑥植入人工制品的手术；⑦涉及大血管的手术；⑧器官移植。

（5）其他：术前应详细检查各项准备工作是否完善。术前晚若不能安睡，可酌情给予镇静剂，保证患者充分休息；手术当日早晨若发现体温升高、咳嗽、腹泻、女性病人月经来潮等，须延迟手术日期；进入手术室前应排尽尿液；预计手术时间较长或施行盆腔部手术，应在手术当日早晨留置导尿管，避免膀胱过度充盈。如果患者有活动性义齿，术前应取下，以免麻醉手术过程中脱落或造成误吸误咽。

四、特殊准备

对手术耐受力不良的患者除作好上述一般准备以外，还需依据患者的具体情况，作好相应的特殊准备。

1. 营养不良　营养不良患者往往伴有低蛋白血症、贫血和血容量减少，耐受失血和休克的能力下降。可引起组织水肿，影响伤口愈合；免疫力低下，容易并发感染。因此，术前应尽可能给予纠正。如果血浆白蛋白值低于30g/L，术前常需肠内或肠外营养支持，甚至成分输血。

2. 高血压　病人血压在160/100mmHg以下者可不作特殊准备；血压过高者，麻醉和手术的应激可引起脑血管意外或充血性心力衰竭，术前应适当应用药物控制血压，使血压平稳在一定水平，但不要求将血压降至正常。

3. 心脏疾病　心脏病患者施行手术的死亡率是无心脏病者的2.8倍。非紫绀性先天性心脏病和风湿性心脏病如果心律正常而又无心衰，手术耐受力较好。冠心病、房室传导阻滞、急性心肌炎者易发生心搏骤停，手术耐受力较差，除急症手术外，必须作充分的术前准备。任何心脏病如果出现心力衰竭，必须在心衰控制3~4周后方可手术，并要在术中严密监测心脏功能。急性心肌梗死病人手术耐受力很差，6个月内最好不施行择期手术，6个月以上如没有心绞痛发作，可在心电监测下施行手术（表8-1）。

表8-1　心脏疾病与手术耐受力的关系

心脏疾病类型	手术耐受力
非紫绀性先心病，无心律失常、心衰	良好
冠心病，房室传导阻滞	较差，须作充分的术前准备
急性心肌炎、急性心梗、心衰	甚差，除急症外，推迟手术

4. 呼吸功能障碍　尤其是老年吸烟患者，常合并有慢性支气管炎、支气管扩张、哮喘、肺气肿等，可导致不同程度的呼吸功能不全，容易引起术后肺不张、肺部感染，甚至呼吸功能衰竭。因此，凡有呼吸系统疾病及吸烟患者均应检查血气分析，以了解肺功能。吸烟者术前应禁烟，有支气管肺部感染者用抗生素抗感染，痰液黏稠不易咳出者可行超声雾化吸入，低流量吸氧以改善肺功能。

5. 肝脏疾病　伴有慢性肝炎、肝炎后肝硬化患者术后并发症发生率明显比肝功能正常者为高。术前应检查肝功能，凡是肝功能不全患者，择期术前应充分准备，给予护肝，补充蛋白及多种维生素，尤其是维生素K_1，以期改善肝功能。

6. 肾脏疾病　患有慢性肾炎、肾结核、糖尿病、高血压病可引起肾功能障碍，因手术中肾缺血、术后的感染及肾毒性药物的应用可诱发肾功能衰竭。故术前应作相关检查，评价肾功能。肾功能损害者术前应积极改善，给予低盐高糖饮食，维持水、电解质、酸碱平衡，必要时可透析后手术。

7. 肾上腺皮质功能不全　除慢性肾上腺皮质功能不全的病人外，凡是正在使用激素或在 6 ~ 12 个月内曾用激素治疗超过 1 ~ 2 周者，肾上腺皮质功能可能受到不同程度的抑制，应视为肾上腺皮质功能不全。可在术前 2 天开始给予氢化可的松，每日 100mg，手术当日用 300mg，以提高对手术的耐受力。

8. 糖尿病　糖尿病影响术后伤口的愈合，感染并发症增多，在围术期其并发症及死亡率较无糖尿病患者高 50%。因此术前应积极准备，术中、术后注意监测，具体措施为：①糖尿病患者、老年患者术前应查血糖、尿糖，以明确糖尿病及程度；②仅以饮食能控制病情者无需特殊准备；口服降糖药物者术前停用降糖药，改用胰岛素控制血糖于轻度升高状态（5.6 ~ 11.2mmol/L）；③手术当日应尽早安排手术，以缩短禁食时间；④如手术持续时间较长，应监测血糖，血糖低者可适当补充（葡萄糖 5g 加胰岛素 1U）；⑤术后根据尿糖测定结果调整胰岛素的用量。

第二节　术后处理

指病人从手术结束到基本康复这一阶段的监测及处理措施。目的是尽可能减轻或消除病人术后各种不适，预防并发症，使病人早日康复。

一、术后常规处理

1. 监测　多数病人术后可返回病房，病情严重者送入重症监测治疗室（ICU）。术后常规监测生命体征直至病情平稳，包括体温、脉搏、呼吸、血压、每日出入量等；有心、肺疾病患者应监测中心静脉压（CVP）、肺毛细血管楔压（PCWP）、动态心电图、经皮动态血氧饱和度等，掌握病情变化。

2. 静脉补液　因术前禁水，手术中有不同程度的失血、失液，术后暂时不能正常进食，故术后予以静脉补液来维持体液平衡，是术后极为重要的治疗手段。术后具体补液量、液体成分及补液速度取决于手术的大小、术中失血量多少、患者器官功能状态及疾病的严重程度。

3. 导管及引流管　术后常留置尿管、胃肠减压管、胸腹腔引流管等。要常规检查引流管是否通畅，引流物的量、颜色、性质等，可提示有无内出血、消化道瘘等并发症发生；并注意引流管固定是否牢固，有无阻塞、扭曲、受压、脱落等，并适时拔除引流管。尿管多在恢复自行排尿后拔除；胃肠减压管一般在术后 2 ~ 3 天当胃肠蠕动恢复、肛门排气后拔除；胸腹腔引流管需在观察过程中无引流物继续流出后拔除。

二、卧位与活动

1. 卧位　术后应根据手术时麻醉方法、手术部位、手术方式，并结合患者全身状况的不同来选择卧位。全麻未清醒的患者应去枕平卧，头偏向一侧，以免呕吐物或口腔分泌物误吸导致窒息或肺部并发症；蛛网膜下腔阻滞的患者去枕平卧或头低位 6~12 小时，以防因脑脊液外渗导致头痛发生；全麻清醒后，蛛网膜下腔阻滞 12 小时后，硬脊膜外腔阻滞麻醉或局部麻醉者，只要没有休克、昏迷等特殊情况，可根据手术需要选择卧位。按手术部位要求选择体位的方法为：①颅脑术后可取头高脚低的斜坡（15°~30°）卧位。②颈、胸部术后多采取高坡卧式，便于呼吸。③腹部术后多取半卧位，以减小腹壁张力，有利于腹腔炎性渗出物流至盆腔，避免膈下脓肿、肠间脓肿等并发症。④脊柱、臀部术后采取俯卧或仰卧位。⑤肢体术后应抬高患肢（略高于病人的心脏水平）并固定。⑥脓肿切开引流术后一般按切口位置而定，如病侧切口有引流物，则宜经常卧向病侧，以便引流通畅。

2. **活动**　术后除有休克、心肺功能不全、严重感染、潜在出血等危险者，或术后需特殊固定或制动体位者外，原则上应鼓励早期活动，循序渐进。其优点是：①增加肺活量，使呼吸道分泌物易于咳出，减少肺部并发症。②改善全身血液循环，减少下肢静脉血栓形成，有效预防褥疮。③有利于肠道和膀胱功能的恢复，防止腹胀和尿潴留的发生。④早期活动可使病人体会到病情好转，从而解除心理上的负担，增强信心。

三、术后常见不适及处理

1. **疼痛**　术后麻醉作用消失时开始出现疼痛，术后 24 小时内最剧烈，随后逐渐减轻，至术后第三日基本消失，多数病人能够承受。如果手术 3 日后疼痛不见减轻或反而更加剧烈，必须查明原因，判断是否有切口感染发生。疼痛除造成病人痛苦外，重者还可以影响器官的生理功能，须有效地解除。若疼痛较重，影响睡眠休息者，可酌情给予地西泮及一般镇痛剂；剧痛难忍又无禁忌者，应肌注哌替啶 50mg；切口感染应及时换药。

2. **发热**　最为常见。因手术创伤可致体温升高 1℃ 左右，多在 2~3 日恢复正常，属正常的术后吸收热。如术后 3~6 天仍有发热，则要寻找发热原因，警惕切口感染、肺部感染、泌尿系感染等。根据病人临床表现，结合相关检查，如胸部 X 线片、尿液检查等，明确原因后，采取针对性治疗。

3. **腹胀**　多见于腹部手术，因麻醉、手术的刺激，使胃肠道功能抑制而引起。一般手术后 24~48 小时肠蠕动逐渐恢复，肛管排气后腹胀即可自行缓解。如术后 3 天仍未排气，腹胀，肠鸣音弱，应查找原因，判断是否伴有腹膜炎、肠麻痹、低钾血症、肠梗阻等。轻者无需特殊处理；腹胀严重时应酌情处理，可进行局部热敷、胃肠减压、肛管排气等一般处理；肠麻痹者可用新斯的明 0.5mg 足三里封闭；感染者积极抗感染治疗；低钾血症应补钾，以纠正电解质紊乱。

4. **恶心、呕吐**　多为麻醉药物反应，随着麻醉的清醒可自行减轻或停止；也有少数患者更趋严重，可能与颅内压增高、糖尿病酮症酸中毒、尿毒症或水、电解质失衡等因素有关，应具体查清原因，针对病因及时治疗。如原因一时不明或精神因素所致者，可应用胃复安、灭吐灵、阿托品、氯丙嗪等对症治疗。

5. 尿潴留 全麻或蛛网膜下腔阻滞后排尿反射受到抑制，切口疼痛引起膀胱和后尿道括约肌反射性痉挛，以及病人不习惯床上排尿等，都是尿潴留的常见原因。尿潴留是引起尿路感染的重要因素，因此病人术后 6 ~ 8 小时未排尿者须详细检查。如耻骨上可触及膨胀的膀胱、叩诊呈浊音即可作出诊断。先在精神上给予安慰鼓励，增强其自行排尿的信心；膀胱区热敷，或用镇痛镇静药减轻切口疼痛；如无禁忌证，可帮助病人取半卧位或床边立位排尿；或针刺足三里、关元、中脘等。上述处理无效可行无菌导尿术。导尿量超过 500ml 者考虑留置尿管 1 ~ 2 天，以利于膀胱逼尿肌张力恢复。

四、饮食

营养是维持人体正常生理活动所必需的物质基础。术后何时开始进食、饮食的种类要根据手术部位及病情而定。

1. 非腹部手术 根据手术大小、麻醉方式和病人的反应来决定开始进食的时间。局部麻醉的小手术在术后即可进食；全身麻醉下的较大手术须在全麻清醒后，无恶心、呕吐出现方可适量进食，多在术后 1 ~ 2 日；蛛网膜下腔麻醉和硬膜外麻醉在术后 3 ~ 6 小时可少量进食，逐步增加过渡到普食。

2. 腹部手术 特别是消化道术后，胃肠功能抑制，一般禁食 1 ~ 2 天，待 2 ~ 3 天后胃肠蠕动恢复、肛门排气后，开始少量进流质饮食，逐渐增加，但忌奶、糖，以免加重肠胀气。第 5 ~ 6 天开始进半流质饮食，一般 7 ~ 9 天可恢复普通饮食。

禁食期间应经静脉输液来补充水、电解质和营养。大手术后、长期禁食的危重病人可采用胃肠外营养支持。

五、预防感染

原则上清洁手术可不使用抗生素。但要结合患者术后的全身情况、手术持续的时间、组织或器官损害的轻重等，综合判断发生感染可能性的大小。如果判断发生感染可能性较大，应术后早期足量给予抗生素预防感染，给药途径多采用肌注或静脉滴注。此外，防止术后感染还有赖于充分的术前准备，营养状况的改善，术中严格的无菌操作以及术后的正确处理。

六、伤口处理

术后的伤口常规以无菌敷料覆盖保护伤口，注意防止敷料受外界异物浸渍和大小便污染，保持敷料干燥整洁。

1. 伤口换药 一般伤口术后第 3 天换药。换药的同时应检查伤口有无红肿、渗出、血肿、压痛等感染征象，如无感染迹象，消毒后以无菌敷料覆盖伤口；如有感染发生应正确处理伤口，脓性分泌物较多时须拆除缝线并引流。

2. 缝线拆除 拆线时间应根据患者年龄、营养状况、切口部位、局部血液供应等情况不同而区别对待。一般头、面、颈部拆线时间在术后 4 ~ 5 天；下腹部、会阴部 6 ~ 7 天；胸部、上腹部、背部、臀部 7 ~ 9 天；四肢 10 ~ 12 天；关节附近或减张缝合处最好手术 14 天后拆线。青少年拆线时间可适当提前，高龄体弱、营养不良者需酌情延迟拆线时间。如在拆线时伤口愈合不牢，可以暂缓拆线或间断拆线。

3. 切口愈合的记录 切口愈合记录只限于记录初期完全缝合的切口，作为医疗质量评估的一项重要指标。切口分为三类：①清洁切口：用"Ⅰ"表示，是指在充分准备下缝合的无菌切口，如甲状腺大部切除术、疝修补术的手术切口。②污染切口：用"Ⅱ"表示，是指手术时可能污染的缝合切口，如胃大部切除术的手术切口。外伤 6 小时内的伤口经过清创术缝合，新缝合的切口再度切开者，亦属此类。③感染切口：用"Ⅲ"表示，是指邻近感染区或组织直接暴露于感染区的切口，如阑尾穿孔的阑尾切除术、肠梗阻肠坏死的手术切口。

伤口愈合分为三级：①甲级愈合：用"甲"字代表，指伤口愈合良好，没有不良反应发生，呈线性瘢痕。②乙级愈合：用"乙"字代表，指伤口愈合不佳，愈合处有炎性反应，如红肿、硬结、血肿、积液等，但未化脓。③丙级愈合：用"丙"字代表，指切口感染化脓，需要切开引流、换药处理，愈后留有瘢痕。

具体记录方法：如疝修补术后切口愈合优良，记录为"Ⅰ/甲"；胃大部切除术后切口发生血肿，记录为"Ⅱ/乙"。

第三节 术后并发症的防治

术后可能发生多种并发症，并发症的发生与原发疾病、手术操作、患者全身状况有关。掌握其发生原因及临床特点、如何预防并发症，及时发现、正确处理并发症是围术期处理的重要环节。术后并发症可分为两大类：一类是各种手术都可能发生的一般并发症，在本章叙述；另一类是某些特定术后可能发生的特殊并发症，如胃大部切除术后的倾倒综合征、甲状腺大部切除术后的甲状腺危象等，在相关章节叙述。

一、术后出血

术后出血是常见的并发症之一，术后 24 小时内易发生在手术切口、空腔脏器或体腔内。手术中止血不完善，创面渗血未能完全控制；原痉挛的小动脉断端舒张，或结扎线脱落；或凝血功能障碍等，都是造成术后出血的原因。外出血较易发现，而体腔内出血比较隐蔽，保留引流管者可通过观察引流内容物判断，如胸腔引流管持续数小时引流血液较多，提示胸腔内出血。如无引流管，则需密切的临床观察，出现面色苍白、心率过速、血压下降、中心静脉压低于正常、尿量减少等休克征象者，在输入足够液体和血液后，休克征象亦无好转，或继续加重，或一度好转后又恶化的，警惕内出血发生，必要时行 B 超检查或体腔穿刺，以明确诊断。

术前明确无凝血障碍，术中严格止血，结扎规范牢固，关闭切口前详细检查术野有无活动性出血点等，都是预防术后出血的措施。一旦明确术后出血，应积极补液、输血、药物止血治疗，多能使出血停止；如无改善者，须再次手术止血。

二、切口并发症

1. 切口感染　发生率 3% ~ 4%。表现为术后 3 ~ 4 天切口疼痛不减轻或反而加重，或一度减轻后又加重，体温呈上升趋势，应首先考虑到切口感染的可能。要及时检查伤口，如发现切口红肿、渗出、压痛或有缝线感染，可明确诊断。其发生与切口有无细菌污染、局部有无血肿和异物、切口局部抵抗力强弱等因素有关。

术前应积极准备，加强营养，增强机体抵抗力；术中严格无菌操作，操作精细，减少损伤，止血彻底，缝合不留死腔；术后密切观察，及时换药，正确使用抗生素。如已感染化脓，则须拆除缝线，通畅引流、换药，亦可结合理疗促进炎症吸收。

2. 切口裂开　可发生于全身各处的手术切口，但基于局部解剖及病理生理特点，多发于术后 1 周左右的腹部切口。主要原因有患者营养不良，组织愈合能力差；术者缝合技术缺陷，如组织对合不良，缝线结扎不紧，留有死腔；术后有咳嗽、呃逆、呕吐以及用力排便等使腹腔压力突然增加；长期进行激素治疗、化疗、放疗妨碍组织修复；以及切口感染、拆线过早等。

临床表现为患者在起床、用力大小便或咳嗽、呕吐等突然腹肌用力时，自觉切口崩裂。可分为两种，一种为部分裂开，除皮肤缝线完整而未裂开外，肌层及腹膜完全裂开，可见肿物隆起，有时可见肠蠕动波，如脱出的肠管夹在切口两侧组织之间，可发生肠梗阻或肠绞窄，或日后呈切口疝；另一种为完全裂开，可见敷料被血性液体浸湿，并有肠袢或大网膜脱出。

因此围术期应针对切口裂开的原因积极预防。术前纠正贫血及低蛋白血症；手术操作技术熟练，止血彻底，缝合不留死腔；切口缝合张力过大者可减张缝合；病人术后咳嗽时最好平卧，患者或医护人员用双手保护切口，可减轻疼痛并预防切口裂开；常规腹带包扎；及时处理引起腹内压增高的各种因素，腹胀明显者胃肠减压；适时拆线，预防感染。

腹部切口完全裂开者要立刻用无菌敷料覆盖伤口，送手术室并在无菌条件下用尼龙线或合金线做腹壁全层间断缝合。术后以腹带加压包扎，加强营养，防治感染，拆线延迟至 12 ~ 14 天后。部分裂开者按具体情况处理。

三、肺部并发症

年龄在 60 岁以上的吸烟患者肺的顺应性较差，伴有慢性支气管炎、肺气肿、哮喘、肺纤维化等慢性肺部疾患者，尤其是胸、腹部大术后，容易引起肺部并发症。常见的有肺不张和肺部感染。

由于长期吸烟或吸入性全麻可使呼吸道分泌物增多，或由于全麻后未清醒、咽反射未恢复而发生呕吐物的误吸；或因术后切口疼痛，呼吸受限，不能有效咳嗽，使肺底部、肺泡和支气管内分泌物积聚、变黏稠而堵塞支气管。外界空气不能进入肺泡，肺泡内原有的空气被循环血液所吸收，造成肺不张，导致肺活量减少，容易引发肺部感染。表现为术后早期发热、呼吸急促、心率增快、咳嗽频繁、痰不易咳出。病侧叩诊呈浊音或实音，听诊呼吸音减弱或消失，或有局限性湿性啰音。胸部 X 线检查有助于诊断。

最基本的治疗方法是鼓励并协助患者咳嗽排痰，作间断深呼吸，使塌陷的肺泡重新膨胀；同时使用足量有效的抗生素；若不能有效咳嗽排痰，痰液黏稠者可用祛痰剂或雾化吸入；严重痰阻时则行气管内插管吸痰、间歇给氧，甚至考虑做气管切开。

预防在于改善病人全身情况。吸烟或慢性支气管炎者术前 2 周开始禁烟，注意口腔卫生，进行深呼吸锻炼，控制感染，引流排痰；术中随时清除呼吸道分泌物，防止呕吐物吸入；术后避免有碍呼吸的固定体位，适当使用止痛剂，并协助病人咳嗽排痰（双手压紧季肋部或腹壁两侧，嘱患者深吸一口气后再用力咳痰）。

四、泌尿系感染

多因麻醉抑制、伤口疼痛、卧床排便不习惯或无力排尿等引起尿潴留，多次导尿或留置导尿管导致细菌上行而引起膀胱炎、肾盂肾炎。主要表现为尿频、尿急、尿痛、排尿困难，发热，肾区疼痛，白细胞计数升高，尿检查有红、白细胞，尿培养可有细菌。预防和治疗术后尿路感染的根本措施是防止和处理好尿潴留，并选择有效的抗生素。

五、下肢深静脉血栓形成

下肢深静脉血栓形成的危险因素包括年龄在 40 岁以上，肥胖，静脉曲张，吸烟，高黏血症，尤其是大手术后长期卧床或制动的患者。因下肢静脉回流受阻，表现为下肢肿胀、疼痛、压痛，浅静脉扩张，患肢皮温升高等。一旦血栓脱落，随血流进入肺动脉可引起急性肺栓塞。

因此对有静脉血栓形成高危因素者应积极预防，适当给予抗凝、祛聚药物，术后鼓励患者及早主动活动，促进血液回流。

下肢深静脉血栓形成后须卧床休息、抬高患肢以减轻水肿，给予祛聚、抗凝、溶栓等治疗。

第九章 外科感染

第一节 概 述

外科感染（surgical infections）是指凡需要外科处理的感染性疾病和发生在创伤、烧伤或手术后并发的感染。

一、分类

1. 按致病菌种类 分为非特异性感染和特异性感染两类。

（1）非特异性感染：又称化脓性感染或一般感染。病原菌多为化脓性细菌，如金黄色葡萄球菌、链球菌、大肠杆菌等。但同一种致病菌可引起各种化脓性感染，如金黄色葡萄球菌能引起疖、痈、伤口感染等；而不同的致病菌又可引起同一种疾病，如金黄色葡萄球菌、大肠杆菌都可引起急性蜂窝织炎、伤口感染等。

（2）特异性感染：由特异性细菌，如结核杆菌、破伤风杆菌、气性坏疽杆菌、放线菌等引起的感染，与非特异性感染不同，其临床表现、病程变化及治疗原则和方法等各具鲜明的特点。

2. 按感染范围 分为局限性感染和弥漫性感染。前者局限于某个部位或组织，后者感染范围广，侵袭周围组织甚至淋巴系统、血液循环系统而引起全身性感染。

3. 按病程长短 可分为急性、亚急性和慢性感染三种。一般病程在 3 周以内者为急性；2 个月以上者为慢性；介于两者之间者为亚急性。

4. 其他 有原发性感染、继发性感染、混合感染（两种或两种以上的细菌引起的感染）、二重感染（大量使用抗菌药物而致正常人体菌群失调，使某一敏感菌被消灭而使剩下的细菌大量繁殖，引起新的感染）等。

二、病因病理

1. 常见的化脓性致病菌

（1）葡萄球菌：革兰染色阳性。广泛存在于人的鼻、咽黏膜、头发及皮肤上。其中以金黄色葡萄球菌的致病力最强，能引起多种感染。其特点为局限性组织坏死，产生黏稠、无臭的黄色奶油样脓液，可引起菌血症，因其局限性特点，常伴有转移性脓肿。

（2）链球菌：革兰染色阳性。存在于口、鼻、咽和肠腔内，种类较多。常见致病菌有溶血性链球菌、绿色链球菌和粪链球菌（又称肠球菌）。其特点为感染极易扩散，不易局限，易引起败血症、毒血症而不并发转移性脓肿。其脓液稀薄、色淡红、量多，常见于急性蜂窝织炎、丹毒、淋巴管炎等。

（3）大肠杆菌：革兰染色阴性。寄居于肠道内。参与维生素 K 的合成，有较强的耐药性，常和其他致病菌一起引起混合感染，如阑尾脓肿、急性胆道感染、尿路感染、腹膜炎等。其脓液稠厚，具有粪臭味。

（4）绿脓杆菌：革兰染色阴性。亦常寄生于肠道。脓液呈淡绿色，有特殊腥味，对大多数抗菌药物都不敏感，故伤口难以愈合。常见于大面积烧伤的创面感染。

（5）变形杆菌：革兰染色阴性。存在于肠道和前尿道，为尿路感染、急性腹膜炎和大面积烧伤的混合感染致病菌之一。因其有广泛的耐药性，在用抗菌药物治疗混合感染后，可转为单纯的变形杆菌感染，脓液有特殊恶臭。

（6）厌氧菌：有 2 种：①有芽孢厌氧菌：如破伤风杆菌，引起破伤风；梭状芽孢杆菌，引起气性坏疽；②无芽孢厌氧菌：如类杆菌，寄生于肠道内。厌氧菌常与需氧菌混合感染。厌氧菌一般不致病，但在局部供血不足、组织破坏引起坏死而造成低氧环境下，则可大量繁殖而致病，引起深部脓肿、脓毒症等，其脓液恶臭、污秽、暗红色。涂片可见细菌而普通培养阴性。

2. 感染发生的因素 致病菌入侵人体后能否发生感染，其发生、发展及转归，取决于机体的抵抗力与致病菌毒力间的斗争过程，一旦人体三大屏障（①体表屏障：指完整的皮肤黏膜结构；②细胞屏障：各种吞噬细胞；③免疫屏障：细胞和体液免疫系统）遭到破坏，使易感性增加，就可能发生外科感染。

（1）局部因素：①局部缺血、组织坏死、死腔、血肿形成和异物存留时，可使组织抵抗力减弱，有利于细菌繁殖而发生感染；②受累组织的特点。如蜂窝组织、肺、胸腹腔、关节等部位的感染易扩散。

（2）全身因素：①小儿防御机能尚未发育完善，老人全身各系统器官功能衰老减退，防御功能随之下降，易致感染；②接受化疗和放疗的患者易于感染，且感染易于扩散；③营养不良、贫血、蛋白质及维生素缺乏者，由于抗体生成减少，吞噬细胞数量和吞噬活性下降，抗感染能力降低；④接受皮质激素治疗者因长期应用皮质激素，可使中性粒细胞和单核巨噬细胞系统功能降低。

3. 外科感染的特点 ①大部分外科感染由多种细菌引起。②多数外科感染有明显而突出的局部症状。③外科感染的主要病变是器质性的。④受感染的组织常发生化脓、坏死，愈合后多留有瘢痕。

4. 病程演变 外科感染因机体抵抗力、细菌毒力和治疗的恰当与否而有所不同，一般可出现三种不同的结局：

（1）感染局限化或吸收：当机体抵抗力占优势时，机体通过各种抗损害措施，消灭入侵的致病菌，将炎症渗出物和组织分解产物液化，并通过血管、淋巴管将其吸收或排出体外。炎症组织最后可恢复其原来的结构和功能；如液化不能完全被吸收，则形成局限性脓肿，周围为纤维组织包裹。小的脓肿仍有自行吸收的可能，大的脓肿可经手术切开排脓或自行破溃后转为修复过程，病灶区逐渐形成肉芽组织，产生瘢痕而愈。

（2）转为慢性：机体抵抗力与致病菌处于相持状态时，炎症可转为慢性。炎症反应持续，病灶可局限并形成溃疡、瘘管或窦道，经久不愈。致病菌仍可存在于病灶内，当机体抵抗力降低时，感染可重新发作。

（3）炎症扩散：当致病菌的毒力大于机体抵抗力时，炎症不仅不能局限，且迅速向周围组织扩散，可经淋巴管扩散，引起淋巴系统感染，亦可经血液循环引起严重的全身性感染，如菌血症、脓毒症。

三、临床表现

1. 局部症状 红、肿、热、痛及功能障碍是化脓性感染共同的典型症状，但这些症状并不一定全部出现，随病期、病变范围和位置深浅而各异。

2. 全身症状 轻者可无任何全身症状；较重的常有发热、头痛、全身不适、乏力、食欲减退、血白细胞计数增高等；病程长的可出现营养不良、贫血、水肿等；感染严重的甚至可发生感染性休克。

四、诊断

外科感染一般根据临床表现即可作出正确诊断。波动感是诊断脓肿的主要依据。深部脓肿波动感不明显，但脓肿表面组织常有水肿，局部有压痛，全身症状明显，可用穿刺和超声检查帮助诊断。对疑有全身感染者，应作血液培养加药敏，但一次阴性结果不能排除全身感染的存在，必要时应反复多次检查，以明确诊断。此外，X 线、CT、MRI 检查可视病情需要而定。

五、治疗

（一）外科感染的四大治疗原则

1. 处理局部病灶 除去病灶是处理外科感染的关键。

2. 合理使用抗菌药物 正确合理地使用有效的抗菌药物可缩短疗程，改变预后。

3. 全身支持疗法 提高机体的抗病能力。

4. 对症处理 如高热、疼痛等的处理，减轻病人痛苦。

（二）外科感染的治疗方法

1. 局部治疗

（1）患部制动、休息：可减轻疼痛，且有利于炎症局限化和消肿，感染在肢体的可抬高患肢，必要时可用夹板固定。

（2）湿热敷：炎症早期应用可改善局部血液循环，增强局部抵抗力，促进感染吸收或局限化。肿胀明显的可用 50% 硫酸镁湿敷。

（3）外用药：常用鱼石脂软膏，仅适用于较小感染的早、中期。

（4）手术疗法：包括脓肿的切开引流和炎症器官的切除；脓肿虽穿破但引流不畅者，可行扩大引流术；局部炎症剧烈，迅速扩张，全身中毒症状明显者，或特殊部位的感染，如手指的化脓性腱鞘炎、口底蜂窝织炎等，亦可切开减压，引流渗出物，以减轻局部症状，阻止感染继续扩散。破溃后或切开引流的创面可用凡士林纱布或抗生素纱布换药。

2. 全身疗法

（1）合理使用抗菌药物：正确合理地使用抗菌药物是治疗外科感染的重要一环。一般应根据病灶细菌培养和药敏结果选用有效抗菌药物，但亦非绝对，若应用 2～3 日后仍未见明显效果，则应考虑更换抗菌药物。抗菌药物的应用并不能代替外科治疗的基本原则，如严格的无菌操作技术，彻底的清创，脓肿的及时切开引流和增强全身抵抗能力等，应避免滥用抗菌药物（详见抗菌药物在外科临床中的合理应用）。

（2）支持疗法：目的是改善病人全身状况和增加自身抵抗力，使各种疗法可以通过人体的防御功能而发挥作用。①保证病人充分休息和睡眠，必要时使用镇静剂、止痛剂；②予高热量和易消化的饮食，补充多种维生素，尤其是维生素 B、C；③不能进食的病人宜静脉输液补充所需的体液和热量，纠正水、电解质、酸碱平衡失调；④有贫血、低蛋白血症或全身消耗性疾病者应予输血，特别是败血症时，多次适时输新鲜血可补充抗体、补体和白细胞等，对增强抵抗力、恢复体质有很大帮助；⑤有条件时，严重感染的病人可给予胎盘球蛋白、丙种球蛋白、白蛋白、氨基酸或康复期血清肌肉注射，以增加免疫能力。

（3）对症处理：①疼痛剧烈，影响休息和睡眠者，应给予止痛剂；②高热，尤其是小儿，应予降温，以减少身体的消耗。宜用物理降温法，如冷敷、冰袋、酒精浴、温水浴降温等。严重病人可用人工冬眠，使用肾上腺皮质激素以减轻症状；③有血压下降等休克征象时，应积极抢救休克；④伴有其他疾病如糖尿病、慢性肝肾疾病等，应针对这些疾病予以相应治疗，并在治疗外科感染时考虑到对这些疾病的影响。

六、预防

总的原则是增加人体的全身和局部抵抗力，减少致病菌入侵人体的机会。具体措施有以下几项：①讲卫生，保持皮肤清洁；②做好劳动保护；③合理使用预防性抗菌药物；④定期进行各种抗感染的预防注射，增强免疫力，如破伤风类毒素和抗毒素的注射；⑤强化医院感染的管理和预防。

第二节　局部感染

一、疖

疖（furuncle）是单个毛囊及其所属的皮脂腺的急性化脓性感染。累及周围及皮下组织时，可称为疖肿；仅局限于毛囊或仅局限于皮脂腺的感染分别称为毛囊炎和皮脂腺炎；多数疖同时出现或反复出现而不易治愈者称为疖病。

【病因病理】

致病菌大多数为金黄色葡萄球菌及表皮葡萄球菌。人体的毛囊和皮脂腺通常都有细菌存在，但只有在全身或局部抵抗力降低时才引起感染，如局部皮肤擦伤、不清洁，经常受到摩擦或刺激等，都可导致疖的发生。疖常发生于毛囊和皮脂腺丰富的部位，如颈、头、面部、背、腹、腹股沟、会阴部及小腿。疖病多发生于免疫力较低的小儿、营养不良或糖尿病的病人。

【临床表现】

初起时局部出现红、肿、痛的圆形小结节，以后逐渐肿大，数日后结节中央因组织坏死而变软，出现黄白色小脓栓，继而表皮溃破，脓栓脱落，脓液排出而愈。一般无全身症状，但如局部炎症较重或全身抵抗力降低时，可引起恶寒、发热、头痛、乏力等。

发生于面部，特别是上唇、鼻及鼻唇沟周围（危险三角区）的疖，感染易沿内眦静脉和眼静脉扩散，进入颅内海绵状静脉窦而引起海绵窦炎，一旦发病将迅速发生眼及周围软组织的进行性红肿、硬结和疼痛，同时伴寒战、高热及头痛，甚至昏迷和死亡。

【治疗】

1. 早期炎症结节可用热敷或理疗（透热、红外线或超短波），亦可外敷鱼石脂软膏；已有脓头时，可在其顶部涂石炭酸；有波动时应及早切开引流。

2. 颜面部特别是危险三角区的疖因易向颅内扩散，切忌挤压。应注意休息，勿用力咀嚼和过多说话；若出现扩散症状，应使用抗菌药物，或用中药普济消毒饮、仙方活命饮。

3. 疖病除治疗疖外，尚应注意全身营养，增加机体抵抗力，有糖尿病应予治疗。

【预防】

疖是可以预防的。应注意皮肤清洁，防止损伤，常用银花、菊花等泡水代茶饮，少食甜腻、辛辣食物。

二、痈

痈（carbuncle）是多个相邻的毛囊及其所属的皮脂腺或汗腺的急性化脓性感染。好发于皮肤韧厚的颈项、背部，偶见于上唇。

【病因病理】

常因摩擦、压迫等招致感染，致病菌多数为金黄色葡萄球菌。感染常先从一个毛囊底部开始，由于患部皮肤韧厚，故感染从深部阻力较弱的皮下脂肪柱蔓延至皮下组织，直达深筋膜，再由深筋膜向四周扩散，侵入附近的许多脂肪柱，再向上穿入毛囊群而形成具有多个脓头、形似蜂窝的痈（图9-1）。

图 9 - 1 痈的切面

【临床表现】

早期呈现大片稍微隆起的紫红色炎症浸润区，且坚韧、有水肿、边界不清；随后中央区皮肤坏死，可见粟粒状脓栓，破溃后呈蜂窝状，其内含有脓液和大量坏死组织。周围组织呈浸润性水肿，局部淋巴结肿大和疼痛。

病人除感染局部有持续性疼痛外，常有明显的全身症状，如畏寒、发热、食欲减退等，血白细胞计数增高。若处理不当，可引起脓毒症。

发生于唇部的痈称为唇痈，表现为口唇极度肿胀，张口困难，易引起颅内海绵窦炎，危及病人生命，应高度重视。

【治疗】

1. **局部处理** 早期红肿阶段可用热敷，或外敷鱼石脂软膏，也可用 50% 硫酸镁湿敷。多数痈都因病变范围较大，虽破溃但引流不畅而需切开引流。其方法与一般脓肿切开引流法有所不同，切口要根据需要做"十"字形、"双十"字形、"井"字形或星形切开（图 9 - 2）。切口要够大、够深，要超越炎症范围，达到健康组织，深达深筋膜。切开后皮瓣游离、外翻，切除皮下到深筋膜的全部坏死组织而保留皮瓣本身。

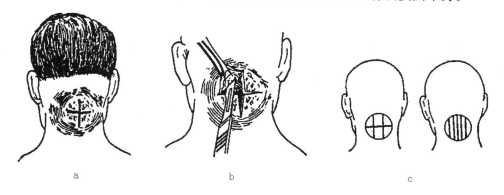

图 9 - 2 痈的切开引流术（各种切口）
a. "十"字形切口 b. 剥离皮片 c. 双"十"字形和平行纵形切口

以上切开引流手术不宜用于唇痈。脓净后换药用凡士林纱条，以促进肉芽生长；若创面过大，自行愈合困难，可植皮。一般愈合期长达数十日以上。

2. **全身疗法** 病人应适当休息，加强营养，补充维生素，必要时给予镇痛剂。早期给予有效抗菌药物，如磺胺异噁唑加抗菌增效剂或红霉素、青霉素等。有糖尿病者给予相应治疗。

三、急性蜂窝织炎

急性蜂窝织炎（acute cellulitis）是皮下、筋膜下、肌间隙或深部疏松结缔组织的一种急性弥漫性化脓性感染。

【病因病理】

致病菌主要是溶血性链球菌，其次是金黄色葡萄球菌，亦可为厌氧性细菌。炎症可由皮肤或软组织损伤后感染引起，亦可由局部化脓感染灶直接扩散或经淋巴、血液传播而发生。其病理特点是病变不易局限，扩散迅速，与正常组织无明显界线。溶血性链球菌引起的急性蜂窝织炎由于链激酶和透明质酸酶的作用，病变扩张迅速，脓液稀薄、血性，有时能引起败血症；而金黄色葡萄球菌引起者则比较容易局限为脓肿，脓液乳黄色、稠厚。

【临床表现】

临床症状常因病变位置深浅、细菌毒力强弱、致病菌种类不同而表现各异。较浅部位或组织疏松者，局部红、肿、热、痛及压痛明显，红色较暗，与正常皮肤分界不清，中央颜色比周围深；病变部位较深或组织致密者则红肿不明显，常只有局部水肿，疼痛剧烈，有深压痛；口底、颌面和颈部的急性蜂窝织炎可发生喉头水肿和气管压迫，引起呼吸困难，甚至窒息；由产生气体的细菌如大肠杆菌、厌氧菌等引起的感染，局部除有红、肿、热、痛外，尚可检出捻发音，称为捻发音性蜂窝织炎，病变中心区出现进行性软组织坏死，脓液恶臭，全身症状明显，多见于会阴部、腹壁等易被肠道或泌尿道内容物污染的部位。全身症状可有不同程度的畏寒、发热、全身不适、头痛乏力、白细胞计数增加等。

【治疗】

1. **局部处理** 早期处理与痈相同；脓肿形成即应切开引流；口底或颌下急性蜂窝织炎应早期切开减压，以防喉头水肿而引起窒息；捻发音性蜂窝织炎亦应早期广泛切开引流，切除坏死组织，并用 3% 双氧水冲洗和湿敷。

2. **全身治疗** 应用抗菌药物控制感染，必要时作细菌培养加药敏，以利于选用敏感有效的抗菌药物。

四、丹毒

丹毒（erysipelas）是皮肤或黏膜内的网状淋巴管的急性感染，故亦称网状淋巴管炎。好发于下肢及头面部。

【病因病理】

致病菌是 β‑溶血性链球菌，毒力很强，可从皮肤或黏膜的细小伤口入侵皮内的网状淋巴管，并累及皮下组织，感染蔓延迅速，如无其他感染并存，一般不化脓，也很少有组织坏死。下肢丹毒常与足癣、血丝虫病有关。

【临床表现】

1. 局部表现 片状红斑，鲜红，似玫瑰色，边界清楚，手指轻压可使红色消退，放手红色即恢复；在红肿向周围蔓延时，中央红色逐渐消退，脱屑变为棕黄色；红肿边缘隆起，高出于正常皮肤，有时可发现水疱。疼痛呈烧灼样，很少有组织坏死和化脓。下肢丹毒可反复发作，有时可导致淋巴肿，甚至发展为象皮肿。

2. 全身表现 一般发病较急，多有畏寒、发热、头痛不适、白细胞计数增高等。

【治疗】

1. 局部处理 同痈的早期处理。下肢丹毒若同时有足癣，应予彻底治疗，且应防止接触性传染。下肢丹毒反复发作并发展为象皮肿者，应考虑血丝虫病引起的可能，常采用以扎绑为主的综合治疗。

2. 全身疗法 及时使用有效抗菌药物。且在局部症状消失后，仍需继续用药 3～5 日，以免复发。

五、急性淋巴管炎

急性淋巴管炎（acute lymphangitis）是致病菌从破损的皮肤、黏膜侵入，或从其他感染病灶经组织淋巴间隙进入淋巴管内，引起淋巴管及其周围的炎症。

【病因病理】

常见致病菌是金黄色葡萄球菌和溶血性链球菌。侵入淋巴管后，引起淋巴管壁和周围组织充血、水肿，管腔内充满细菌、凝固的淋巴液和脱落的内皮细胞。炎症可沿淋巴管扩散至引流的淋巴结，引起局部淋巴结肿大、发炎。

【临床表现】

1. 局部表现 急性淋巴管炎分为网状淋巴管炎（即丹毒）和管状淋巴管炎。管状淋巴管炎常见于四肢，以下肢为多，常继发于足癣感染。可分为深、浅两种，浅层淋巴管炎在伤口近侧出现一条或多条"红线"，硬而有压痛；深层淋巴管炎不出现红线，但肢体感染淋巴管沿线出现肿胀、压痛。深、浅组淋巴管炎均可引起引流淋巴结肿大、压痛。

2. 全身症状 多有程度不等的全身不适、畏寒、发热、头痛、乏力和食欲不振、血白细胞计数升高等表现。

【治疗】

1. 局部处理 主要是及时处理原发病灶。

2. 全身疗法 早期应用抗菌药物控制感染。

六、急性淋巴结炎

急性淋巴结炎（acute lymphadenitis）是急性淋巴管炎继续扩散到局部淋巴结或化脓性病灶经淋巴管蔓延到所属区域淋巴结的急性化脓性感染。

【病因病理】

致病菌多为金黄色葡萄球菌和溶血性链球菌。常由于淋巴管炎或化脓性病灶经淋巴管蔓延到所属区域的淋巴结，如头面、口腔、颈部和肩部感染可引起颌下及颈部的淋巴结炎，上肢、胸壁、乳腺、背部和脐以上的腹壁感染可引起腋部淋巴结炎，下肢、脐以下腹壁、会阴和臀部的感染可引起腹股沟部淋巴结炎等。

【临床表现】

1. 轻者仅有局部淋巴结肿大和轻压痛，常常随原发灶愈合而自愈。

2. 较重者局部有红、肿、热、痛，并伴有全身症状，如畏寒、发热、食欲不振、乏力、白细胞计数升高等。若能及时处理，尚可完全消退，但亦可由于瘢痕和组织增生而遗留一小硬结。

3. 如炎症扩散到周围组织，可使几个淋巴结粘连成团而发展为脓肿。此时疼痛加剧，局部皮肤暗红、水肿、压痛明显，有波动感，伴有明显的全身症状。

【治疗】

1. **局部处理**　首先处理好原发病灶；淋巴结炎的局部早期处理与疖相同；若形成脓肿，应切开引流。

2. **全身疗法**　早期应用抗菌药物。

七、脓肿

脓肿（abscess）是急性感染后组织、器官或体腔内病变组织坏死、液化形成的局限性脓液积聚，并有一完整脓壁。

【病因病理】

急性感染的致病菌多为金黄色葡萄球菌。脓肿常继发于各种化脓性感染，如急性蜂窝织炎、急性淋巴结炎、疖等，也可发生在局部损伤的血肿或异物存留处，还可从远处感染病灶经血流转移而形成。

【临床表现及诊断】

1. **局部表现**　浅表脓肿局部隆起，有红、肿、热、痛的典型症状，与正常组织分界清楚，压之剧痛，有波动感；深部脓肿局部红肿多不明显，一般无波动感，但局部有疼痛和压痛，并在疼痛区某一部位可出现凹陷性水肿，患处常有功能障碍。在压痛或水肿最明显处用粗针头试行穿刺，可抽出脓液即可确诊。亦可作超声、X 线检查，尚可测知脓腔大小；体腔内脓肿需作超声、X 线甚至 CT、MRI 检查以确诊。

2. **全身表现**　小而表浅的脓肿多无明显的全身症状；大的或深部的脓肿常有较明显的全身症状，如发热、头痛、食欲减退、白细胞计数增加等；体腔内脓肿，如膈下脓肿、盆腔脓肿、肠间脓肿等，大都有明显的脓毒症症状。

【治疗】

1. **局部处理**　脓肿尚未形成时，治疗与疖、痈相同，脓肿形成后应及时切开引流。脓肿切开引流的原则及注意事项有：①在波动最明显处切开；②切口要有足够长度，以利引流，但不可超过脓腔壁而达正常组织，以免感染扩散；③切口应尽量在脓肿最低处，以利体位引流；④切口一般要与皮纹、血管、神经和导管平行，以免伤及这些组织。亦不可作经关节区的纵行切口，以免瘢痕挛缩而影响关节功能；⑤切开深部脓肿前最好先作穿刺抽脓,确定脓腔部位和深度,循针而入;⑥脓液排尽后应用手指探查脓腔,并将脓腔内所有纤维间隔分开,不宜用剪刀或血管钳在深部盲目撑剪;⑦根据脓腔大小、深浅选择合适的引流物如凡士林纱条、橡皮管、双腔管等,做好固定,并记录其数目,以免换药时遗留在脓腔内。⑧脓液送细菌培养加药敏,作为选用最敏感抗菌药物的参考。

2. 全身疗法 使用有效抗菌药物;症状较重的深部脓肿、大脓肿应予支持疗法;出现严重中毒症状如寒战、高热,甚至感染性休克者,应予相应处理,必要时在大剂量抗菌药物的配合下使用激素,以减轻中毒反应。

八、急性乳腺炎及乳房脓肿

由细菌侵入乳腺组织所引起的急性化脓性感染称为急性乳腺炎(acute mastitis),多发生于哺乳期的初产妇。

【病因病理】

引起急性乳腺炎的细菌常为金黄色葡萄球菌和链球菌。哺乳时咬伤或其他原因引起乳头损伤时,细菌入侵乳头,沿淋巴管、乳腺管蔓延至乳腺小叶;产后其他部位感染亦可经血液循环而达乳房,如乳管堵塞致乳汁排出不畅,乳汁淤积,更有利于细菌生长繁殖,引起乳房的急性炎症。

【临床表现】

1. 局部表现 初期乳汁排出不畅,乳房剧烈胀痛,乳房内出现界限不清的肿块,质地较硬,表面皮肤紫红、水肿;继之出现搏动性疼痛,肿块边缘逐渐清楚,压痛明显,常伴有患侧腋窝淋巴结肿大、压痛;数日后肿块出现波动感,但深部脓肿波动感仍可不明显。如失治或治疗不当,脓肿破溃可流出大量乳黄色黏稠或桃红色脓液。

2. 全身表现 初期可有低热到中度发热。随着病情加重,可有寒战、高热、全身不适、纳差、汗出等中毒症状,可因剧痛而彻夜不眠,白细胞计数明显升高。

【治疗】

1. 脓肿未成 ①停止患侧哺乳,尽量吸尽淤积乳汁。②必要时断乳,可服乙烯雌酚5mg,每日3次,服3~4天。③局部治疗:局部用50%硫酸镁湿敷。④抗菌药物的应用:可全身应用及局封,可用青霉素40万U加0.5%普鲁卡因40ml注射于肿块周围。

2. 脓肿已成 及早切开引流。乳房脓肿切开引流的注意事项有:①一般脓肿切口应呈放射状,以免损伤乳管而形成乳瘘;深部或乳房后脓肿可沿乳房下缘行弧形切口,经乳房后间隙引流(图9-3、9-4)。②乳房脓肿常有多个脓腔,应以手指探查,将多房脓腔分隔打开,必要时做对口引流。③乳房血运丰富,若脓肿较大,应在清除脓液后用凡士林纱条填塞止血。④要使脓腔从底部愈合,切勿收口过早,以免脓肿复发。

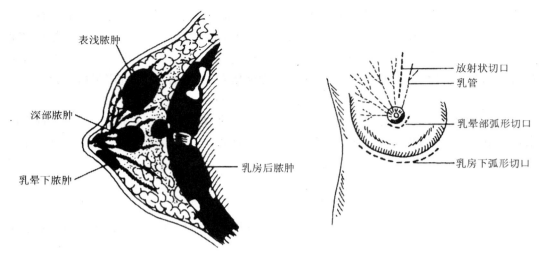

图9-3 乳房脓肿的不同部位   图9-4 切开引流

【预防】

1. 保持局部清洁。

2. 青春发育期发现乳头内陷者应及早挤捏提拉矫正。养成良好的哺乳习惯，防止乳头损伤。

3. 避免乳汁淤积，吃不完的乳汁可用吸奶器吸出。

第三节 手部急性化脓性感染

手部急性化脓性感染（acute infection of hand）比较常见，由于手在日常生活和劳动生产中使用最多，因而也最易受到损伤而引起感染，如处理不当可影响手的功能，甚至造成病残。因此，对手部的损伤及感染应予高度重视，正确处理。

手部的以下解剖特点决定了手部感染的特殊性：

①手的掌面皮肤表皮层厚，角化明显，因而硬韧。皮下脓肿难从表面溃破，可形成哑铃状脓肿。

②手的掌面皮肤有很微密的纤维组织，与皮肤垂直，一端连接真皮层，另一端固定在骨膜（末节手指）、腱鞘（近节、中节手指）或掌筋膜（掌心部），这些纤维组织将手的掌面皮下组织分成许多坚韧密闭的小腔，感染化脓后很难向四周扩散，因而往往向深部组织蔓延，引起腱鞘炎。在手指末节则直接延及指骨，形成骨髓炎。

③由于掌面组织较致密，手背部皮下组织较松弛，且淋巴引流大部分从手掌到手背，故手掌面感染时手背常肿胀明显，易被误诊为手背部感染。

④手部（尤其是手指）组织结构致密，神经丰富，感染后组织内张力很高，神经末梢受压，故疼痛甚为剧烈。

⑤手部腱鞘、滑囊与筋膜间隙互相沟通，发生感染后常可蔓延全手，甚至累及

前臂。

一、甲沟炎

甲沟炎（paronychia）是指发生在甲沟及其周围组织的急性化脓性感染。致病菌主要是金黄色葡萄球菌，多因微小刺伤、挫伤、倒刺或修剪指甲过深或嵌甲等损伤引起。

【临床表现】

初起时指甲一侧的软组织红、肿、疼痛，进而组织坏死化脓，称此为甲沟炎；甲沟炎进一步沿甲根向对侧蔓延，形成半环形脓肿，称此为指甲周围炎；如炎症向甲下蔓延，在甲下形成脓肿，在指甲下可见黄白色脓液，指甲与甲床分离，压之则下陷，此称为甲下脓肿。

甲沟炎一般疼痛不剧烈，多无全身症状。如局部处理不当，常形成慢性甲沟炎，甲沟旁有一脓瘘口，肉芽组织向外突出。有时易继发真菌感染。

【治疗】

1. 初起时局部保持清洁，可用热敷、理疗及鱼石脂软膏、金黄散外敷或口服抗菌药物。

2. 化脓后，甲沟炎可在一侧甲沟处做纵形切开引流；指甲周围炎可在指甲两侧做纵形切口，将甲根部皮片翻起，用小片凡士林纱条或橡皮片引流；甲下脓肿应拔除指甲（图9-5）。

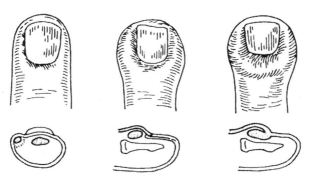

图9-5 甲沟炎与切开引流

3. 慢性甲沟炎可修剪或用激光、冷冻去除突出肉芽，嵌甲引起者要切除部分嵌甲。

二、脓性指头炎

脓性指头炎（felon whitlow）是指手指末节掌面皮下组织的急性化脓性感染。多由刺伤引起，致病菌多为葡萄球菌。由于手指末节掌面的皮肤与指骨骨膜间有许多纵形纤维，将软组织分成许多密闭的小腔，内含脂肪组织和丰富的神经末梢，当发生感染化脓时，脓液不易向四周扩散，故肿胀不明显，但脓腔压力很高，不仅神经受压，疼痛剧烈，而且还压迫末节指骨的营养血管，引起指骨缺血坏死。感染也可直接侵及指骨引起骨髓炎。

【临床表现】

初起指尖有针刺样疼痛，随着炎症的发展，组织肿胀，小腔内压力增高，疼痛逐渐加剧，呈搏动性跳痛，手下垂时加重。病人烦躁不安，彻夜不眠。指头红肿不明显，有时皮肤反呈黄白色，轻触指尖即产生剧痛，多伴发热、全身不适、白细胞计数增加等全身表现。

后期如未治或治疗不当，病情继续发展，大部分组织缺血坏死，神经末梢也因营养障碍而麻痹，疼痛反而减轻。进一步发展则指骨缺血坏死，形成慢性骨髓炎，伤口经久不愈。

【治疗】

早期疼痛不剧、肿胀不明显时可外敷鱼石脂软膏，亦可用热盐水浸泡。早期使用抗菌药物。当疼痛加剧，出现搏动性跳痛时，即应早期切开减压引流，以解除指头密闭腔内的压力，减轻疼痛和避免感染深化。手术切口应在患指侧面，而不能在掌面，以免术后瘢痕影响患者感觉。切口不可超越指关节，以免伤及腱鞘。皮肤切开后还应将皮下组织内的纤维间隔切断，以充分减压，通畅引流（图9-6）。经久不愈者应拍X线片，检查是否并发骨髓炎及有无死骨，并作相应处理。

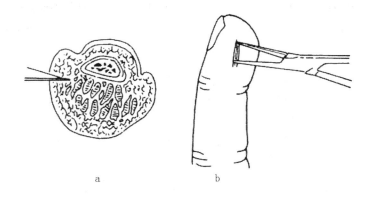

图9-6 指头炎切开引流
a. 刺入指端间隙 b. 撑开切口

三、急性化脓性腱鞘炎和化脓性滑囊炎

急性化脓性腱鞘炎（acute pyogenic tendovaginitis）是指手指掌面的五条屈指肌腱所包绕的腱鞘的急性化脓性感染。由于小指的腱鞘与尺侧滑液囊相通，拇指的腱鞘与桡侧滑液囊相通（图9-7），因此小指及拇指的腱鞘炎尚可蔓延至各自的滑液囊，引起急性化脓性滑囊炎（acute pyogenic bursitis）。示指、中指、环指的腱鞘密闭，感染局限于各自的腱鞘内，但亦可向手掌深部间隙蔓延。本病多因手掌面被刺伤后受金黄色葡萄球菌侵袭所致。

【临床表现】

化脓性腱鞘炎发展迅速，24小时即可出现典型局部体征。

患指除末节外，呈明显的均匀性肿胀，皮肤高度紧张。患指所有关节轻度弯曲，以使腱鞘松弛而减轻疼痛。任何微小的被动伸指运动即引发剧痛。检查时整个腱鞘均有压痛。由于炎症局限于坚韧的腱鞘内，故不出现波动感。但是由于脓液积聚，压力很高，故自觉疼痛非常剧烈，使病人彻夜难眠。

小指和拇指的腱鞘炎可蔓延到尺、桡侧滑液囊，并可扩散到腕部及前臂。尺侧滑囊炎时，小指与无名指呈屈曲状，拒绝伸展，压痛最

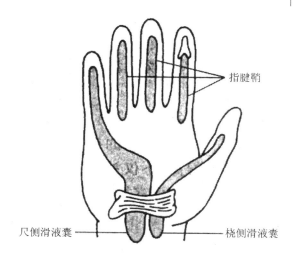

图9-7 手掌侧腱鞘、滑膜囊和深间隙

明显处为手掌远侧横纹与小鱼际肌突起的桡侧缘的交叉点，手掌凹不完全消失。桡侧滑囊炎时，拇指红肿、屈曲、拒绝伸展，压痛点可延至腕关节处，而其他各指可活动自如。

【治疗】

早期治疗与脓性指头炎相同。若经积极治疗仍无好转，应早期切开减压引流，以防止肌腱受压而发生坏死，丧失手指功能。

化脓性腱鞘炎手术时应注意以下几点：①切口应在手指侧面，与手指长轴平行，长度不超过上下关节面。②切忌在掌面切开，否则易使肌腱脱出，发生粘连和皮肤瘢痕挛缩，影响患指伸直。③要认清腱鞘、肌腱，亦不可伤及血管和神经。④滑液囊感染的切口分别在大、小鱼际处（图9-8）。

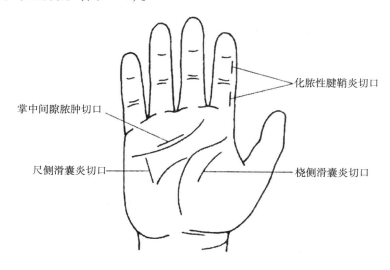

图9-8 化脓性腱鞘炎手部切口

四、手掌深部间隙化脓性感染

手掌深部间隙是位于手掌屈指肌腱和滑液囊的深面的疏松组织间隙，前为掌腱膜和肌腱，后为掌骨和骨间肌的表面筋膜，内为小鱼际肌，外为大鱼际肌。此间隙又被掌腱膜与第三掌骨相连的纤维中隔分为尺侧和桡侧两个间隙，尺侧的称为掌中间隙，桡侧的称为鱼际间隙。掌中间隙感染多由中指、环指腱鞘炎蔓延引起，鱼际间隙感染则因示指腱鞘感染引起，直接刺伤也可引起感染，致病菌主要是金黄色葡萄球菌。

【临床表现】

1. **掌中间隙感染** 手掌凹消失，隆起，皮肤紧张、发白，压痛明显；中指、环指和小指处于半屈位，被动伸指可引起剧痛；手背水肿明显；并伴有发热、全身不适、白细胞增高等全身表现。

2. **鱼际间隙感染** 大鱼际和拇指指蹼明显肿胀，并有压痛，但手掌凹仍存在；拇指外展略屈，示指半屈，活动受限，拇指对掌不能；亦伴发热不适、白细胞升高等全身表现。

【治疗】

早期局部处理同脓性指头炎，若经积极治疗，短期内无好转，应及早切开引流。

发生掌中间隙感染需切开引流时，中指与环指指蹼纵形切开，切口不超越手掌远侧横纹，以免损伤动脉的掌浅弓。用血管钳撑开皮下，即可达掌中间隙。亦可在环指相对应位置的掌远侧横纹处做一小切口，进入掌中间隙。

鱼际间隙感染需切开引流时，可直接在大鱼际肿胀和波动最明显处切开，亦可在拇指、示指间指蹼（虎口）（图9-9）或在手背第二掌骨桡侧做纵形切口。

全身治疗应早期使用抗菌药物。

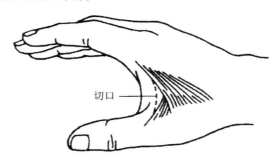

图9-9 鱼际间隙脓肿切口

第四节 全身性感染

全身性感染是指病原菌侵入人体血液循环，并生长繁殖和产生毒素，引起严重的全身感染和中毒症状。感染引起的全身反应包括体温、心率、呼吸及白细胞计数方面的改变，上述反应并非感染所特有，也见于创伤、休克、胰腺炎等情况，实质上是各种严重侵袭造成体内炎症介质大量释放而引起的全身效应。一般分脓毒症和菌血症。

脓毒症（sepsis）是指因病原菌因素引起的全身性炎症反应，体温、心率、呼吸、神志有明显改变者，用以区别一般非侵入性的局部感染。脓毒症是指有全身炎症反应的外科感染的总称。

临床上将细菌侵入血液循环，血培养阳性者，称为菌血症（bacteremia）。其不限于以往多偏向于一过性的菌血症的概念，目前多指临床有明显感染症状的菌血症。

全身性感染不仅由于病原菌本身，还因其产物内毒素、外毒素等和它们介导的多种炎症介质，造成机体的损害。在感染过程中，细菌繁殖和裂解游离、释放毒素，毒素除其本身具有毒性外，还能刺激机体产生多种炎症介质，包括肿瘤坏死因子、白介素-1、白介素-6、白介素-8等，以及氧自由基、一氧化氮等等，这些炎症介质适量时可起防御作用，过量时就可造成组织损害。如得不到控制，可因炎症介质失控，导致全身性炎症反应综合征（SIRS），脏器受损和功能障碍，严重者可致感染性休克、多器官功能障碍综合征（MODS）。

【临床表现】

1. 脓毒症的主要临床表现

（1）起病急，病情重，发展迅速。一般都有寒战、高热，体温可达40℃~41℃。部分病人，特别是老年人、衰弱病人可出现体温不升（<36.5℃）。

（2）头痛，头晕，食欲差，恶心，呕吐，腹胀，腹泻，出冷汗，贫血，神志淡漠或烦躁，谵妄或昏迷。

（3）心率加快，脉搏细数，呼吸急促或困难，肝脾可肿大，重者出现黄疸、皮下淤血。

（4）代谢失调和肝肾功能损坏，尿中常出现蛋白、管型和酮体。

（5）白细胞计数增加，中性粒细胞比例增高，核左移、幼稚型白细胞比例增多，严重时可出现毒性颗粒。但抵抗力弱者白细胞计数也可降低。

（6）如病情未能控制，可出现休克及发展为多器官功能不全，甚至衰竭。

2. 不同病原菌引起的脓毒症的临床表现特点

（1）革兰阳性细菌性脓毒症：主要致病菌是金黄色葡萄球菌。多见于严重的痈、急性蜂窝织炎、化脓性关节炎和大面积烧伤感染时。特点为：一般无寒战，热型呈稽留热或弛张热。面色潮红，四肢温暖，常有皮疹，呕吐、腹泻。可出现转移性脓肿，易并发心肌炎或心内膜炎。发生休克的时间较晚，多有神昏谵语。白细胞计数升高。

（2）革兰阴性杆菌性脓毒症：常为大肠杆菌、绿脓杆菌、变形杆菌引起。多见于胆道、肠道、泌尿道和大面积烧伤感染。特点为：一般以突发寒战开始，热型呈间歇热，严重时体温不升或低于正常。有时白细胞计数增高不明显或反见减少。休克发生早，持续时间长，病人四肢厥冷，出现紫绀，少尿或无尿。

（3）真菌性脓毒症：常见致病菌是白色念珠菌。临床表现为突发寒战、高热，严重时出现神志淡漠、嗜睡、血压下降和休克。部分病人可有消化道出血。一般白细胞计数在 $25 \times 10^9/L$ 以上，出现晚幼粒细胞和中幼粒细胞。体内组织、脏器可发生多发性小脓肿。

【诊断】

主要根据病史、临床表现和实验室检查结果来确诊。

全身性感染多为继发性，在原发感染的病程中如出现寒战、高热、大汗、恶心、呕吐、腹胀、少尿、贫血、脉细数、呼吸急促、神志改变、皮肤有淤血点、血压下降、全身状况迅速恶化等征象，不能用原发感染病来解释时，应高度怀疑有全身性感染的可能。

确定致病菌应作体液和分泌物的细菌培养，如二者所得细菌相同，诊断即可确立。由于抗菌药物的广泛应用，可影响血培养的结果，因此常需多次作血培养，采血量最好为 5～10ml，在寒战、高热前抽血作细菌培养阳性率较高。如多次血培养为阴性，应考虑厌氧菌脓毒症或真菌脓毒症的可能，应抽血行厌氧性培养，或作血或尿的真菌检查和培养。

【治疗】

全身性感染应进行综合性治疗。

1. 原发感染灶的处理　正确处理原发感染灶是治疗的关键。首要的是明确感染的原发灶，作及时、彻底的处理，包括清除坏死组织和异物、消灭死腔、脓肿引流等，还要解除相关的病因，如血流障碍、梗阻等因素。如找不到原发灶，应进行全面的检查，特别应注意一些潜在的感染源和感染途径，并予以解决。如静脉导管感染时，拔除导管应是首要措施；危重病人疑为肠源性感染时，应及时纠正休克，尽快恢复肠黏膜的血流灌注，通过早期肠道营养促使肠黏膜的尽快修复，口服肠道生态制剂以维护肠道正常菌群等。

2. 抗菌药物的应用　重症感染不能等待培养结果，可先根据原发感染灶的性质、部位与细菌微生态情况，选用相应的抗菌药物，再根据细菌培养及药物敏感试验结果，调整抗菌药物。对真菌性脓毒症应用抗真菌药物。

3. 支持及对症治疗　输注新鲜血，纠正低蛋白血症，控制高热，纠正电解质紊乱和维持酸碱平衡等。原有的基础疾病应给予相应处置。严重者给予激素。

第五节　特异性感染

一、破伤风

破伤风（tetanus）是由破伤风杆菌侵入人体伤口，并在伤口内繁殖而产生毒素所引起的以局部或全身肌肉痉挛和抽搐为特征的一种急性特异性感染。

【病因】

由破伤风杆菌引起，多发生于各种创伤后，还可能发生于不洁条件下分娩的产妇和新生儿。破伤风杆菌是革兰染色阳性的厌氧梭形芽孢杆菌，平时存在于人畜的肠道，随粪便排出体外，以芽孢状态分布于自然界，尤以土壤中为多见。破伤风杆菌的芽孢抵抗力极强，煮沸要 30～60 分钟、高压灭菌要 20 分钟才能杀灭；浸于 5% 石炭酸溶液（苯酚）中，需 10～12 小时才能杀灭。该菌只有在缺氧的情况下才能生长繁殖，如伤口污染重，坏死组织多，伤口深且窄，引流不畅或有死腔等。如果伤口外口较小，伤口内有坏死组织、血块充塞，或填塞过紧、局部缺血等，就形成了一个适合该菌生长繁殖的缺氧环境。如果同时存在需氧菌感染，后者将消耗伤口内残留的氧气，使本病更易于发生。

【病理生理】

在缺氧环境中，致病菌迅速繁殖并产生大量外毒素，有痉挛毒素和溶血毒素，前者对神经有特殊的亲和力，可引起人体肌肉痉挛和抽搐等一系列临床表现，后者可引起局部组织坏死和心肌损害。菌体及其外毒素在局部并不引起明显的病理改变，伤口甚至无明显急性炎症表现。但痉挛毒素吸收至脊髓、脑干等处，与联络神经细胞的突触相结合，抑制突触释放抑制性传递介质。运动神经元因失去中枢抑制而兴奋性增强，致使随意肌紧张与痉挛。破伤风毒素还可阻断脊髓对交感神经的抑制，致使交感神经过度兴奋，引起血压升高、心率增快、体温升高、自汗等。

【临床表现】

有潜伏期，通常为 7～14 天，个别病人可在伤后 1～2 天发病，有的可长达数月甚至数年，90% 的病人在受伤后 2 周内发病。一般潜伏期越短，症状越重，预后越差。

前驱症状可有乏力、头痛、头晕、烦躁不安，伤口局部有疼痛和肌肉牵拉感，打哈欠、张口不便、咀嚼无力等。这些前驱症状持续约 1～2 天。

典型表现是在肌紧张性收缩（肌强直、发硬）的基础上，出现阵发性强烈痉挛，最初是咀嚼肌，以后顺序为面肌、颈项肌、背腹肌、四肢肌群，最后是膈肌和肋间肌。具体表现为：①由于咀嚼肌痉挛致张口不便到张口困难，进而张口不能，即牙关紧闭；②面部表情肌痉挛而呈独特的"苦笑"面容；③由于颈项肌的持续收缩，出现颈项强直，头向后仰；④背腹肌同时收缩，因背肌力强，致使病人腰前凸而头足后屈，形如弓背，称为"角弓反张"；⑤四肢肌肉收缩时，屈肌比伸肌有力，可出现屈膝、弯肘、半握拳等姿态；⑥膀胱括约肌痉挛可引起尿潴留；⑦持续性呼吸肌群和膈肌痉挛可造成窒息和呼吸停止。

严重的病人可出现阵发性、不协调的全身肌肉痉挛和抽搐，每次发作可持续数秒钟至数分钟不等，表现为面色青紫、呼吸停止、口吐白沫、四肢抽搐不止、大汗淋漓、极度痛苦病容。发作间歇期疼痛虽有所减轻，但肌肉仍不能完全松弛，外界轻微刺激，如亮光、响声、震动等，均可诱发抽搐发作。强烈的肌肉痉挛甚至可造成肌肉撕裂和骨折。一般无高热，病人神志始终清醒。

少数病人仅有受伤部位或伤肢的肌肉强直。新生儿患此病时，因肌肉纤弱而症状不典型，表现为不能啼哭和吸乳，活动少，呼吸弱或困难。

病程一般为 3～4 周，如积极治疗、不发生特殊并发症者，发作的程度可逐步减轻，缓解期平均约 1 周。恢复期间还可出现一些精神症状，如幻觉，言语、行动错乱等，但多能自行恢复。

【诊断及鉴别诊断】

根据受伤史和临床表现，一般可及时作出诊断。但对仅有某些前驱症状的病人，诊断比较困难，须提高警惕，严密观察病情变化，以免延误诊断。需要与下列疾病鉴别：

1. 化脓性脑膜炎　虽有"角弓反张"和"颈项强直"等症状，但无外伤史，无阵发性痉挛。患者有剧烈头痛、高热、喷射性呕吐、神志改变等。脑脊液检查压力增高，血白细胞计数增多。

2. 狂犬病　有被猫、狗咬伤史，以吞咽肌抽搐为主。患者听见水声或看见水，咽肌立即发生痉挛、剧痛，喝水不能下咽，并流大量口水。

3. 其他　如下颌关节炎、子痫、癔病等，一般容易鉴别。

【治疗】

破伤风是一种极为严重的疾病，死亡率高，要积极采取综合治疗措施，包括消除毒素来源、中和游离毒素、控制和解除痉挛、保持呼吸道通畅、防止并发症等。

1. 清除毒素来源　如伤口尚未愈合，均须在控制痉挛下进行彻底的清创术。清除坏死组织和异物后，敞开伤口，以利引流，并用3%过氧化氢或1:1000高锰酸钾溶液冲洗和湿敷。

2. 中和游离毒素　尽早使用破伤风抗毒素，迅速中和血液中的游离毒素。若毒素已与神经组织结合，则难收效。一般第1天2万~5万U，加入5%葡萄糖溶液500~1000ml中缓慢静滴。对清创不够彻底或严重患者，以后每日再用1万~2万U肌注或静滴，共3~5日。新生儿破伤风可用2万U静滴，也可作脐周围注射。还可用5000~10000U作蛛网膜下腔注射，此法使破伤风抗毒素直接进入脑组织，效果较好，且可不用再全身使用抗毒素。若同时加用强的松12.5mg，可减少这种注射所引起的炎症和水肿反应，但应做皮肤过敏试验。另外，还可早期应用人体破伤风免疫球蛋白，剂量为3000~6000U，分3处肌肉注射，其中一处必须注射在患侧肢体的近端肌肉内，一般只用1次。

3. 控制和解除痉挛　病人应住隔离病房，环境安静，避免声光等刺激，减少外界不良影响。控制和解除痉挛是治疗的关键环节，处理得当可有助于防止窒息、肺部感染和其他并发症的发生，降低死亡率。

（1）病情轻者使用镇静剂和安眠药，以减少患者对外来刺激的敏感性，但忌用量过大。可用地西泮5mg口服或10mg静滴，每日3~4次，也可用苯巴比妥钠0.1~0.2g肌注或苯巴比妥0.06g口服，每日3次。

（2）病情较重者加用人工冬眠药物。常用冬眠合剂（氯丙嗪50mg，异丙嗪50mg，度冷丁100mg），8~12小时1次，每次肌注1/3~1/2量或加入5%葡萄糖溶液250ml中缓慢静脉滴注。也可仅用氯丙嗪50~100mg加入5%葡萄糖溶液250ml中缓慢滴注，每日4次。

（3）抽搐严重甚至不能进行治疗及护理的患者可用硫喷妥钠0.5g肌注（要警惕发生喉痉挛，用于已进行气管切开的病人比较安全）。若并发高热、昏迷，可用肾上腺皮质激素强的松30mg口服或氢化可的松200~400mg静滴，每日1次。给予各种药物时应尽量减少肌肉注射的次数，能混合者可混合一次注射或由静脉滴入。

4. 应用抗菌药物　用青霉素 80 万~100 万 U，肌肉注射，每 4~6 小时 1 次，或大剂量静脉滴注，可抑制破伤风杆菌，并有助于其他感染的预防。也可用甲硝唑，每天 2.5g，分次口服或静脉滴注。

5. 全身支持疗法　补充水和电解质，以纠正因强烈的肌痉挛、出汗、不能进食等所导致的水和电解质代谢失调。病情严重或不能进食者，应在控制痉挛或做气管切开术后，放置胃管给予高热量、高维生素、高蛋白的食物。必要时可采用肠外营养。

6. 保持呼吸道通畅　病情较重者应及早行气管切开术，以便改善通气，清除呼吸道分泌物，预防肺部并发症，防止窒息发生。

7. 加强护理　是减少并发症、降低死亡率的重要措施之一，其主要并发症在呼吸道，如窒息、肺部感染、肺不张。防止发作时掉下床、骨折、咬伤舌等。对抽搐频繁、药物又不易控制的严重病人，应尽早进行气管切开。床旁备齐吸引器、氧气、人工呼吸机等。气管切开病人要做好呼吸道管理，包括气道雾化、湿化、冲洗等。定时翻身，必要时专人护理，防止发生意外。

【预防】

破伤风是完全可以预防的疾病。

1. 针对破伤风杆菌的特点，做好卫生宣传教育。小儿应施行"白百破"三联免疫注射。

2. 创伤后早期正确处理伤口，改善局部循环，是预防破伤风发生的关键。

3. 增强抗毒免疫力，措施如下：

（1）自动免疫：注射破伤风类毒素，可使病人获得自动免疫，这是最可靠、最有效的预防措施。方法是：①基础注射：皮下注射 3 次类毒素，每次间隔 3~6 周，首次 0.5ml，后两次各 1ml；②强化注射：1 年后再注射 1ml，以后每 5 年重复强化注射 1 次（1ml）。免疫力一般于首次注射后 10 天即可产生，凡接受全程注射者，以后一旦受伤，只需再注射 1ml 类毒素。

（2）被动免疫：有下列情况者，应尽早作被动免疫：①伤口曾被泥土接触和污染；②伤口深，坏死组织多；③烧伤；④开放性骨折或广泛性软组织损伤者，应尽早注射破伤风抗毒素（TAT）1500U；若伤口污染严重，1 周后再注射 1 次，且注射前应做过敏试验，也可肌注无需做过敏试验的破伤风人免疫球蛋白 250 万 U。

二、气性坏疽

气性坏疽（gas gangrene）是由厌氧性梭状芽孢杆菌侵入伤口后引起的以组织坏死、产气、毒血症为特征的严重的特异性感染，又称芽孢菌性肌坏死。

【病因】

引起本病的主要有产气荚膜梭菌、水肿杆菌、腐败杆菌、溶组织杆菌等，发病时常是几种细菌的混合感染。这类细菌在人畜粪便与周围环境中广泛存在，尤其是泥土中。因为这类细菌在人体内生长繁殖需要厌氧环境，所以发生感染者并不多。常见的有开放性骨折伴有血管损伤、挤压伤伴有深部肌肉损伤、上止血带时间过长或石膏包扎过紧，以及邻近肛周、会阴部位的严重创伤。

【病理生理】

致病菌可产生大量气体积聚在组织间，同时能分解组织蛋白，使组织细胞坏死、渗出，产生严重水肿，局部张力增加，可使组织发生大片坏死。致病菌还可产生大量毒素，进入血液循环而引起心、肝、肾等脏器的损坏。

【临床表现】

潜伏期一般为伤后 1~4 日，最早为 6~8 小时，最迟为 5~6 日。

1. 局部表现 开始仅有伤处沉重或包扎过紧感，随后出现下列表现：①早期出现伤肢沉重或疼痛，持续加重，伤口"胀裂样"剧痛，止痛剂不能缓解；②伤口周围皮肤水肿、紧张、苍白、发亮，很快变为紫红、紫黑，并出现大小不等的水泡；③伤口周围可有捻发音；④伤口内肌肉很快坏死，呈暗红或土灰色，失去活性。病变部位可流出带有恶臭、浆液性或血性液体。

2. 全身症状 有头痛、头晕、恶心、呕吐、出冷汗、烦躁不安、高热、脉快、呼吸急促。随着病情的发展，可发生溶血性贫血、黄疸、血红蛋白尿、酸中毒，全身情况可在 12~24 小时内全面迅速恶化，出现严重中毒症状，如血压下降、休克、黄疸、谵妄、昏迷，甚至死亡。

【诊断及鉴别诊断】

根据临床表现，一般可作出诊断。早期诊断的重要依据是局部表现。伤处分泌物涂片有大量革兰阳性粗大短棒菌；局部 X 线摄片肌纤维间有大量气体；伤口周围皮肤有捻发音。这是诊断气性坏疽的三个重要依据。需要鉴别的疾病有：

1. 芽孢杆菌性蜂窝织炎 感染局限于皮下蜂窝组织，沿筋膜间隙迅速扩散，但不侵犯肌肉。一般起病缓慢，虽也以伤口疼痛开始，伤口周围也有捻发音或握雪感，但局部疼痛、水肿及全身症状均较轻，皮肤很少变色。

2. 厌氧链球菌性蜂窝织炎 发病缓慢，往往在伤后 3 天才出现症状，疼痛、局部肿胀和皮肤改变均较轻。虽然气肿和捻发音也很显著，但仅限于皮下组织和筋膜层。伤口周围为一般的炎症性表现，脓液黏稠，有腐败臭味。涂片检查有链球菌。

3. 大肠杆菌性蜂窝织炎 特征为蜂窝状筋膜下组织坏死，也可出现组织间气肿，可有高热和谵妄等中毒症状。但其脓液稀薄，呈浆液性，具有大肠杆菌感染的脓液特征，涂片可见革兰染色阴性杆菌。

【治疗】

气性坏疽发展迅速，若处理不及时，常致病人肢体丧失，甚至危及生命，故治疗要求积极、迅速、正确。

1. 紧急手术处理 在抗休克和纠正其他严重并发症的同时，积极准备紧急手术，术前静滴青霉素 960 万 U。术中给氧、输血、输液和应用抗菌药物。在病变区广泛、多处切开（包括伤口及其周围水肿或皮下气肿区），切除已无活力的肌肉组织，直到见到具有正常颜色、弹性和能流出新鲜血液的肌肉为止。敞开伤口，用 3% 双氧水或 0.1%

高锰酸钾溶液冲洗、湿敷，经常更换敷料，必要时还要再次清创。可以将氧气通过导管送入伤口内，以改变厌氧环境。若清创不能控制肢体病变的病情发展，危及生命，应施行截肢，残端不予缝合。

2. 抗菌药物的应用 对这类感染首选青霉素，常见产气荚膜梭菌对青霉素大多敏感，每日用青霉素 1000 万 U，静脉滴注。大环内酯类（如琥乙红霉素、麦迪霉素等）和硝基咪唑类（如甲硝唑、替硝唑）也有一定疗效。氨基糖苷类抗菌药物（如卡那霉素、庆大霉素等）对此类细菌已证实无效。

3. 高压氧疗法 短时间内可提高血和组织内的氧含量。感染部位的含氧量增高，可抑制气性坏疽杆菌的生长、繁殖，因而可控制感染的扩散。同时可减轻组织肿胀，改善循环。一般第一天 2~3 次，第二天 2 次，第三天后每天 1 次，共 5~7 次，每次 20~40 分钟。

4. 全身支持疗法 包括少量多次输血，纠正水、电解质和酸碱平衡失调，给高热量、高蛋白、高维生素饮食，以及止痛、镇静等对症处理。

【预防】

对容易发生此类感染的创伤应特别注意，如开放性骨折合并大腿、臀部广泛肌肉损伤或挤压伤者，有重要血管损伤或继发血管栓塞者，用止血带时间过长、石膏包扎太紧者。

1. 彻底清创是预防气性坏疽最可靠的方法。在伤后 6 小时内清创，几乎完全可防止气性坏疽的发生。即使受伤后超过 6 小时，在大剂量抗菌药物的使用下，清创术仍能达到良好的预防效果。故对一切开放性损伤，尤其是有泥土污染和损伤严重者，都应及早施行彻底清创。

2. 对疑有气性坏疽的伤口，可用 3% 双氧水或 1:1000 的高锰酸钾溶液冲洗、湿敷；对缝合的伤口应予拆除缝线，敞开伤口。

3. 青霉素对预防气性坏疽有较好的作用，可在清创前或术中、术后应用。

4. 由于气性坏疽的传染性，为防传播，应将患者隔离，其衣物及使用过的器材、敷料应单独收集，进行严格消毒。气性坏疽杆菌是带芽孢的细菌，煮沸消毒应在 1 小时以上，最好采用高压蒸汽灭菌，以防交叉感染。

三、颈淋巴结结核

颈淋巴结结核（cervical tuberculosis of lymphonodus）多见于儿童和青年人。结核杆菌大多经扁桃体、龋齿侵入，约 5% 继发于肺或支气管的结核病变，并在机体抵抗力低下时发病。

【临床表现】

1. 局部表现 颈部一侧或两侧胸锁乳突肌的前、后缘的淋巴结肿大。一般有以下特点：①初期肿大淋巴结较硬，孤立，无痛，可推动。②继而发生淋巴结周围炎，可使淋巴结与周围组织粘连成块，融合成团，不易推动。③晚期淋巴结发生干酪样坏死、液化，形成寒性脓肿。脓肿破溃后形成经久不愈的窦道或慢性溃疡，溃疡边缘皮肤暗红、潜行，肉芽组织苍白、水肿。④上述不同阶段的病变可以同时出现在同一病人的各个淋巴结。

2. 全身表现　部分病人可有低热、盗汗、食欲不振、消瘦等全身症状。

【诊断及鉴别诊断】

根据结核病史及局部体征，特别是已形成寒性脓肿或已溃破形成经久不愈的窦道或溃疡时，多可作出诊断。但若仅有颈淋巴结肿大，诊断常较困难，需要与下列疾病鉴别：

1. 恶性淋巴瘤　包括霍奇金病及非霍奇金淋巴瘤。多见于男性青壮年。肿大的淋巴结常出现在颈的一侧或两侧的颈侧区，散在，质地稍硬，无压痛，可推动；以后肿大淋巴结相互粘连成团，生长迅速。有的伴腋窝、腹股沟淋巴结和肝脾肿大，并有不规则发热。病理组织学检查可帮助确诊。

2. 转移性肿瘤　有些恶性肿瘤可转移至颈部淋巴结，多见于中老年人。初起肿块质硬，表面不光滑，活动度差。病理组织学检查可帮助确诊。

3. 慢性淋巴结炎　有些感染性疾病可致颈部淋巴结肿大，一般多为单个淋巴结肿大，可在颌下、颏下、颈侧，有压痛，很少化脓破溃，抗菌药物治疗有效。必要时应切除后送病理检查。

【治疗】

1. 局部治疗

（1）少数局限的、较大的、能推动的淋巴结结核可考虑手术切除，注意勿损伤局部神经。

（2）已成寒性脓肿尚未溃破者可行穿刺抽吸治疗，应从脓肿周围的正常皮肤处进针，尽量抽尽脓液，注入5%异烟肼溶液或10%链霉素溶液冲洗，并留适量于脓腔内，每周2次。

（3）寒性脓肿溃破而形成溃疡或窦道者，若继发感染不明显，可行刮除术，将病变组织刮除，伤口敞开引流，用抗结核药物换药。

（4）寒性脓肿继发化脓性感染者先切开引流，待感染控制后再行刮除术。

2. 全身疗法　口服异烟肼1年左右。伴有全身症状或身体其他部位也有结核病变者，加服利福平、乙胺丁醇或阿米卡星肌肉注射。同时注意休息和加强营养。

第六节　抗菌药物在外科临床中的合理应用

在外科领域中，抗菌药物的合理使用对预防和治疗外科感染、提高手术的安全性、减少手术并发症、扩大手术范围和提高外科疾病的治愈率等方面，都起着很大的作用。抗菌药物的发明与应用在医学史上曾有划时代意义，对防治感染起到了重大作用。目前临床常用的抗菌药物达数百种，滥用现象所导致的细菌耐药性和引起的种种不良反应已相当严重。抗菌药物不能取代外科处理，更不可依赖抗菌药物而忽视无菌操作。

一、抗菌药物治疗外科感染性疾病的适应证

1. 全身性化脓性感染。

2. 严重局部感染。如急性蜂窝织炎、丹毒、急性手部感染、急性骨髓炎、急性腹膜炎、急性胆道感染等。

3 特异性感染。如破伤风、气性坏疽等。

一些表浅、局限的感染，如毛囊炎、疖、伤口表面感染等，则无需应用抗菌药物。

二、预防性应用抗菌药物的适应证

1. 严重创伤，如大面积烧伤、开放性骨折、火器伤、腹腔脏器穿孔以及有严重污染及软组织破坏的损伤。

2. 进入胃肠道、呼吸道、女性生殖道的手术，结肠手术前肠道准备。

3. 人造物留置手术，如关节、血管、心脏瓣膜置换等。

4. 病人有感染高危因素，如高龄、营养不良、糖尿病、粒细胞减少症等；或是接受类固醇、免疫抑制剂、抗癌药物治疗，免疫功能低下而需要手术治疗者。

5. 手术时间长、创伤大，或一旦感染后果严重者，如颅脑、心脏和大血管手术，器官移植手术等。

对于手术病人是否预防性应用抗菌药物，应根据手术野的局部感染或污染的程度而定。术前、术后长时间用药是没有意义的。

三、选择及应用抗菌药物的原则

1. 根据临床诊断、致病菌种类和药物抗菌谱选择不良反应少的有效的抗菌药物。

2. 对全身情况不良的患者，要尽量使用杀菌性抗菌药物，以达到尽快控制感染的目的。

3. 可用一种抗菌药物的就不联合应用抗菌药物；可用窄谱抗菌药物治疗的就不用广谱抗菌药物。

4. 对严重感染患者，可根据菌种及药物敏感试验联合用药。

5. 抗菌药物的剂量一般按体重计算，还要结合年龄和肾功能、感染部位而综合考虑。

第十章　损　伤

第一节　概　述

人体受到外界各种致伤因素的作用，造成组织破坏和功能障碍，称为损伤。

一、病因

根据引起损伤的外界因素，一般可分为四类：

1. **机械性因素**　如棍棒打击、重物压砸、刀刺切割、枪炮火器伤等。
2. **物理性因素**　如高温、寒冷、电流、放射线、冲击波或核辐射等。
3. **化学性因素**　如强酸、强碱、毒气等。
4. **生物性因素**　如毒蛇咬伤、狂犬咬伤、昆虫咬蜇等。

二、病理

1. **局部反应**　局部病理改变有损伤性炎症、变性、坏死和坏疽。其结果是局部产生红、痛、热和水肿或组织变性、坏死。

2. **全身反应**　表现为以下重要器官功能改变：

（1）心血管：可表现为心率加快，心肌收缩加强，皮肤、肾、胃肠、骨骼肌等的血管收缩。如果损伤严重或失血、失液过多，可导致休克。

（2）肾：由于失血、失液或水分摄入不足等原因，促使肾血流量明显减少，临床上常出现尿量减少、尿比重增高、尿 pH 值降低，严重时可引起肾小管坏死，造成急性肾衰竭。

（3）肺：损伤后机体能量需求和代谢率增加，再加上失血、感染等原因，导致耗氧量增加，故呼吸加深加快。

（4）脑：损伤后脑组织缺氧，临床上可出现头晕、烦躁不安、惊厥或谵妄等。

（5）胃肠和肝：较重的损伤可发生腹胀、恶心、呕吐，甚至急性胃扩张。若损伤后肝的血液灌流明显减少，则可出现血清胆红素或转氨酶增高等肝功能不全征象。

三、分类原则

1. **按致伤因素分类**　①机械性损伤：又称创伤，如刺伤、切伤、挤压伤、火器伤等；

②物理性损伤：如烧伤、放射伤；③化学性损伤：如强酸、强碱等损伤；④生物性损伤：如毒蛇咬伤等；⑤复合性损伤：两种以上不同致伤因素作用于同一机体所致的损伤。

2. 按损伤部位与组织器官分类　如面部、手部、胸部、颅脑损伤、骨折、脱臼、脾破裂等。多个部位或器官同时发生的损伤，称为多发性损伤，在灾害事故中常见。

3. 按损伤部位的黏膜皮肤是否完整分类

（1）闭合性损伤：由钝性暴力引起，皮肤或黏膜表面无伤口，常见的有以下几种类型：

①挫伤：因钝性暴力或重物打击、碰撞所致的皮下组织、肌肉或体内组织器官的损伤。表现为伤部肿胀、疼痛、皮肤青紫、皮下淤血或血肿、压痛以及功能障碍。严重者可致深部血肿、内脏器官损伤，如脑挫伤、肾挫伤等。

②扭伤：是指关节在外力作用下超过了正常的活动范围而造成的损伤。如关节过度屈伸或扭转，造成关节囊、韧带、肌腱的部分撕裂。表现为局部疼痛、肿胀、皮肤青紫和关节活动障碍等。

③挤压伤：肌肉丰富的肢体或躯干被重物挤压所致。伤处有较广泛的组织破坏、出血或坏死。表现为受伤肢体迅速发生肿胀变硬、皮肤出现张力性水泡、皮下淤斑、肢体麻木、运动障碍等。严重者可因挤压外力大、作用时间长而出现休克、急性肾衰竭，临床上称为挤压综合征。

④冲击伤：又称爆震伤，由强烈爆炸物产生高压气浪形成的冲击波所致的损伤。其特点是体表无明显损伤，而体腔内脏器却遭受严重而广泛的损伤，如肺破裂、胃肠破裂或耳鼓膜破裂等，战时多见。

（2）开放性损伤：多由锐性物体或高速运动的物体打击所致。伤部皮肤或黏膜破裂，深部组织与皮肤表面伤口相通，常有出血、细菌污染及异物存留。常见的有以下几种：

①擦伤：皮肤被粗糙物擦过所导致的表层损伤。

②刺伤：多为尖细锐利的物体刺入软组织所致的损伤。伤口一般较细小且较深，可合并深部血管、神经或内脏器官的损伤。刺伤物可折断遗留在组织内，易发生感染，特别是厌氧菌感染。

③切割伤：为锐利物品切割所致的损伤。创缘整齐，多呈直线状，可深可浅，出血较多，周围组织损伤较轻，深者可使神经、血管、肌腱、脏器断裂。

④裂伤：为钝器打击所引起的皮肤及深层软组织裂开，创缘不整齐，周围组织破坏严重且较为广泛，容易出现受损组织的坏死或感染。

⑤撕脱伤：又称皮肤撕脱伤。多为头发、肢体被卷入高速转动的机器或皮带内，将大片头皮或大面积皮肤撕脱下来，造成大片皮肤剥脱，重者合并肌肉、神经、血管撕裂，撕脱组织易失去活力，广泛出血，进而继发感染。撕脱伤又分为撕脱型和碾压型两种类型。

⑥火器伤：为高速弹片、枪弹所致的损伤。常伴有深部组织、器官的损伤。有入口和出口者称为贯通伤；有入口无出口者称为盲管伤，致伤物常留于体内。

四、临床表现

1. 局部症状

（1）疼痛：因局部神经末梢受到损伤物刺激和炎症反应所引起，疼痛多在伤后 2 ~

3 日后逐渐减轻，如疼痛持续或加重，可能并发感染。

（2）肿胀及淤斑：局部出血或炎性渗出可引起肿胀和出现淤斑，表现为伤部发红、青紫、淤斑或波动感。

（3）功能障碍：主要是局部或器官的破坏，以及疼痛引起的保护性反应所致。若为骨折、脱位或神经损伤，则肢体功能障碍更为显著。

（4）伤口和出血：为开放性损伤所共有。不同类型的损伤其伤口大小、形状、深度和损伤的程度各异。刺伤的伤口较小，但有时可达深部组织血管或内脏，因此不能单凭伤口的大小来判断伤情。出血的速度取决于受伤血管、脏器的性质和数量。闭合性损伤时，血液流至体腔或组织间隙，称为内出血。

2. 全身症状

（1）体温升高：由于局部出血或组织坏死分解的产物被吸收所致，故称为吸收热（应激性低热）。体温一般在 38℃ 左右。若有继发感染，则体温更高。脑损伤可引起持续性中枢性高热。

（2）休克：创伤性休克是严重损伤常见的并发症。主要是由于组织严重损害，大量出血、失液所致。表现为面色苍白、四肢湿冷、脉搏细弱、血压下降、脉压缩小等。为损伤急性期死亡的主要原因之一。

（3）尿量减少：多见于严重挤压伤、大面积烧伤和创伤性休克。其发生原因往往是兼有肾缺血和肾中毒，抗利尿激素、醛固酮分泌增多，肾血流量减少所致。

五、诊断

无论战时还是平时的损伤，多具有群体性和复合性的特点，病情大多危急而严重，甚至直接危及生命，故在接诊时应尽快分清伤类，辨别轻重，要贯彻"保存生命第一"的原则，以此来安排救治的先后，甚至"边急救，边诊断"。这就要求医护人员在平时应有良好的"急救"训练，明确的组织分工，齐全的抢救设备，还应具备多学科的协作能力，即医护人员要"招之即来，来之能战，战之能胜"。

1. 详细询问病史　了解受伤史及其全过程。包括致伤因素、受伤部位、受伤后出现的症状及初步的处理。

2. 全面系统的检查　诊断上应重视局部与整体的关系。严重损伤可能造成多部位、多脏器的损伤或合并多种致伤因素的损害。如从高处坠落，足跟或臀部先着地可造成脊椎骨折、脱位；塌方所致的挤压伤不仅可造成肢体损伤，而且能引起内脏破裂等；火器伤如子弹由臀部穿入，可能伤及腹部和胸部的重要脏器。只有进行全面、仔细的检查和分析，才能避免漏诊或误诊。

3. 恰当运用辅助检查　对帮助损伤的诊断有一定的意义，但必须在伤情允许时选用，以免增加患者痛苦，延误抢救。

4. 严密观察病情　首先应密切观察病人的神志、脉搏、血压、呼吸、体温等生命体征。注意有无窒息、休克等表现。对未明确诊断及伤情严重者，更需进行认真的动态观察，以便掌握病情的变化，及时发现问题。

5. 确定伤情　通过全面检查、严密观察、判断分析后，基本上可以确定出损伤的性质、部位、范围和程度。

六、治疗原则

1. 急救措施　包括现场急救、后送转运和急诊室初步处理。按治疗原则，因地制宜，灵活运用止血、包扎、固定、搬运和复苏术等急救技术处理。

（1）开放性伤口可用无菌急救包或干净纱布敷料覆盖并绷带包扎；肢体大血管损伤应采取加压包扎或止血带止血。

（2）胸部开放性损伤应尽快用厚敷料封闭伤口；张力性气胸应用粗针头于第二肋间锁骨中线处穿刺减压。

（3）颅脑、胸腹腔内脏暴露或脱出时，应注意保护，勿随意回纳，避免污染或绞窄坏死。

（4）四肢骨折须用夹板等固定；脊椎骨折须保持脊柱平直并卧硬板床再搬运，以免加重神经组织损伤。

（5）昏迷病人要保持呼吸道通畅，防止窒息发生。

（6）呼吸、心跳停止应就地进行人工呼吸和胸外心脏按压等复苏术。

（7）对断离肢体或大块组织，应用无菌或清洁布包裹，勿浸入液体内，最好用塑料袋套装，置于4℃左右的低温条件下保存，随同伤员送医院。

（8）若判明无颅脑及胸腹内脏损伤而剧痛者，可使用吗啡等止痛剂，并早期给予抗菌药物预防感染。

（9）及时安全地护送伤员，途中应严密观察伤情变化。

（10）为使创伤急救更加有效，除了不断提高抢救技术外，还应健全阶梯式就诊系统，做到轻伤就地治疗，中度伤可到一般医院处理，重伤经初步急救后要及时转送到大医院或创伤急救中心。

2. 局部处理　对不同类型损伤，可根据伤情、时间、条件、伤口污染程度和全身情况等，采用相应局部处理方法。

（1）闭合性损伤局部处理

①局部应予适当制动或固定，如踝腕部扭伤用绷带、小夹板等暂时固定。

②抬高患肢，促进静脉回流，改善局部血液循环，减轻肿胀及疼痛。

③若肿胀、淤斑明显，早期局部进行冷敷，肿胀消退或缓解后可改为热敷或理疗，加强主动功能锻炼，以促进组织功能恢复。

④对较大或有增大趋势的血肿，可穿刺抽血，并予加压包扎。

⑤四肢骨折可行手法复位外固定，复位失败或合并神经、血管损伤时应予手术处理。

⑥挤压伤如果出现伤肢肿胀严重，并有感觉、运动功能障碍时，应及早局部切开减压，以免组织缺血坏死。

⑦对颅脑、脊柱、胸部和腹部闭合性损伤造成重要内脏器官损伤，如颅内出血、脊

髓挫裂、血气胸、肝脾破裂等，应采取紧急相应治疗措施，如手术探查等。

⑧对多处伤、复合伤处理时应重视局部和整体的关系。

（2）开放性损伤局部处理：由于有伤口或创面，故有继发感染的可能性。因此，及时正确地处理伤口，尽量清除污染物质，防止伤口感染是处理开放性损伤的关键。应根据具体伤情施行各种相应手术，如清创、植皮、骨折内固定、断肢再植术等。处理局部伤口前应注意伤员有无休克、大出血和重要脏器损伤，若有则先抢救处理，或在抗休克治疗中进行局部处理。临床上将伤口分为清洁伤口、污染伤口和感染伤口三类，处理各有不同。

第二节　损伤修复与伤口处理

一、损伤组织的修复与伤口的愈合

（一）损伤组织的修复

1. 局部炎症期　在创伤后立即发生，常持续 3~5 天。主要是血管和细胞反应、免疫应答、血液凝固和纤维蛋白的溶解，目的是清除损伤和坏死组织，为组织再生和修复奠定基础。.

2. 增生期　组织细胞增生实际起始于急性炎症期，至炎症反应趋向消退时细胞增生加速，使组织的缺损得到填充并恢复其连续性。

3. 塑形期　增生的组织细胞需要经过组织塑形变化，使愈合组织更接近于正常，才能适宜其生理功能。

（二）伤口的愈合

1. 愈合过程

（1）结缔组织修复：大体上可分为渗出期、纤维组织形成期和瘢痕形成期三个阶段，但各阶段之间不能截然分开，是一个连续过程。

①渗出期：又称炎症期。损伤后伤口局部即引起炎症反应，组织中毛细血管扩张，血液和淋巴组织渗出。渗出物与伤口内血液凝集成血凝块填充伤口并可使两侧创缘黏合。渗出白细胞、红细胞、吞噬细胞、抗体等有吞噬、清除和吸收作用，以清除坏死组织和细菌，于伤后 72 小时达到高峰。

②纤维组织形成期：渗出期开始不久，伤口组织中的间质细胞开始分化为成纤维细胞，创缘组织中毛细血管内皮细胞也增殖，并向血凝块内伸展而逐渐形成新生毛细血管。成纤维细胞和新生毛细血管等共同构成肉芽组织。成纤维细胞能合成一种不溶性蛋白，即胶原；胶原分子通过聚合过程，形成胶原纤维。随着胶原纤维增多，肉芽组织硬度和张力强度明显增加，最终转变成纤维组织。

③瘢痕形成期：即塑形期。软组织创口中瘢痕组织的数量与结构并非完全符合生理需要，随着病人的康复及主动活动加强，再通过多种酶与运动应力的作用和再成型，过

剩的纤维组织被分解吸收，瘢痕逐渐软化而不影响其张力强度，形态上亦接近恢复至伤前的水平。少数病人可形成增殖瘢痕，即瘢痕疙瘩。

（2）伤口收缩：开放性损伤自伤后 3~4 天，伤口全层组织即开始向中心移动，直至伤口缩小为止。伤口最大的收缩方向是与伤口长轴成直角。伤口收缩可减少伤口的容积，缩短愈合时间。

（3）上皮生长：伤口充满肉芽组织时，上皮细胞则自创缘向中心生长，直至创面被完全覆盖为止。若肉芽创面过大，日久尚未覆盖上皮的肉芽组织出现毛细血管减少，血液供应不足，上皮生长受影响，甚至处于停滞状态，可导致经久不愈的溃疡。

2. 伤口愈合的类型　临床上根据伤口愈合的形式，可分为以下两种类型。

（1）一期愈合：仅限于无菌手术切口和经过清创缝合的伤口。应具备的条件是创缘整齐，组织有活力，缝合后创缘对合好并无张力，伤口内腔隙很小，少量结缔组织即可充满。愈合后局部仅留有一线形瘢痕，功能良好。

（2）二期愈合：创口较大或不规则，创缘分离远而难以对合，或污染严重不能进行缝合的伤口，需待大量肉芽组织生长和大片上皮覆盖才能愈合。愈合后瘢痕组织多，并影响功能。

3. 影响伤口愈合的因素　包括全身因素和局部因素两个方面。

（1）全身因素

①营养状况：是影响伤口愈合的基本因素。贫血、糖尿病、肝硬化、结核病、维生素缺乏症、恶性肿瘤等慢性消耗性疾病引起的低蛋白血症可导致组织水肿，使胶原合成率降低，可影响伤口愈合。

②年龄：老年人，特别是有动脉硬化性疾病者，其组织修复能力差，儿童和青年人修复能力强。

③长期接触某些抗癌药物、皮质类固醇类药物、放射线等，可抑制免疫系统和伤口早期的炎症反应，妨碍胶原纤维的生成、蛋白合成和上皮化过程。

（2）局部因素

①局部血液循环：头皮、颜面、颈部血供丰富，愈合较快；下肢远端循环较差，愈合较慢。组织损伤严重、术中广泛剥离、缝合过紧过密、张力过大、局部血肿、包扎过紧、组织水肿等，都会造成局部血运障碍，不利于伤口愈合。

②感染：伤口内血肿或异物存留、组织坏死、死腔过大等因素，既直接妨碍伤口愈合，且易导致继发感染。感染时，细菌毒素能溶解蛋白质和胶原纤维，引起小血管出血和血栓形成，延迟愈合时间或伤口经久不愈，窦道形成。

③伤口处理不当：如伤口污染严重，处理不及时或清创不彻底，更换敷料时用药不当，脓、血引流不畅，缝线拆除过早，不严格执行无菌操作规程等，均可影响伤口愈合。

二、伤口处理

1. 伤口的分类

（1）清洁伤口：清洁伤口是指伤口创缘整齐，周围组织损伤轻而没有污染的伤口。

清洁伤口只要在无菌操作下进行伤口冲洗、消毒、止血和正确的缝合，多能达到一期愈合。

（2）污染伤口：污染伤口是指伤口表面有细菌沾染，损伤时间在6～8小时以内，细菌尚未大量生长繁殖。此类伤口的处理原则是：及时进行清创术，以清除感染源，将污染伤口变为清洁伤口，促使伤口一期愈合。

（3）感染伤口：感染伤口是指受伤时间较长，细菌已侵入组织并生长繁殖引起感染和化脓的伤口，包括清创缝合后继发感染的手术切口。处理原则是控制感染，加强换药，引流通畅，促进伤口早日愈合。

2. 伤口的处理

（1）正确处理伤口：任何开放性创伤在无全身禁忌证的情况下均应及时（8～12小时内）行清创术，以防发生创口感染；同时应从伤口（必要时扩大伤口）进行探查和修补，明确伤道的走向、组织或脏器损伤程度，给予相应处理。

（2）清创术的基本原则：在无菌操作技术下清除伤口内的一切污物、异物，切除一切无活力、坏死的组织，沾染异物的组织如无法冲洗干净亦可部分切除。8～12小时内的伤口一般可以按层次缝合，以达到一期愈合。如伤口污染较重，伤口内可置薄乳胶片或软胶管引流。12小时以上的伤口或战伤不缝合，于伤口疏松填塞凡士林纱布，定期换药，待二期愈合；或经3～5天的观察，未见感染征象，再行延期（二期）缝合。

（3）伤后时间较长：已发生感染化脓的伤口应加强换药，改善引流，剪除腐烂、坏死组织，促进伤口早日愈合。

［附］清创术的操作技术

1. 清创前的准备　根据伤口的部位、估计深度、伤口的多少、大小、范围，选择安全性大、效果良好的麻醉方法。一般单个或几个未进入体腔的软组织伤口，待伤口周围消毒后，在局麻下进行。如采用全麻、硬膜外麻醉可先行麻醉，用无菌纱布填塞伤口，以免增加污染。剃除伤口周围毛发，用软毛刷蘸灭菌肥皂水刷洗伤口周围皮肤，以生理盐水冲去皂液，如此2～3遍。取出填塞伤口的纱布，用灭菌生理盐水冲洗伤口内部，清除伤口内的血块、异物等。如污染较重，可用双氧水浸泡创腔，无菌纱布拭干皮肤。活动性出血一般用纱布填压，必要时用止血钳暂时钳夹止血。

2. 清创操作内容　伤口周围皮肤常规消毒铺巾。术者洗手后穿戴灭菌衣和手套。切除伤口周围1～2mm挫伤的皮缘，头、面、手部的皮肤要尽量保存，适当修整即可。彻底清除创口内的血凝块、异物及失活组织，与异物黏附紧密的组织可将其连同异物做薄层切除。术中如有小的活动性出血应结扎止血。仔细、彻底探查伤道，深的、斜行的伤道应适当扩大伤口，直至能看清整个伤道。如伤道通入体腔并有内脏伤的可能，可经扩大的伤口探查内脏，作相应的处理。重要的血管断裂应力争修补、吻合或移植重建。重要的神经断裂或肌腱断裂争取一期缝合；如条件不允许，可用黑丝线将其断端缝合固定于附近的肌肉上，以便在二期修复时寻找。开放性骨折如污染较轻、清创及时、彻底，感染的可能性较小，可整复后内固定，否则不宜内固定。大块游离骨碎片应尽量保留，清洗后放回原位。

以上各种组织修复后，均应有良好的软组织覆盖，使之有良好的血供及保护。清创、止血、探查、修复完毕，再次用灭菌生理盐水或双氧水冲洗创腔。

3. **伤口的缝合**　清创在 8～12 小时内进行，而且清创满意，均可一期缝合伤口，缝合时不留死腔。皮肤缺损也应争取一期植皮覆盖。如污染较重，清创不满意或创口渗血较多，可安置乳胶片或软胶管引流后一期缝合。超过此时间的伤口或为战伤，一般不做一期缝合，于伤口内疏松填以凡士林纱布，外覆敷料，定期换药，待其二期愈合。也可经 3～5 天的观察，伤口情况良好，无感染迹象，再做二期缝合。清创术步骤见图10－1。

4. **清创后的处理**　清创后肢体应适当固定、抬高，根据创口污染的程度和清创的情况，适当选用抗生素，注射破伤风抗毒素。

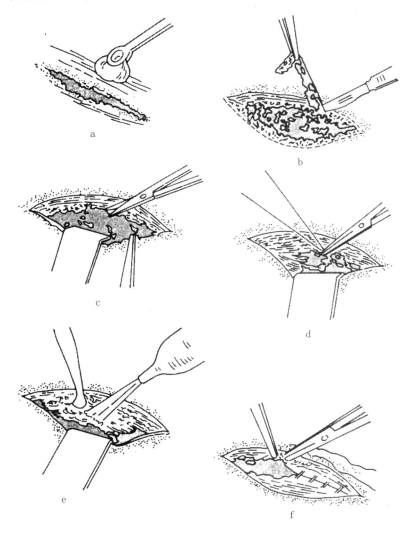

图 10－1　清创术步骤

a. 清洁和消毒　b. 切除创缘皮肤　c. 清除异物和失活组织　d. 彻底止血　e. 冲洗伤口　f. 缝合

清创缝合后的伤口仍有感染的可能，应严密观察。如有持续高热、伤口疼痛加剧即应打开敷料，检查伤口，见局部红、肿、压痛明显或有分泌物渗出，应及时拆去缝线，撑开伤口引流、排出脓液，定期换药至愈合。

5. 感染创口的处理 伤口早期未能做清仓处理，或污染严重、清创不彻底，现已感染有脓，处理的原则是加强换药，通畅引流，必要时扩大伤口或做辅助切口以利引流，剪除腐肉，促进新鲜肉芽生长，使伤口早日愈合。

第三节 颅脑损伤

颅脑损伤无论是平时或战时都居创伤的首位或仅次于四肢损伤，且死亡率、致残率高。同时，颅脑损伤常与身体其他部位的损伤同时存在，必须加以注意。

一、头皮损伤

头皮损伤多种多样，可分为闭合性和开放性损伤两大类，前者为头皮血肿，后者为头皮裂伤、头皮撕脱伤。

1. 头皮血肿 头皮血肿多为钝器直接损伤，按其解剖层次（图 10 - 2）可分为皮下血肿、帽状腱膜下血肿、骨膜下血肿。以上三种血肿可以同时发生，混杂存在。此外，如在颅骨骨折的同时合并硬脑膜和颅骨骨膜的撕裂，则脑脊液可流入帽状腱膜下腔形成"头皮下积液"，此时须与帽状腱膜下血肿鉴别。

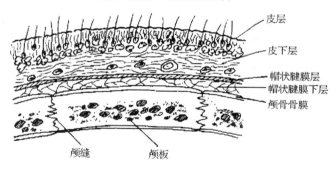

图 10 - 2　头皮各层示意图

以上三种血肿的基本治疗方法大致相同。较小的头皮血肿在 1~2 周可以自行吸收，较大的血肿可能需 4~6 周才能吸收，或在无菌条件下抽除积血，然后加压包扎，给予预防感染治疗。

2. 头皮裂伤 头皮裂伤多为锐器直接作用于头皮所致。由于头皮血管丰富，破裂后血管开口不易闭合，出血较多，可引起失血性休克。

要检查伤口深处有无骨折及骨碎片，如发现有脑脊液和脑组织，要按开放性脑损伤处理，头皮的清创缝合时间可放宽至 24 小时。有组织缺损者，按情况施行皮下松解或转移皮瓣成形术，应用破伤风抗毒素。

3. 头皮撕脱伤 头皮撕脱伤多因发辫受机械牵扯，使大块头皮自帽状腱膜下层或连同颅骨骨膜撕脱所致。

应压迫止血，抗休克，镇痛，争取 12 小时内清创缝合，注意抗感染和应用 TAT；对有骨膜撕脱者，要在颅骨外板上多处钻孔至板障，待以后植皮。还可应用显微外科技术行小血管吻合，头皮原位缝合，如获成功，可望头发生长。

二、颅骨损伤

颅骨由颅盖骨和颅底骨两部分组成。

1. 颅盖骨骨折

（1）分型

①线状骨折：线状骨折多是钝性物体作用于头皮所致，单纯线状骨折一般不需要特殊处理，但必须严密观察病情变化，防止颅内血肿的形成。如果合并有脑损伤和颅内血肿，应按脑损伤和颅内血肿处理。

②凹陷性骨折：凹陷性骨折多发生在额骨或顶枕骨，多呈全层凹陷，少数为内板凹陷。成人多为粉碎性，小儿多为乒乓球样凹陷。

（2）手术适应证

①合并脑损伤或大面积骨折片陷入颅腔，导致颅内压增高，CT 示中线结构移位。可能并发脑疝者，应急诊行开颅去骨瓣减压术。

②骨折片压迫脑重要功能区，引起相应部位神经功能障碍，如偏瘫、癫痫等，应行急诊开颅骨折复位或去除手术。

③非功能区小面积凹陷性骨折，无颅内压增高而深度超过 1.0cm 者为相对适应证，应择期手术。

④位于大静脉窦处的凹陷性骨折，如未引起神经体征或颅内压增高，即使陷入超过 1.0cm，亦不宜手术；如必须手术时要作好大量输血准备。

⑤开放性骨折的粉碎骨片易致感染，须全部去除。硬脑膜如破裂应缝合修补。

2. 颅底骨骨折

颅底骨分前、中、后三个颅窝。

（1）颅前窝骨折：颅前窝底为眼眶顶板，十分薄弱，易破；两侧眶顶的中间是筛板，为鼻腔之顶部，其上有多数小孔，有嗅神经纤维和筛前动脉通过。故颅前窝骨折时，血液可向下浸入眼眶，引起球结合膜下淤血及迟发性眼睑下淤血，多在伤后数小时逐渐出现，呈紫蓝色，俗称"熊猫眼"，对诊断有重要意义。若颅前窝骨折累及筛窝或筛板，可撕破该处硬脑膜及鼻腔顶黏膜而致脑脊液鼻漏及气颅，使颅脑与外界相通，故有颅内感染之危险。若筛板或视神经管骨折，可合并嗅神经或视神经损伤。

（2）颅中窝骨折：颅中窝底为颞骨岩部，前方有蝶骨翼，后方是岩骨上缘和鞍背，侧面是颞骨鳞部，中央是蝶鞍即垂体所在。颅中窝骨折往往累及岩骨而损伤内耳结构或中耳腔，常合并第Ⅶ、Ⅷ对颅神经损伤，病人常表现有听力障碍和面神经周围性瘫痪；若累及蝶骨，可有鼻出血或合并脑脊液鼻漏；若累及颞骨岩部，脑膜、骨膜及鼓膜均破裂时，则合并脑脊液耳漏；若累及蝶骨和颞骨内侧部，可能损伤垂体或第Ⅱ、Ⅲ、Ⅳ、

Ⅴ、Ⅵ对颅神经。若骨折伤及颈动脉海绵窦段，可因动静脉瘘的形成而出现搏动性突眼及颅内杂音；颈内动脉管处的破裂可发生致命的鼻出血或耳出血。

（3）颅后窝骨折：颅后窝的前方为岩椎的后面，有经内耳孔通过的第Ⅶ、Ⅷ对颅神经，其后下方为颈静脉孔，有第Ⅸ、Ⅹ、Ⅺ对颅神经及乙状窦通过，两侧为枕骨鳞部，底部中央是枕骨大孔，其前外侧有第Ⅻ对颅神经经其孔出颅。颅后窝骨折时，其主要表现多为颈部肌肉肿胀、乳突区皮下迟发性淤斑及咽后黏膜淤血水肿等征象。

颅底骨折原则上无需特殊治疗，重点要观察有无脑损伤和处理脑脊液漏、颅神经损伤等并发症；若合并脑脊液漏时，须预防感染，不可堵塞和冲洗，不能行腰穿，取头高位卧床休息，多数在 1~2 周自行愈合；如超过 1 个月未愈合，可考虑手术修补硬脑膜。伤后视力逐渐减退者，应考虑为骨碎片或血肿压迫视神经，应争取在 12 小时内行视神经探查术。

三、脑损伤

1. 脑损伤的方式和机理

（1）直接损伤

①加速性损伤：为运动着的物体撞击于静止的头部，并使其沿着外力作用的方向运动，脑损伤发生于头部被撞击的同时。

②减速性损伤：为运动中的头部碰撞到静止的物体，头部的运动速度突然降低时发生的损伤。

③挤压性损伤：为头部两侧同时受到外力挤压时发生的脑损伤。

（2）间接损伤

①传递性损伤：如坠落时臀部或双足着地，外力沿着脊柱传递到头部引起的脑损伤。

②甩鞭式损伤：外力作用于躯干的某部使之急剧运动时，如头部尚处于相对的静止状态，或头部的运动速度落后于躯干，则头部可因惯性作用被甩动而致脑损伤。

③特殊方式损伤：当胸部或腹部受到强烈的挤压时，骤然升高的胸内压或腹内压可沿颈部或腹部的血流，将冲击力传递到头部而引起脑损伤；高压气浪引起的爆震伤在头部可以引起各种类型的脑损伤。

脑损伤按其病理可分为原发性和继发性两大类。前者形成于受伤的同时，引起的病变是脑外伤综合征、脑挫伤、脑裂伤（通常为脑挫裂伤）、弥漫性轴索损伤；后者形成于损伤后的一段时间内，常见的病变为脑水肿、脑肿胀、蛛网膜下腔出血和颅内血肿。

闭合性颅脑损伤的机理是复杂的。在外力直接作用于头部的瞬间，除了足以引起的凹陷骨折和同时导致脑损伤外，通常还有一个使颅骨局部急速内凹和立即弹回的复杂过程，此时颅内压亦相应地急骤变化。于是，当外力作用之初，因颅骨的内凹和弹回，颅内压的负压吸引力致使脑再次受到损伤。头部在外力的作用下作加速或减速运动时，由于脑与颅骨的运动速度不一致，加之颅底凹凸不平亦可引起颅内压变化，可导致脑损伤。这种损伤开始是脑被冲击到受力点周侧的骨壁，接着由于负压吸引作用，脑又撞击到受力点的对冲部位。发生在受力侧者称为冲击伤，对侧者称为对冲伤。

（3）旋转损伤：如果外力的方向不是通过"头的轴心"和枕寰关节，头部将沿着某一轴线作旋转运动。另外，除了上述提到的一些因素外，颅底凹凸不平，大脑镰、小脑幕的游离缘均会对脑组织在颅内作旋转运动产生阻碍并形成剪应力，从而使脑组织相应部位受到摩擦、牵扯、扭曲、撞击、切割等物理作用而致损伤。

2. 颅内压增高症

（1）颅内压的生理及病理：成人的颅腔是由颅骨构成的半密闭体腔，容积一般固定不变，颅腔内容物由脑组织、脑脊液、血液组成。三者的体积与颅腔容积相适应，使颅内保持恒定的压力，称颅内压，通常用脑脊液的压力来代表，可通过侧卧位腰穿或侧脑室穿刺测定。正常人的颅内压为 $0.7 \sim 2.0$kPa（$70 \sim 200$mmH$_2$O）。如果颅内压超过 2.0kPa（200mmH$_2$O）时称为颅内压增高。颅腔的容积基本上恒定，颅腔内容物总的体积也基本保持稳定。保持颅腔内压力正常是神经外科工作的重要指导原则。

①颅内压增高的原因及影响因素

a. 颅内占位性病变。如颅内血肿、肿瘤、脓肿，各种肉芽肿。

b. 脑体积的增加。如各种原因引起的脑水肿，常见于脑损伤、炎症、缺血缺氧、中毒等。

c. 脑脊液循环障碍。如交通性和非交通性脑积水。

d. 颅腔狭小颅底陷入症。

e. 脑血流量或静脉压的持续增加。如颅内动静脉畸形、恶性高血压。

颅内压增高的因素一是与颅腔内容物、脑血流量以及颅内占位性病变所占空间有关，二是与颅腔本身容积缩小有关。

②对脑血流量的影响：正常人每分钟约有1200ml血液进入颅内，其数值比较恒定，它是通过脑血管的自动调节功能来完成的。正常的脑灌注压为 $9.3 \sim 12$kPa（$70 \sim 90$mmHg），这时脑血管的自动调节功能良好。如果颅内压不断增高使脑灌注压低于 5.3kPa（40mmHg左右）时，脑血管自动调节失效。当颅内压升至接近平均动脉压水平时，颅内血流几乎完全停止，此时意味着病人已处于严重的脑缺血状态，情况危急。

③脑疝：当颅内有占位性病变时，颅内各分腔间产生压力梯度，脑组织从压力较高的分腔向压力较低的分腔移位，造成对邻近重要结构的压迫而产生一系列临床综合征，称为脑疝。

a. 小脑幕裂孔疝：又称颞叶钩回疝。病变多位于一侧颞叶或大脑半球的外侧面，颞叶的钩回、海马回和舌回可通过小脑幕裂孔的游离缘向内向下移位，压迫中脑，并牵扯动眼神经。临床出现以下表现：头痛、呕吐明显加剧；意识障碍进行性加重；病侧瞳孔开始短暂缩小，继之逐渐散大，反射减弱或消失；病侧出现锥体束征，即对侧出现面、舌及肢体中枢性瘫痪，深反射亢进，浅反射消失和病理反射阳性；Cushing 反应的循环呼吸变化明显。

b. 枕骨大孔疝：又称小脑扁桃体疝。为枕骨大孔后缘的小脑扁桃体在颅内压增高时被挤入枕骨大孔，压迫延髓生命中枢，多见于颅后窝血肿、脓肿或肿瘤。临床上急性枕骨大孔疝出现头痛剧烈，呕吐频作，可迅速出现呼吸、心搏骤停。

④脑水肿：颅内压增高可影响脑的代谢和血流量而产生脑水肿，使脑体积增大，进而加重颅内压增高。脑水肿时液体的积聚可在细胞外间隙，亦可在细胞内，前者称血管源性脑水肿，后者称为细胞毒性脑水肿。在颅内压增高时，二者同时存在或仅先后次序不同而已。

⑤胃肠功能紊乱：一部分病人表现为呕吐，胃、十二指肠出血及溃疡和穿孔等。

⑥神经性肺水肿：约见于 5% ~ 10% 的病例，表现为呼吸急促、痰鸣，有大量泡沫状血性痰液。

⑦Cushing 反应：见于重型颅脑外伤，出现血压升高，脉搏缓慢有力，呼吸加深变慢。

（2）临床表现：头痛、呕吐、视盘水肿是颅内压增高的三大典型症状。

①头痛：头痛的特点是多位于前额及两颞，为持续性头痛并有阵发性加剧，头痛程度随颅内压增高而加剧。

②呕吐：头痛剧烈时伴有恶心呕吐且呕吐呈喷射状，呕吐与进食无关。

③视盘水肿：这是颅内压增高的重要客观指征，表现为视神经乳头充血，边缘模糊不清，中央凹陷消失，视盘隆起，静脉怒张，动脉曲张扭曲。

3. 原发性脑损伤

（1）脑外伤后综合征：亦称脑震荡，表现为一过性的脑功能障碍，无肉眼可见的神经病理改变，可能与惯性力所致弥漫性脑损伤有关。主要症状是伤后立即出现短暂的意识障碍，可为神志不清或昏迷。较重者可有皮肤苍白、出汗、血压下降、心动徐缓、呼吸浅慢、肌张力降低、各种生理反射迟钝或消失等表现。

（2）脑挫裂伤：脑挫伤指脑组织遭受破坏较轻，软脑膜尚完整；脑裂伤指软脑膜、血管和脑组织同时有破裂，伴有外伤性蛛网膜下腔出血。由于二者大多不易区分且同时存在，临床上常合称脑挫裂伤。肉眼可见脑组织点片状出血及脑组织挫裂伤，甚或形成血肿。脑挫裂伤的继发病变主要为脑水肿、出血和血肿。临床表现如下：

①意识障碍：是脑挫裂伤最突出的临床表现之一，伤后多立即昏迷。一般常将伤后昏迷时间超过 30 分钟作为判定脑挫裂伤的参考时限。

②伤灶症状：依损伤的部位、程度而不同，如果仅伤及额、颞前端"哑区"可无神经系统损伤表现，可有精神症状如情绪不稳、烦躁易怒或表情淡漠、痴呆。若是脑皮质功能受损，可出现相应的瘫痪、失语、视野障碍以及局灶性癫痫征象。

③头痛呕吐：如果伤后持续头痛，频繁呕吐，或一度好转后又复加重，应究其原因，以明确颅内是否有血肿存在。

④生命体征：早期都有血压下降、脉搏细弱及呼吸浅快，要特别警惕颅内血肿及脑水肿、脑肿胀或脑疝发生。

⑤脑膜刺激征：是脑挫裂伤后由于蛛网膜下腔出血所致，表现为颈项强直，克氏征阳性，腰穿为血性脑脊液。

（3）原发性脑干损伤：原发性脑干损伤是外力直接伤及脑干，不伴有颅内压增高表现，常与弥漫性脑损伤并存。临床表现如下：

①意识障碍：表现为伤后立即昏迷，昏迷程度较深，持续时间较长，可达数月。

②眼球和瞳孔变化：表现为瞳孔大小不一，形态多变且不规则，光反射失常，眼球偏斜、凝视或眼球分离。

③生命体征改变：伤后出现呼吸、循环功能紊乱或衰竭。

④双侧锥体束征阳性：表现为双侧肌张力增高，腱反射亢进及病理反射阳性，严重者可呈弛缓状态。有去皮质或去大脑强直。

⑤各部分脑干损伤有以下不同特点：

a. 中脑损伤：瞳孔大小、形态多变且不规则，对光反应减弱或消失，眼球固定，四肢肌张力增高。

b. 脑桥损伤：双侧瞳孔极度缩小，光反射消失，眼球同向偏斜或眼球不在同一轴线上。

c. 延髓损伤：突出表现为呼吸循环功能障碍，如呼吸不规则、潮式呼吸或呼吸停止、血压下降、心律不齐或心搏骤停等。

（4）下丘脑损伤：下丘脑损伤病情严重。单纯下丘脑损伤较少，常与弥漫性脑损伤并存。主要表现为早期的意识和睡眠障碍，高热或低温，尿崩症，水、电解质紊乱，消化道出血或穿孔及急性肺水肿等。

（5）弥漫性轴索损伤：弥漫性轴索损伤又称神经纤维撕裂伤，是脑损伤后其脑组织病理中发现有轴索肿胀、断裂和轴索回缩球而形成的一种特殊型脑挫裂伤。主要表现为伤后立即出现昏迷，且昏迷时间较长。

4. 继发性脑损伤——颅内血肿

外伤性颅内血肿按其来源和部位分为以下几种类型：

（1）硬膜外血肿：其形成与颅骨损伤有密切关系，骨折或颅骨的短暂变形撕破位于骨沟内的硬脑膜动脉及静脉窦引起出血，或骨折的板障出血，血液积聚于颅骨与硬脑膜之间。

临床表现与诊断如下：

①外伤史：颅盖部特别是颞部的直接暴力伤，局部有伤痕或头皮血肿。

②意识障碍：原发昏迷受原发脑损伤程度的影响，多有中间清醒期，继发昏迷是血肿压迫所致。

③瞳孔改变：小脑幕切迹疝早期患侧动眼神经因牵扯受到刺激，患侧瞳孔可先缩小，对光反应迟钝；随着动眼神经和中脑受压，该侧瞳孔旋即表现为进行性扩大、对光反应消失，睑下垂，以及对侧瞳孔亦随之扩大。应区别于单纯颅前窝骨折所致的原发性动眼神经损伤，其瞳孔散大在受伤当时已出现，无进行性恶化表现。视神经受损的瞳孔散大有间接对光反应存在。

④锥体束征：早期出现一侧肢体肌力减退，如无进行性加重表现，可能是脑挫裂伤的局灶体征；如果是稍晚出现或早期出现而有进行性加重，则应考虑为血肿引起脑疝或血肿压迫运动区所致。去大脑强直为脑疝晚期表现。

⑤生命体征：常为进行性的血压升高、心率减慢和体温升高。由于颞区的血肿大都

先经历小脑幕切迹疝，然后合并枕骨大孔疝，故严重的呼吸循环障碍常在经过一段时间的意识障碍和瞳孔改变后才发生；枕区的血肿则可不经历小脑幕切迹疝而直接发生枕骨大孔疝，表现为一旦意识障碍，瞳孔变化和呼吸骤停几乎同时发生。

⑥CT检查可见脑表面双凸镜形密度增高影。

（2）硬膜下血肿：硬膜下血肿是指血液积聚于硬脑膜下腔，是颅内血肿最常见者，常呈多发性或与其他血肿合并发生。

①急性硬膜下血肿：急性硬膜下血肿根据其是否伴有脑挫裂伤而分为复合性血肿和单纯性血肿。复合性血肿的出血来源可为脑挫裂伤所致的皮层动脉或静脉破裂，也可由脑内血肿穿破皮层流到硬脑膜下。

临床表现与诊断：由于多数有脑挫裂伤及继发性脑水肿同时存在，故病情一般较重。如脑挫裂伤较重或血肿形成速度较快，则脑挫裂伤所致的昏迷与血肿所致脑疝的昏迷相重叠，表现为意识障碍进行性加重，无中间清醒期。

CT检查：颅骨内板与脑组织之间出现高密度、等密度或混合密度的新月形或半月形影。

②慢性硬膜下血肿：慢性硬膜下血肿好发于50岁以上的老年人，仅有轻微头部外伤史或没有外伤史，血肿可发生于一侧或双侧，大多覆盖于额顶部大脑表面，介于硬脑膜和蛛网膜之间，形成完整包膜（图10-3）。

临床表现与诊断：a. 慢性颅内压增高症状：如头痛、恶心、呕吐和视乳头水肿等。b. 血肿压迫所致的局灶症状和体征：如轻度偏瘫、失语和局限性癫痫等。c. 脑萎缩、脑供血不全症状：如智力障碍、精神失常和记忆力减退等。

本病易被误诊为神经官能症、老年性痴呆、高血压脑病、脑血管意外或颅内肿瘤等。

CT检查：颅骨内板下可见低密度的新月形、半月形或双凸镜形影像。

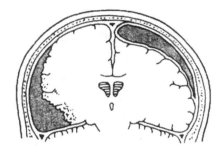

图10-3　两种硬膜下血肿示意图
注意血肿四周有无包膜包围，
左侧为急性型，右侧为慢性型

（3）脑内血肿：脑内血肿有以下两种类型：①浅部血肿：出血均来自脑挫裂伤灶，少数与凹陷骨折的部位相应。②深部血肿：多见于老年人，血肿位于白质深部，可有或无脑挫裂伤。

临床表现以进行性意识障碍为主，与急性硬脑膜下血肿甚相似。其意识障碍过程受原发性脑损伤程度和血肿形成的速度所影响。

（4）脑室内出血与血肿：外伤性脑室内出血多见于脑室邻近的脑内血肿破入脑室。病情常较复杂、严重，除了有原发性脑损伤、脑水肿及颅内其他血肿的临床表现外，脑室内血肿可堵塞脑脊液循环通路而发生脑积水，引起急性颅内压增高，使意识障碍更加严重；脑室受血液刺激可引起高热等反应，一般缺乏局灶症状或体征。CT检查可表现为脑室扩大，脑室内有高密度凝血块影或血液与脑脊液混合的中等密度影。

（5）迟发性外伤性颅内血肿：迟发性外伤性颅内血肿指伤后首次CT检查时无血肿，而在以后的CT检查中发现了血肿，或在原有血肿的部位发现新的血肿，此种现象可见于各种外伤性颅内血肿。形成机制可能是外伤当时血管受损，但尚未全层破裂，因而 CT 检查未见出血；伤后由于损伤所致的局部二氧化碳蓄积、酶的副产物释放以及脑血管痉挛等因素，使得原已不健全的血管壁发生破裂而出血，形成迟发性血肿。

5. 开放性脑损伤

（1）非火器所致开放性脑损伤：由利器所致开放性脑损伤、脑挫裂伤或血肿主要由接触力所致，其脑挫裂伤和血肿常局限于着力点部位；由钝器伤所致者，除着力点的开放性脑损伤外，尚有因惯性力所致的对冲性脑挫裂伤和血肿存在。创伤局部往往掺杂有大量异物，如头发、布片、泥沙、玻璃碎片和碎骨片等，清创时如未能彻底清除，可合并颅骨或颅内感染。开放性脑损伤若发生于皮质功能区或其邻近部位时，局灶症状和体征远较闭合性者明显，局限性癫痫的发生率也较高。CT 检查有助于了解颅骨骨折、异物和碎骨片的分布，更有助于对脑损伤的了解。

（2）火器所致开放性脑损伤：除具有非火器所致开放性脑损伤的特点外，尚有弹片或弹头所形成的伤道。碎骨片通常位于伤道的近侧端，呈放射状分布，弹片或弹头如未穿出颅外，常在伤道的远端。

6. 脑损伤的临床观察

（1）意识障碍

①嗜睡：对周围事物淡漠，呈嗜睡状，各种生理反射存在，对物理刺激有反应，唤醒后可以正确回答问题，旋即入睡。

②意识模糊：对外界刺激反应迟钝，瞳孔、角膜及吞咽反射存在，蜷卧或轻度烦躁，能主动变换体位，对检查不合作，不能正确回答问题。

③浅昏迷：意识迟钝，反复呼唤偶能回应，但不能回答问题，对疼痛刺激有逃避动作，深浅反射尚存在。

④昏迷：意识丧失，常有躁动，对语言无反应，给予疼痛刺激反应迟钝，浅反射消失，深反射减退或消失，角膜反射和吞咽反射尚存，常有遗尿。

⑤深昏迷：对外界一切刺激均无反应，深浅反射消失，双侧瞳孔散大，光反射迟钝或消失，角膜和吞咽反射消失，四肢肌张力消失或极度增强。

近 20 年来临床采用格拉斯哥昏迷评分法（Glasgow Coma Scale，GCS），按检查时病人睁眼、语言和运动三项反应的情况给予计分，总分最高为 15 分，最低为 3 分。总分越低，表明意识障碍越重，总分在 8 分以下者表明昏迷（表 10–1）。

表 10–1 Glasgow 昏迷评分法

睁眼反应	言语反应	运动反应
正常睁眼 4	回答正确 5	遵令动作 6
呼唤睁眼 3	回答错误 4	※定位动作 5
刺痛睁眼 2	含混不清 3	※肢体回缩 4
无反应 1	唯有声 2	※肢体屈曲 3
	无反应 1	※肢体过伸 2
		※无反应 1

※指疼痛刺激时的肢体运动反应

（2）瞳孔变化：由动眼神经的副交感纤维支配缩肌和睫状肌，如果损伤后一侧瞳孔立即散大、光反应消失，或同时伴有眼内直肌麻痹、眼球外斜而病人意识清楚，应考虑动眼神经的直接原发性损伤；若伤后双侧瞳孔不等大，光反射灵敏，瞳孔缩小侧眼裂变窄，眼球内陷，同侧面部潮红、少汗，为同侧霍纳（Horner）征，系颈交感神经节损伤所致；若双侧瞳孔大小不等，一侧或双侧时大时小，伴有眼球位置歪斜时，表示中脑受损；若双侧瞳孔极度缩小，光反应消失，并伴有中枢性高热时，为脑桥损伤；若一侧瞳孔先缩小，继而散大，光反应差，病人意识障碍加重，而对侧瞳孔早期正常，晚期亦散大，为典型的小脑幕切迹疝表现；若双侧瞳孔均散大固定，光反应消失，多为濒危状态。

（3）神经系统体征：原发性脑损伤引起的偏瘫等局灶症状体征在受伤当时可出现，且不再持续加重；继发性脑损伤如脑水肿、颅内血肿引起者，则在伤后逐渐出现，若同时伴有意识障碍进行性加重，则应考虑小脑幕切迹疝。

（4）生命体征：生命体征紊乱为脑干受损征象。受伤早期出现呼吸循环改变，常为原发性脑干损伤；伤后与意识障碍和瞳孔变化同时出现进行性心率缓慢，血压升高，多伴发小脑幕切迹疝；枕骨大孔疝则表现为呼吸循环的紊乱；开放性脑损伤早期可因失血性休克而血压、脉搏改变。如果抗休克治疗后血压、脉搏未见改变，应警惕胸、腹部的多发伤。

（5）脑损伤的分级

①轻型（Ⅰ级）：主要指单纯脑外伤综合征，有或无颅骨骨折，昏迷在30分钟以内，有轻度头痛、头晕等自觉症状，神经系统和脑脊液检查无明显改变。GCS昏迷评分13～15分。

②中型（Ⅱ级）：主要指轻度脑挫裂伤或颅内小血肿，有或无颅骨骨折及蛛网膜下腔出血，无脑受压征，昏迷在6小时以内，有轻度神经系统阳性体征，有轻度生命体征改变。GCS昏迷评分9～12分。

③重型（Ⅲ级）：主要指广泛颅骨骨折，脑挫裂伤，脑干损伤或颅内血肿，昏迷在6小时以上，意识障碍加重或出现再昏迷，有明显的神经系统阳性体征及生命体征改变。GCS昏迷评分3～8分。

7. 脑损伤的处理原则

（1）急救：解除呼吸道梗阻，必要时行气管插管或气管切开。制止头部及相应部位的外出血及抗休克治疗。防止伤口再污染及早期预防感染。及时注射破伤风抗毒素。镇静、镇痛。对呼吸道不通畅及休克病人不能立即转送。

（2）头部及体位：头部升高15°～30°，以利于颅内静脉回流，降低颅内压，对脑水肿的治疗有帮助。定时翻身以防褥疮，有脑脊液耳漏者以头偏向患侧为佳，以利引流。

（3）脱水治疗：是脑水肿、颅内压增高症的常规治疗方法。

①渗透性脱水剂：常用的药物有20%甘露醇注射液125～250ml静滴，6小时或8小时1次。

②利尿性脱水剂：常用速尿 20 ~ 40mg 肌注或静注，每日 2 ~ 3 次；双氢克尿噻每次 25 ~ 50mg 口服，每日 2 ~ 3 次。

③20% 甘露醇与速尿联合应用，可增强疗效。

④白蛋白与速尿联合应用：可保持正常血容量，不引起血液浓缩，成人用量前者每日 10g 静滴，后者 20 ~ 40mg 静滴或肌注。

（4）激素疗法：主要是利用糖皮质激素具有稳定细胞溶酶体膜的作用，从而减少了因自由基引发的脂质过氧化反应，降低了脑血管的通透性，减少醛固酮及抗利尿激素分泌，增加肾血流量和肾小球的滤过能力，对防止脑水肿具有良好作用。

（5）摄入与营养问题：急性颅脑损伤病人常因意识不清而不能主动进食，尤其是当机体处于应激状态时，对能量需要量有所增加，使肌肉蛋白的分解代谢加速，多数病人在伤后数日内即有尿素氮、肌酐、磷、钾等排出量增多。处理应每日给予补液 2000 ~ 2500ml，生理盐水不少于 500ml，肠外营养补充脂肪乳剂、氨基酸及白蛋白；如不伴有消化道出血者，可给予鼻饲饮食。

（6）应用神经保护剂：目前公认有神经保护作用的是依达拉奉，每日 30 ~ 40mg，静滴。

（7）氧气治疗：通过过度通气和高压氧吸入提高血液中氧的含量，降低二氧化碳分压。

（8）冬眠降温治疗：目的在于控制高热以降低脑代谢率和脑耗氧量，增强脑组织对缺氧的耐受性，减少脑血容量和颅内静脉压，改善脑细胞膜的通透性，防止脑水肿的发展。

（9）镇静及抗癫痫治疗：颅脑外伤病人急性期的躁动、抽搐、强直或癫痫发作常加重脑缺氧，可促进脑水肿的发展，应及时加以控制。

（10）抗菌药物应用：在脑损伤后，人体的免疫机能下降，常需预防感染，对于开放性脑损伤病人可应用抗生素。除针对病情选择常见细菌感染的药物外，还要考虑药物通过血脑屏障的能力。

（11）消化道出血的处理：脑损伤的病人常合并消化道出血，表现为胃黏膜糜烂、出血等。以预防为主，可给予大剂量甲氰咪胍。一旦发生出血，则应补充血容量，停用激素，并应用质子泵抑制剂，如奥美拉唑 40mg，8 ~ 12 小时 1 次。还可经胃管注入氢氧化铝凝胶、胃膜素、云南白药。必要时可经胃管注入冰盐水去甲肾上腺素液（6 ~ 8mg/100ml），4 ~ 6 小时 1 次。

（12）顽固性呃逆的治疗：顽固性呃逆可干扰呼吸。因膈神经或膈肌激惹所致者可采用针灸强刺激、压迫膈神经、胃肠减压或冰水刺激、膈神经封闭，加强吸氧也可达到短期疗效。

（13）急性肾衰竭的治疗：肾脏的调节机能受下丘脑－垂体后叶－抗利尿激素系统的控制，当脑损伤累及这些结构时，可引起神经源性肾功能障碍或因肾素－血管紧张素使肾小球滤过率减少，最终导致急性肾衰竭。治疗原则为早期以解除肾血管痉挛和利尿为主，可以用利尿合剂静滴，每日 2 次。

（14）外伤性尿崩症的治疗：为丘脑下部视上核及垂体柄损伤引起抗利尿激素减少

所致，弥宁治疗有效。

（15）急性神经源性肺水肿的治疗：急性神经源性肺水肿表现为呼吸困难，咳血性泡沫痰，肺部布满水泡音，血气分析显示 PaO_2 降低和 $PaCO_2$ 升高。病人应取头高位，气管切开，吸入经过水封瓶的 40%～60% 浓度的乙醇氧，以消除泡沫。呼吸机辅助呼吸，应用速尿、地塞米松、西地兰以减轻肺水肿和改善肺循环。

（16）手术治疗

①开放性脑损伤：原则上尽早行清创缝合，使其成为闭合性脑损伤，力争在 6 小时内进行，在应用抗生素的情况下 72 小时内亦可进行清创。

②闭合性脑损伤：针对继发颅内血肿、广泛脑挫裂伤并有颅内压增高和脑疝而进行手术。

③颅内血肿的手术指征：a. 意识障碍程度逐渐加重；b. 颅内压在 2.7kPa（270mmH_2O）以上，并呈进行性增高；c. 有局灶性脑损伤体征；d. 尚无明显意识障碍或颅内压增高症状，但 CT 检查血肿较大（幕上者 >30ml，幕下者 >10ml），或者血肿不大，但中线结构移位明显（移位 >1.0cm），脑室或脑池受压明显者；e. 在非手术治疗过程中病情恶化者。颞叶血肿最易导致小脑幕切迹疝，手术指征应放宽；另外，硬膜外血肿不易吸收，手术指征应放宽。

④重度脑挫裂伤并脑水肿的手术指征：a. 意识障碍进行性加重或有一侧脑疝表现；b. CT 扫描发现中线结构明显移位，脑室明显受压；c. 在脱水、激素保守治疗过程中病情恶化者。

凡有手术指征者皆应立即手术，尽早去除颅内压增高的病因和解除脑受压，已经出现一侧瞳孔散大的小脑幕切迹疝征象时，更应立即行血肿清除或去骨瓣减压，否则将产生严重后果。

第四节　胸部损伤

胸部损伤不论在战时或平时均相当多见。胸部损伤包括胸壁软组织、骨骼、胸膜和胸内脏器的损伤。损伤的患者常常是多种损伤，诊断十分困难，病情非常危重，造成严重的呼吸和循环功能障碍。病情发展迅速，如抢救不及时，伤员可在短期内死亡。

【分类】

胸部损伤根据损伤暴力性质不同分为钝性伤和穿透伤。

胸部损伤以是否穿破壁层胸膜而造成胸膜腔与外界沟通而分为闭合性和开放性两大类。

胸部损伤按受伤器官和组织可分为：①胸壁、肋骨和胸骨损伤；②心脏和大血管损伤；③肺和支气管损伤；④食管损伤；⑤胸导管损伤；⑥膈损伤。

【病因】

1. 利器伤　刀锥等直接造成胸部损伤。

2. 火器伤　枪弹、炮弹等造成胸部损伤。

3. **暴力挤压** 重物挤压、土埋、挤压胸部等造成损伤。

4. **冲撞伤** 交通事故、重物撞击、高处坠地、高压气浪冲撞胸部造成损伤。

5. **钝器打击** 铁棒、木棒、砖石击伤胸部造成损伤。

【病理】

骨性胸廓支撑保护胸内脏器，参与呼吸功能。创伤时，骨性胸廓的损伤范围和程度往往与暴力性质、大小和方向有关。在钝性暴力作用下，胸骨和肋骨骨折可破坏骨性胸廓的完整性，并使胸腔内的心、肺发生碰撞、挤压、旋转和扭曲，造成组织广泛挫伤。继发于挫伤的组织水肿可能导致器官功能障碍或衰竭。正常双侧均衡的胸膜腔负压维持纵隔位置居中。一侧胸膜积气或积液可导致纵隔移位，使健侧肺受压，甚至影响腔静脉回流。胸骨上窝气管的位置有助于判断纵隔移位。胸廓内动脉和肋间动脉压力较高，管径较大，损伤后可发生致命性大出血。上腔静脉无静脉瓣，骤升的胸内压使上腔静脉压力急剧上升，会发生头、颈、肩、胸部及上肢的毛细血管扩张和破裂，引起创伤性窒息。此外，高压气浪、水浪冲击胸部可以引起肺爆震伤。

膈肌分隔两个压力不同的腔体，即胸腔和腹腔，胸腔压力低于腹腔。膈肌破裂时，腹内脏器和腹腔积液会突入或流入胸腔。

【临床表现】

胸部损伤的主要症状是胸痛，常位于受伤处，并有压痛，呼吸时加剧，尤以肋骨骨折者为甚；其次是呼吸困难，疼痛可使胸廓活动受限，呼吸浅快。如气管、支气管有血液或分泌物堵塞，不易咳出，或肺挫伤后产生出血、淤血或肺水肿，更易导致和加重缺氧和二氧化碳潴留。如有多根肋骨骨折，胸壁软化，出现胸廓反常呼吸，则呼吸困难加重，出现气促、端坐呼吸、发绀、烦躁不安等。胸腔内大出血将引起血容量急剧下降，胸腔内大量积气，尤其是张力性气胸，将严重影响呼吸功能和阻碍静脉血液回流。心包内出血则引起心脏压塞。这些都可使伤员陷入休克状态。

局部体征按损伤性质和伤情轻重而有所不同，可有胸廓畸形、反常呼吸、皮下气肿、局部压痛、骨摩擦音、肺压缩和纵隔移位征象。胸部叩诊积气呈鼓音，积血则呈浊音，听诊呼吸音减低或消失，或可闻及痰鸣音、啰音。

【诊断】

根据外伤史，结合上述临床表现，一般不难作出初步诊断。对疑有气胸、血胸、心包积血的病人，在危急情况下应先做诊断性穿刺。胸膜腔穿刺或心包穿刺是一简便而又可靠的诊断方法，如抽出积气或积血，既能明确诊断，又能缓解症状。

胸部X线检查可以发现有无肋骨骨折、骨折的部位和性质，确定胸膜腔内有无积气、积血和肺有无萎陷。胸部CT对诊断创伤的程度、范围、与周围组织的关系及并发症方面优于胸片。

【治疗】

1. **一般治疗** 轻微胸部损伤只需镇痛，同时固定胸廓。胸部创口无严重感染者应清创缝合。有气胸、血胸者须做胸膜腔引流术，并应用抗生素预防感染。

2. **基本生命支持** 其原则为：维持呼吸通畅、给氧，控制外出血、补充血容量，镇痛，固定长骨骨折，保护脊柱（尤其是颈椎）并迅速转运。

3. 急救处理 严重胸部损伤，胸腔内有积气、积血者，应迅速抽出或引流出胸膜腔内积气、积血，解除对肺的压迫，改善呼吸和循环功能。张力性气胸应在第二肋间锁骨中线穿刺抽气减压，也可放置具有单向活瓣作用的胸腔穿刺针或闭式胸腔引流。开放性气胸须迅速包扎和封闭胸部吸吮伤口，变开放性气胸为闭合性气胸，安置上述穿刺针或引流管。有心包填塞者应迅速行心包穿刺减压，有胸壁软化、反常呼吸运动者须局部加压包扎稳定胸廓。同时，必须清除口腔和上呼吸道分泌物，保证呼吸道通畅。呼吸困难者经鼻孔或面罩供氧，必要时可行气管内插管术或气管切开术，以利排痰和辅助呼吸。

下列情况应及时剖胸探查：①胸腔内进行性出血；②经胸腔引流后持续大量漏气，提示有较广泛的肺裂伤或支气管断裂；③心脏及大血管损伤；④食管破裂；⑤胸腹联合伤；⑥胸壁大块缺损；⑦胸内异物存留。

一、肋骨骨折

在胸部损伤中，肋骨骨折最为常见，可为单根或多根肋骨骨折，同一肋骨又可在一处或多处骨折。第 1～3 肋骨粗短，且有锁骨、肩胛骨和肌肉保护，较少发生骨折；第 4～7 肋骨长而薄，且固定，最易骨折；第 8～10 肋骨虽较长，但前端肋软骨形成肋弓与胸骨相连，弹性较大，第 11～12 肋骨前端游离，均不易折断。儿童肋骨弹性好，不易骨折；成年人和老年人的肋骨骨质疏松，脆性较大，容易发生骨折。

【病因】

1. 直接暴力 因暴力、跌倒或钝器撞击胸部，直接施压于肋骨，使承受打击的肋骨猛力向内弯曲而折断。

2. 间接暴力 胸部前后受挤压的间接暴力可使肋骨向外过度弯曲而折断。

【病理生理】

肋骨骨折时骨折断端移位向内，刺破壁层胸膜和肺组织，造成皮下气肿，咳血痰，咯血，严重时可造成气血胸。肋骨断端损伤肋间血管可引起大出血。多根多处肋骨骨折后胸壁失去肋骨的支撑，胸廓软化内陷，出现反常呼吸运动，即吸气时软化区的胸壁内陷而不随同其余胸廓向外扩展，呼气时则相反，软化区向外鼓出（图 10－4）。这类胸

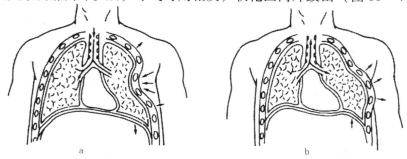

图 10－4 胸壁软化区反常呼吸运动

a. 吸气　b. 呼气

廓又称连枷胸。严重时可出现纵隔左右摆动，影响气道的换气而造成严重缺氧，同时影响静脉回流，发生呼吸和循环衰竭。

【临床表现】

局部疼痛，尤其在深呼吸、咳嗽或转动体位时加剧。体格检查可见受伤的局部胸壁肿胀，有压痛，甚至可有骨摩擦音，用双手挤压前后胸和左右胸时局部疼痛加剧（挤压试验阳性）。多根多处肋骨骨折时，伤侧胸壁可有反常呼吸运动，伴有皮下气肿、气胸、血胸并发症的患者还有相应的体征。

胸部 X 线照片显示肋骨骨折断裂线、断端错位，即能明确诊断。X 线照片还有助于判断有无气胸、血胸的存在。

【治疗】

基本原则是：镇痛，清除呼吸道分泌物，固定胸廓和防治并发症。

1. 闭合性单根肋骨骨折　单纯肋骨骨折的骨折端较少有错位、活动和重叠，多能自行愈合。胸痛症状较重者须镇痛治疗。固定胸廓的目的主要为减少肋骨断端活动、减少疼痛，可急用多带条胸布或弹性胸带固定胸廓。这种方法也适用于胸背部、胸侧壁多根多处肋骨骨折。此外应鼓励病人咳嗽排痰，以减少呼吸系统的并发症。

2. 闭合性多根多处肋骨骨折　多根多处肋骨骨折时胸廓浮动，胸壁软化，可选用下述方法处理以消除反常呼吸运动。①包扎固定法：在胸壁软化区局部压迫包扎或用厚敷料覆盖，胶布固定。这只适用于现场急救或胸壁软化范围较小者。②牵引固定法：用带针不锈钢丝经皮围绕浮动的肋骨缝过胸壁全层，或在电视胸腔镜直视下导入钢丝，将钢丝悬吊于伤侧胸外的金属架或有机玻璃牵引支架上。此方法适用于大块胸壁软化。③手术固定法：适用于因胸部外伤合并症需要开胸探查的患者。术中可用不锈钢丝、克氏针或使用Judet 固定夹等内固定技术固定肋骨断端。严重胸部外伤合并肺挫伤患者，呼吸道分泌物或血痰阻塞气道须清除呼吸道分泌物，对不能有效排痰或呼吸衰竭者，要做气管插管或气管切开，以利抽痰和辅助呼吸。必要时行气管内插管机械通气支持呼吸。正压机械通气能有效纠正低氧血症，改善二氧化碳滞留，还能控制胸壁反常呼吸运动。

3. 开放性肋骨骨折　胸壁伤口需要彻底清创，用不锈钢丝固定肋骨断端。如胸膜已穿破，尚须做胸膜腔引流术。手术后应用抗生素，以预防感染。

二、气胸

胸膜腔内积气称为气胸。胸部损伤时，空气由肺、支气管破口或胸壁穿透性伤口进入胸膜腔，造成胸膜腔积气，称损伤性气胸。根据胸膜腔压力情况，气胸临床上分为闭合性、开放性和张力性气胸三类。

（一）闭合性气胸

闭合性气胸多为肋骨骨折的并发症，肋骨断端刺破肺表面，空气漏入胸膜腔所造成。气胸形成后，胸膜腔内积气压迫肺裂口使之闭合，或破口自动闭合，不再继续漏气。此类气胸可使伤侧胸膜腔负压减小，导致伤侧肺部分萎陷和通气功能降低。小量气胸肺萎陷在30%以下，对呼吸循环功能影响较小，多无明显症状；中量气胸肺萎陷在30%～50%左右；50%以上者为大量气胸，病人可出现胸闷、胸痛和气促症状，气管向健侧移位，伤侧胸部叩诊呈鼓音，听诊呼吸音减弱或消失。胸部X线检查显示不同程度的肺萎陷和胸膜腔积气，有时可有少量积液。

小量气胸无需治疗，可在1～2周内自行吸收。大量气胸应行胸膜腔穿刺，抽尽积气，或行胸膜腔引流术，使肺及早膨胀，并应用抗生素预防感染。

（二）开放性气胸

胸壁穿透性损伤导致胸膜腔与外界相通，空气随呼吸而自由出入胸膜腔内，形成开放性气胸。

【病因】

开放性气胸多由弹片、火器或锐器造成胸壁缺损，使胸膜腔与外界相通。空气出入量与裂口大小有密切关系。空气进入量少则伤侧肺部分萎陷；空气进入量大则伤侧肺完全萎陷，丧失呼吸功能。

【病理生理】

1. 伤侧胸膜腔负压消失 肺被压缩而萎陷，纵隔向健侧移位，健侧肺扩张受限。

2. 纵隔扑动 吸气时健侧胸膜腔负压升高，与伤侧压力差增大，纵隔向健侧移位；呼气时双侧胸膜腔压力差减小，纵隔移回伤侧，这种随呼吸活动而纵隔左右摆动的反常运动称为纵隔扑动（图10－5）。纵隔扑动影响静脉血流回心脏，引起循环功能的严重障碍。

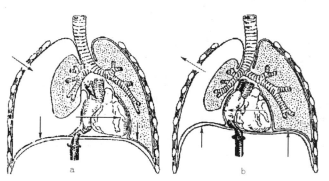

图10－5　开放性气胸的纵隔扑动

a. 吸气期　b. 呼气期

3. 残气的对流 吸气时健侧肺扩张，吸进的气体不仅有来自气管进入的外界空气，也吸入伤侧肺和支气管内的残气；呼气时健侧肺呼出的气体不仅从上呼吸道排出体外，同时也有部分进入伤侧支气管和肺内。这种含二氧化碳量高而含氧量低的气体在两侧肺内重复交换将造成严重缺氧。

【临床表现】

主要为气促、呼吸困难、鼻翼扇动、口唇发绀、颈静脉怒张，以致休克等临床表现。伤侧胸壁有随气体进出胸腔发出吸吮样声音的伤口，称为吸吮伤口。伤侧胸部听诊呼吸音减弱或消失，叩诊呈鼓音，气管、心脏向健侧移位。胸部 X 线检查示伤侧肺明显萎陷，胸膜腔积气，气管和心脏等纵隔器官偏移。

【治疗】

开放性气胸的急救处理原则是迅速封闭伤口，可用无菌敷料如多层凡士林纱布外加棉垫封盖伤口，包扎固定，使开放性气胸变成闭合性气胸；然后穿刺胸膜腔抽气减压；进一步处理应给予吸氧和输血补液，纠正休克。待病人呼吸循环稳定后，及早行胸壁伤口清创术和胸腔闭式引流。如合并胸内脏器损伤或有活动性出血，则应剖胸探查，术后应用抗生素防止感染。

（三）张力性气胸

气管、支气管或肺损伤处形成活瓣，气体随每次吸气进入胸膜腔并积累增多，导致胸膜腔压力高于大气压，称为张力性气胸，又称高压性气胸。

【病因病理】

张力性气胸常见于较大的肺组织裂伤或支气管破裂，其裂口与胸膜腔相通，且形成活瓣。故吸气时空气从裂口进入胸膜腔，呼气时裂口闭合，气体不能排出。如此则胸膜腔内积气不断增多，压力不断升高，压迫伤侧肺使之完全萎陷，并将纵隔推向健侧，挤压健侧肺，产生呼吸和循环功能的严重障碍。胸腔内的空气在高压下常被挤入纵隔和皮下组织，形成纵隔气肿或颈部、面部、胸部等处皮下气肿。

【临床表现与诊断】

病人表现为严重或极度呼吸困难，端坐呼吸，发绀，烦躁，意识障碍，大汗淋漓，常有休克。体格检查可见气管明显移向健侧，颈静脉怒张，多有皮下气肿。伤侧胸部饱满，肋间隙增宽。叩诊呈高度鼓音。听诊呼吸音消失。胸部 X 线检查显示胸膜腔大量积气，肺完全萎陷，气管和心脏向健侧移位。胸膜腔穿刺有压力高的空气向外冲出，抽出部分气体后症状好转，但不久又见加重，出现此表现有助于诊断（图 10 - 6）。

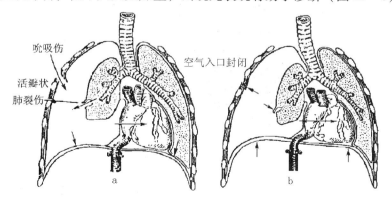

图 10 - 6　张力性气胸

a. 吸气期　b. 呼气期

【治疗】

张力性气胸的急救处理是立即排气，降低胸腔内压力。在危急情况下可用一粗针头在伤侧第二肋间锁骨中线处刺入胸膜腔排气，即能收到排气减压的效果。张力性气胸的正规处理是在积气最高部位放置胸腔引流管（通常是在第二肋间锁骨中线），连接水封瓶。有时尚需负压吸引，以利排净气体，促使肺膨胀。同时应用抗生素预防感染。经闭式引流后，一般数日内肺或支气管裂口会自行闭合。在漏气停止及肺充分膨胀后 24 ~ 48 小时，即可拔除引流管。长时间漏气或经胸腔插管引流漏气仍严重，病人呼吸困难未见好转，往往提示肺、支气管的裂伤较大或断裂，应及早剖胸探查，根据术中所见作相应处理。

胸腔闭式引流术的适应证：①中量、大量气胸，开放性气胸，张力性气胸；②胸腔穿刺术治疗下肺无法复张者；③需要用机械通气或人工通气的气胸或血气胸者；④拔除胸腔引流管后气胸或血胸复发者；⑤剖胸手术。根据临床诊断确定插管的部位，气胸引流一般在前胸壁锁骨中线第 2 肋间隙，血胸则在腋中线与腋后线间第 6 肋间隙或第 7 肋间隙。

三、血胸

胸膜腔积血者称为血胸，由胸部损伤后引起者称为损伤性血胸，与气胸同时存在者称为血气胸。

【病因病理】

胸部任何组织结构损伤出血均可导致血胸，血胸来自以下几种途径：①肺组织破裂出血。因肺动脉压力低，出血量小，多可自行停止。②胸壁血管（肋间血管或胸廓内血管）破裂出血。因出血来自体循环，压力高，所以出血量多，且不易自止，常需手术止血。③心脏、大血管破裂出血。多为急性大出血，出现失血性休克，若不能及时抢救，常可致死（图 10 - 7）。

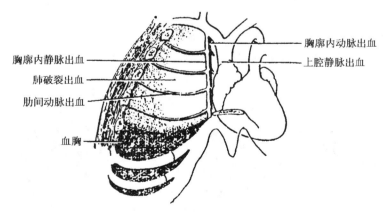

胸廓内静脉出血
肺破裂出血
肋间动脉出血
血胸
胸廓内动脉出血
上腔静脉出血

图 10 - 7　血胸的来源

胸膜腔内出血除可导致血容量减少外，还因胸膜腔内大量积血压迫肺脏，并将纵隔推向健侧，使健侧肺也受压，因而严重地影响呼吸和循环功能。

由于肺、心、膈肌的不断活动，对胸膜腔内积血有去纤维蛋白作用，血液多不凝固。当大量纤维蛋白沉积于胸膜表面，或短期内大量失血，以致去纤维蛋白作用不全，积血可在胸膜腔内凝固，形成凝固性血胸。血块机化及纤维组织增生形成纤维板，可束缚肺脏并使胸廓收缩塌陷，形成机化性血胸，限制呼吸运动，损害呼吸功能。如胸膜腔积血不及时排出，还易并发感染而引起感染性血胸，最终导致脓血胸。持续大量出血所致胸膜腔积血称为进行性血胸。受伤一段时间后，因活动使肋骨断端刺破肋间血管，或血管破裂处血凝块脱落，从而出现胸膜腔内积血，称为迟发型血胸。

【临床表现与诊断】

小量出血的血胸，其胸内积血少于500ml者可无明显症状；胸部X线检查可见肋膈角消失。中等量出血的血胸，其胸内积血为500～1000ml。大量血胸的胸腔内积血达1000ml以上，可出现面色苍白、脉搏细速、呼吸急促、血压下降等休克征象和胸腔积液的体征。胸部X线检查可见伤侧胸膜腔内有大片积液阴影，纵隔向健侧移位。胸膜腔穿刺抽出血液即可确诊。

下列征象可诊断进行性血胸：①临床休克症状逐渐加重，经输血输液等积极治疗后血压不回升或升高后又迅速下降；②胸腔穿刺抽出的血液迅速凝固，或抽出大量积血后胸腔内积血又迅速增加；③胸腔引流血量每小时＞200ml，持续3小时。流出的血液色鲜红，其血红蛋白及红细胞计数与周围血相似，且迅速凝固；④血红蛋白、红细胞计数与血细胞比容连续测定呈进行性下降。

下列征象可诊断感染性血胸：①有畏寒、高热等感染的全身表现；②抽出胸腔积血1ml，加入5ml蒸馏水，无感染者呈淡红色透明状，出现混浊或絮状物提示感染；③胸腔积血无感染时红细胞计数/白细胞计数比例应与周围血相似，即500∶1，感染时白细胞计数明显增加，比例达到100∶1；④积血涂片或培养发现致病菌。

【治疗】

1. **非进行性血胸** 治疗原则是补充血容量和解除血胸对肺和纵隔的压迫。小量血胸可自然吸收，无需穿刺抽吸。中等量以上积血者多主张早期施行肋间插管胸膜腔闭式引流术，因其有利于早期排除积血、促使肺膨胀和控制感染，以改善呼吸功能。

2. **进行性血胸** 在输血、补液、纠正低血容量休克的同时应及时剖胸探查，进行手术止血。

3. **凝固性血胸** 在出血停止、伤员情况稳定后，剖胸清除血块，手术时间一般在伤后2周左右。机化性血胸宜在伤后3～5周内行纤维膜剥除术。术后留置闭式引流，使肺复张。

4. **感染性血胸** 其处理原则是充分引流、抗感染和加强营养支持疗法。

近年来随着电视胸腔镜的发展，胸腔镜技术已在临床中用于血胸的诊断和治疗。将胸腔镜置入胸膜腔，采用吸引、灌洗、滴注溶解剂等方法，清除胸膜腔内的血液和血凝块。与传统开胸手术相比具有创伤小、并发症少、疗效确切、术后病人恢复快等优点。

第五节　腹部损伤

腹部损伤包括机械性损伤（创伤）、化学性损伤和放射性损伤。创伤是腹部损伤的主体，无论在平时或战时均较常见。其发病率在平时约占各种创伤的 0.5% ~ 2.0%；据上世纪几场重大战争的统计，在战时各种损伤中，腹部损伤约占 2% ~ 8.1%。腹部损伤常合并腹部内脏损伤，如未能及时正确救治，则会有相当高的死亡率和致残率。随着我国交通事业快速发展，交通事故的致伤率明显增加，使平时腹部损伤的发生率明显增加。

【分类】

腹部损伤按腹壁有无伤口分为开放性损伤和闭合性损伤两类。开放性损伤有腹膜破损者为穿透伤（多伴内脏损伤），无腹膜破损者为非穿透伤（偶伴内脏损伤）；其中投射物有入口、出口者为贯穿伤，有入口无出口者为非贯通伤。闭合性损伤可能仅局限于腹壁，也可同时兼有内脏损伤。此外，各种穿刺、内镜、灌肠、刮宫、腹部手术等诊治措施可导致一些医源性损伤。

【临床表现】

单纯腹部闭合伤主要表现为受伤部位的疼痛、压痛、肿胀，其程度往往随时间推移而逐渐减轻。伴有内脏损伤的腹部损伤因受伤器官不同，分为空腔脏器伤和实质性脏器伤。

腹部空腔脏器破裂的主要表现是弥漫性腹膜炎，出现明显的腹膜刺激征和胃肠道反应，表现为腹痛迅速扩展至全腹，多有恶心、呕吐、全腹部压痛、反跳痛、肌紧张；并随腹腔感染的加重而有全身感染的表现，伤者可有气腹征、呕血、便血，继肠麻痹后出现腹胀。在早期可因腹腔大量渗出而有低血容量性休克；后期随腹腔感染加重，出现感染性休克。胰腺虽为实质性脏器，但其断裂后具有强大消化能力的胰液漏入腹腔，其主要表现与空腔脏器伤相似。

腹部实质性脏器损伤的主要表现是内出血，表现为面色苍白、脉细速、血压下降或出现休克。也可有腹膜刺激征，但并不剧烈，只有轻、中度的压痛及反跳痛，可伴有恶心、呕吐等症状。腹腔内出血量多者可出现腹胀和移动性浊音；红细胞计数、血红蛋白值和血细胞比容均进行性下降。肠系膜血管或其他血管伤的主要表现为出血性休克，与实质性脏器伤相似。

【诊断】

腹部损伤诊断的重点是确定病人有无合并内脏损伤，闭合性伤比开放性伤的诊断难度更大。对于任何开放性腹部伤口均应在清创时彻底探查，必要时扩大伤口以探清整个伤道，如证实伤道穿透腹腔，则应剖腹探查腹腔。有些伤口虽经探查并未进入腹腔，但不应完全排除腹腔脏器伤的可能（腹部非穿透性伤仍有 5% ~ 10% 合并有内脏损伤）。

对于受伤程度较重的闭合性腹部损伤，症状、体征表现明显并有以下表现者，均为剖腹探查的指征：①早期即有休克征象，并逐渐加重；②有持续、剧烈的腹痛，腹痛范围持续扩大并伴恶心、呕吐；③有明显腹膜刺激征；④证实有气腹征；⑤腹部出现移动性浊音；⑥有便血、呕血、血尿；⑦直肠指检发现其前壁有压痛、波动感或指套染血。

　　在对腹部受伤部位作重点体查的同时，不应忽视全身各系统的检查，因为腹部同时存在多个器官损伤或合并其他部位的器官损伤（多发性创伤）的几率相当高。对于症状体征表现不明显、诊断不明确的伤员更应进行全面检查和系统的观察，以获得明确诊断。一般按以下程序进行：首先判断有无内脏损伤，再判断为何种脏器的损伤，并确定有无剖腹探查的指征，并注意判断是否为多发性损伤。

　　1. 有无内脏损伤

　　（1）详细了解外伤史：通过对暴力程度、性质、速度、方向、作用部位和伤后病情发展的了解，有助于判断是否有腹部及其他部位的内脏损伤。

　　（2）全身系统检查和腹部的重点检查：对生命体征进行系统观察，以腹部直接受暴力作用的部位及该部位相应的脏器作为检查的重点。特别注意有无腹膜刺激征、肝浊音界缩小或消失、腹部移动性浊音阳性、肠鸣音减弱或消失，并通过直肠指检了解直肠前后方有无压痛、肿胀、波动等。有时需反复检查才能及时发现重要阳性体征，有助于及时作出诊断。

　　（3）进行必要的化验检查和辅助检查

　　①化验检查：实质性脏器破裂出血时有红细胞、血红蛋白、血细胞比容的数值下降。空腔脏器损伤随腹膜炎的进展，白细胞计数进行性升高。胰、十二指肠损伤时血、尿淀粉酶升高有重要诊断价值。

　　②X线胸、腹透视或照片：可以观察到空腔脏器破裂的气腹征、腹腔积液，腹膜后脏器穿孔的腰大肌区的积气，肝脾破裂时可见该侧膈肌升高及血肿、血凝块引起的肝、脾大小和外形的改变。同时应注意观察胸腔、肋骨、骨盆的情况，可提供相应脏器损伤的依据，以及是否存在多器官、多部位损伤的可能。

　　③B超：可探知实质性脏器的大小、外形、位置及血肿的大小和变化、腹腔内有无积液等。B超为非侵入性检查方法，而且检查的设备较简单，可在床边进行。

　　X线、B超检查能为诊断提供有价值的客观资料，在保证病人安全的情况下，应争取尽早进行检查。如有条件，必要时可作 CT 及 MRI 等检查。

　　④诊断性腹腔穿刺和腹腔灌洗术：多用于经以上检查仍然诊断不明者，特别是醉酒、昏迷、休克的伤员，无法了解其病史和对体检作出反应者，诊断性腹腔穿刺术是提高诊断率的有效方法。穿刺点可选择在最可能发生脏器损伤的部位，一般选在右下腹部麦氏点处，也可在左下腹相应的部位，或左右腰腹部。令伤员侧卧于拟穿刺侧约 5 分钟，皮肤消毒及局麻后，可用 8 号长针头直接刺入腹腔，亦可用带塑料导管的套管针在穿过腹膜后将塑料管继续向腹腔内推进，抽取腹腔内容物。肉眼观察是否有不凝的血液、胃肠液、胆汁、尿液、浑浊腹水等。如肉眼不能判别，尚需进行化验检查，确定有无红细胞、白细胞、脓细胞、胃肠液、胆汁、胰液（测定胰淀粉酶）。任何一项阳性均有助于判断有无腹部内脏伤及可能损伤的器官。但腹腔穿刺检查如为阴性并不能排除内脏器官损伤的可能性。为提高检测的阳性率，用上述方法置入塑料导管后，由该导管注入无菌生理盐水 500～1000ml，再检查其回流液有无红细胞、白细胞、胃肠液、胆汁、胰液等，称为腹腔灌洗术。本法比较复杂，临床使用不多。

（4）剖腹探查术：是外科重要的诊断手段之一，但不可无指征地滥用。手术应在适当准备后，在良好的麻醉下进行。探查应全面、有序。即使术前诊断似乎已明确，术中仍应按常规腹腔探查方法进行全面探查，以避免漏诊和意外。

2. 何种脏器损伤

首先须确定是哪类脏器伤，再考虑是何种脏器伤。实质脏器伤和空腔脏器伤的临床表现各有特点，应据此进行鉴别。判断具体是何种器官的损伤，可依据各个器官的解剖生理特点以及损伤后所表现的临床特征进行综合分析、判断，有时需在手术探查时方能确定。以下几点可作为术前分析、判断的参考：

（1）消化液的化学性刺激是自上而下递减，而细菌的密度则是自上而下递增。故胃、十二指肠破裂后立即出现剧烈腹痛和明显的腹膜刺激征；结肠破裂之早期，腹痛和腹膜刺激征则相对较轻，但腹腔感染与全身中毒症状则日益严重。

（2）腹痛与腹膜刺激征最严重的部位常是受伤脏器的所在。

（3）有膈面刺激表现（同侧肩部牵涉痛）者，提示上腹部脏器伤，以肝、脾破裂为多见。

（4）暴力直接作用的部位与受伤脏器的部位常是一致的，该处常有伤痕。

（5）有低位肋骨骨折者常有肝、脾破裂的可能。

（6）有排尿困难、血尿、会阴部牵涉痛者，提示有泌尿系脏器损伤的可能。

3. 是否为多发性损伤

在诊断时还应注意损伤可能是多发性的，不要漏诊，以免延误治疗而引起严重后果。故手术中常规的系统探查是不可省略的步骤。多发性伤损有以下几种可能：

（1）腹内某一脏器多处损伤，如刺刀刺入腹腔（或一粒子弹穿入）可能同时发生小肠的多个穿孔。

（2）腹内有2个及2个以上的脏器同时损伤，如车祸可同时引起脾破裂、结肠穿孔。

（3）同时合并腹腔以外的脏器伤，如合并颅脑、胸腔等处的损伤，这些伤有时比腹部伤对生命的威胁更大，此时就要考虑哪种脏器伤最需要优先处理。

【治疗】

单纯腹壁的软组织开放伤或闭合伤与一般软组织伤的处理原则一致，不再赘述。

腹部开放性伤应在适当的术前准备和麻醉后及时手术，一方面处理伤口，另一方面探查整个伤道。如证实为腹腔穿透性伤，应立即扩大伤口探查腹腔，确定有无内脏伤并给予适当的处理；如原伤口不便扩大，或不便于探查和操作，可关闭原伤口，另作腹部切口进行探查。

腹部闭合性伤一经确定合并内脏损伤或者高度怀疑内脏损伤时，应及时行手术探查。应作好充分术前准备，既不能延误手术，又要避免无所准备地仓促上阵。如腹腔外还有其他合并伤，应首先处理对生命威胁最大的损伤，如出现窒息、呼吸窘迫、气胸、心包填塞、大出血时，应优先积极处理。就腹腔内脏器伤而言，实质性脏器伤的处理应比空腔脏器伤的处理具有更大的紧迫性。防治休克是治疗中的关键，原则上应在积极抗休克治疗后，病情稳定的情况下进行手术。空腔脏器伤一般均应遵此原则处理；但如初步诊断为实质性脏器伤，经积极抗休克治疗后仍不能纠正休克，或病情继续加重，提示腹腔内有进行性大出血，应该当机立断，在抗休克的同时进行紧急手术，以抢救病人生命。

剖腹探查术应在适当的麻醉下进行。根据可能受伤脏器的位置，选择最易接近受损脏器的切口进腹。剖腹探查术多采用右侧经腹直肌切口进腹。切开腹膜后根据溢出的气体、血液、渗液的性状即可判别是何种脏器伤。原则上优先处理实质性脏器伤以控制出血，据外伤史、临床表现、术前诊断及术中初步探查所示可能受伤的脏器，判断出血的来源而处理。肝、脾出血可用手捏住肝门或脾蒂暂时止血，吸净腹腔积血后，在直视下判断伤情，确定止血方法，如结扎出血血管、填塞止血、缝合压迫止血或切除出血的脏器等。空腔脏器的破裂原则上以修补为主，毁损性伤方考虑切除并重建连续性。如开腹后未能找到明确的损伤脏器，或明显威胁生命的创伤已经处理完毕，应全面、有次序地探查腹腔。一般先探查肝、脾，接着是小网膜肝动脉的分支、肠系膜血管，然后从胃开始逐段探查十二指肠、空肠、回肠、结肠、直肠以及它们的系膜，再探查盆腔器官。如有必要还可切开胃结肠韧带显露小网膜囊，探查胃后壁、胰腺和后腹腔。有血肿处常是受伤较重、有问题的部位，应打开检查处理；但打开血肿也有可能引发难以控制的广泛渗血，故一般对于盆腔血肿则偏向于较保守的处理。在探查时发现的损伤，除非是立即有生命威胁，一般不作立即的处理，先用缝线或钳子作标记，待全面探查完毕，对结果作出分析、评估后，再逐一按其轻重缓急进行处理。关腹前应反复冲洗腹腔，吸尽残留液体，检查无活动出血点及异物存留后，常规在受伤脏器旁或盆腔内安置引流管引流。

【各脏器伤的特点与处理】

1. 脾破裂

脾破裂可发生于左下胸部或左上腹部的闭合性或开放性创伤时。原有病理性脾大者（如患疟疾脾肿大）即使受到轻度创伤（如拳击）也可使之破裂。

脾破裂有三种类型，即真性脾破裂（脾实质与脾包膜同时破裂）、中央型脾破裂和包膜下脾破裂（脾包膜完整，脾实质的深部或浅部破裂）。真性脾破裂立即有内出血及腹膜刺激征，表现明显，一般较易诊断。后二者因出血受包膜限制，临床表现不明显，如血肿继续增大，可自发地或在轻微外力下突然破裂，称为"延迟性脾破裂"，多发生于伤后 1~2 周内。如疑有中央型或包膜下脾破裂的可能，应进行 B 超检查，多能确诊。此类伤员应予住院观察，严格卧床休息，给予止血剂，加强监测，定期用 B 超观测脾的变化，作好可随时手术的准备。若发生破裂出血，应立即手术治疗。

真性脾破裂时常并发休克，应在加快输血、输液、抗休克的同时施行手术治疗，拖延手术时间可使出血更多，休克加重。手术进入腹腔后首先用手捏住脾蒂，控制出血，一面吸除积血，同时探查以明确诊断并决定手术方式。由于脾组织脆弱，不易缝补止血，一般多采用脾切除术治疗，尤其是裂口广泛、深大者。近年来有研究证实脾脏参与一系列免疫功能，施行脾切除的儿童（尤其是小于 4 岁的小儿）有可能发生难以控制的暴发性感染，现提倡在彻底止血的前提下尽量保留脾脏，方法有：①单纯缝合（可用网膜或人工材料衬垫，以防打结撕裂脾实质）；②用可吸收网兜（如聚乙醇酸网）聚拢裂口，实施部分脾切除（适用于下级或上级损伤）等。但严重的脾破裂仍应行脾切除术，脾切除后亦可将切下的脾脏切成薄片植于大网膜；且移植量至少应为原脾脏大小的1/4 ～1/3才能保留足够的免疫功能。

2. 肝破裂

肝破裂发生于右下胸部或右上腹的闭合性或开放性伤。其病理类型和临床表现与脾破裂相似，但肝破裂后可有胆汁进入腹腔，故其腹痛及腹膜刺激征更明显。此外，肝的中央型破裂更易转为继发性肝脓肿，较少发生延迟性破裂出血。肝破裂的临床表现和损伤的严重性与有无合并胆管伤及血管伤有关。浅表的肝破裂出血可自行停止，出血量和速度亦小于脾破裂。包膜内破裂或中央型破裂也有转为真性破裂的可能，但较少见。深大的真性肝破裂出血较多，如伴有较大的肝血管破裂，可发生致命性大出血。肝破裂的出血有时会进入肠腔而出现呕血或黑便。B超及CT检查对肝破裂的诊断有重大帮助。

肝破裂的治疗原则是：彻底清创，确切止血，防止胆汁溢漏和建立通畅的引流。

小而浅的肝裂伤在术时出血已停止的，不需缝合，在附近放置引流即可；如术前能明确诊断者可免手术。较深的肝裂伤创缘整齐者可在距创缘1.5cm处做与之平行的褥式缝合止血，尽量避免裂口留有死腔。治疗较深大或广泛的肝破裂应在有效的抗休克措施下进行，进入腹腔后迅速阻断肝门，吸除积血并探明伤情，决定手术治疗方法。一般多采用局部止血方法，应先改进切口，使能直视肝裂伤处，去除失活组织（染有胆汁者），在创面找到各断裂的血管、胆管并一一电凝或结扎，裂创不一定缝合，可填入附近的带蒂的大网膜，安置引流。如肝组织裂伤广泛、严重，可做不规则性肝切除或规则性肝切除术。

如肝组织广泛裂伤而止血不满意，又无条件进行大手术，可暂以纱布条填塞法止血，于裂伤创口内填入大网膜、明胶海绵，再用长纱条填入压迫止血，其周围放置2～3根引流管引流，急送至有条件的医院处理。或于7～15日后逐日抽除长纱条。此法有引起继发性感染或继发性出血的危险，但在特定条件下作为一种紧急的临时措施，可以挽救一些濒危的患者。

3. 小肠破裂

小肠占腹腔的大部分，故受伤的机会明显高于其他器官，在战伤中占第一位，在平时的钝性损伤中与脾破裂的发生几率相近。伤后一般于早期即有明显的腹膜炎表现，诊断多不难。但有时在早期肠壁只有挫伤，待稍后才发生穿孔，或穿孔较小，或穿孔暂时被肠管或大网膜堵塞，漏至腹腔的肠内容物少，以致自觉症状较轻，临床表现不典型，腹腔穿刺结果为阴性，X线检查无气腹征，因而诊断困难。但只要仔细检查，系统严密地监测，还是可以避免漏诊的。

治疗方法以手术修补为主，采用间断的横向缝合方法修补裂口，以免术后肠腔狭窄。如属以下情况者应采用部分小肠切除，同时做肠吻合术恢复肠道的连续性：

（1）肠壁缺损大或一小段肠袢有多处破口，修补缝合后可能发生肠腔狭窄。

（2）肠系膜血管损伤，一段肠袢血运障碍，或已无活力。

（3）肠管已大部分或完全断裂。

4. 结肠破裂

结肠损伤发病率较小肠损伤为低。结肠内容物液体成分少而细菌含量多，故腹膜炎出现得较晚，但较严重。一部分结肠位于腹膜后，受伤后容易被漏诊，常常导致严重的腹膜后感染。

由于结肠壁薄、血液供应差、含菌量大，故结肠破裂的治疗不同于小肠破裂。除少数裂口小、腹腔污染轻、全身情况良好的病人可以考虑一期修补或一期切除吻合（限于右半结肠）外，大部分病人先采用肠造口术或肠外置术处理，待3个月后病人情况好转时，再行关闭瘘口。对比较严重的损伤一期修复后，可加做近端结肠转流性造口，确保肠内容物不再进入远端。一期修复手术的主要禁忌证为：①腹腔严重感染；②全身严重多发性损伤或腹腔内其他脏器合并伤，须尽快结束手术；③伴有其他严重疾病如肝硬化、糖尿病等。

5. 胰腺损伤

胰腺位置深在，较少发生损伤，但伤后死亡率可达20%，后果严重，故作简要的叙述。

胰腺闭合性伤常因上腹部挤压伤，暴力垂直作用于上腹部之中线区，使胰腺受挤压于脊柱处而断裂。胰腺受伤后出血量一般不大，但其漏出之胰液侵蚀性强，引起严重的腹膜刺激征。故胰腺虽是实质性器官，但伤后表现与空腔脏器的损伤相似。

胰腺损伤后，起初胰液可积蓄于小网膜囊内，仅表现为上腹部明显的压痛和肌紧张，并可刺激膈肌而出现肩颈部疼痛。胰液由小网膜损伤处或小网膜囊孔溢出，可很快出现弥漫性腹膜炎。此种腹膜炎之临床表现并无特异之处，但腹腔穿刺液中胰淀粉酶显著升高有重要诊断价值。如胰腺挫伤、裂伤明显，且术前已考虑有胰腺损伤之可能，多能在手术探查时获明确诊断。如胰腺损伤不重，术前又未考虑及此，即使手术探查也可能漏诊。故凡上腹部较重之损伤均应考虑有胰腺损伤的可能，应打开胃结肠韧带探查小网膜囊，如发现胰腺附近有血肿，应将血肿打开探查。

胰腺损伤的治疗原则为：

（1）胰体部分断裂而主胰管未断，可用细丝线做褥式缝合修补裂伤处。

（2）胰尾部大部或完全断裂，可结扎头侧主胰管并缝合断面，切除胰尾（多合并脾脏一起切除）。

（3）胰头或体部断裂，可结扎头侧主胰管并缝合断面，其尾侧胰腺可与空肠做Roux – Y式吻合。

无论何种手术，术毕均应安置引流，并保证引流通畅。一般放置7~10天，可根据实际需要延长引流时间。胰漏明显者一方面要加强引流，另一方面更要设法减少胰液分泌。

第六节　泌尿系损伤

泌尿系损伤在泌尿外科临床比较常见，最多见的是男性尿道损伤，其次是肾和膀胱损伤，输尿管损伤最少见。泌尿系损伤通常是胸、腹、腰部和骨盆严重损伤的并发症，此外也常见于医源性损伤，包括手术、内镜检查、各种器械检查等所致的损伤。

泌尿系损伤主要表现为出血和尿外渗，可引起休克、继发感染、周围脓肿、尿漏和尿道狭窄等。病情严重者若不及时合理治疗，会造成严重后果，甚至可危及病人生命。

一、肾损伤

肾脏深藏于肾窝内，上有膈肌，前有腹壁及腹腔脏器，后有腰大肌、腰方肌，外有第10~12肋骨等保护，有一定活动度，可以缓冲外来暴力的作用，轻度外力作用时不易受损伤，但在较大暴力作用下可造成肾的损伤。由于肾血循环丰富，在挫伤或轻度裂伤时容易愈合。

【病因】

肾损伤可分开放性和闭合性损伤两大类。开放性损伤多发生于战争年代，和平环境中较少见，常为子弹、弹片、刺刀、匕首致伤，同时合并胸、腹腔脏器及脊椎损伤。闭合性损伤常由于钝性暴力所引起，其中直接暴力损伤是作用物体直接打击腹部和腰部，后者致伤力可达60%左右；间接性损伤多见于高空坠落时足跟或臀部着地发生的减速伤，肾脏由于惯性作用继续下降，可发生肾实质损伤或肾蒂撕裂伤；自发性肾破裂是由于肾脏本身病变，如积水、肿瘤等，当肾体积增加到一定程度，肾实质变薄，轻微外伤或体力劳动时可发生破裂。

【病理】

肾损伤以闭合性损伤最为常见，根据损伤的严重程度可分为以下4种（图10-8）：

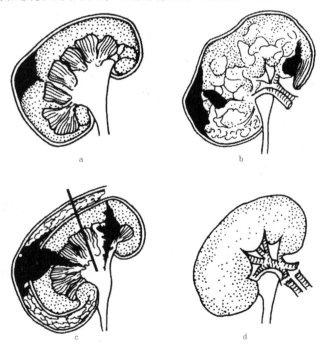

图 10-8 肾损伤病理类型

a. 肾挫伤 b. 肾部分裂伤 c. 肾全层裂伤 d. 肾蒂损伤

1. **肾挫伤** 大多数病人属于此类损伤。表现为肾实质毛细血管破裂、微小裂口、小血肿，肾包膜未破，可有包膜下小血肿。约半数病人可出现镜下血尿，持续 2~5 天消失。可以自愈。

2. **肾挫裂伤** 表现为肾部分裂伤。如伴肾包膜破裂，可引起肾周围血肿。如有肾盂肾盏黏膜破裂，可见明显的血尿，通常不引起严重的尿外渗。经保守治疗大多数可自行愈合。

3. **肾全层裂伤** 肾实质严重损伤，外及肾包膜，内达肾盂肾盏黏膜。常伴肾周围血肿和尿外渗。血肿破入集合系统，可引起严重血尿。严重时肾脏一极可完全撕脱或严重裂呈粉碎状，后者有粉碎肾之称。此类肾损伤症状明显，后果严重，均须手术治疗。

4. **肾蒂伤** 此类损伤常因肾蒂血管撕裂而引起大出血、休克。常因就诊或处理不及时而死亡。

肾损伤晚期病理改变包括长期尿外渗，形成尿囊肿；血肿、尿外渗引起组织纤维化，压迫肾盂输尿管交界处导致肾积水；肾蒂周围纤维化压迫肾动脉，引起肾血管性高血压等。

【临床表现】

肾损伤的临床表现颇不一致，主要与损伤的程度密切相关，有时可被其他器官的严重损伤而掩盖。肾损伤的主要症状有：

1. **休克** 多见于粉碎肾或肾蒂伤的病人。伤后即刻出现可能为剧烈疼痛所致；短期内很快出现时常提示严重的内出血。

2. **血尿** 绝大多数肾损伤病人均可出现尿血，轻者为镜下血尿，重者出现肉眼血尿，可伴有条状血块和肾绞痛。尿内出血量的多少不能断定损伤的范围和程度，严重损伤而大量出血时常因血块或肾组织碎片阻塞输尿管，血尿可不明显。

3. **疼痛** 多数病人有伤侧腰部或上腹部疼痛。体检可有腰部压痛和叩击痛，严重时腰肌紧张和强直。合并腹腔脏器损伤时，可出现腹膜刺激征。

4. **腰部肿块** 由血液和尿液外渗逐渐包裹而形成。在血肿和尿外渗继发感染时可伴有全身中毒症状，表现为发热和白细胞计数、中性粒细胞比例升高。

【诊断】

根据病史、症状、体检和尿液检查可作出初步诊断。要进一步了解损伤范围和程度，必须选择相关的特殊检查，如 B 型超声检查可了解有无包膜下和肾周围血肿及尿外渗情况；CT 检查可清晰显示肾实质裂伤、尿外渗及血肿范围等；排泄性尿路造影可显示肾功能、上尿路形态及有无造影剂外渗，从而评价肾损伤的范围和程度；肾动脉造影可了解肾动脉和肾实质损伤情况，同时可发现有无肾动脉血栓形成。

【治疗】

治疗方法的选择要根据病人伤后的一般情况、受伤的范围和程度，以及有无其他器官的严重损伤而确定。

1. **急救治疗** 对大出血而休克的病人应采取抗休克、复苏等急救措施，严密观察生命体征变化，同时明确有无合并伤，并积极作好手术探查准备。

2. **保守治疗** 绝对卧床休息2~4周，症状完全消失后2~3个月方可参加体育活动。应用镇静、止痛及止血药。应用抗生素防治感染。加强支持疗法，保持足够尿量。动态检测血红蛋白和血细胞比容。定时监测生命指征及局部体征的变化。

3. **手术治疗** 一旦确定为严重肾裂伤、粉碎肾或肾蒂伤应立即手术探查，如保守治疗发现下列情况时应施行手术：①经积极抗休克治疗后症状不见改善，仍提示有内出血。②血尿加重，血红蛋白和血细胞比容继续下降。③腰腹部肿块明显增大并疑有腹腔脏器损伤。

手术时可根据肾损伤的程度和范围，选择肾周围引流、肾修补或肾部分切除、肾切除、肾血管修复及肾动脉栓塞等术式。

二、膀胱损伤

膀胱是位于腹膜外盆腔内的空腔脏器。成人膀胱排空时全位于骨盆内，不易受损伤；但当充盈300ml以上尿液时，膀胱底部高于耻骨联合之上，易遭受损伤。

【病因】

根据损伤的病因不同，膀胱损伤可分为闭合性损伤、开放性损伤和医源性损伤三类。其中以闭合性损伤最常见，多为钝性暴力的直接或间接作用，使膀胱内压骤然升高或强烈振动而破裂，如撞击、踢伤、坠落或交通事故等。开放性损伤多见于战时，以弹片伤和刺伤多见，常合并其他脏器损伤，如直肠、阴道损伤等。医源性损伤常见于膀胱镜检查和治疗，如膀胱颈部、前列腺、膀胱癌等电切术，其他还可见于盆腔手术、腹股沟疝修补手术及阴道手术的误损。

【病理】

根据损伤程度和部位，可以分为膀胱挫伤和破裂两类。

膀胱挫伤的范围仅限于黏膜或肌层，膀胱壁未破裂，可有血尿，但无尿外渗。膀胱破裂（图10-9）多在膀胱的顶部及后壁，裂口和腹腔相通，尿液进入腹腔，引起严重的尿性腹膜炎。骨盆骨折导致的膀胱破裂常伤及膀胱前侧壁或底部，尿外渗均在腹膜外膀胱周围组织中。

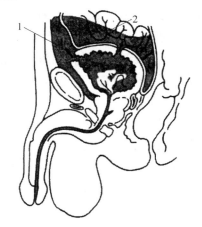

图 10-9 膀胱破裂
1. 腹膜外破裂 2. 腹膜内破裂

【临床表现】

轻微的膀胱挫伤仅有下腹部疼痛和少量终末血尿，短期可愈合。膀胱破裂可因损伤的程度不同而产生休克、腹痛、排尿困难和血尿等。

1. **休克** 多为创伤和出血所致。如大量尿液进入腹腔，刺激腹膜引起剧烈腹痛，可导致休克。如合并其他脏器大量出血，可发生失血性休克。

2. **腹痛** 多表现为下腹和耻骨后的疼痛，有骨盆骨折时症状会更加明显，并可放射至会阴、直肠及下肢。尿液进入腹腔则出现急性腹膜炎症状，并有移动性浊音。

3. 排尿困难和血尿　有尿急和排尿感，但仅排出少量的血尿。如有血块堵住时，尿液外渗至膀胱周围或腹腔，尿道可无尿液排出。开放性损伤可有体表伤口漏尿；如与直肠、阴道相通，可经肛门、阴道漏尿等。

【诊断】

结合外伤病史和典型的临床表现常能确定膀胱损伤的诊断。如临床表现不典型而难以确诊时，可行导尿试验，即经尿道插入导尿管，仅少量血性尿液或无尿流出，经导尿管注入灭菌生理盐水200ml，片刻后吸出，液体外漏的时候吸出量减少，有助于诊断。

X线检查可为膀胱损伤的诊断提供客观依据。腹部平片可以发现骨盆和其他骨折；经导尿管注入15%泛影葡胺300ml后摄片，抽出造影剂后再摄片可发现膀胱外有造影剂残留。如经导尿管注入气体后摄片发现膈下游离气体，则表明为腹腔内破裂。

【治疗】

膀胱挫伤一般不需要特殊的处理，只要卧床休息、多饮水，让其自行排尿或尿道置管引流，必要时予以止血、抗感染等治疗，血尿和膀胱刺激症状可在短期内消失。

膀胱破裂出现休克时应行抗休克治疗，并尽早使用广谱抗生素预防感染。局部处理包括显露并切开膀胱，清除外渗尿液，修补膀胱裂口，并做耻骨上膀胱造瘘。如腹膜内破裂，应行剖腹检查，同时处理其他内脏损伤，吸尽腹腔积液，缝合膀胱裂口，并予保留尿管。

三、尿道损伤

尿道损伤多见于男性。按损伤类型分为开放性损伤和闭合性损伤，前者多见于战时，均为锐器所致，常伴阴茎、阴囊、会阴部贯通伤；后者多见于平时，常为挫伤、撕裂伤，或尿道腔内器械伤。按损伤部位分为前尿道损伤和后尿道损伤，前者是指球部和阴茎部尿道损伤；后者是指前列腺部和膜部尿道损伤。临床以球部和膜部尿道损伤为多见。

根据尿道损伤的类型、部位和程度的不同处理也不尽相同。如果处理不当，极易发生尿道狭窄、梗阻、尿漏、假道形成或性功能障碍等。因此，早期诊断和正确处理十分重要。

【病因】

尿道外损伤以会阴部骑跨伤最为常见，此时将尿道挤向耻骨联合下方，引起尿道球部损伤；当发生骨盆骨折时易使薄弱的膜部尿道撕裂，甚至在前列腺尖部撕裂。开放性损伤大多在尿道球部、膜部，常合并阴茎、阴囊或直肠损伤。尿道内损伤多为应用尿道内器械进行检查、治疗时技术不熟练或操作粗暴所致，也可以因较大或表面粗糙的结石经尿道排出时引起。

【病理】

尿道内损伤轻者仅为黏膜及其下层组织有撕裂或擦伤；严重损伤者器械尖端可部分或完全贯穿尿道壁层，并易引起感染，若不及时引流，可产生尿漏。外来暴力引起尿道开放性或闭合性损伤时，多为尿道壁裂伤或完全断裂，可造成出血、肿胀和尿外渗。

尿外渗的方向和范围取决于尿道破裂的部位（图 10 - 10，10 - 11）。尿道球部损伤时，血液和尿液渗入会阴浅筋膜包绕的会阴浅袋，使会阴、阴囊、阴茎肿胀，有时向上扩展至腹壁。膜部或前列腺尖部尿道断裂时，尿液渗至膀胱周围及耻骨后间隙等。尿外渗如不及时处理，可继发感染和组织坏死，引起全身脓毒血症。

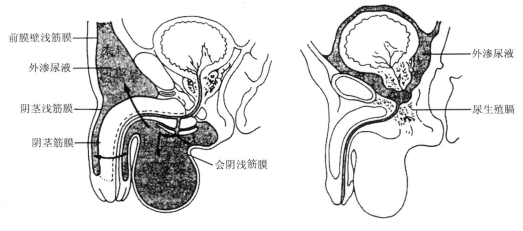

前膜壁浅筋膜

外渗尿液

阴茎浅筋膜

阴茎筋膜

会阴浅筋膜

外渗尿液

尿生殖膈

图 10 - 10　尿道球部损伤尿外渗　　　图 10 - 11　后尿道断裂尿外渗

【临床表现】

1. **休克**　严重损伤时出现，如骨盆骨折所致后尿道损伤。常合并大出血，引起损伤失血性休克。

2. **尿道出血**　可见肉眼血尿，即使不排尿时也可见尿道滴血。后尿道损伤时尿道可有少量流血，尿道完全断离时可无血液流出。

3. **疼痛**　前尿道损伤有会阴部疼痛，并可放射至尿道外口；后尿道损伤出现下腹部疼痛。

4. **排尿困难**　常因疼痛而出现排尿困难，尿道完全断裂时可出现尿潴留。

5. **血肿及尿外渗**　尿道骑跨伤常发生阴部、阴囊处肿胀、淤斑及蝶形血肿。前尿道损伤如阴茎筋膜完整，其尿外渗局限于阴茎，表现为阴茎肿胀；如阴茎筋膜破裂而会阴浅筋膜完整，则尿液可外渗至阴囊或前腹壁。后尿道破裂尿外渗在尿生殖膈以上，可聚积于前列腺与膀胱周围。

【诊断】

根据病史和体征，有典型症状及血肿、尿外渗分布，诊断并不困难。为检查尿道是否连续与完整，可行导尿术。一旦插入导尿管，应留置导尿管，用以引流尿液并支撑尿道。尿道造影检查可显示损伤部位与程度，骨盆前后位 X 线摄片可显示骨盆骨折，有助于后尿道损伤的诊断。

【治疗】

1. **紧急处理**　尿道球海绵体严重出血或骨盆骨折可致休克，应尽早采取抗休克措施。前者应积极采取手术止血，后者勿随意搬动，以防加重出血和损伤。尿潴留未能立即手术者,可做耻骨上膀胱穿刺造瘘引流尿液。尿道损伤或轻度裂伤者排尿有困难时,予以保留导尿 1 周,并用抗生素预防感染。

2. 手术治疗

(1)前尿道横断或严重撕裂:经会阴切口,有血肿时应予清除,再做尿道断端吻合术,留置导尿 2~3 周,同时做引流和耻骨上膀胱造瘘术。

(2)后尿道损伤:早期做耻骨上高位膀胱造瘘。尿道不完全撕裂者一般在 3 周内愈合,恢复排尿。早期部分病人可行尿道会师复位术。尿道会师复位术后留置导尿管 3~4 周,若经过顺利,排尿通畅,可避免第二期尿道吻合术。

(3)并发症处理:尿道狭窄应定期施行尿道扩展术,无效者可用尿道镜行狭窄尿道切开,或于伤后 3 个月切除尿道瘢痕组织并做尿道端端吻合术。后尿道合并直肠损伤者应早期立即修补,并做暂时性结肠造瘘。尿道直肠瘘时一般 3~6 个月后再施行修补手术。

第七节 多发性创伤与挤压综合征

一、多发性创伤

多发性创伤是指同一致伤因素同时或相继造成两处以上解剖部位或脏器的创伤。它不同于两种或两种以上损伤因素所致的复合伤。多发性创伤可以表现为:①多发性骨折、广泛性软组织伤;②同一器官有多处创伤;③同一体腔内有几个器官创伤;④同时存在两个以上体腔的伤,各体腔也可有几个器官受伤。多因严重的工农业和交通事故、重大自然灾害、战伤等严重机械性或物理性致伤因素引起,临床特点是容易漏诊、病情轻重差异大、伤情变化快、处理顺序存在矛盾、并发症和感染发生率高、死亡率高。多发性创伤对身体的危害远比单一器官受伤复杂而严重,绝不仅仅是几个受伤器官伤情的简单相加,各器官的生理功能紊乱可互相影响,常会威胁患者生命,是外科临床常见危急重症。

【临床表现】

多发性创伤因致伤因素、创伤部位、创伤程度、患者反应等不同,临床表现有很大差异,轻者仅有局部疼痛、出血、功能障碍等,重者可有生命体征改变、各脏器功能紊乱的表现,甚至出现严重休克,可导致迅速死亡。要迅速而有重点地采集病史,明确遭受创伤的具体情况;明确疼痛、出血、呼吸、咳嗽、分泌物、排泄物等症状及演变情况;进行系统全面的体格检查,掌握体温、心率、呼吸、血压等基本生命体征和神经系统、循环系统、呼吸系统、消化系统、泌尿系统、运动系统等存在的阳性体征,在此基础上,可选择性地进行一些基本的必要的理化检查,以期获取阳性证据。值得一提的是,对于无法提供受伤史、无不适主诉、无法配合体格检查和理化检查者,要更加予以重视;创伤可能是一个进行性的过程,无论是症状、体征还是理化检查结果,一定要动态观察,从变化中发现问题,不轻易放过任何疑点。

【诊断】

多发性创伤的诊断离不开病史、症状、体征和理化检查，也需要扎实的基础知识、丰富的临床经验、缜密的临床思维、敏锐的判断能力，更需要有强烈的责任心和神圣的使命感。

多发性创伤多数伤情急重，可存在多脏器、多系统、多部位创伤，开放性创伤和闭合性创伤常同时存在，明显外伤和不典型的隐匿性创伤同时存在，其症状和体征互相影响，加之伤员多不能自诉伤情，极易造成误诊和漏诊。为此应遵循以下程序：

1. **及时发现并处理威胁生命的情况**　通过观察病人的神志、面色、呼吸、应答、体位、外出血、脉搏、血压、伤肢的姿势作出一般的判断，若发现有呼吸困难、昏迷、抽搐、休克、脉搏细弱、活动性大出血等，提示开放性气胸或张力性气胸、颅脑损伤、心血管损伤等，应优先进行抢救。

2. **重点检查与系统检查相结合**　在抢救开始，病情稍有稳定后，即应迅速、轻柔、有重点地进行系统检查，以便进一步明确诊断和评估伤情。最初的重点应放在最可能受伤的部位和器官，如着力点部位、有淤斑和擦伤的部位、疼痛最明显或最初发生疼痛的部位；并与临床表现相结合，症状最明显突出的器官或系统都是最可能受伤的部位，应作重点的检查。经重点检查未发现严重的伤情，而且病情稳定，可进而作更系统全面的检查，以寻找隐匿的、无典型表现的创伤；即使在重点检查时已发现某些脏器的创伤，仍应争取作全面系统的检查，以免漏诊。

3. **适当的理化检查**　影像学检查、血液检查等对创伤的诊断非常必要，但应在伤情允许时进行，以免发生危险。必要的理化检查，如红、白细胞计数及血红蛋白、血细胞比容、血气分析等对诊断、观察伤情变化、指导治疗有重要意义，应根据需要检查并最好作定期的系列检查，观察其进展情况。

4. **监测和复查**　创伤发生初期应严密监测生命体征及病情变化。此类患者大多可能发生休克，监测内容可参照休克章节的相关内容。在整个诊治过程中，甚至治疗后数日内，都应多次全面、详细地进行复查，以免遗漏。

【诊治中的注意事项】

1. 对所有有严重创伤史或可疑严重创伤史者，要想到多发性损伤的可能，需要反复、全面、系统地采集病史、询问症状、发现体征，以获取证据。不能满足于已发现的创伤、已明确的诊断，要想到还可能有隐匿的创伤、遗漏的病灶、继发的病变，确保不漏诊。

2. 因有多发性创伤的存在，一方面不能有遗漏，另一方面又要把握重点。首先要抓住威胁生命安全的主要创伤，突出重点，尽快明确创伤的部位、范围、程度、后果，为治疗赢得时间。不能一味要求面面俱到，贪求稳，更不能抓小放大、移急济缓，不仅浪费人力医疗资源，还可能错失最佳治疗时机，酿成人为悲剧。

3. 多发性创伤可能涉及运动、循环、呼吸、消化、泌尿、生殖等多系统，需要骨科、心胸外科、神经外科、普外科、泌尿外科、妇科等多学科专家共同参与，还需要麻醉、影像、重症监护、检验、护理、后勤等部门密切配合，组织、协调、统筹工作往往事关患者生死存亡，既要分工明确，又要通力协作，默契配合。

【治疗】

1. **优先处理直接威胁生命的伤情** 前已述及，处理威胁生命的创伤甚至优先于诊断，在接诊病人时就应立即开始；同样，在诊治伤员的任何阶段，发现有威胁生命的情况，都要暂缓其他非紧急的措施，立即投入抢救。这些措施包括：保持呼吸道通畅，维持正常的通气和气体交换功能，保证正常的循环功能，保证有充分的循环血量、正常的心功能、正常的外周血管和微循环功能，对中枢神经系统予以重点保护等。

2. **休克的救治** 严重多发性创伤患者大多发生休克，此种创伤性休克属于低血容量性休克，但其休克的形成机制较复杂，既有血液血浆丢失所致的有效循环容量的减少，又有重要器官损伤功能障碍，还有疼痛、疲劳、寒冷和高温、精神创伤等多种因素。要分辨当前的主要矛盾，立即采取针对性的措施。已发生休克者立即进行抗休克治疗，尚未休克者有发展为休克的可能，应积极预防。

（1）针对当前引起休克的主要创伤进行治疗：一般而言，建立静脉通路、输血输液是治疗休克的首先措施，但如果多发性肋骨骨折的反常呼吸、张力性气胸、开放性气胸、心包填塞、活动性出血等严重情况不予纠正，只用输血输液是不能纠正这些创伤性休克的。及时发现这些情况并立即纠正才可能纠正休克。

（2）输血输液：对出血多、创伤严重者，及时补充血容量是治疗休克的关键。要对出血、失液量有比较正确的估计，在较短时间内予以补足。在紧急情况下可先给予平衡盐溶液、血浆代用品等，但其总量不宜超过 1500 ~ 2000ml（小儿 70ml/kg），维持红细胞比容在 30% 左右，以保证有足够的携氧能力。输入量可根据临床表现的严重性、各种创伤可能的出血量及其总和而初步决定，再根据治疗过程中机体的反应进行调整。

3. **手术治疗** 多发性创伤大多需要紧急手术治疗，按创伤对生命的威胁程度合理地安排手术次序：

（1）立即威胁生命的严重创伤，如开放性气胸、张力性气胸、大出血、心包填塞、颈部伤等，应在抢救休克的同时紧急手术处理。

（2）不至于立即威胁生命的创伤，可在抢救休克的同时作必要的检查和准备，待情况平稳后争取尽快手术。

（3）一般性外伤可待伤情稳定后有计划地治疗。

（4）如手术部位较多，可在不影响重要器官救治的情况下，分组同时进行。

应该注意的是，紧急手术以抢救生命为原则，不能一次完成者可分次、分阶段进行，可行姑息性手术；在实施手术时，应在不影响生命安全的前提下，尽可能多地保存组织器官，最大限度地保持各组织器官结构的完整和功能的健全，为患者后期康复创造条件，提高其生命质量。

4. **后期康复治疗** 多发性创伤在生命救治成功后，大多存在或多或少的畸形、功能障碍，需要进行矫正和康复治疗，如创面的修复、瘘管窦道的切除闭合等，应在适当的时候选择恰当的治疗，尽量修复组织器官的结构，恢复其功能。对于有不能恢复的畸形和功能障碍者，有时需要配合心理治疗。

二、挤压综合征

挤压综合征是指四肢或躯干肌肉丰富部位遭受重物长时间挤压，在解除压迫后，出现以肢体肿胀、肌红蛋白尿、高血钾等为特点的急性肾衰竭。严重创伤亦可发生急性肾衰竭，如无肌肉缺血坏死、肌红蛋白尿和高血钾，则不能称为挤压综合征。多发生于工程塌方、建筑和矿井事故、交通事故、地震或山体滑坡等自然灾害时，伤员被重物压砸、掩埋或挤压，严重自然灾害时可成批出现。此外，偶见于昏迷与手术的患者，肢体长时间被固定体位的自压而致。

【病理】

挤压综合征的临床表现出现在外部压力解除以后，说明受压肢体产生的一些有害代谢物质在恢复了血液循环后进入体内。其病理变化归纳为：

1. 肌肉缺血坏死　患部组织受到较长时间的压迫并解除外界压力后，局部可恢复血液循环，但肌肉因缺血而产生类组织胺物质，使毛细血管床扩大，通透性增加，肌肉发生缺血性水肿，体积增大，肌内压上升，肌肉组织的局部循环发生障碍，形成缺血 - 水肿恶性循环，并与缺血 - 再灌注损伤有关。骨筋膜间隔压力不断升高，其间的肌肉与神经最终将发生缺血性坏死。

2. 肾功能障碍　随着肌肉的坏死，肌红蛋白、钾、磷、镁离子及酸性产物等有害物质大量释放，在伤肢解除外部压力后，通过已恢复的血液循环进入体内，加重了创伤后机体的全身反应，造成肾脏损害。肾缺血和组织破坏所产生的对肾脏有害的物质是导致肾功能障碍的两大原因，其中肾缺血是主要原因，尽管发生肌红蛋白血症，如果没有肾缺血，也不一定会导致急性肾衰竭。肾缺血的原因可能是血容量减少，但主要因素是创伤后全身应激状态下的反射性血管痉挛，肾小球滤过率下降，肾间质发生水肿，肾小管功能恶化。由于体液与尿液酸度增加，肌红蛋白更易在肾小管内沉积，造成阻塞和毒性作用，导致少尿甚至无尿，最终发展成急性肾衰竭。

【临床表现】

1. 局部症状　疼痛，肢体肿胀，皮肤有压痕、紧张、发亮，可见点状红斑、淤斑、水泡，被动活动牵拉肌肉引起剧痛，远端肢体发凉、感觉减退，早期尚可触及动脉搏动，以后逐渐减弱、消失。

2. 全身症状　患者出现全身无力、紧张、食欲下降、恶心、腹胀，血压下降，心率快，脉细弱，末梢循环差，呼吸急促，口渴，尿少，皮肤湿冷、苍白，指（趾）发绀，以及大汗等。

3. 主要特征表现　①休克：部分伤员早期可不出现休克，或休克期短而未被发现；有些伤员因挤压伤强烈刺激，可迅速产生休克，而且不断加重。②肌红蛋白尿：是诊断挤压综合征的一个重要条件。伤肢解除压力后 24 小时内出现褐色尿或自述血尿，应该考虑肌红蛋白尿。在伤肢减压后 3 ~ 12 小时达高峰，以后逐渐下降。③高血钾症：在少尿期血钾可以每日上升 2mmol/L，甚至在 24 小时内上升到致命水平。高血钾的同时伴有高血磷、高血镁及低血钙，可以加重血钾对心肌抑制和毒性作用。④酸中毒及氮质血症：非蛋白氮、尿素氮迅速升高，临床上可出现神志不清、呼吸深大、烦躁、口渴、恶心等酸中毒、尿毒症等一系列表现。

部分伤员脱离现场并解除挤压后，早期精神状态正常，甚至可下地行走，但如不及时诊断、有效防治，伤员可因酸碱代谢失衡及水、电解质紊乱而突发心脏停搏。

【诊断】

肢体肌肉丰富的部位遭受砸压损伤时，即应警惕本病发生的可能。在伤后 24 小时内发生无尿或尿量少于每小时 17ml，尿液褐红色，出现肌红蛋白尿，临床可诊断。主要诊断要点有：①严重挤压伤病史；②脱水、创伤性休克等全身循环障碍、衰竭的表现；③严重肌红蛋白尿、少尿、无尿，尿常规、比重、渗透压改变；④氮质血症、高血钾、代谢性酸中毒等表现；⑤筋膜腔内组织压大于 4.0kPa（30mmHg）。

临床将挤压综合征分为三级：①一级：肌红蛋白尿试验阳性，肌酸磷酸激酶（CPK）大于 1 万单位（正常值 130 单位），无急性肾衰等全身反应。②二级：肌红蛋白尿试验阳性，CPK 大于 2 万单位，血肌酐和尿素氮增高而无少尿，出现低血压者。③三级：肌红蛋白尿试验阳性，CPK 明显增高，少尿或尿闭，出现休克、代谢性酸中毒。

如病史及临床表现疑为挤压综合征而理化检查不支持者，仍应密切观察病情变化，连续监测筋膜腔内压变化，定期复查各种化验，同时以预防为主进行各项处理。

【治疗】

挤压综合征是外科急重症，死亡率很高，早诊早治、积极防止急性肾衰竭及其并发症的发生是改善预后的关键。其处理原则是：妥善处理局部挤压伤，缩短受压、缺血、缺氧时间，有效防治休克和急性肾衰竭，在不影响生命安全的前提下尽量保护脏器的结构和功能。

1. 现场急救处理

（1）抢救人员应迅速进入现场，力争及早解除重物压力。

（2）伤肢制动，以减少组织分解毒素的吸收及减轻疼痛，尤其对尚能行动的伤员要说明活动的危险性。

（3）伤肢用凉水降温或暴露在凉爽的空气中。禁止按摩与热敷，以免加重组织缺氧。

（4）伤肢不应抬高，以免降低局部血压，影响血液循环。

（5）伤肢有开放伤口和活动出血者应止血，但避免应用加压包扎和止血带。

（6）能进食者优先饮用碱性饮料，既可利尿，又可碱化尿液，避免肌红蛋白在肾小管中沉积。如不能进食者，可用 5% 碳酸氢钠静脉点滴。

2. 伤肢处理 受伤肢体解除压迫后，不论有无骨折，均应暂时固定，减少活动。对易发生筋膜间隔区综合征的部位应严密观察，一旦发生则应积极处理，切开减压，改善血运，避免肌肉神经坏死。如肢体迅速肿胀，影响血液循环，应尽早切开筋膜腔，充分减压，以改善循环，减轻肿胀，减少组织的变性、坏死及分解产物的产生和吸收。必要时可考虑截肢，但应严格掌握指征，充分告知。

3. 全身治疗 主要是针对休克、急性肾衰竭及高钾血症，以挽救病人生命。

（1）抗休克治疗：有休克表现者应及时补充液体，扩充血容量，纠正休克，保证肾的血液供应。输液量可根据创伤的范围、严重性、休克的严重性和尿量等计算。一般先给予平衡盐溶液或生理盐水，后给低分子右旋糖酐等胶体溶液，必要时给予血浆和新鲜血液。

（2）保护肾脏功能：实行有效的抗休克措施，保证肾血流供应；早期正确处理受挤压的肢体，减少有害代谢产物对肾的作用；早期使用碱性液体，减少肌红蛋白在肾小管的沉积；利尿药和解除肾血管痉挛药物的应用都是有效的保护肾脏的措施。当出现明显少尿或无尿、氮质血症、高血钾等急性肾衰竭表现时，按急性肾衰竭处理。

4. 预防措施　挤压综合征死亡率较高，所以预防是关键。临床常用的预防措施有：

（1）伤后尽快补充林格氏液和胶体液：胶体液可用血浆或右旋糖酐。可根据受压面积、受压时间估算补液量，已有肾功能衰竭者要控制输液量，血液透析疗法有重要意义。

（2）碱化尿液：因挤压综合征常有酸中毒，所以早期即应用碱性药物以碱化尿液，预防酸中毒，防止肌红蛋白与酸性尿液作用后在肾小管中沉积。可口服碳酸氢钠液或静脉输入 5% 碳酸氢钠。

（3）利尿：当血压稳定之后可进行利尿，使肾实质受损害前有较多的碱性尿液通过肾小管，增加肌红蛋白等有害物质的排泄。可用 20% 甘露醇快速静脉输入，其高渗透压作用可使肾脏血流增加，使肾小球滤过率增加，肾小管保持充盈状态，减轻肾间质水肿，防止肾小管中凝集物沉淀，从而保护肾功能，所以宜早期应用。

（4）解除肾血管痉挛：挤压伤后血液中肾素、组织胺等收缩血管物质浓度增加，使肾血管收缩痉挛。早期用甘露醇的同时可加血管扩张药以解除肾血管痉挛，增加肾血流量。

（5）切开筋膜减压释放渗出物以改善循环：切口应在肌肉肿胀最严重部位，长达肿胀区之外，不必探查深部。对于肌肉已坏死的肢体，一旦出现肌红蛋白尿或其他早期肾衰竭征象，要考虑截肢。

第八节　烧　伤

烧伤可由热水、蒸汽、火焰、电流、激光、放射线、酸、碱、磷等致伤因子引起。临床多见单纯由热力因子引起的烧伤，这是狭义的烧伤，又称烫伤、灼伤。其他因子引起的烧伤常以致伤的原因称之，以区别于一般的热力烧伤，对处理也有指导意义。

【病理】

烧伤的病理改变取决于热源的温度和作用时间的长短，此外和机体的状态也有一定关系。

1. 烧伤的局部改变

（1）局部组织变性坏死和炎性渗出：热力作用于皮肤、黏膜后，直接的局部病理改变是不同层次的细胞变性、坏死。热力低、暴露时间短者损害的层次浅，组织细胞凝固坏死少；否则其损害可达深部，组织坏死后形成焦痂，甚至炭化。致伤因素的直接作用和组织损伤后各种炎症介质的释放使烧伤区及其周围组织的毛细血管扩张、充血、通透性增高，大量与血浆类似的渗出物渗出至组织间和烧伤的创面，在表皮和真皮之间形成水泡，自创面渗出或在邻近组织间形成水肿。此种炎性渗出的量与烧伤面积的大小成比例。烧伤的渗出在 8 小时内最快，12 小时达高峰，此后逐渐减慢，约持续 36~48 小时，严重烧伤可延续至 48 小时以上。成人烧伤面积达 20% 以上就可能因体液大量渗出而发生低血容量性休克，烧伤面积越大，体液丧失越多，就更易发生低血容量性休克，而且也更加严重。低血容量性休克是烧伤早期死亡的主要原因。

（2）创面愈合：烧伤的表皮在 7 日左右脱落，如真皮受伤轻微，则可无瘢痕愈合；如真皮大部分破坏，愈合只能靠残存的少量真皮，需时约 3~4 周，可遗留瘢痕；如真皮完全破坏，愈合全靠肉芽与瘢痕组织完成，甚至长年不能愈合。烧伤后的瘢痕挛缩可以毁容或致残。

（3）烧伤感染：烧伤之创面甚易感染，感染会大大延长烧伤愈合的时间和难度，并可使原本较浅表的烧伤加深。在全身免疫功能低下的情况下，局部感染很易发展为全身性感染脓毒症与感染性休克。烧伤脓毒症和感染性休克是烧伤病人后期的主要死亡原因。

2. 烧伤的全身反应

烧伤面积小、较浅表者可无全身反应，面积大、层次深及并发感染的烧伤可引起广泛的全身反应。

（1）血容量减少：由于烧伤后大量与血浆类似的渗出物由创面渗出，或潴留于组织间，加之创面的水分蒸发，使血容量急剧减少，可出现低血容量性休克。血容量减少的程度与烧伤面积大小成正比。低血容量性休克主要发生在 48 小时内，在此期间应注意及时补充血容量。

（2）能量不足和氮的负平衡：烧伤后机体能量消耗快，分解代谢增加，出现负氮平衡，逐渐出现明显的营养不良，并可影响创面的愈合和全身免疫功能。

（3）免疫功能降低：因烧伤休克对全身的影响，受伤组织释放的各种因子的作用，以及低蛋白和营养障碍，均可降低全身免疫功能，故烧伤后易发生感染，而且容易扩展成全身性感染。烧伤后期甚易发生脓毒症及感染性休克。

3. 烧伤的并发症

（1）休克：早期为低血容量性休克，后期则易发生继发于烧伤脓毒症的感染性休克。只要有烧伤创面存在就有发生感染和感染性休克的可能。

（2）感染：大面积烧伤的创面大、坏死组织多，很易发生创面感染。在全身免疫功能低下、营养不良等情况下又很易发展为全身性感染。其致病菌在早期多为皮肤的常驻菌（葡萄球菌、链球菌等），抗生素使用后可转变为以革兰阴性杆菌为主的混合感染，或绿脓杆菌甚至真菌感染。全身感染的致病菌多来源于创面，但也可是胃肠道移位细菌的感染。

（3）多器官功能障碍：重度烧伤、休克持续时间较长、合并严重感染、广泛应用各种药物均容易对各有关器官造成伤害，发生肝肾功能障碍或衰竭，是重要的死亡原因，要尽量注意避免。

【临床表现与诊断】

烧伤的局部临床表现是显而易见的，但不应忽略其全身性反应和并发症的表现。除了要准确认识和评估烧伤的面积和深度外，还要密切关注全身各系统的功能状态，早期预防各种并发症。

1. **烧伤面积的估计** 是以烧伤面积占全身体表面积的百分数表达。常用的几种评估方法介绍如下：

（1）中国新九分法：为便于记忆和操作，将体表分为若干区域，每个区域各占几个9%的体表面积。全部体表共分11个9%的面积，加会阴部的1%成100%。其分区和面积是：头、面、颈共为1个9%（各占3%）；单侧上肢为9%（上臂、前臂、手分别为3.5%、3%、2.5%），即双上肢为2个9%；躯干前后加外阴部为3个9%，即27%（其中胸腹部占13%，背部除去臀部为13%，另会阴部为1%）；双下肢和臀部是5个9%加1%，单侧臀部、大腿、小腿、足分别为2.5%、10.5%、6.5 %、3.5%（图10－12）。

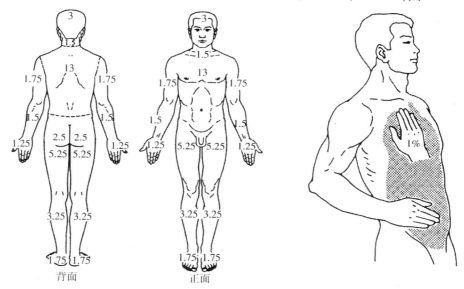

图 10 - 12　中国新九分法　　　　　图 10 - 13　手掌法

（2）儿童烧伤面积的计算：儿童头部较大而下肢较小，而且随年龄增长其比例有变化，其他部位的相对体表面积则与成人大致相同。故对儿童烧伤面积的计算应将头和下肢另按以下公式计算，其他部位仍可用上述九分法评估。即：儿童头、颈、面部占体表面积百分比 = 9 +（12 - 年龄），儿童双下肢占体表面积百分比 = 46 -（12 - 年龄）。

（3）手掌法：用于小面积烧伤的评估。伤员五指并拢，每一手掌的面积是1%。可用伤员的手直接测量，亦可用消毒纸片按伤员手掌的大小剪下，以之比拟测量（图10 - 13）。

2. **烧伤深度的估计** 烧伤的深度一般按三度四分法分度，即1度、2度（2度烧伤又分为浅2度和深2度两类）和3度烧伤（表10 - 2，图10 - 14）。

（1）1度烧伤：仅伤及表皮。有烧灼感、轻度疼痛和感觉过敏，局部发红稍肿，皮温增高。3~5 日后脱屑而愈，不留瘢痕。又称红斑性烧伤。

（2）2 度烧伤：烧伤达真皮层，局部出现水泡，故又称水泡性烧伤。再分为两度：

①浅 2 度烧伤：仅伤及真皮浅层，部分生发层健存。有水泡，水泡饱满较大，水泡破碎后其下的创面鲜红、肿胀、渗液明显，有剧痛和感觉过敏，皮温升高。若无感染，约 2 周创面可愈合，不留瘢痕。可有暂时的色素沉着。

②深 2 度烧伤：伤及真皮深层，仅残留少数真皮和皮肤附件的小岛。其水泡较小或扁薄，其创面浅红或红白相间，底部肿胀，渗液少，或可见细网状的栓塞血管。皮肤感觉稍迟钝，但拔毛发仍有痛感，皮温稍低。若无感染，创面可在 3~4 周愈合，有轻度瘢痕，多不影响功能。

表 10-2 烧伤深度的识别

烧伤深度	深度	病理	创面表现	愈合过程
1 度（红斑）	达表皮角质层	局部血管扩张、充血、渗出	红、肿、热、痛、感觉过敏、表面干燥	2~3 天后痊愈，无瘢痕
浅 2 度	达真皮浅层，部分生发层健在	血浆渗出，积于表皮与真皮之间	剧痛，感觉过敏，有水泡，基底均匀发红潮湿，水肿明显	1~2 周痊愈，无瘢痕
深 2 度	达真皮深层，有皮肤附件残留	局部组织坏死，皮下层渗出明显	痛觉迟钝，有水泡，基底苍白，间有红色斑点，潮湿	3~4 周痊愈，有轻度瘢痕
3 度（焦痂）	达皮肤全层，甚至深达皮下组织、肌肉、骨骼	皮肤坏死，蛋白凝固，形成焦痂	痛觉消失，无弹性，干燥，无水泡，如皮革状，蜡白、焦黄或炭化	2~4 周焦痂脱落，须植皮才能愈合，可形成瘢痕和瘢痕挛缩

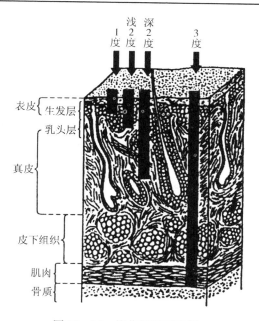

图 10-14 烧伤深度示意图

（3）3 度烧伤：烧伤达皮肤全层，甚至深达皮下、肌肉、骨骼。皮肤形成焦痂，故又称焦痂性烧伤。创面呈蜡白、焦黄或炭化，无水泡，触之如皮革，创面可见树枝状栓塞的血管，皮温低。感觉消失，拔毛亦不觉疼痛。3~4 周焦痂自溶脱落，小的创面可通过肉芽组织形成瘢痕愈合。自然愈合甚慢，创面大者则难以愈合；常并发创面感染，愈合更为困难，而且丧失皮肤功能，瘢痕挛缩常造成畸形而致残。

3. 烧伤严重性的分度　为指导急救和治疗、明确预后，临床常依据烧伤的面积和深度将伤员分为轻度、中度、重度及特重烧伤等。

（1）轻度烧伤：2 度烧伤面积在 9% 以下（儿童在 5% 以下）。

（2）中度烧伤：2 度烧伤面积在 10%~29%（儿童在 5%~15%），或 3 度烧伤面积不足 10%（儿童在 5% 以下）。

（3）重度烧伤：2 度以上烧伤总面积在 30%~49%（儿童在 16%~25%）；或 3 度烧伤面积 10%~19%（儿童 3 度烧伤面积 6%~10%）；或虽总面积、3 度烧伤面积不到上述标准，但为呼吸道烧伤、化学烧伤、已有休克等并发症或合并有其他严重创伤者，也应列为重度烧伤。

（4）特重烧伤：烧伤总面积达 50% 以上（儿童 25% 以上），或 3 度烧伤面积超过 20%（儿童 10%）。

4. 全身反应和并发症　中度以上的烧伤都有发生并发症的可能。一旦发生并发症，轻者延长治疗时间，重者可致残，甚至死亡。故应早防治、早发现、早治疗。

（1）早期的低血容量性休克：中度以上烧伤均有发生的可能，应早作预防。一方面要密切监测，另一方面要及时补充血容量。一旦发生应及时有效地处理。

（2）呼吸道烧伤：呼吸道烧伤又称吸入性烧伤。由于吸入火焰、干热空气、蒸汽、有毒或有刺激性的气体或烟雾所致，在城市的火灾中很常见。口、咽、喉、气管黏膜充血、水肿、分泌物增多，可引起咽痛、吞咽困难、呼吸困难，可并发肺水肿和肺部感染。吸入有毒气体和大量烟雾者甚至可在现场就陷于窒息、昏迷、死亡。现场急救和早期处理应该注意。

（3）烧伤感染：大面积烧伤的创面很易发生感染，表层感染易于发现；包扎的创面应定期打开检查，如发现渗出增加、恶臭、全身发热应立即打开检查；3 度烧伤的痂下感染应切除松动的焦痂检查。感染的创面应定期作细菌培养及药敏试验，供用药参考。

创面的感染很易发展为全身性感染（烧伤脓毒症）。在伤后 3~7 天的水肿回收期、3~4 周的焦痂溶解期或做广泛的切痂后都是容易发生烧伤脓毒症的时期，更应注意。其临床表现为高热（或体温不升）、寒战、烦躁、谵妄或反应淡漠、恶心、腹胀、脉搏加速、呼吸急促，白细胞计数明显升高（或下降），创面萎陷、色泽转暗、肉芽组织水肿糜烂、出现出血斑点。严重者发展为感染性休克。只要有创面存在就有可能发生创面感染，并可发展为全身性感染，故伤员可多次反复地发生脓毒症。

（4）器官的功能障碍或衰竭：创伤的应激反应、烧伤休克、脓毒症、广泛的用药等均可能造成器官的损害，出现相应的临床表现，应在治疗过程中密切注意观察，及早防治。

【治疗】

1. **现场急救** 现场急救的主要原则是：使伤员迅速脱离火源，保护创面，适当镇静止痛，防治各种并发症与合并伤，迅速安全后送，减少现场伤亡。具体措施如下：

（1）使伤员立即离开热源：扑灭身上的火焰，如为热液烧伤立即剪脱衣服，化学物品烧伤可用清水反复冲洗。面积不大的肢体烧伤置于冷水或冰水中浸泡可减少损害。

（2）创面不可涂布不洁之物：用各种现成的消毒敷料或清洁布单覆盖包扎烧伤区，保护创面。

（3）适当应用镇静止痛药：减少精神和疼痛刺激，但应防药物积蓄或过量。

（4）处理并发症与合并伤：防治呼吸道烧伤引起的呼吸障碍，大面积烧伤应及时给予口服或静脉注射含盐液体以补充血容量，伤员从高处跳下合并有其他创伤者应按有关原则处理。

（5）大面积烧伤伤员应迅速后送：争取在4~6小时内送达医院。

2. **小面积烧伤的治疗** 小面积烧伤即轻度烧伤，对全身的影响不大，故主要是对局部创面的处理。主要措施是：用适当的镇静止痛药，清创，酌情给予包扎疗法或暴露疗法，常规给予破伤风抗毒素，一般可不用抗生素治疗（如创面污染较重，可适当应用）。头、面、颈部和会阴部的烧伤可采用暴露疗法，其他部位可采用包扎治疗。

3. **大面积烧伤的治疗** 中度以上烧伤可有明显的全身反应和并发症，甚至可威胁生命，故应优先处理，待情况稳定后方能处理局部问题。

（1）防治低血容量性休克：休克是早期严重的并发症，一旦发生不仅威胁生命，而且对诸多器官都会有重大影响，故应尽量预防其发生。主要措施是及时补足血容量。

①中等以上烧伤于现场急救时，如无静脉输液条件可先给予烧伤饮料（含氯化钠0.3%及碳酸氢钠0.15%，糖适量）口服；如有条件静脉输液者可给予平衡盐液或生理盐水。

②中等以上烧伤于入院后立即建立静脉通路，根据烧伤面积计算其输入量。对于应补充的液量，国内常用的计算方法如下：

补液总量=因烧伤而损失之液量+当日生理需要量。

当日生理需要量：成人可给予5%~10%葡萄糖液2000ml+生理盐水500ml。

因烧伤而损失的液量：第一个24小时每1%烧伤面积每千克体重给予1.5ml；第二个24小时为其半量；第三天后的输液量则视病情酌情补充。

计算出的因烧伤而损失的液量与生理需要量相加即为每天补液总量。

③补液的品种：晶体液可给予平衡液或生理盐水；胶体液可给予血浆、血浆代用品或适量全血。

④补液品种的比例：较重烧伤晶体液与胶体液之比为1:1，即各为0.75ml；较轻伤为2:1，即晶体液1ml，胶体液0.5ml。

⑤补液的速度：第一个24小时的补液总量平均分为2份，第一个8小时输入一半，后16小时平均输入余下的半量。可先将预备输入的液体分别成若干份，如无特殊可

按晶体、胶体、糖的次序输入。如于第一个 24 小时已将休克纠正，第二个 24 小时的补液可以匀速输入。

⑥调整输液速度和品种的观察指标：以上只是按公式的估算量，实际操作还应根据以下一些指标适当调节输液的速度和品种：应维持尿量在每小时 30ml 以上；尿比重在 1.010 ~ 1.020，尿量少可增加晶体液入量；脉率在每分钟 120 次以下；收缩期血压在 12kPa（90mmHg 以上），脉压大于 4kPa（30mmHg），血压低可适量增加胶体液量；中心静脉压在 6 ~ 12cmH$_2$O；红细胞计数在 $(4 ~ 5) \times 10^{12}$/L 以上，血红蛋白 150g/L 以上，血细胞比容大于 45%，血浓缩可增加晶体液输入；血 pH 值和 CO$_2$ 结合力接近正常；神志安详，无口渴，肢体温暖。

举例：男性，60kg，50% 面积烧伤，其防治休克补液方法为：

第一个 24 小时补液总量 = 烧伤损失量（60 × 50 × 1.5ml = 4500ml）+ 当日生理需要量（5% 葡萄糖液 2000ml + 生理盐水 500ml）= 7000ml。

补液品种：烧伤损失量 4500ml。此为重伤员，晶体液与胶体液之比应为 1:1，即各为一半。可用平衡液 2250ml、血浆 2250ml，另加生理需要量 5% 葡萄糖液 2000ml + 生理盐水 500ml。

补液速度：第一个 8 小时输入平衡液 1000ml、血浆 1500ml、5% 葡萄糖液 1000ml；余量可在后 16 小时平均输入。

第二个 24 小时输液量：烧伤损失量（4500ml ÷ 2 = 2250ml，包括晶体、胶体液）+ 当日生理需要量（5% 葡萄糖液 2000ml + 生理盐水 500ml）= 4750ml。

（2）创面处理

①清创：待病情稳定后，对创面作初期处理，在镇痛剂或适当麻醉下进行烧伤创面清创术。除去伤区的衣物、手镯、指环等，剪去伤区及附近的毛发、指（趾）甲，以肥皂水及消毒剂先清洗干净周围的健康皮肤。生理盐水或消毒剂（如新洁尔灭、洗必泰等）冲洗创面，拭去创面的沾染物，剪去已破水泡的表皮，直到创面清洁。3 度烧伤的创面不必冲洗，只涂碘酊、复合碘等，使其保持干燥、清洁。

②包扎疗法：适用于四肢或躯干小范围的烧伤。清创后创面覆盖薄层粗网眼油纱布，指（趾）烧伤各指（趾）间应以油纱布隔开。油纱布上加覆 3 ~ 5cm 厚的敷料，均匀用力加压包扎。四肢应从肢端开始包扎，直到烧伤区的上方。关节部位应保持功能位。包扎后如渗液浸透外层敷料，应及时更换（内层油纱布不更换）或加厚。如无感染迹象，可在 7 ~ 10 天更换敷料，如油纱布仍干爽，继续只换外层敷料；如发现创面已有感染，按感染创面处理。

③暴露疗法：将创面暴露于空气中，创面干燥后形成的血清痂可保护创面。用白炽灯烤、电吹风吹可加快血清痂形成。暴露疗法最适用于头、面、颈部和会阴部烧伤。大面积烧伤也多应用暴露疗法，便于创面护理观察，同时创面干燥也可减少创面感染发生。实施暴露疗法的要点是：清创后将伤员安置在隔离病室，保持室内空气洁净、干燥、温暖，创面应尽量裸露于空气中。对于躯干的环周烧伤，所用褥垫、床单、罩布均应灭菌，并协助伤员勤翻身，避免某一部位的创面不能暴露而长期受压和浸渍。

④早期除痂植皮：对于深度烧伤，尤其是关节部位的烧伤，应早期切（削）痂植皮，以减少自然愈合的瘢痕挛缩，利于恢复功能。现在对于面积大的深度烧伤也有学者主张有计划地分期切痂、植皮，尽早消灭创面，防止感染，恢复健康。

植皮的方式根据烧伤的面积、深度及可能的供皮区大小而定。在自体皮源不足时，可采用异体或异种皮移植（图 10 - 15），此种皮在 2～4 周左右将会溶解、脱落，但在其生存期间可覆盖保护创面、防止感染，故称之为"生物敷料"。自体皮以大张中厚皮片的植皮为好，但大面积烧伤常常供皮区有限，只好将大张的中厚皮片或薄皮片制成网状，使其伸张后覆盖更大的区域。还可将皮片裁成 1.0cm 见方大小的邮票状，甚至制成小粒状，以一定的间隔种植，皮片或皮粒成活后其表皮可以向周围扩展生长一定范围，覆盖较大的创面。还可将异体或异种皮制成条状或打孔，将自体皮与之相间或相嵌种植，随着异体、异种皮自溶的过程，自体皮存活并扩展生长，覆盖全部创面。

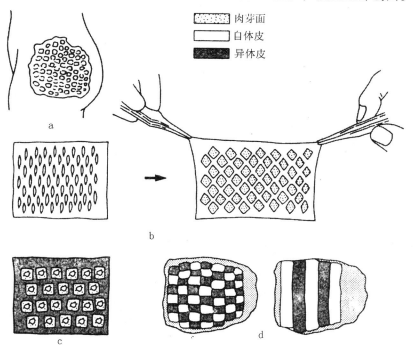

肉芽面
自体皮
异体皮

图 10 - 15 常用烧伤植皮法
a. 小片及邮票状自体植皮法   b. 网状自体植皮法
c. 异体皮开洞嵌植小片自体皮法   d. 自、异体皮相间混植法

⑤感染创面的处理：感染不仅侵蚀组织、阻碍创面愈合，而且可导致脓毒症及其他相关的并发症，甚至威胁生命，故应积极处理。主要处理原则是：控制感染、促进组织新生、消灭创面。其措施是通过加强换药，清除脓性分泌物和坏死组织，形成不利于细菌生长的环境，促使创面长出新鲜、健康的肉芽组织，抵抗细菌入侵，并使创面愈合。具体方法为：

a. 创面处理：半暴露法（感染处覆盖薄层油纱布，用于脓液及坏死组织不多者）、湿敷法（用于分泌物多时）、浸浴法（用于坏死组织多时）等。

b. 创面用药：创面感染较严重时可适当局部使用抗生素。一般原则是拟用于全身的抗生素不应在局部应用。对一般化脓菌感染可选用呋喃西林、洗必泰、黄连素、四季青等湿敷或清洗；绿脓杆菌感染可选用乙酸、磺胺灭脓、磺胺嘧啶银等湿敷或制成霜剂涂布；真菌感染的创面可选用大蒜液、碘甘油、制霉菌素等。

c. 植皮：较大的创面感染基本控制后，肉芽生长良好，应及时植皮，尽早消灭创面，保存较多的功能。

（3）全身性感染（烧伤脓毒症）的防治：烧伤脓毒症是重要的死亡原因，必须注意防治。虽然在烧伤的全过程都可发生，但在伤后 2~3 天的组织间液回收期，焦痂广泛分离或切痂时，以及烧伤后期身体虚弱之时最易发生。合理的全身应用抗生素在治疗时是重要的，但对预防并不是最主要的。要预防创面感染，首先应严格执行消毒隔离制度，预防和减少感染，防止交叉感染；正确处理、尽早消灭创面；积极增强机体抵抗力是预防烧伤脓毒症的基础。不主张长时间、大量应用抗生素预防或治疗。通常需要用药的时期有：①烧伤的炎性渗出和回收阶段；②广泛溶痂阶段；③切痂植皮或其他手术的围手术期。已发现有全身性感染时应及时给予足量、有效的药物治疗，可给予 2 种以上的抗生素联合用药。

全身使用抗生素的原则如下：轻度烧伤可不用抗生素。中度以上的烧伤，伤后 5~7 天内可应用大剂量的青霉素类或第一代头孢类药物，以防止一般化脓菌感染。发现创面有感染时应定期取创面分泌物作细菌培养和药敏试验，当发现创面感染加重，并伴有明显全身症状，疑有全身感染时，首先即可参照这些资料用药；同时作血培养，根据结果调整用药。早期的全身性感染多为革兰阴性菌和阳性菌的混合感染，可选用新型青霉素及 1、2 代头孢菌素、甲硝唑等联合用药；后期感染常为绿脓杆菌、真菌的感染，应有针对性地选用药物。

（4）营养治疗：烧伤病人每日的营养消耗很大，需及时补充，加强营养，对防治各种并发症、早日康复有重大作用。

（5）护理工作：护理工作是烧伤治疗中重要的一环，不可忽视。除常规护理外，要特别加强病室的管理，严格实施消毒隔离制度和无菌操作；同时做好心理和营养护理，并根据医疗的需要对伤员进行严密监测。

第九节　冷　伤

冷伤是由于低温造成的人体伤害。可分为两类：①非冻结性损伤：是 10℃ 以下至冰点以上的低温所造成的伤害。常见于肢体末梢部分，如手足、耳鼻等部位，有冻疮、战壕足、浸渍足等数种。②冻结性冷伤：由冰点以下的低温所造成的伤害。又分为局部冷伤（冻伤）和全身冷伤（冻僵）。

外界气温低、寒冷是冷伤的基本原因；此外，环境潮湿、大风、直接接触冷冻的物品、无御寒设备、衣服或靴袜过紧等因素可加重寒冷的伤害；机体抵抗力降低，如营养不良、饥饿、疲劳、精神紧张，以及个体的易发因素等，都在发病中起一定作用。

一、非冻结性损伤

【病理】

暴露于冰点以上的低温中，局部皮肤发生血管收缩和血流滞缓，影响细胞代谢。待复温后又发生血管扩张、充血和渗出，局部红肿，可有水泡，严重者部分小血管栓塞并造成组织坏死。

【临床表现】

受冻局部出现红斑、水肿、硬结，温暖后灼痒、胀痛或感觉异常，有时出现水泡，水泡下创面潮红，有浆液渗出，继发感染可形成溃疡。

战壕足或浸渍足开始时皮肤苍白，伤足感觉沉重不适、麻木、疼痛，继而局部红肿或有水泡，足部疼痛，活动或下垂时疼痛加重。后期水肿消退，但对寒冷敏感，活动时水肿又可出现，患足疼痛、发麻，影响站立。严重者可遗留足部肌肉萎缩、骨质疏松，甚至可诱发闭塞性血管疾病。

【预防和治疗】

寒冷季节在野外执勤、劳动应着御寒防水服装，在可能的情况下手足应多运动。曾经患过冻疮的人在冬、春季尤应注意手、足、耳等部位的保暖，并可涂擦某些防冻疮霜剂。发生冻疮后，每日可用 42℃ 温水浸泡，每次 30 分钟。居处室温保持在 15℃ 以上，并注意局部保暖。也可采用局部透热疗法，一般 7～10 天即可痊愈。如有糜烂或溃疡应定时换药，预防感染，促进创面愈合。

战壕足及浸渍足的局部处理同冻疮，但愈合时间较长，应尽早治疗，可防止感染或减轻局部组织损伤。

二、冻结性冷伤

是人体接触冰点以下的低温所造成的组织伤害。如野外遇到暴风雪、陷入冰雪中，或工作时不慎受到制冷剂（液氮、干冰等）损伤，均可造成冻结性冷伤。其特点是组织冻结，造成严重的血管功能障碍，同时伴有深部组织或重要器官的功能损害。

【病理】

1. **原发性冻结损伤**　人体局部接触冰点以下的低温时，发生强烈的血管收缩反应，以避免热量的散失，维持机体的中心体温。如接触低温的时间稍久或温度过低，则局部的细胞外液甚至连同细胞内液都形成冰晶体，随着时间的延长，冰晶体逐渐增大，细胞外液中电解质浓度和渗透压升高，细胞内水分向细胞外大量渗出，造成细胞内脱水、蛋白质变性及酶活力降低，导致细胞内能量代谢物质耗竭，使细胞线粒体的呼吸率下降，大量代谢中间产物堆积，最终引起受冻组织死亡。此外，冰晶体对组织细胞尚可引起直接的损伤，使细胞间桥断裂或细胞膜破裂，造成细胞死亡。

2. **继发性冻结损伤**　冻结组织在冻融时可引起更为严重的损害，是由于复温后冻区血流暂时恢复，血管扩张充血，但由于毛细血管通透性增加，渗出增加，水肿增剧，进而血流减慢淤滞，甚至血栓形成，导致组织坏死。

3. 全身冻结性冷伤　全身受低温侵袭后，人体发生外周血管强烈收缩和寒战反应以阻止体温下降；仍不能对抗严寒时，体温则由表及里全面下降，中心体温也降低，使心血管、脑和其他器官均受损害，如不及时抢救，可直接导致死亡。

【临床表现】

1. 局部冻结性冷伤　按其损伤程度可分为四度，在冻结融解前不易区分其深度；复温后，不同深度的冻伤各有不同的表现。

（1）Ⅰ度冻伤：只伤及表皮，局部红肿，有热、痒、刺痛的感觉。一般在1周左右表皮干脱而愈，不留瘢痕。

（2）Ⅱ度冻伤：损伤达真皮层，局部红肿明显，并起水泡，水泡基底鲜红，局部疼痛较剧，但感觉迟钝。若无感染，水泡逐渐干瘪形成痂皮，约2~3周脱痂愈合，瘢痕少。若并发感染，则创面形成溃疡，愈合后有瘢痕。

（3）Ⅲ度冻伤：损伤达皮肤全层或皮下组织，创面由苍白色转为黑褐色痂皮，感觉消失，创面周围有红肿、疼痛及血性水泡。逐渐脱痂形成肉芽组织，通过瘢痕愈合，愈合缓慢。

（4）Ⅳ度冻伤：损伤达肌肉或更深，局部表现类似Ⅲ度冻伤，即局部坏死并出现周围组织红肿、疼痛、水泡，易继发感染形成湿性坏死，并可因血管病变的扩展坏死广泛，甚至肢体末端脱落，常致残。

2. 全身冻结性冷伤　开始时有寒战、面色苍白、发绀、疲乏无力等表现，随后出现肢体僵硬，幻觉，意识模糊甚至昏迷，心律失常，呼吸抑制，终至心跳呼吸骤停。经抢救其心跳、呼吸虽可恢复，但常有心室纤颤、低血压、休克等；呼吸道分泌物多或发生肺水肿；尿少或发生急性肾衰竭；还可发生多器官功能障碍。通常肛温在28℃~30℃以上者多能复苏，低于25℃者有死亡的危险。

【治疗】

1. 急救和复温　迅速使伤员脱离寒冷环境和冰冻物体，尽快用40℃~42℃的温水浸泡伤肢或浸浴全身，约20~30分钟见冻区组织软化、皮肤转红、甲床潮红、皮温达36℃即可，不宜过久浸泡。浸泡时水量要足够，水温要稳定。如无热水，可将冻肢置于自身或救护者的身体温暖部位，以达复温目的。切勿强行拉脱与肢体冻结在一起的衣物，严禁火烤、雪搓、冷水浸泡或猛力捶打冻区，以免造成伤害。适当给予镇静止痛剂，对有呼吸心搏骤停者进行复苏术。

2. 局部冻结伤的治疗　Ⅰ度冻伤创面一般无需特殊处理，保持创面干燥和清洁即可。Ⅱ度创面在复温解冻消毒后，应注意保护水泡，用软干纱布包扎，让其痂下愈合；如有感染，先敷以抗菌湿纱布，以后再敷冻疮膏。Ⅲ度、Ⅳ度冻伤采用暴露疗法，保持创面清洁干燥，待坏死组织边缘或分界线清楚、周围炎症减轻或消散、感染控制后将坏死组织切除（包括坏死的指、趾）。肉芽形成、创面久不愈合者可予植皮。

3. 一般的全身治疗　Ⅲ度以上冻伤还需要注射破伤风抗毒素，全身应用抗生素，应用扩张血管、疏通微循环药物和适当的营养支持等全身治疗。

4. 全身冻结伤的治疗　首先采用体表复温和中心复温的方法使病人复温。复温后要防治休克，维护呼吸功能，注意纠正心律不齐和酸中毒，防治多器官功能衰竭的发生。

第十节　咬蜇伤

人类经常会受到动物的侵袭，虽一般情况下多不严重，但也有造成伤残或致命者。其致伤方式有两种：一是直接因咬蜇引起的机械性损伤及于咬蜇的同时注入毒液；二是间接引起继发感染，主要为局部的化脓性感染，也可传染疾病，如狂犬病、鼠疫等。

一、狗咬伤

狗咬伤的一般处理和开放性软组织损伤的处理基本一致，但动物的咬伤更易发生感染，在处理时应更加积极。

被狗咬伤后特别重要的是要判断是否为狂犬咬伤，因狂犬咬伤可传染狂犬病，这是一种致命的感染，一旦发病，尚无有效的治疗方法，预后很差。伤员必须在发病前早作预防处理。

狂犬一般表现为颈软、低头、垂耳、尾巴下拖、乱叫、声嘶、无目的乱窜、不能正常转头转身，多在发病后 5 ~ 7 天死亡。如怀疑咬人的狗是狂犬，应将其活捉，隔离观察 10 天。如在观察期间出现上述病态或死亡，应将其送卫生防疫部门检疫鉴定，并可认定伤员是被狂犬咬伤。如认定伤员是被狂犬咬伤，应按以下方案处理：

1. 伤口处理　先用生理盐水较长时间反复冲洗伤口，拭干后用 70% 酒精或碘伏消毒周围皮肤，伤口内再用 3% 过氧化氢溶液冲洗，必要时扩大伤口以利引流，在伤口周围注射狂犬病免疫球蛋白。

2. 注射疫苗　除常规注射破伤风抗毒素外，对疑是被狂犬咬伤者，应按规定注射精制狂犬病疫苗。按 WHO 建议，疫苗以注射于皮内为好。在受伤后第 3、7 日在上臂三角肌部位皮内注射 2 点（每点 0.1ml），再于伤后第 28、29 日各注射 1 点。并建议对婴儿作免疫接种时注射含狂犬病疫苗的联合疫苗。

3. 隔离治疗　对疑为狂犬病发作的病人应立即送传染病院隔离治疗。

二、毒蛇咬伤

我国有蛇类约 170 种，其中有毒蛇近 50 种，剧毒蛇约 10 余种。我国疆域广阔，蛇类的分布各有不同，北方地区主要为蝮蛇，长江流域和浙、闽地区以五步蛇、竹叶青为主，分布于粤、桂、台的主要为眼镜蛇、蝰蛇（图 10 - 16）。毒蛇的种类虽多，但其蛇毒的性质只有三类，即神经毒（金环蛇、银环蛇及海蛇的蛇毒属此）、血液毒（五步蛇、竹叶青、蝰蛇的蛇毒属此）、混合毒（兼有神经毒和血液毒的作用，眼镜蛇、眼镜王蛇的蛇毒属此）。蛇毒的化学成分很复杂，含有多种毒蛋白、脂类、酶类和其他成分。不同性质的蛇毒其化学成分不同。眼镜王蛇的蛇毒毒性最强，咬伤后死亡率最高。

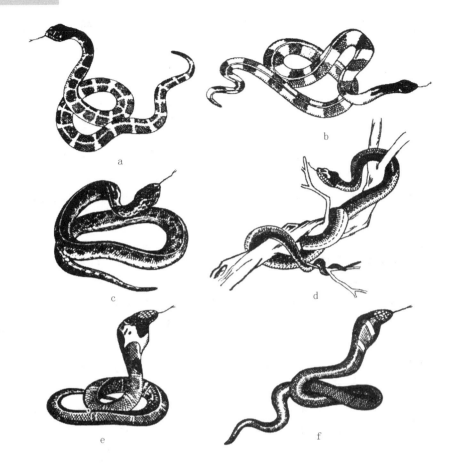

图 10 - 16　常见毒蛇
a. 银环蛇　b. 金环蛇　c. 蝮蛇　d. 竹叶青　e. 眼镜蛇　f. 眼镜王蛇

【临床表现】

1. 神经毒的临床表现　有蛇咬伤史，留有咬伤齿痕。

（1）局部症状：伤口出血少或不出血，疼痛、红肿较轻。不久即出现麻木感并向近心端蔓延。

（2）全身症状：主要表现为肌肉麻痹，最重要的是呼吸肌麻痹和循环衰竭，可于较短时间内致命。一般在咬伤后 1/2 ~ 3 小时出现眩晕、眼花、头痛、胸闷、气促、恶心呕吐、疲乏无力、步态不稳、头低垂及眼睑下垂等。继之出现视力模糊、喉头不适、言语不清及吞咽、呼吸困难、发绀。如未能及时抢救可因呼吸肌麻痹、循环衰竭而死亡。要注意有些病人全身症状发生较迟，以致忽视，待病情严重时已难以抢救。

2. 血液毒的临床表现

（1）局部症状：血液毒具有强烈的溶组织、溶血和抗凝作用，局部症状出现较早且重。伤处疼痛剧烈，咬痕处出血不止。伤处肿胀明显，并迅速向近侧蔓延，皮肤发绀、起水泡或血泡，皮下出血、淤斑，有明显的淋巴管炎及淋巴结肿痛，严重者伤处软组织迅速坏死。如治疗不及时，可继发严重化脓感染，以致肢体坏死。

（2）全身症状：全身症状来势凶猛、严重，表现为畏寒、发热、心悸、气促，严重者迅速出现烦躁不安、谵语、呼吸困难、血压下降。有全身性的出血倾向，包括鼻衄、球结膜出血、咯血、呕血、便血、血尿、胸腹腔大出血及颅内出血等。病人常因急性肾衰竭和心力衰竭而死亡。病程危险期长，并发症多。

3. 混合毒的临床表现　兼有上述两种毒素所引起的临床表现，局部症状明显，全身症状发展也快。严重者发展迅速，可于短时间内死亡。如被眼镜王蛇咬伤可在 1~2 小时内死亡。造成死亡的主要原因仍是神经毒的作用。

【诊断与鉴别诊断】

1. 确认有被蛇咬伤的病史，咬伤局部有牙痕。

2. 明确是否为毒蛇咬伤，其鉴别方法为：

（1）根据毒蛇辨认：被咬后将蛇活捉或打死，并将其带至诊室，多可辨认是否为毒蛇，以及是何种毒蛇。一般毒蛇的头呈三角形，体粗而短，尾短而钝，颈部较细，身体斑纹鲜明，唇腭上有 1 对毒腺和毒牙，毒牙粗长。

（2）靠咬伤的牙痕判断：该方法对于缺乏经验者是困难的。无毒蛇的牙痕是 1 排或 2 排细牙痕，有毒蛇咬伤除细牙痕外，其前方有 1 对大而深的毒牙痕。由于咬伤时的位置不同，有时可能为 1 个牙痕，或 3~4 个大牙痕。

（3）根据局部和全身临床表现不同而鉴别：其诊断较迟，对可疑病人不应任其自动回家，应留下观察。

【治疗】

主要治疗原则是：早期延缓和阻止蛇毒的吸收和扩散，排出或破坏伤口内的毒素，对抗或减轻毒性作用，防治各种并发症，使病人恢复健康。

1. 防止毒素吸收和扩散　①早期绑扎肢体：在咬伤的近端用带子、绳子或其他代用品绑扎，其松紧以阻止静脉和淋巴回流为度。每隔 20 分钟松开 2~3 分钟，以免淤血时间过长。②延缓蛇毒的吸收：伤肢应下垂、少动，切忌奔跑。将伤肢浸入凉水中，3~4 小时后可以冰袋敷之。

2. 排毒或破坏伤口内的毒素　用 0.05% 高锰酸钾溶液、3% 过氧化氢溶液冲洗伤口，以牙痕为中心适当扩大伤口，取出断牙，由近端向远端按压或加吸引以排挤出毒液。用胰蛋白酶 2000~6000U 注射于伤口周围或肢体近端，以破坏毒素。

3. 应用中成药　如南通（季德胜）蛇药、上海蛇药、广州（何晓生）蛇药等。

4. 使用针对性的抗蛇毒血清　有单价和多价两种，根据可能咬伤的蛇种而选用。用前须做过敏试验。

5. 防治多器官功能衰竭　如呼吸肌麻痹、休克、急性肾衰、广泛出血等的处理。

6. 防治感染　应用抗生素、破伤风抗毒素，伤口引流、换药、清除坏死组织等。

三、昆虫蜇伤

1. 蜂蜇伤　蜂有蜜蜂、黄蜂、大黄蜂等，均能用其尾刺蜇人并注入毒液。被蜂蜇伤后，局部出现红肿、疼痛，一般较短时间内即可消退。如蜂刺留在体内，易致感染、化脓，特别是眼蜇伤危害更大，可以致盲。被蜂群蜇伤则可引起全身症状，有发热、头昏、恶心、呕吐、烦躁不安等，甚至发生面色苍白、呼吸困难、休克、昏迷。如果病人对蜂毒过敏，即使单一的蜂蜇伤亦可引起上述表现，或出现荨麻疹、哮喘、过敏性休克。

蜜蜂蜇伤可用弱碱性溶液（2%～3%碳酸氢钠、3%氨水、肥皂水等）清洗或外敷。尽量拔除残留的蜂刺。局部症状严重者可予局部封闭、抗过敏药物，外敷中药蛇药片的糊剂。全身症状严重者可内服蛇药片，静脉输液给予葡萄糖酸钙、利多卡因、麻黄碱等，对蜂毒过敏者可给予抗过敏药物，积极防治休克、感染、肾功能衰竭。黄蜂蜇伤局部应用弱酸性溶液（醋或0.1%的稀盐酸）清洗，其余与蜜蜂蜇伤的处理相同。

2. 蝎蜇伤　蝎尾部呈钩状，其末端有毒囊和刺，蜇人时毒刺刺入人体，并注入毒液。被蜇伤后局部剧痛并有大片红肿，数日方可消失。皮肤可有水泡、血泡，甚至坏死。引流区淋巴结肿大、疼痛。全身可出现寒战、发热、张口困难、言语不利、恶心、流涎、烦躁、谵妄，严重时心律失常、血压下降、内出血、抽搐、昏迷。儿童被蜇后后果尤为严重，可因呼吸、循环衰竭而致死。

蜇伤处先以弱碱性溶液清洗，除去毒刺，剧痛者蜇伤处周围可用利多卡因、奎宁、伊米丁等注射。静脉输液给予葡萄糖酸钙、地塞米松或抗蝎毒血清。

3. 蜈蚣咬伤　蜈蚣的第一对足呈钳钩状，中空并与毒囊相连，蜇人时可将毒液注入人体，使伤处红肿、疼痛，严重者附近淋巴结肿大、疼痛，并可出现头痛、发热、呕吐，甚至抽搐、昏迷。一般蜈蚣越大毒性越大，蜇伤后全身症状明显。此外，儿童被蜇伤症状较为严重。其处理方法基本与蝎蜇伤相同，但较重者应口服及外敷蛇药片。

4. 蚂蟥咬伤　蚂蟥又称水蛭，栖息于水沟、稻田，人在水中作业时可被叮咬。水蛭的吸盘叮在人或动物的皮肤上，用吸盘内的腭齿咬伤皮肤，并分泌水蛭素使血液不凝，从而吸取人或动物的血。被叮咬处局部可见一水肿性丘疹，中心有淤点，很快消退，少有不良后果。

蚂蟥吸附于皮肤，可用手轻拍使之脱落。不可直接用力拉扯，以免拉断水蛭使吸盘残留体内。也可用食盐、酒精、碘酒涂在水蛭身上，或用烟头、火焰烤一下，均可使之自然脱落。伤口流血不止可用干纱布或棉球压迫止血。处理伤口时如有蛭盘残留应将其取出，局部消毒包扎即可。

第十一章 肿 瘤

第一节 概 述

肿瘤（tumor）是指人体器官组织细胞在某些内在因素影响的基础上，加上外来致病因素的长期作用，所产生的一种以细胞异常增殖为主要特点的新生物。

肿瘤可分为良性肿瘤和恶性肿瘤。目前由于医学的迅速发展，传染病得以控制，心脑血管疾病能够得到妥善的治疗，恶性肿瘤则成为人类死亡的重要原因。食管癌、胃癌、大肠癌、肝癌、子宫颈癌、白血病、恶性淋巴瘤、鼻咽癌等都是我国常见的肿瘤。

【病因】

肿瘤的发病原因比较复杂，涉及多方面因素，一方面有外部因素的作用，但另一方面人体内在因素对肿瘤的发生和发展具有重要影响，包括免疫缺陷、内分泌失调、遗传因素等。此外，各种肿瘤的发病率与年龄、性别、地域性有一定的关系，如中年以上者比青年人发病率高；胃癌、肝癌多见于男性；我国北方地区食管癌多见，南方鼻咽癌多见。

1. 外在因素

（1）长期慢性刺激：某些致癌因子加上长期慢性刺激是造成癌变的重要因素。例如长期吃过热、过硬食物及饮酒、吸烟与食管癌、肺癌的发生有关；由于包皮垢的慢性刺激，易致阴茎癌；生长在易受摩擦部位的黑痣，经过长期反复刺激或摩擦可能发生癌变。

（2）长期接触化学致癌物质：常见的有环碳氢化合物（如甲氨基偶氮苯）、亚硝胺化合物等，可致癌变、突变和畸形。

（3）生物致癌因素：血吸虫可引起结肠癌。华支睾吸虫可引起胆管癌。某些肿瘤与病毒有关，如鼻咽癌、白血病、肉瘤的癌细胞中发现有病毒颗粒，但病毒在病因学上的作用有待进一步研究。

2. 内在因素

（1）神经功能紊乱：精神刺激、过度紧张或抑郁等多种精神创伤与癌肿的发生密切相关。

（2）内分泌失调：激素对某些内分泌器官如甲状腺和副性腺器官（前列腺、子宫、乳腺）肿瘤的发生、发展有密切关系。

（3）免疫缺陷：先天或后天免疫缺陷者易发生恶性肿瘤。如胸腺发育不完全而淋巴细胞缺少时，可发生淋巴瘤。先天性丙种球蛋白缺乏者淋巴细胞性白血病发生率高，器官移植后长期使用免疫抑制剂者肿瘤发生率较高。

（4）遗传因素：少数肿瘤发病有一定的家族性。例如肠息肉病癌变，以及乳癌、肝癌、胃癌、视网膜细胞肿瘤、子宫颈癌等。

（5）胚胎残留因素：少数肿瘤的发生与胚胎残留组织有关。某些残留组织细胞在体内可能呈暂时静止状态，但在某些因素作用下可以发展成为肿瘤，如畸胎瘤、皮样囊肿、腮裂源性肿瘤等。

【病理】

1. 分类

（1）良性肿瘤：细胞分化程度较高，与正常组织相似，呈膨胀性生长，发展较慢，肿瘤组织四周有结缔组织增生，形成包膜，因而与周围正常组织之间有明显界限。良性肿瘤一般对人体健康影响不大，但如位于重要器官（颅内、胸腔内）亦可危及生命。少数良性肿瘤亦可恶变。常见的良性肿瘤有纤维瘤、脂肪瘤、血管瘤、腺瘤等。

（2）恶性肿瘤：细胞分化程度较低，分化愈低其恶性程度愈高。生长快，呈浸润性生长。其特点是具有进行性生长和侵犯周围组织的能力，故无包膜，分界不清，瘤细胞侵入淋巴及血管，向远处转移扩散，对人体的危害极大。

恶性肿瘤在组织学上分为两大类：源于上皮组织者称为癌；源于间叶组织者称为肉瘤。同时有上皮及间叶组织的恶性肿瘤称为癌肉瘤。常见的恶性肿瘤有鼻咽癌、胃癌、肺癌、肝癌、食管癌、大肠癌、乳癌、子宫颈癌、恶性淋巴瘤、白血病、骨肉瘤等。

各种恶性肿瘤的恶性程度有所不同。低度恶性的肿瘤局部呈浸润生长，早期罕见转移，如基底细胞癌、分化好的纤维肉瘤等；高度恶性的肿瘤早期即有转移，如骨肉瘤、神经母细胞瘤、精原细胞瘤、横纹肌母细胞瘤等。

临界性肿瘤的肿瘤组织属良性，但其发展有恶变倾向，处于良性与恶性之间的过渡类型，如腮腺混合瘤、腹壁硬纤维瘤等。

2. 恶性肿瘤的扩散方式

（1）直接蔓延：肿瘤由原发部位侵入邻近的组织及器官，也称浸润生长。例如乳癌穿透肌肉和胸壁而侵入胸膜。

（2）淋巴道转移：肿瘤细胞侵入淋巴管，随淋巴液流到区域淋巴结，继续生长繁殖，形成淋巴转移癌，也有少数呈"跳跃式"，即不经区域淋巴结而转移至"第二、第三站"淋巴结。最后经胸导管或大淋巴管进入静脉和血循环，发生血道转移。

（3）血道转移：肿瘤细胞进入静脉血流，随血循环转移至远处器官，常见的是肺、胃、肝、脑等继发恶性肿瘤。

（4）种植性转移：内脏器官肿瘤侵犯浆膜面时，肿瘤细胞脱落，黏附于他处浆膜上发展为种植性癌，例如胃癌的癌细胞可种植在膀胱直肠窝。

3. 肿瘤的病理形态和组织学特点

（1）肿瘤的外形特点：肿瘤的外形因受部位及周围组织的影响而多种多样。实体瘤可有球形、结节形、蕈伞形、息肉状、树枝状等。膨胀性生长的多为良性肿瘤，界限清楚或有包膜；恶性肿瘤多浸润性生长，其边缘不规则，基底部常呈树根状或盘状。肿瘤的大小与性质、分期、部位有关。一般良性肿瘤多生长时间长，较巨大，而恶性肿瘤的原位癌、隐匿癌的体积均偏小。

（2）肿瘤的组织学特点：肿瘤的构成分为实质和间质两部分，实质部分为瘤细胞，间质部分则为含有血管、淋巴管的结缔组织，起着支持和营养瘤细胞的作用。肿瘤的组织学类型与它的细胞分化程度和一些功能活性等多因素有关。一般来讲，瘤细胞分化程度越高，其形态与结构就越接近其来源的组织；反之，细胞分化程度越低，则难以确定其组织来源，通常将其命名为未分化肿瘤。

（3）生物行为：恶性肿瘤细胞具有如下特性：

①自主性生长：缺乏接触抑制，表现为持续不断地恶性增殖，且能在细胞高度密集的状态下生长，有丰富的血供。

②浸润性生长：是通过肿瘤细胞粘连酶降解、移动、基质内增殖等一系列过程来完成的。

③转移：癌细胞可脱离原发部位而独立生长，它是肿瘤浸润进一步发展的结果。

④肿瘤的自发消退：肿瘤的消退多是在经一定治疗后发生的，但也有极少数恶性肿瘤未经任何治疗而自发缓解、消退。

⑤肿瘤的逆转：一般是指恶性肿瘤在某些体内外分化诱导剂存在下，重新分化而向正常方向逆转的现象。目前受到肿瘤学家的高度重视。

【临床表现和分期】

良性肿瘤除了发生在内分泌器官，如胰岛细胞瘤可引起功能亢进外，一般并无全身症状。位于特殊部位的良性肿瘤，可由于瘤体过大压迫邻近器官而产生症状，如甲状腺腺瘤压迫气管产生呼吸困难；消化道的息肉可因表面擦损出血而发生血便等。位于体表的良性肿瘤与恶性肿瘤的鉴别要点见表 11－1。

表 11－1　良性和恶性肿瘤临床表现的区别

	良性肿瘤	恶性肿瘤
生长速度	慢	快
生长方式	膨胀性生长	浸润性生长
与周围组织之关系	有包膜,不侵犯周围组织,界限清楚,活动度大	多无包膜,破坏周围组织,界限不清,活动受限
转移	不转移	易转移
全身影响	一般不影响全身情况,如体积巨大或发生于重要器官,亦可威胁生命	晚期严重影响全身,可出现恶病质,常导致死亡
治疗后	不易复发	容易复发

1. 恶性肿瘤的局部表现

（1）肿块：位于体表的癌块容易触及，位于内脏的可能不易触及，例如食管癌、胃癌、肺癌等。

（2）疼痛：恶性肿瘤晚期常引起疼痛，多是肿瘤浸润或压迫神经而发生剧痛，或肿瘤迅速增大而引起牵引性胀痛。

（3）出血：是恶性肿瘤的常见症状。因恶性肿瘤增长迅速，其中央部分血液供应不足而发生坏死、溃疡及出血。例如子宫颈癌有阴道出血，肺癌有咯血，大肠癌有血便，膀胱癌有血尿等。

（4）体腔积液：体腔积液是恶性肿瘤较常见的并发症。如肺癌、乳腺癌、胸膜间皮瘤、恶性淋巴瘤等可引起胸腔积液，肝癌、胃癌、卵巢癌等可形成腹水。

（5）破坏所在器官的功能：恶性肿瘤浸润生长，造成所在器官和邻近器官的功能障碍。如骨肿瘤破坏骨组织引起病理性骨折；甲状腺癌侵犯喉返神经而引起声音嘶哑；消化道肿瘤可引起梗阻等。

（6）转移：各种恶性肿瘤都有向近处和远处转移的特性。如癌细胞浸入淋巴管，转移到区域淋巴结；也可通过血行转移到肝、肺、骨和脑等器官。

2. 恶性肿瘤的全身表现　早期全身症状不明显。部分恶性肿瘤可以分泌多种异位激素，使机体产生某些特异的体征和症状。肿瘤晚期有消瘦、贫血、浮肿、食欲不振、疲倦、发热等恶病质以及远处转移的症状。

3. 恶性肿瘤的分期　恶性肿瘤临床分期对治疗方法的选择、预后的判断和疗效分析有重要意义，临床上根据癌的局部和转移情况分为四期。

第一期：癌肿体积小，局限于原发组织，局部淋巴结没有转移。

第二期：癌肿较大，已侵及整个器官各层，但未超过器官之外，局部淋巴结单个转移，但可活动。

第三期：癌组织明显侵及周围组织及邻近器官，局部淋巴结有多个转移，聚集成团，活动受限。

第四期：癌肿侵犯范围甚广，有淋巴及血行的远处转移。

不同的肿瘤有不同的分期标准，目前大多采用国际抗癌协会指定的恶性肿瘤 TNM 分期标准。T 为原发肿瘤，根据肿瘤的大小范围分为 T_1、T_2、T_3、T_4 四期，原发癌为 Tis，未见原发肿瘤为 T_0。N 为局部淋巴结，根据临床检查所发现的播散范围分为 N_0、N_1、N_2、N_3，无法估计者为 N_x。按远处有无转移，确定为 M_0（无远处转移）或 M_1（有超越病变部位及其淋巴结范围的转移）。

【诊断】

恶性肿瘤的早期诊断和早期治疗是提高疗效的关键。正确的诊断来自全面的询问病史，详细的体格检查，必要的实验室检查以及其他特殊检查，并将所获得的资料进行综合分析，以期作出早期及正确的诊断。

1. 病史　全面细致地询问病史，包括肿瘤家族史、致癌物质接触史等。要高度重视癌症病人警报信号，对某些进行性症状如肿块、疼痛、出血、发热、消瘦、咯血、黄痔、贫血、食欲减退等应深入询问，并结合年龄、病程来全面考虑。癌多发生在中年以上者，肉瘤发病年龄较轻。

2. **体格检查**　应进行系统的全身检查，特别是心、肺、肝、肾等重要器官的功能，然后结合病史进行重点系统的详细检查。对肿瘤的局部检查应注意以下几方面：①肿瘤大小、多少、形态、质地、表面光滑程度、有无压痛、活动度、与周围组织器官的关系等；②肿瘤所在部位器官的功能，对邻近器官有无压迫、阻塞及出血等；③区域淋巴结检查，特别是颈部、腋下和腹股沟等部位；④常见的远处转移部位的检查，如肺、肝、骨骼、脑、盆底等部位。

3. **实验室检查**　血、尿、胃液、粪便、骨髓等检查都可作为不同肿瘤的辅助诊断方法。如多数恶性肿瘤可出现贫血；消化道肿瘤由于癌灶溃疡出血而粪便潜血阳性；胃癌可有胃液游离酸缺乏；癌发生骨转移时可有血钙增高；绒毛膜上皮癌病人妊娠试验阳性；多发性骨髓瘤病人的血浆球蛋白增高，尿液检查本－周（Bence－Jones）蛋白定性试验阳性反应。

酶学检查也应用于临床，肝癌病人可出现血清碱性磷酸酶和 γ－谷氨酰转肽酶升高，酸性磷酸酶升高往往提示前列腺癌。

4. **肿瘤标志物检测**　由于发现某些胚胎抗原与肿瘤的关系，有些肿瘤可用极其简单的方法获得特异性很高的诊断效果。如原发性肝癌、卵巢癌、睾丸胚胎癌，病人血中可出现甲胎蛋白（AFP）增高；癌胚抗原（CEA）对于结肠癌、胰腺癌等肿瘤的诊断有一定参考价值；测定绒毛膜促性腺激素的水平可作为绒毛膜上皮癌和恶性葡萄胎的诊断依据；EB 病毒抗体可作为鼻咽癌早期诊断较特异的方法。

5. **X 线检查**　可以帮助定位，了解肿瘤范围、性质和与邻近器官的关系，有助于进一步明确诊断。要根据病情选用适宜的检查方法。如肺、骨及关节肿瘤可用平片检查，上消化道肿瘤可作钡餐检查，结肠肿瘤用钡剂灌肠检查，泌尿系统和胆道肿瘤用碘剂造影检查，腹膜后肿瘤用腹膜后充气造影等。

6. **内镜检查**　是诊断肿瘤的重要方法，可直接观察空腔脏器内肿瘤的部位及表面病变情况，还可以通过内镜钳取活组织作检查。常用的内镜有支气管镜、食管镜、胃十二指肠镜、膀胱镜、结肠镜和胆道镜等。

7. **超声波检查**　B 型超声波检查对于确定肿瘤的部位、性质、范围有较大的诊断价值，常用于肝、胆、胰、肾、膀胱、前列腺、子宫和卵巢等肿瘤的诊断和定位，对于鉴定囊肿与实质性肿块有特殊价值。

8. **计算机体层成像（CT）**　可以显示出软组织肿块，对脑、肝、胆、胰、肾、肾上腺、盆腔、膀胱等部位的肿瘤均可显示。

9. **磁共振成像（MRI）**　可以直接横断面、冠状面、矢状面及斜面成像，对神经系统及软组织图像显示更为清晰。

10. **放射性核素检查**　通过测定某些组织对放射性核素的吸收情况，对诊断肿瘤有一定的帮助。

11. **正电子发射型计算机断层（PET）**　以正电子核素标记为示踪剂，通过正电子

244 外 科 学

产生的 γ 光子，重建出示踪剂在体内的断层图像，对脑肿瘤、结肠癌、肺癌等诊断率可高达 90% 左右。

12. 肿瘤细胞学检查　用穿刺细胞或脱落细胞诊断肿瘤的方法简单易行，对于肺癌、食管癌、胃癌、宫颈癌、乳腺癌以及其他体表肿瘤的早期诊断有帮助，适用于普查。宫颈刮片诊断子宫颈癌的阳性率高达 90%；食管拉网脱落细胞检查诊断食管癌的阳性率可达 95%；痰液脱落细胞检查已成为肺癌的常规检查方法。

13. 病理组织学检查　有穿刺活检、切取（或钳取）活检等方法，对决定肿瘤的定性诊断及病理类型仍是目前准确性最高的方法，适用于一切用其他方法不能决定性质的肿瘤或已怀疑呈恶性变的良性肿瘤。但此方法有可能促进癌肿扩散，所以采取组织与手术时间的间期宜尽量缩短，或在手术中作冰冻切片检查。

14. 基因诊断　核酸中碱基排列具有极严格的特异序列，基因诊断即利用此特征，根据有无特定序列，以确定是否有肿瘤或癌变的特定基因存在，从而作出诊断。

肿瘤的发生是体细胞中基因改变积累的结果。癌症是多基因、多步骤发展的疾病，包括：①癌基因的激活、过度表达；②抑癌基因的突变、丢失；③微卫星不稳定，出现核苷酸异常的串联重复（1～6 个碱基重复序列）分布于基因组；④错配修复基因突变，该组修复 DNA 损伤的基因一旦发生突变，导致细胞遗传不稳定或致肿瘤易感性。

【治疗】

良性肿瘤一般采用手术治疗，并作病理检查，疗效良好。恶性肿瘤如能早期发现、早期诊断、早期治疗，是可能获得根治的。恶性肿瘤应采用综合治疗措施。

1. 手术疗法　是治疗恶性肿瘤的主要手段之一。手术方式包括：

（1）根治性手术：主要适用于病变早期、对放射线敏感度不高的恶性肿瘤，手术应及早进行，尽量彻底，整块切除，注意无瘤技术，防止术中血行播散。

（2）姑息性手术：适用于不能进行根治性手术的晚期肿瘤病人，如转移到远处但癌肿尚游离者，可施行姑息性切除，有利于提高综合治疗效果。此外，手术也可解除并发症及缓解症状，如晚期胃癌引起幽门梗阻而施行胃空肠吻合术。

2. 化学疗法　肿瘤细胞增殖周期大致可分为以下 4 个时期：①G_1 期：为去氧核糖核酸（DNA）合成前期。此期主要合成 RNA 以及蛋白质等，是为向下期过渡作准备。②S 期：为 DNA 合成期。是进行 DNA 复制的时期，此期之末 DNA 含量增加一倍，也合成少量的 RNA 及蛋白质。抗代谢类化疗药物对此期有特异作用，可以干扰 DNA 的合成。其中羟基脲、阿糖胞苷的特异性较高。甲氨蝶呤、巯嘌呤、氟尿嘧啶亦属此类。③G_2 期：DNA 合成后期，此期 DNA 合成结束，正进入分裂的准备阶段，仅合成少量的 RNA 及蛋白质。④M 期：有丝分裂期。又分前、中、后、末四个时期。经过此期后，每个细胞即分化为 2 个细胞。此期生物活性最低，DNA 与 RNA 合成均停止，仅有微量蛋白质合成。植物类抗癌药对此期有特异作用，如长春新碱、秋水仙碱等。

烷化剂类药物如环磷酰胺（CTX）、噻替哌、氮芥、氧化氮芥、消瘤芥、马利兰（CB_2O_4）等，以及抗生素类抗癌药物如丝裂霉素 C（MMC）、更生霉素（放线菌素 D）、争光霉素、博莱霉素等，两类均为广谱抗癌药，对增殖周期中各期细胞均有杀灭作用，这类药物多能与细胞中的 DNA 发生共价或非共价结合，阻碍其功能。由于各时期的肿瘤细胞对不同的化学药物有不同敏感度，因此可采用不同作用的多种化学药物联合治疗，使增殖周期的各个阶段的细胞都得到杀伤，从而达到较好的疗效。因此化疗应用的原则是联合用药、多疗程使用。

（1）常用抗癌药种类

①烷化剂类：主要是氮芥类及其衍生物，它的作用是破坏去氧核糖核酸，抑制癌细胞的分裂及繁殖。常用的有氮芥、氧化氮芥、环磷酰胺、噻替哌、卡氮芥、苯丁酸氮芥、马利兰、氯乙环己亚硝酸脲等。

②抗代谢类：作用是阻止细胞代谢过程中的去氧核糖核酸和蛋白质生物合成。常用的有 5 - 氟尿嘧啶、甲氨蝶呤、6 - 巯基嘌呤等。

③抗癌抗生素类：能干扰治疗细胞的代谢。常用的有更生霉素、自力霉素、争光霉素、阿霉素等。

④植物药类：从植物中提炼出来的生物碱，有抑制有丝分裂的作用。常用的有长春新碱、长春花碱、羟基喜树碱、复方秋水仙碱等。

⑤激素类药：某些肿瘤的发生与内分泌有关，可用激素来改变体内环境，使癌细胞繁殖减慢。常用的有肾上腺皮质激素、丙酸睾酮、己烯雌酚、黄体酮、甲状腺激素等。

（2）给药方式：抗癌药的用法一般是静脉滴注和注射，全身用药还包括口服用药。为了增高药物在肿瘤局部的浓度，有时可采用肿瘤内注射、腔内注射、局部涂抹、动脉内注入或者局部灌注的给药方法。

静脉给药的剂量与时间可有不同方法。联合用药为应用不同作用类别的药物以提高疗效，减轻不良反应，可同时投药或序贯给药。

（3）化疗不良反应：因为抗癌治疗对正常细胞也有一定的影响，尤其是生长增殖的正常细胞，所以用药后可能出现各种不良反应。常见的有：①白细胞、血小板减少；②消化道反应，如恶心、呕吐、腹泻、口腔溃疡等；③毛发脱落；④免疫功能降低，容易并发细菌和真菌感染。

（4）介入治疗：在肝癌、肺癌的治疗中应用较多，在经介入治疗后如果肿瘤缩小，也可采取手术切除，或多次反复治疗使肿瘤得以控制或缓解。

3. 放射疗法 放射疗法是利用各种放射性物质如 X 线、γ 射线或高速电子、中子、质子照射肿瘤，使其生长受到抑制而死亡。分化愈低的癌细胞对放射线愈敏感，疗效愈好，用于不宜手术的癌肿，或与手术前后配合使用，以提高疗效。放疗方法有：①外照射：常用的有深部 X 线、^{60}Co，用于治疗深部恶性肿瘤，如鼻咽癌、食管癌、肺癌、宫颈癌等；中浅层 X 线治疗常用于治疗皮肤癌及皮肤毛细血管瘤等。②腔内照射：常用的有镭、^{60}Co，放于体腔内肿瘤的表面，例如子宫颈癌、阴道癌、鼻咽癌等。③组织内插入：将镭或^{60}Co 针插入肿瘤组织内治疗，如用于舌癌早期。

根据对放射线敏感程度，可将肿瘤分为 3 类：①对放射线敏感的肿瘤：如造血系统肿瘤、性腺肿瘤、淋巴肉瘤、霍奇金病、多发性骨髓瘤、精原细胞瘤、卵巢无性细胞瘤等。②对放射线中度敏感的肿瘤：如鼻咽癌、子宫颈癌、乳腺癌、皮肤癌、食管癌、肺癌等。③对放射线低敏感的肿瘤：如胃癌、大肠癌、软组织肉瘤、黑色素瘤等。

放射线治疗可产生放射反应，如食欲不振、恶心呕吐、白细胞和血小板减少，并可引起局部组织炎症反应和脱皮等。

4. 免疫治疗 免疫治疗是通过人体内因，调动人体免疫力，达到治疗肿瘤的目的。肿瘤相关抗原的存在、细胞免疫学的发展为肿瘤免疫治疗打下了基础。免疫疗法有下列3种：

（1）非特异性刺激免疫疗法：将卡介苗、麻疹疫苗或百日咳疫苗注射于肿瘤病人，对人体的免疫系统进行非特异性刺激。

（2）特异性刺激免疫疗法：可在同一类型的肿瘤病人中作血型配对，进行交叉移植肿瘤，然后再交叉输入白细胞和血浆；或用自身的肿瘤组织经过处理后，再注入病人本身。

（3）补充宿主免疫能力：输入经组织培养及处理的自身淋巴细胞或相容性符合的异体淋巴细胞。

第二节　常见体表肿物

一、脂肪瘤

是由分化良好的脂肪组织增生所形成的良性肿瘤。中间有纤维组织间隔形成分叶状，外有一层薄的结缔组织包膜，可发生于任何部位，但以皮下组织、后腹膜处多见。

可以单发或多发，好发于肩、背、臀部。位于皮下的脂肪瘤大小不等，呈圆形、扁圆形或分叶状，边界清楚，基部较广泛，质软，有假性波动感，与周围组织无粘连，基底部可移动，但活动度不大。一般无自觉症状，发展缓慢，极少恶变。另一种脂肪瘤常见于四肢、胸腹皮下，为多发性圆形或椭圆形结节，较小，质地略硬，界清，有触痛，称为痛性脂肪瘤或多发性脂肪瘤。

一般无需处理，较大者可以手术切除。

二、纤维瘤

由纤维结缔组织构成，可见于任何年龄和任何部位。

可分为软、硬两种。软者又称皮赘，通常有蒂，大小不等，柔软无弹性，多见于面、颈及胸背部；硬者是指具有包膜的由增生纤维组织构成的硬性结节，切除后不易复发，不发生转移的纤维瘤。其生长缓慢，大小不定，圆形，质硬，光滑，界清，活动度大，无压痛，很少引起压迫和功能障碍。

宜早期手术切除。由于临床上与早期低恶性的纤维肉瘤不易鉴别，故手术后须作病理检查。腹壁硬性纤维瘤有浸润性且易恶性变，应早期进行广泛切除。

三、神经纤维瘤和神经纤维瘤病

神经纤维瘤是皮肤及皮下组织的一种良性肿瘤，来自神经鞘组织。可单发或多发，以单发者常见，多发者临床上又称为神经纤维瘤病，多具有家族遗传倾向。

神经纤维瘤病的特点为：①呈多发性，数目不定，几个甚至上千个不等。肿物大小不一，米粒至拳头大小，多凸出于皮肤表面，质地或软或硬，有的可下垂或有蒂，大者可达数千克。②肿瘤沿神经干走向生长，多呈念珠状，或呈蚯蚓结节状。③皮肤出现咖啡斑，大小不定，可为雀斑小点状，或为大片状，其分布与神经瘤分布无关，是诊断本病的重要依据。

神经纤维瘤可行手术切除。目前对神经纤维瘤病尚无有效根治方法，手术仅限于引起疼痛、影响功能与外貌疑有恶变者。

四、皮脂腺囊肿

又称粉瘤，因皮脂腺腺管阻塞，皮脂淤积而形成，成年人较多见，好发于头面部、肩部及臀部。

囊肿可单发或多发，多呈圆形，直径多在 1～3cm，略隆起，质软，界清，表面与皮肤粘连，稍可移动，肿物中央皮肤表面可见一小孔，此为腺体导管开口处，有时可见一黑色粉样小栓，其内容物为灰白色、豆腐渣样物质，有臭味。一般无自觉症状，合并感染时局部可出现红肿、疼痛、触痛、化脓甚至破溃。

本病应手术摘除。手术时须将囊肿及紧连于皮肤的导管开口一并切除，否则残留的囊壁组织可再形成囊肿。并发感染时，应先以中、西药控制感染，波动感明显者可用中药外敷拔脓，或切开引流，待炎症消退或伤口愈合后再行手术摘除。

五、皮样囊肿

由胚胎期上皮残留而产生，囊壁由皮肤及其附属器所组成。囊腔内有脱落的上皮细胞、毛发、皮脂等粥样物，偶有骨及软骨。

本病为先天性囊性肿物，多在幼儿和青年期发现。好发于眼眶周围、鼻根、枕部和口底等处，圆形，位于皮下深层，单发，大多为 1～2cm 大小，质地较硬，不与皮肤粘连，但与基底组织粘连甚紧，不易推动。颅骨可因肿物长期压迫而有凹陷，严重者可破坏颅骨入颅内，X 线照片可显示颅骨受压或局限性骨质缺损，缺损呈圆形或椭圆形，界限清楚，边缘骨质密度增加。皮样囊肿生长缓慢，少数有恶变可能。

宜手术切除，囊肿部位较深者可嵌入眶骨组织，甚至与硬脑膜相连，术中应注意避免误伤。

六、表皮囊肿

又称表皮样囊肿，是一种真皮内有角质的囊肿。可因先天性上皮残留或外伤（尤其是刺伤）将表皮植入皮下而形成。后者又称为植入性或外伤性表皮囊肿。

以头皮、颈、背部多见，外伤性囊肿则多见于掌、跖部。囊肿呈单个或多发，大小不等，增长缓慢，呈圆形，光滑，质较硬，有囊性感，与基底不粘连，可移动，可与表面皮肤粘连，但无皮脂腺囊肿的开口小孔。若发生于足着力点处，可有压迫性疼痛。囊肿可继发感染或恶变。

宜手术切除，切除时应包括表皮和囊肿周围的皮下组织，对可疑恶变者应做较大范围的切除，并作病理检查。

七、血管瘤

是由血管组织构成的一种良性肿瘤，生长缓慢，好发于头面、颈部，其次为四肢、躯干，亦可见于口腔、深部组织及器官内。可分为 3 种不同类型。

1. 毛细血管瘤　由真皮内增生、扩张的毛细血管构成。好发于婴幼儿头、面、颈部或成人的胸腹部，年幼时有自行消退的可能，单发或多发，色鲜红或暗红，呈边缘不规则、不高出皮肤的斑片，或高出皮肤，分叶，似草莓样。大小不一，界限清楚，柔软可压缩，压之可褪色。

2. 海绵状血管瘤　由内皮细胞增生构成的血管迂曲、扩张并汇集一处而成。常见于头部、颈部，也可发生于其他部位及内脏。瘤体呈紫红或暗红色，柔软如海绵，大小不等，边界清楚，位于皮下或黏膜下组织内者可境界不清。指压柔软有波动感，偶有少数呈柔韧或坚实感，无波动和杂音。X 线照片可能有钙化影。

3. 蔓状血管瘤　多在海绵状血管瘤的基础上发生，因血管窦与小动脉相连而成。多发于头皮，瘤体外观常见蚯蚓状蜿蜒迂曲的血管，有压缩性和膨胀性，紫红色，有搏动、震颤及血管杂音，局部温度稍高。肿瘤周围有交通的小动脉，如将其压迫则搏动消失。血管瘤有时会突然破溃，可引起危及生命的大出血。

血管瘤的治疗以手术切除为主。婴儿和儿童的毛细血管瘤对放射线敏感，也可采用放射疗法。海绵状血管瘤可行硬化剂注射，如 5% 的鱼肝油酸钠或 40% 尿素等。表浅的小血管瘤也可选用冷冻、激光、电烙等疗法。

八、黑痣及黑色素瘤

黑痣是先天性的黑色素斑，大小不一，数目不定，生长缓慢。可见于身体各部，面、颈为好发部位，少数发生在黏膜，如口腔、阴唇等处。根据病理形态不同可分为皮内痣、交界痣和混合痣。

1. 皮内痣　痣细胞位于真皮层内。一般较局限，直径小于 1cm，表面光滑，界限清楚，亦有成片或疣状者，常有毛发生长，颜色均匀较深，呈浅褐、深褐或墨黑色。一般不发生恶性变。

2. 交界痣　痣细胞集中于表皮与真皮交界处，呈淡棕、棕黑或蓝黑色的斑疹或丘疹。多见于手掌、足底、口唇及外生殖器。表面平坦或稍高出皮面，光滑，无毛发，直径约 1~2cm，色素分布不均匀，有恶变倾向。

3. 混合痣　上述两型混合而成，有发生恶变的可能。其恶变征象如下：①迅速增大；②色素突然不断加深；③发生疼痛、感染、溃疡或出血；④周围出现卫星状小瘤或色素环；⑤局部淋巴结肿大。

黑色素瘤是高度恶性的肿瘤，也称恶性黑色素瘤。好发部位为下肢、足部，其次为头颅、上肢、眼、指甲下面和阴唇处。主要症状为迅速长大的肿块，呈黑色或淡蓝色，向四周和深部呈浸润性生长，边界不清，可有破溃、出血、结痂，周缘有时有炎症反应，可有痒感或微痛感。病变发展迅速，早期即可出现区域淋巴结转移，晚期可经血行转移至肺、肝、骨、脑等器官。

对黑痣的治疗应采取慎重态度，如有下列情况可考虑行手术治疗：①位于手掌、足底、腰部等易受刺激或摩擦部位者。②初步确定为交界痣或有恶变征象者。③有碍面容，切除后可改善外貌者。④患有恶变恐怖症，经反复解释无效者。

非手术疗法如低温、冷冻、激光、药物烧灼等，多限于小而浅表的黑痣。

黑色素瘤恶性度高，预后极差，一旦确诊应早期进行广泛根治性切除，包括区域淋巴结的清除。四肢黑色素瘤有时需行截肢术。术后配合化疗、放疗和免疫疗法。对高度怀疑恶变者，应尽量避免行部分切除活检，争取一次切除，以防止肿瘤扩散。

九、淋巴管瘤

是增生和扩张的淋巴管形成的一种良性肿瘤，其内部充满淋巴液，多见于小儿。发展缓慢，自行消退者极少见。可分为毛细淋巴管瘤、海绵状淋巴管瘤和囊性淋巴管瘤。

1. **毛细淋巴管瘤**　又称单纯性淋巴管瘤。多发于皮肤，淡黄色，透明，穿刺有黏液样液体溢出，表面光滑柔软，部分有压缩性。瘤体较小且无症状者不必治疗，有症状或瘤体较大者可以手术切除。

2. **海绵状淋巴管瘤**　由扩张迂曲的淋巴管组成，多发于皮肤、皮下组织、肌肉结缔组织间隙中，有压迫性。对于范围小者可用硬化剂或放射疗法，较大或影响功能者需行手术治疗。

3. **囊性淋巴管瘤**　又称水瘤。为充满淋巴液的先天性囊肿，与周围淋巴管不相连，发病部位以颈部为主，可蔓延至胸部，亦可见于其他部位。生长缓慢，柔软，囊性，呈分叶状，透光试验阳性。穿刺可抽出草黄色有胆固醇结晶的液体，透明，易凝固，性状与淋巴液相同。一般无症状，较大者可有压迫气管、食管症状，偶有继发感染而呈炎症表现。可以施行手术切除，但如有囊壁残留则极易复发。

十、皮肤癌

常见的为基底细胞癌和鳞状细胞癌，多见于头面部和下肢。

1. **皮肤基底细胞癌**　来源于皮肤或附件基底细胞，发展缓慢，呈浸润性生长，很少有血道和淋巴道转移。亦可同时伴色素增多，呈黑色，称色素性基底细胞癌，临床上易误诊为恶性黑色素瘤，但质较硬，表面呈蜡状；破溃者呈鼠咬状溃疡边缘。好发于头面，如鼻梁旁、眼睑等处。对放射线敏感，故可行放疗；早期也可手术切除。

2. **鳞状细胞癌**　早期即可呈溃疡，常继发于慢性溃疡或慢性窦道开口，或瘢痕部的溃疡经久不愈而癌变。表面呈菜花状，边缘隆起不规则，底部不平，易出血，常伴感染致恶臭。可发生局部浸润及区域淋巴结转移。在下肢者常伴骨髓炎或骨膜炎。手术治疗为主，区域淋巴结应清扫。对放疗亦敏感，但不易根治。在下肢者严重时伴骨髓浸润，常需截肢。

第三节　肺　癌

肺癌大多起源于支气管黏膜上皮细胞，因此也称支气管肺癌。近几十年来全世界肺癌的发病率明显增加，据统计，在发达国家和我国大城市中，肺癌的发病率已居男性各种肿瘤的首位。肺癌病人多数为男性，但近年来女性肺癌的发病率也明显增加，发病年龄大多在 40 岁以上。

【病因】

肺癌的确切病因至今仍未彻底阐明。根据各国的大量调查研究，目前公认下列因素与肺癌的发病有密切关系。

1. **吸烟**　统计资料显示，长期大量吸烟是肺癌的主要病因之一。纸烟燃烧时释放许多致癌物质，最主要的是 3，4 - 苯苄芘。多年每日吸烟 40 支以上者，肺鳞状细胞癌和小细胞癌的发病率比不吸烟者高 4 ~ 10 倍。

2. **职业接触**　环境致癌因素与肺癌的发病率增加有关。某些金属和非金属物质，如铀、铬、镍、锡、铍、氡、砷、石棉等，已被认为有致癌作用，其中最重要的是分布广泛、工业上大量应用的石棉，接触石棉的工人发生肺癌的危险性是普通人的 6 ~ 10 倍。烟草与石棉具有协同作用。

3. **大气污染**　约有 10% 的肺癌发生于非吸烟者，说明除吸烟之外，还有其他致癌物质，肺癌的发病率和死亡率在城市高于农村，这可能与大气污染和烟尘中致癌物质含量较高有关。

4. **人体内在因素**　如免疫状态、代谢活动、遗传因素、肺部慢性感染等，也可能对肺癌的发病有影响。近年来在肺癌分子生物学方面的研究表明，癌基因如 Ras 家族、MYC 家族，抑癌基因如 p53，以及其他基因如表皮生长因子及其受体转化生长因子 B_1 基因、nm23 - H_1 基因等表达的变化和基因突变，均与肺癌的发病有密切的关系。

【病理】

1. **大体分型**　肺癌按其好发部位而言，右肺肺癌比左肺多见，上叶肺癌比下叶多见，而中叶肺癌少见。肿瘤起源于主支气管、肺叶支气管或肺段支气管开口以上，位置靠近肺门者称为中心型肺癌；肿瘤起源于肺段支气管开口以下的支气管，位置在肺的周围者称周围型肺癌。

2. **肺癌的组织学分类**　2004 年世界卫生组织（WHO）对肺癌的组织学分类进行了修订，将肺癌的组织学类型分为以下 11 种：①侵袭前病变；②鳞状细胞癌；③小细胞癌；④腺癌；⑤大细胞癌；⑥腺鳞癌；⑦多型性，肉瘤样或含肉瘤成分癌；⑧类癌；⑨唾液腺型癌；⑩未分化癌；⑪其他类型。

临床上最常见的肺癌主要分为两大类，即非小细胞肺癌（NSCLC）和小细胞肺癌（SCLC）。这种分类方法非常重要，因为两类肺癌的治疗方案不同。

（1）非小细胞肺癌

①鳞状细胞癌（鳞癌）：鳞癌是肺癌中最常见的一种，约占50%。患者年龄大多为50岁以上，男性占多数，鳞癌大多起源于较大的支气管，常为中心型肺癌。周围型鳞癌的中心区容易发生坏死。鳞癌的发病因素较为明确，即与吸烟程度密切相关。鳞癌的恶性程度差异很大，其生长较为缓慢，肿瘤可以长得很大而病人却无症状。鳞癌转移也较晚，通常先有淋巴转移，晚期也可发生血行转移。

②腺癌：发病年龄较小，女性相对多见。腺癌大多起源于较小的支气管上皮，因此大多数腺癌位于肺的周围部分，呈球形肿块，靠近胸膜。分化差的腺癌常发生在陈旧的肺泡瘢痕组织中。一般生长较慢，但早期可有血行转移，淋巴转移发生较晚。

③大细胞癌：大细胞癌是无鳞状细胞癌、腺癌和小细胞癌特征的未分化癌。癌细胞大，胞浆丰富，胞核形态多样，排列不规则。此型肺癌较少见。大细胞癌分化程度低，恶性程度高，经淋巴或血行转移发生较早，有时在发现脑转移后才被发现，预后很差。

（2）小细胞肺癌：未分化小细胞肺癌的发病率比鳞癌低（约20%）。好发于较年轻的患者，多见于男性。一般起于较大的支气管，大多为中心型肺癌。细胞形态与小淋巴细胞相似，形如燕麦穗粒，因而又称燕麦细胞癌。小细胞癌分化程度低，恶性程度高，生长迅速，较早出现淋巴和血行转移。小细胞癌可以产生血清素及其他多肽类激素，如促肾上腺皮质激素、抗利尿激素、5-羟色胺等，故临床上病人可出现异位内分泌综合征（副癌综合征）。对放射和化学疗法虽较敏感，但在各型肺癌中预后最差。

此外，少数肺癌病例同时存在不同类型的癌肿组织，如腺癌内有鳞癌组织，鳞癌内有腺癌组织，或鳞癌与小细胞癌并存，这一类癌肿称为混合型肺癌。

3. **转移**　肺癌的扩散和转移有下列几种主要途径。

（1）直接蔓延扩散：肺癌可沿支气管壁向腔内生长，可以造成支气管管腔部分或全部阻塞。癌肿向支气管外生长即侵入肺组织，再蔓延扩展侵及邻近的器官组织。中心型肺癌蔓延扩展入肺门、纵隔后即可压迫或侵犯淋巴、血管、神经及位于纵隔的多种器官和组织，靠近肺边缘部位的周围型肺癌则常侵及胸膜，引起胸膜腔积液和胸壁转移。癌肿尚可穿越肺叶间裂侵入相邻的其他肺叶。巨大的癌肿由于中心部分缺血、组织坏死、液化，形成癌性空洞。

（2）淋巴转移：是最常见的转移途径。按肺癌细胞类型不同，淋巴转移发生率的高低依次为未分化小细胞癌、未分化大细胞癌、腺癌和鳞癌。癌细胞经支气管和肺血管周围的淋巴管道先侵入邻近的肺段或肺叶支气管周围的淋巴结，然后根据癌肿所在部位，到达肺门或气管隆突下淋巴结，再侵入纵隔和气管旁淋巴结，最后累及锁骨上前斜角肌淋巴结和颈淋巴结。淋巴转移一般发生在肺癌同侧，但也可以转移到对侧，即所谓交叉转移。肺癌侵入胸壁或膈肌后，可向腋下或上腹部动脉旁淋巴结转移。

（3）血行转移：血行转移是肺癌的晚期表现。小细胞癌和腺癌的血行转移较鳞癌更为常见。通常癌细胞直接侵入肺静脉，然后经左心随着大循环血流而转移到全身各处器官和组织，常见的转移部位有肝、骨骼、脑、肾上腺等。

【临床表现】

肺癌的临床表现与癌肿的部位、大小、是否压迫或侵犯邻近器官以及有无转移等情况有着密切关系。早期肺癌特别是周围型肺癌往往没有任何症状，大多在胸部 X 线检查时发现。肿瘤在较大的支气管内长大后，常出现刺激性咳嗽。当肿瘤继续长大影响引流，继发肺部感染时，可有脓性痰液，痰量也较前增多。另一个常见症状是血痰，通常为痰中带血点、血丝或断续的少量咯血，大量咯血少见。有的肺癌病人由于肿瘤造成较大的支气管不同程度的阻塞，发生阻塞性肺炎或肺不张，临床上出现胸闷、哮喘、气促、发热和胸痛等症状。

晚期肺癌压迫、侵犯邻近器官和组织或发生远处转移时，可以产生下列征象：①侵犯胸膜可引起胸膜腔积液，往往为大量血性积液，可引起气促。②压迫或侵犯膈神经引起同侧膈肌麻痹，导致气促。③压迫或侵犯喉返神经引起声带麻痹，声音嘶哑。④压迫上腔静脉引起上腔静脉综合征，表现为头颈部、上肢和上胸部静脉明显怒张，组织水肿，上肢静脉压升高等。⑤侵犯心包可引起心包积液，多见于腺癌。⑥侵入纵隔可压迫食管引起吞咽困难，甚至发生气管食管瘘。⑦上叶顶部肺癌，亦称 Pancoast 肿瘤，常常出现胸部上口受累症状，表现为患侧上肢、手部疼痛，手部肌肉萎缩及同侧眼睑下垂，眼球凹陷，瞳孔缩小，面部无汗等颈交感神经综合征（Horner 综合征）。肺癌血行转移后，按侵入的器官而产生不同症状。

少数肺癌由于癌肿产生的内分泌物质，可在临床呈现多种非转移性的全身症状，亦称为副癌综合征。如骨关节病综合征（杵状指、骨关节痛、骨膜增生等），Cushing 综合征，重症肌无力，男性乳腺增大，多发性肌肉神经痛等。这些症状在切除肺癌后可能消失。

【诊断】

早期诊断具有重要意义。只有在病变早期得到诊断、早期治疗，才能获得较好的疗效。为了防治肺癌，应广泛开展宣传教育，劝阻吸烟，建立和健全肺癌防治网。对 40 岁以上的成人定期进行胸部 X 线普查，对中年以上久咳不愈或出现血痰以及肺部 X 线检查发现性质未明的块影或炎症的病例，均应提高警惕，高度怀疑肺癌的可能性，及时进行周密检查。目前，约 80% 的肺癌病例在明确诊断时已失去外科手术的治疗机会，因此，如何提高早期诊断率是一个十分迫切的问题。

诊断肺癌的主要方法有：

1. 胸部 X 线检查及计算机体层成像（CT）　这是诊断肺癌最常见的一个重要手段。肺癌的 X 线检查所见包括：①肿瘤本身引起的改变；②肿瘤堵塞支气管远端引起的肺实质的改变，如肺不张或感染；③肿瘤在胸内扩散引起的改变，如肺门和纵隔淋巴结、胸膜、胸壁及纵隔其他结构的改变等。

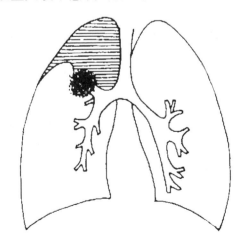

图 11 - 1　右上叶中心型肺癌（肺不张）

（1）中心型肺癌：早期癌肿局限在支气管内时，X 线平片可无异常；当癌肿阻塞支气管时，远端肺组织发生感染，受累的肺段或肺叶出现肺炎征象，治疗后吸收不完全，常反复发作。支气管管腔被癌肿完全阻塞后，可产生相应的肺叶或一侧全肺不张。如癌肿与肺门转移淋巴结融合造成上叶不张时，可见不张肺叶的间裂呈"S"形的下缘改变（图 11 - 1）。

（2）周围型肺癌：常表现为肺野周围孤立性圆形或椭圆形块影，直径从 1～2cm 到 5～6cm 或更大。块影轮廓不规则，常呈小的分叶或切迹，边缘模糊毛糙，常显示细短的毛刺影（图 11 - 2）。周围型肺癌长大阻塞支气管管腔，可出现节段性肺炎或肺不张。癌肿中心部分坏死液化，可显示厚壁偏心性空洞，内壁凹凸不平，很少有明显的液平面（图 11 - 3）。

弥漫型细支气管肺泡癌的 X 线片表现为浸润性病变，轮廓模糊，从小片到一个肺段或整个肺叶，类似肺炎。

癌肿侵犯胸膜时可见同侧胸腔积液征。侵犯肋骨时可见骨质破坏。肺门或纵隔淋巴结转移时，可见肺门区肿块影或纵隔增宽，边缘不规则。

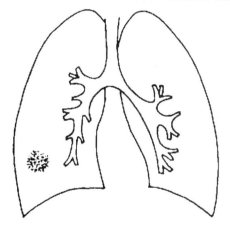

图 11 - 2　右下叶周围型肺癌

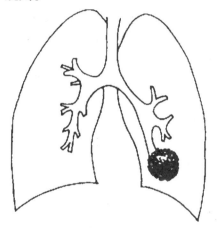

图 11 - 3　左下叶癌性偏心性空洞

CT 扫描可显示薄层横断面结构图像，避免病变与正常组织互相重叠，密度分辨率很高，能显示肺内直径为 1cm 左右的肿块，并可发现一般 X 线检查隐藏区（如肺尖、膈上、心后、纵隔等处）的早期肺癌病变。CT 扫描可明确病变侵犯的范围及其与邻近组织器官的关系，以及有无纵隔淋巴结与肺内转移等，对支气管肺癌的分期有较大价值。

2. **痰细胞学检查**　是肺癌普查和诊断的一种简便有效方法。肺癌表面脱落的癌细胞可随痰咯出，痰细胞学检查找出癌细胞则可以明确诊断，多数病例还可判别肺癌的病理类型。痰检查的准确率在 80% 以上，多次痰细胞学检查可提高阳性率；起源于较大支气管的中心型肺癌，特别是伴有血痰的病例，痰细胞学检查的阳性率会更高。但周围型肺癌痰检阳性率则仅 50% 左右，因此痰细胞学检查阴性者不能排除肺癌的可能性。

3. **支气管镜检查**　是诊断肺癌的一个重要手段。目前多采用光导纤维支气管镜检查，通过支气管镜可直接窥察支气管内膜及管腔的病理变化情况。窥见癌肿或癌性浸润者，可采取小块组织作病理切片检查，亦可刷取肿瘤表面组织或吸取支气管分泌物作细胞学检查，以明确诊断和判定组织学类型。

4. 纵隔镜检查　对中心型肺癌诊断的阳性率较高。通过纵隔镜可直接观察气管前隆突下及两侧支气管区淋巴结情况，并可采取组织作病理切片检查，明确肺癌是否已转移到肺门和纵隔淋巴结。

5. 经胸壁肺穿刺活检　目前在 CT 导引定位下，采用细针直接穿刺病灶，吸取肿瘤组织进行病理学检查，对周围型肺癌阳性率较高，确诊率可达到 90%。但肺穿刺活检可能会产生气胸、胸膜腔出血或感染，以及癌细胞沿针道播散等并发症，应严格掌握适应证。

6. 转移病灶活组织检查　晚期肺癌病人已有锁骨上、颈部、腋下等处表浅淋巴结转移或出现皮下转移结节者，可切取转移病灶组织作病理切片检查，以明确诊断。

7. 胸水检查　抽取胸水经离心处理后，取其沉淀做涂片检查，寻找癌细胞。

8. 正电子发射计算机断层显像（PET）　该检查利用 ^{18} 氟 – 脱氧葡萄糖（FDG）作为示踪剂进行扫描显像。由于恶性肿瘤的糖酵解代谢高于正常细胞，示踪剂在肿瘤内聚集程度大大高于正常组织，肺癌 PET 显像时表现为局部异常浓聚。目前 PET 扫描主要用于直径 <3cm 的肺内实性结节和病灶的定性诊断。近年来将 PET 与 CT 结合为一种检查手段，称为 PET/CT，是肺癌定性诊断和分期的最好、最准确的无创检查。

9. 电视胸腔镜检查　目前已经用于肺癌的诊断和分期，常用于肺周围型结节的切除活检、纵隔淋巴结和胸膜结节活检，当确定无明显转移时，可立即转为开胸肺切除术。对于肺癌胸腔积液，应用电视胸腔镜可以准确地评估胸膜转移的情况，胸腔积液的性质，并可同时施行引流术、注射抗癌药物及胸膜固定术。

10. 剖胸探查术　肺部肿块经多种方法检查仍未能明确病变的性质，而肺癌的可能性又不能排除，如病人全身情况许可，应进行剖胸探查术。术中根据病变情况或活检结果，给予相应治疗，以免延误病情。目前，由于各种无创和微创诊断方法的进步，需剖胸探查的病人已经很少。

11. 肿瘤标记物的检测　目前用于肺癌诊断的标记物有癌胚抗原（CEA）、NSE，但敏感度和准确率高的分子标记物有待进一步开发。

【肺癌 TNM 分期】

肺癌的分期对临床治疗方案的选择具有重要指导意义。世界卫生组织按照肿瘤的大小（T）、淋巴结转移情况（N）和有无远处转移（M）将肺癌加以分类，为目前世界各国所采用，见表 11 – 2。

表 11 – 2　2009 年国际抗癌联盟（UICC）肺癌 TNM 分期（第七版）

T 分期

　Tx：未发现原发肿瘤，或者通过痰细胞学检查或支气管灌洗发现癌细胞，但影像学及支气管镜无法发现

　T_0：无原发肿瘤证据

　Tis：原位癌

T_1：肿瘤最大径≤3cm，周围包绕肺组织及脏层胸膜，支气管镜见肿瘤侵及叶支气管，未侵及主支气管

T_{1a}：肿瘤最大径≤2cm

T_{1b}：肿瘤最大径>2cm，≤3cm

T_2：肿瘤最大径>3cm，≤7cm；累及主支气管，但距气管隆嵴2cm以外；侵及脏层胸膜；有阻塞性肺炎或部分肺不张，不包括全肺不张。符合以上任何一个条件即归为 T_2

T_{2a}：肿瘤最大径>3cm，≤5cm

T_{2b}：肿瘤最大径>5cm，≤7cm

T_3：肿瘤最大径>7cm；直接侵犯以下任何一个器官，包括：胸壁（包含肺上沟瘤）、膈肌、膈神经、纵隔胸膜、心包；距气管隆嵴<2cm（不常见的表浅扩散型肿瘤，无论体积大小，侵犯限于支气管壁时，虽可能侵犯主支气管，仍为 T_1），但未累及气管隆嵴；全肺不张或阻塞性肺炎；同一肺叶内出现孤立性癌结节。符合以上任何一个条件即可归为 T_3

T_4：无论大小，侵及以下任何一个器官，包括：纵隔、心脏、大血管、气管隆嵴、喉返神经、气管、食管、椎体；同侧不同肺叶内孤立性癌结节

N 分期

N_x：区域淋巴结无法评估

N_o：无区域淋巴结转移

N_1：同侧支气管周围和（或）同侧肺门淋巴结以及肺内淋巴结有转移，包括直接侵犯而累及的

N_2：同侧纵隔内和（或）气管隆嵴下淋巴结转移

N_3：对侧纵隔、对侧肺门、同侧或对侧斜角肌及锁骨上淋巴转移

M 分期

M_x：远处转移不能被判定

M_o：无远处转移

M_1：远处转移

M_{1a}：胸膜播散（恶性胸腔积液、心包积液或胸膜结节）以及对侧肺叶出现癌结节（许多肺癌胸腔积液是由肿瘤引起的，少数病人胸腔积液多次细胞学检查阴性，既不是血性也不是渗液，如果各种因素和临床判断认为渗液与肿瘤无关，那么不应该把胸腔积液考虑入分期因素内，病人仍应分为 $T_{1\sim3}$）

M_{1b}：肺及胸膜外的远处转移

TNM 分期

0 期 $TisN_0M_0$

IA 期 $T_{1\sim b}N_0M_0$

IB 期 $T_{2a}N_0M_0$

IIA 期 $T_{2b}N_0M_0$，$T_{1\sim b}N_1M_0$，$T_{2a}N_1M_0$

IIB 期 $T_{2b}N_1M_0$，$T_3N_0M_0$

IIIA 期 $T_{1\sim2}N_2M_0$，$T_3N_{1\sim2}M0$，$T_4N_{0\sim1}M_0$

IIIB 期 $T_4N_2M_0$，$T_{任何}N_3M_0$

IV 期 $T_{任何}N_{任何}M_{1a\sim b}$

【鉴别诊断】

肺癌按肿瘤发生部位、病理类型和病程早晚等不同情况，在临床上可以有多种表现，极易与下列疾病相混淆。

1. 肺结核病

（1）肺结核球易与周围型肺癌相混淆。肺结核球多见于青年人，病变常位于上叶尖后段或下叶背段，一般病程长，发展缓慢。在X线片上块影密度不均匀，可见到稀疏透光区，常有钙化点，边缘光滑，分界清楚，肺内常另有散在性结核病灶。

（2）粟粒性肺结核的X线征象与弥漫型细支气管肺泡癌相似。粟粒性肺结核常见于青年人，发热、盗汗等全身中毒症状明显，抗结核药物治疗能改善症状，病灶逐渐吸收。

（3）肺门淋巴结结核在X线片上的肺门块影易被误诊为中心型肺癌。肺门淋巴结结核多见于青少年，常有结核感染症状，很少有咯血，结核菌素试验常为阳性，抗结核药物治疗有效。

值得指出的是少数肺癌可以与肺结核并存，由于临床上无特殊表现，X线征象又易被忽视，以致延误肺癌的早期诊断。因此，对于中年以上的肺结核病人，在肺结核病灶附近或其他肺野内呈现块状阴影，经抗结核药物治疗肺部病灶未见明显好转，块影反而增大或伴有肺段或肺叶不张、一侧肺门阴影增宽等情况时，都应引起结核与肺癌并存的高度怀疑，必须进一步作痰细胞学检查和支气管镜检查。

2. 肺部炎症

（1）支气管肺炎：早期肺癌产生的阻塞性肺炎易被误诊为支气管肺炎。支气管肺炎一般起病较急，发热、寒战等感染症状比较明显。X线片上表现为边缘模糊的片状或斑点状阴影，密度不均匀，且不局限于一个肺段或肺叶，经抗菌药物治疗后症状迅速消失，肺部病变也较快吸收。

（2）肺脓肿：肺癌中央部分坏死液化形成癌性空洞时，X线片表现易与肺脓肿相混淆。肺脓肿病人常有吸入性肺炎病史，急性期有明显的感染症状，痰量多，呈脓性，有臭味。X线片上空洞壁较薄，内壁光滑，常有液平面，脓肿周围的肺组织或胸膜常有炎性病灶。

3. 胸部其他肿瘤

（1）肺部良性肿瘤：如错构瘤、纤维瘤、软骨瘤等有时须与周围型肺癌相鉴别。一般肺部良性肿瘤临床上大多没有症状，生长缓慢，病程较长。在X线片上显示接近圆形的块影，密度均匀，可有钙化点，轮廓整齐，边界清楚，多无分叶状。

（2）支气管腺瘤：是一种低度恶性的肿瘤。发病年龄比肺癌轻，女性发病率较高。临床表现可以与肺癌相似，常反复咯血。X片上有时也与肺癌表现相似。经支气管镜检查诊断未能明确者宜尽早做剖胸探查术。

（3）肺部孤立性转移癌：肺部孤立性转移癌很难与原发性周围型肺癌相区别。鉴别诊断主要依靠详细病史和原发癌肿的症状和体征。肺转移性癌一般较少呈现呼吸道症状和痰血，痰细胞学检查不易找到癌细胞。

4. 纵隔淋巴肉瘤　纵隔淋巴肉瘤易与中心型肺癌相混淆。纵隔淋巴肉瘤生长迅速，临床上常有发热和其他部位表浅淋巴结肿大。在 X 线片上表现为两侧气管旁和肺门淋巴结肿大，纵隔镜检查亦有助于明确诊断。对放射疗法高度敏感。

【治疗】

肺癌的治疗多为综合治疗，主要有外科手术治疗、放疗、化疗、免疫及生物治疗、靶向治疗、中医中药治疗等。

小细胞肺癌和非小细胞肺癌在治疗方法的选择和模式上有很大不同。一般来讲，非小细胞肺癌 T_1 或 $T_2N_0M_0$ 病例以完全性切除手术治疗为主；而 II 期和 IIIA 期病人则应加做术前后化疗、放疗等，以提高疗效；IIIB 期和 IV 期病人则以综合治疗为主。

小细胞肺癌常较早阶段就已经发生远处转移，手术很难治愈。可采用化疗→手术→化疗、化疗→放疗→手术→化疗、化疗→放疗→化疗，以及附加预防性全脑照射等积极地综合治疗。

1. 手术疗法　外科手术仍是当前世界公认的非小细胞肺癌的首选治疗方法。但仅有 20% 左右的病人适合手术，术后 5 年生存率一般为 30%～40%。

手术切除肺部癌肿及其转移淋巴结与受侵的邻近组织是当今肺癌手术治疗的基本方法。

（1）手术目的：①彻底切除肺部原发癌肿病灶和局部及纵隔淋巴结，并尽可能保留健康的肺组织，以期达到临床治愈；②切除大部分癌组织，为放射、化疗、免疫治疗创造有利条件；③减轻继发和并发的症状，提高生活质量，延长生命。

（2）手术禁忌证：①已有远处转移（如肝、骨、脑等处转移）；②发生胸外淋巴结转移（如锁骨上淋巴结、腋部淋巴结转移）或对侧胸内转移（如对侧肺或肺门和气管旁淋巴结转移）；③同侧胸内重要脏器受侵，如直接侵犯心脏、压迫食管、累及主动脉、上腔静脉等，虽然可以采用联合脏器切除，但手术风险大，疗效不佳，应慎重考虑；④严重的心、肺、肝、肾功能障碍，全身情况差，不能承受手术的病人。

（3）手术方式：手术切除的范围决定于病变的部位和大小。主要术式有：①肺叶切除手术：是目前肺癌外科治疗首选的手术方式，适用于病变局限在一个肺叶内的大多数周围型肺癌和一部分中心型肺癌。②全肺切除术：适用于中心型肺癌超出肺叶切除范围者。③袖状肺叶切除术：主要适用于上叶中心型肺癌侵及上叶支气管开口或中间支气管者，将患病肺叶及相连的一段主支气管一同切除，再用支气管成形将余肺支气管与主支气管近端吻合，如此可以保留有用的肺组织。④电视胸腔镜下肺段或肺叶切除：适用于心肺功能欠佳的老年周围型肺癌患者。

无论哪种手术方式，都应常规清除区域淋巴结或肺门或纵隔淋巴结，如确实清除困难太多，可以用金属夹标记，便于术后放射定位。

2. 放射治疗　放射治疗是肺癌局部治疗主要手段之一。临床上常用的放射源有深部 X 线、^{60}Co 治疗机、直线加速器等，近年来又发展出现三维适型放疗、X-刀、伽马刀和调强放射治疗等。

在各类肺癌中，未分化小细胞癌对放射线治疗最为敏感，次之为鳞状上皮细胞癌，腺癌敏感度最低。单纯放疗的 5 年生存率不到 10%，通常是将放射疗法、手术与药物治疗综合应用，以提高疗效。临床上常采用的是手术后放射疗法，是用于癌肿或肺门转移病灶未能彻底切除的病例。晚期肺癌病例合并有阻塞性肺炎、肺不张、上腔静脉阻塞综合征或骨转移引起剧烈疼痛者以及癌肿复发的病例，也可进行姑息性放射疗法，以减轻症状。

3. **化学疗法** 化疗是一种全身疗法。抗癌药物有抑制癌细胞生长繁殖和杀死癌细胞的作用，临床上可单用，但近年来多采用联合用药方案，常与手术、放射、免疫及中药等疗法综合运用，以防止癌肿转移、复发，提高长期生存率。临床上小细胞性肺癌对化疗药物的敏感性较好，而非小细胞型肺癌的敏感性相对较差。

目前常用的药物有吉西他滨、紫杉醇、多西他赛、顺铂、奥沙利铂、足叶乙苷等。

肺癌化疗的方式主要有术前新辅助化疗、术中化疗及术后辅助化疗，对不能手术切除的晚期肺癌患者可进行姑息性化疗，这些方案主要通过静脉或动脉灌注来实现。需要注意的是，目前化疗药物对肺癌的疗效依然较低，症状缓解期较短，副作用较多。临床应用时要掌握药物的性能和剂量，并密切观察不良反应，出现严重骨髓抑制、严重胃肠道反应等情况要及时调整药物剂量或暂缓给药。

4. **免疫疗法** 近年来通过实验研究和临床观察，发现人体的免疫功能状态与癌肿的生长发展有一定关系，从而促使免疫疗法应用于临床。

免疫疗法的具体措施有：①特异性免疫疗法：用经过处理的自体肿瘤细胞或加用佐剂后，作皮下接种进行治疗。此外，尚可应用 LAK 细胞、白介素、肿瘤坏死因子等生物制品。②非特异性免疫疗法：用卡介苗、短小棒状杆菌、转移因子、干扰素等生物制品或左旋咪唑等药物以激发人体免疫功能。

5. **中医中药治疗** 按病人临床症状、脉象、舌苔等表现，应用辨证论治法则治疗肺癌，一部分病人的症状可得到改善，寿命延长。

6. **其他**

(1) 冷冻疗法：多在手术中对不能彻底切除的癌肿进行接触法冷冻治疗，除直接杀灭肿瘤细胞外，冷冻后坏死的肿瘤细胞组织有可能激发人体对肿瘤的免疫反应。

(2) 热疗：利用高热消灭肿瘤细胞，或配合放疗、化疗，可提高疗效。方法有全身热疗和局部热疗，后者现多采用微波、超声加热技术，适用于较为表浅的肿瘤，或在手术中使用。

(3) 光敏疗法：利用激光血卟啉技术治疗早期中心型肺癌或晚期患者解除气道阻塞，可达到姑息治疗作用。

(4) 选择性支气管动脉灌注（BAI）化疗：是近年应用放射性介入学方法治疗中、晚期肺癌的一种新方法。该法是在 X 线透视下行动脉插管，将管插到供应肿瘤生长的支气管动脉内，注入混有化疗药物的栓塞剂，阻断该动脉血流，达到治疗目的。目前多用于肺癌的术前化疗或不能手术的肺癌病人。

(5) 靶向治疗：近年来，根据分子生物学研究，针对肺癌发病的分子机制确定出治疗靶点，研发了多种靶向治疗药物，如吉非替尼、厄洛替尼等，可明显改善化疗效果。

第四节　食管癌

食管癌是常见的消化道恶性肿瘤之一。我国食管癌的发病率和死亡率居世界第一。食管癌好发于 40 岁以上者，男性多于女性。在我国北方地区此病较多见，华北太行山两侧为高发区，山区的发病率高于丘陵区，丘陵区高于平原区。

【食管的解剖与特点】

食管为一肌性管状器官，上承咽部，经颈部入胸腔，穿过膈肌裂孔入腹腔，然后与胃贲门部相接。其长度为 25cm，从门齿到贲门的长度为 40～41cm。在解剖上一般将食管划分为颈段、胸段、腹段三个部分。胸段食管又分为上、中、下三段，上段自胸廓上口至主动脉弓平面，中段自主动脉弓至下肺静脉平面，下段指下肺静脉平面以下部分，通常将腹段食管包括在下段内（图 11 -4）。

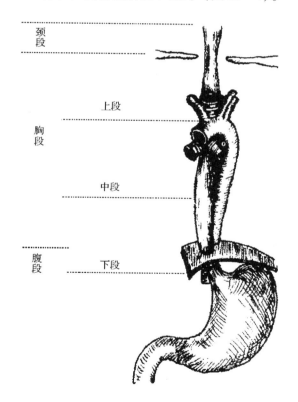

图 11 -4　食管的分段

食管壁分为 4 层，即黏膜层、黏膜下层、肌层和外膜层。黏膜层由复层扁平鳞状上皮覆盖，其下端与胃黏膜单层柱状上皮相接；黏膜下层介于黏膜层和肌层之间，结构比较疏松，含有血管、淋巴管、神经和腺体；肌层又分为内环、外纵两层肌肉；外膜仅为疏松结缔组织构成，含有纵行血管、淋巴管和神经。

正常食管有 3 处生理性狭窄：第一个狭窄在咽与食管相续处，第二个狭窄在左主支气管跨越食管前左侧处，第三个狭窄在食管穿越膈肌食管裂孔处。

【病因病理】

1. **病因**　食管癌发病的确切病因尚未明确，但与下列因素有关：①摄入含亚硝胺类化合物及被霉菌污染的食物。②缺乏微量元素：如钼、硒、锌、铁、氟等。③物理因素及饮食习惯：喜食热、粗、硬食物及吸烟、嗜酒者发病率高。④遗传因素：少数病人有家庭倾向病史，美国黑人发病率较白人高 5～6 倍。⑤食管慢性炎症的刺激：如反流性食管炎，食管裂孔疝，食管憩室，贲门失弛缓症等。⑥环境因素：环境污染重、碱性土壤和丘陵地区发病率高。⑦性别因素：男性多于女性，比例约为 2∶1。

2. 病理　食管癌可以发生在食管的各个部分，但食管中段癌占半数以上，次之为下段食管和贲门，约占 1/3，上段则较少见。

从组织学看食管癌大多为鳞状上皮细胞癌，占 95% 以上，腺癌少见。胸下段的腺癌亦大多数起源于胃，上延累及食管所致，少数病例由腺癌与鳞癌两种细胞组成。食管的癌肉瘤（carcinosarcoma）极少见。食管癌的细胞分化程度一般较好，但也有少数为未分化癌，恶性程度高。

在癌变的早期，病变局限于黏膜或黏膜下层，未侵犯肌层，亦未转移到淋巴结，病变部位黏膜较粗糙，呈颗粒状或乳头状隆起，黏膜表面亦可呈现轻度糜烂，形成溃疡。癌肿持续发展，逐渐累及食管全周形成环状狭窄，并沿食管壁向上、下端扩展。同时，癌肿突入食管腔内造成不同程度的梗阻，还可穿透食管壁，侵入纵隔或心包。按病理形态，临床上中晚期食管癌可分为四型：

（1）髓质型：癌肿广泛侵及食管各层及全周，食管呈管状肥厚，恶性程度高，切面灰白色如脑髓。

（2）缩窄型：又称硬化型，癌肿环形生长，造成管腔狭窄，常较早出现食管阻塞。

（3）蕈伞型：癌肿向腔内生长，边缘明显，突出形如蘑菇。

（4）溃疡型：癌肿表面呈深陷而边缘清楚的溃疡，深入肌层，食管阻塞程度较轻。

3. 扩散方式　食管癌的扩散方式有三种：

（1）直接浸润：肿瘤直接向四周扩散，穿透肌层及外膜，侵犯邻近组织和器官。

（2）淋巴转移：是最主要的转移途径。上段食管癌常转移至锁骨上淋巴结及颈部淋巴结。中、下段食管癌常转移至气管旁淋巴结、贲门淋巴结及胃左动脉旁淋巴结。但各段均可向上端或下端转移。另外，食管黏膜及黏膜下层有丰富的淋巴管相互交通，癌细胞可沿淋巴管向上、下扩散。肿瘤的显微扩散范围大于肉眼所见，故手术应切除足够长度，以免残留。

（3）血行转移：食管癌血行转移发生较晚，常见转移部位是肝、肺、骨、肾等。

【临床表现】

1. 早期症状　食管癌的早期症状往往不明显，最常见的早期症状有：

（1）胸骨后疼痛：特别是吞咽时明显，疼痛可以是烧灼样或刺痛，往往被误诊为食管炎。

（2）进食时梗噎感：梗噎感可间断出现，或感觉食物下行缓慢，有滞留感，易被误诊为食管痉挛。

（3）咽部异物感：这可能是由于癌引起反射性痉挛，阻碍唾液下咽所致，常被误诊为慢性咽炎。

（4）消化系统症状：下段食管癌患者可有剑突下或上腹部食后饱胀不适、疼痛，易被误诊为消化不良或胃炎。

以上症状往往时轻时重，时发时隐，经过抗炎或对症治疗后可好转，故易被忽视。

2. 典型症状　食管癌的典型症状为进行性吞咽困难。吞咽困难可在数月内迅速进行性加重，开始时进食硬质食物难于下咽，需饮用汤水送下，继则不能吞咽软食，逐步改为半流质、流质饮食，最后流质甚至唾液亦不能下咽。由于进食困难，食量不足，病人常呈现消瘦、脱水、虚弱乏力、营养不良、贫血等症状。有时由于肿瘤炎症水肿减轻或组织坏死脱落，食管梗阻症状可暂时减轻。

3. 晚期症状　晚期病人极度消瘦、衰竭，呈现恶病质。癌肿直接侵犯邻近器官组织或发生淋巴、血行转移。

（1）远处转移：有时可在锁骨上区触及肿大的转移淋巴结。肝脏转移时可有多发结节性肿块。骨转移时转移部位有刺痛。有时皮肤可出现转移结节。

（2）癌肿侵犯气管：病变穿透支气管或气管则形成食管气管瘘，出现进食呛咳、肺炎及脓胸等。

（3）癌肿侵犯喉返神经或膈神经：可出现声音嘶哑，多发生在左侧，也可发生在右侧。侵犯膈神经时引起膈肌麻痹。

【诊断】

早期诊断对治疗食管癌非常重要。有条件时应对高发地区开展群众性普查。年龄超过40岁，一旦出现进食不畅、轻度梗噎感时，应作进一步检查。

1. 食管钡餐X线检查　对诊断食管癌非常重要。早期应用稀钡检查食管黏膜情况，可见到以下表现：①食管黏膜皱襞紊乱、粗糙，可有中断现象；②小的充盈缺损呈结节状；③食管壁僵硬，蠕动中断。中晚期食管癌患者则可见明显的不规则或蕈伞状充盈缺损，管腔狭窄和梗阻，梗阻部位上端食管可扩张。

2. 食管镜检查　对于临床上怀疑食管癌的患者，应尽早作食管镜检查，可直接窥见病灶，明确病变部位、形态和范围，并可采取活组织供病理切片检查，判定癌肿的组织学类型和癌细胞的分化程度。

3. 超声内镜检查（EUS）　可判断肿瘤侵犯深度、食管周围组织及结构有无受累，以及局部淋巴结转移情况。

4. 食管拉网脱落细胞学检查　我国创用的带网气囊食管脱落细胞检查，是将带网的气囊吞入胃内，再给气囊注入一定量的气体，然后把网囊分段拉出体外，行拉出物细胞学检查。这是一种简便易行的诊断方法，早期病变阳性率可达90%~95%。

5. 电子计算机断层扫描（CT）检查　能显示食管癌的浸润层次、向外扩展深度以及有无纵隔淋巴结或腹内脏器转移等，对判断能否手术切除提供帮助。

6. 正电子发射断层扫描（PET）　检查PET多用于对食管癌进行分期，对淋巴结性质作出判断，有助于手术方案的选择及指导术中淋巴结清扫，同时对判断术后疗效和选择放疗方案有较大价值。

【鉴别诊断】

食管癌应与其他吞咽障碍的疾患相鉴别：

1. 贲门失弛缓症　贲门失弛缓症病人一般年龄较轻，病程长，症状时轻时重；X线检查示食管下端呈光滑的鸟嘴状狭窄；食管动力学测定有助于诊断。

2. 食管良性狭窄　多有强酸、强碱等化学灼伤史，X线检查示不规则细线状狭窄，狭窄范围多较广泛，边缘较光滑。

3. **食管良性肿瘤**　常为平滑肌瘤。此病发病者较年轻，病程较长，钡餐 X 线检查示食管黏膜光滑完整，食管腔外压迫表现为圆形、卵圆形边缘光滑的充盈缺损。

4. **食管炎**　有类似早期食管癌的刺痛和灼痛，但无明显的进行性加重，X 线检查无黏膜皱襞紊乱断裂，狭窄部分可扩张。鉴别困难者应行食管拉网脱落细胞学检查或食管镜检查。

【分期】

食管癌的 TNM 分期（AJCC/UICC 2010 第七版）见表 11 - 3。

表 11 - 3　食管癌的 TNM 分期（鳞状细胞癌及其他非腺癌）

分期 \ 亚组	T	N	M	G	部位 *
0	is	0	0	1, X	-
I$_A$	1	0	0	1, X	-
I$_B$	1	0	0	2 ~ 3	-
	2 ~ 3	0	0	1, X	下端，X
II$_A$	2 ~ 3	0	0	1, X	中、上端
	2 ~ 3	0	0	2 ~ 3	下端，X
II$_B$	2 ~ 3	0	0	2 ~ 3	中、上端
	1 ~ 2	1	0	-	-
III$_A$	1 ~ 2	2	0	-	-
	3	1	0	-	-
	4a	0	0	-	-
III$_B$	3	2	0	-	-
III$_C$	4a	1 ~ 2	0	-	-
	4b	-	0	-	-
	-	3	0	-	-
IV	-	-	1	-	-

注：* 肿瘤部位按食管上缘位置界定；X 指未记载肿瘤部位；- 任何

T（Primary Tumor）原发肿瘤

Tx 原发肿瘤不能确定

T$_0$ 无原发肿瘤证据

T$_{is}$ 高度不典型增生（原位癌）

T$_1$、T$_{1a}$ 肿瘤侵及黏膜固有层

T$_{1b}$ 肿瘤侵及黏膜下层

T$_2$ 肿瘤侵及肌层

T$_3$ 肿瘤侵及食管纤维膜

T$_4$ 肿瘤侵及邻近器官

T$_{4a}$ 肿瘤侵及胸膜、心包、膈肌（可手术切除）

T$_{4b}$ 肿瘤侵及其他邻近结构如主动脉、椎体、气管等（不能手术切除）

N（Lymph Nodes）区域淋巴结

N_x 区域淋巴结无法确定

N_0 无区域淋巴结转移

N_1 1~2 个区域淋巴结转移

N_2 3~6 个区域淋巴结转移

N_3 7 个以上区域淋巴结转移

M（Distant Metastasis）远处转移（区域以外的淋巴结转移或器官转移）

M_0 无远处转移

M_1 有远处转移

G（Grade of Differentiation）细胞分化程度

G_x 细胞分化程度不确定

G_1 高分化癌

G_2 中分化癌

G_3 低分化癌

G_4 未分化癌

【治疗】

食管癌应强调早期发现、早期诊断和早期治疗，其治疗原则是以手术为主的综合治疗。主要治疗方法有手术、放疗、化疗、内镜治疗、免疫治疗及中医中药治疗。

1. 手术治疗 外科手术仍是治疗食管癌的首选方法。但必须结合病人的全身情况、病变部位与范围及有无转移等情况，选择适当的手术方法。

（1）手术适应证：①全身情况良好，各主要脏器功能可以耐受手术；②无远处转移；③局部病变估计有可能切除；④无顽固性胸背部疼痛；⑤无声音嘶哑及刺激性咳嗽。

（2）手术禁忌证：①恶病质患者；②有严重心、肺功能不全，不能耐受手术者；③肿瘤明显外侵，有侵入邻近脏器征象和远处转移。

（3）手术切除可能性评估：①病变越早，切除率越高；②髓质型及蕈伞型切除率较缩窄型及溃疡型高；③下段食管癌切除率高，中段次之，上段较低；④病变周围有软组织块影较无软组织块影者切除率低；⑤食管轴有改变者较无改变者低。

（4）手术方法：手术方法要根据病变的部位及病人的具体情况而定。

①根治性食管癌切除：对于早、中期食管癌患者应强调切除食管全部肿瘤并彻底清除周围淋巴结，可视为根治性手术。

②姑息手术：已属晚期的食管癌不能施行根治性手术并有高度梗阻患者，可行食管胃转流（旁路）手术或食管腔内置管术。

③非开胸食管内翻剥脱术：对于早期食管癌，全身情况差或心肺功能不全而不能耐受开胸手术的患者，可分别经颈、腹部切口用剥脱器行食管内翻剥脱术，于颈部施行食管胃吻合。

食管癌切除术后代食管器官常用的是胃，有时用结肠或空肠。食管胃吻合处的部位取决于食管切除的长度，可在主动脉弓平面以下、主动脉弓上方或颈部吻合。常见的术后并发症是吻合口瘘和吻合口狭窄。

（5）手术途径：食管癌切除术的手术途径根据癌肿部位及范围决定，常用的手术途径有：

①左侧胸部切口：经左胸后外侧第 6 或第 7 肋间或肋床切口进胸游离食管，再切开膈肌游离胃（图 11-5），这是施行下段食管癌切除行主动脉弓下或弓上食管胃吻合术最常见的手术途径。

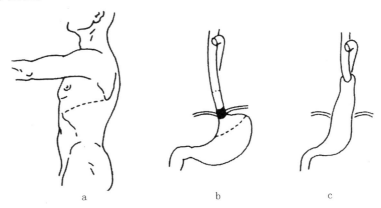

图 11-5　左胸切口行食管癌切除术（主动脉弓下吻合）
a. 左胸侧后切口　b. 食管、胃切除范围　c. 主动脉弓下吻合

②右胸及腹部切口：胸部切口常采用右前胸第 3 或第 4 肋间切口，腹部则采用上腹正中切口。游离食管和胃后，经膈肌食管裂孔将胃提到右侧胸膜腔，做食管胃吻合术（图 11-6）。这种途径适用于食管中段或中下段癌，胸腹腔暴露都较好，操作较为方便。

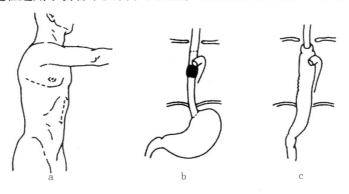

图 11-6　右胸及腹部切口行食管癌切除术（主动脉弓上吻合）
a. 右胸及腹部切口　b. 食管、胃切除范围　c. 主动脉弓上吻合

③经颈部、右胸、腹部三切口食管癌切除术：此法适用于食管中上段癌患者。右前胸第四肋间进胸游离食管，上腹部正中切口进腹游离胃，经膈肌食管裂孔将胃提到颈

部，在左颈部胸锁乳突肌内侧行斜切口完成食管胃吻合术（图 11 - 7）。这种手术途径创伤大，需时较长。

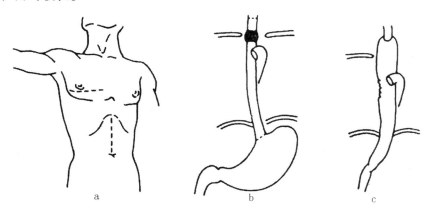

图 11 - 7 右胸、腹及颈部切口行食管癌切除术（颈部吻合）
a. 胸、腹、颈部切口 b. 食管、胃切除范围 c. 颈部食管吻合术

2. 放射治疗 颈部及上胸段食管癌和不宜手术的中晚期食管癌可行放射治疗。体外放射治疗时，放射量一般为每 6 ~ 7 周 60 ~ 70Gy，并可配合伽马刀治疗。术前放疗可扩大手术适应证，提高手术切除率，但是否能提高远期生存率，目前尚无定论。

3. 化学药物治疗 化疗药物可用于中晚期食管癌病人，也可配合手术治疗和放射治疗。术前化疗可以使肿瘤缩小，提高手术切除率，但同时也会增高术后并发症和死亡的发生率。术后化疗可以杀灭残余的癌细胞，减少术后扩散，同时预防肿瘤复发。常用的化疗药物有顺铂、紫杉醇、5 - 氟尿嘧啶等。

4. 内镜治疗 适用于食管原位癌。该病可在内镜下行黏膜切除，术后 5 年生存率可达 86% ~ 100%。

5. 中医中药治疗 根据患者的临床表现、舌苔、脉象等，应用中医辨证论治法则治疗，可以改善临床症状，提高患者的生活质量。

第五节 胃 癌

胃癌（carcinoma of stomach）是我国最常见的恶性肿瘤之一，其发病率占消化道恶性肿瘤的第一位。胃癌多见于男性，男女之比约为 2:1。

【病因】
尚不十分明确，与以下因素有关：

1. 地域环境因素 胃癌在全球很多国家发病率都很高，据统计在世界范围内胃癌位居恶性肿瘤发病率的第四位。胃癌的发病有明显的地域性差别，胃癌是日本男性最常见的肿瘤，韩国、中国、哥斯达黎加等地该病发病率也很高。同时有明显的地区和城乡差异。

2. 饮食生活因素 是胃癌发生的重要因素，其中高危饮食因素有：①致癌物及致癌物前体：如亚硝胺类化合物、多环芳烃类和真菌毒素等为直接致癌物；②促癌物：如长期高盐饮食破坏了胃黏膜的保护层，使致癌物直接与胃黏膜接触；③不良饮食习惯：如三餐不定时、暴饮暴食、进食快、喜烫食等，为胃癌的危险因素。另外，食物中保护因素的缺乏也与发病有一定的关系，例如缺乏新鲜蔬菜与水果。吸烟者的胃癌发病率比不吸烟者高 50%。

3. 幽门螺杆菌（helicobacter pylori，HP）感染　HP 感染率高的国家和地区常有较高的胃癌发病率，且随着 HP 抗体滴数的升高，胃癌的危险性也相应增加。

4. 某些胃部慢性疾患　胃癌的发生，特别是肠型胃癌的发病模式为多因素作用下的多阶段过程。一些胃慢性疾患，如慢性萎缩性胃炎（CAG）、胃黏膜肠上皮化生（IM）和异型性增生（DYS）与胃癌有发病学的联系。胃息肉的癌变率为 7%～10%，特别多见于直径超过 2cm 者，胃酸缺乏症患恶性贫血者发生胃癌的几率较一般人高 21.9 倍。

5. 基因和遗传　目前认为，胃癌的发生、发展是一个多因素、多步骤、多基因参与的复杂病理过程。与其他消化道肿瘤一样，多次基因突变结果的累积，导致癌基因的过度表达、抑癌基因的失活、DNA 错配修复功能缺失是胃癌发生的重要分子学基础。胃癌在少数家庭中显示有聚集性，并在高发家族成员中发现壁细胞抗体水平较高，存在细胞介质的免疫缺陷。

【病理】

胃癌可发生在胃的任何部位，但以胃窦部最为多见。根据胃癌的大体形态，随病期不同而分为早期胃癌和进展期胃癌。

1. 早期胃癌　指癌组织浸润深度仅限于黏膜层或黏膜下层，而不论有无淋巴结转移，也不论癌灶面积大小。若符合以上条件，癌灶直径为 5.1～10mm 者为小胃癌，小于 5mm 者为微小胃癌。原位癌系指癌灶仅限于腺管内，未突破腺管基底膜者。

内镜检查可将早期胃癌分为四型：①I 型：隆起型；②II 型：浅表型；③III 型：凹陷型；④混合型。

2. 进展期胃癌　国内主要根据其生长方式不同分为三型。

①肿块型癌：小的如息肉样，大者可呈蕈状巨块突入胃腔内，表面常破溃出血、坏死或继发感染。病变较局限，生长缓慢，转移相对较晚。

②溃疡型癌：癌中心部因坏死呈溃疡状，溃疡基底较浅，四周边缘呈不规则隆起，质硬，溃疡直径一般大于 2.5cm，周围有不同程度的浸润。此型发生穿孔及出血者较多见，细胞分化程度较低，早期亦可侵入浆膜层。

③弥漫型癌：癌细胞弥漫浸润于胃壁各层内，病变可累及胃的一部分或全部，病变部位胃壁增厚、僵硬、管腔狭窄，呈革袋状胃。若病变仅局限于幽门窦部，可形成极度的环状狭窄和胃扩张。此型胃癌细胞分化最低，恶性程度高，淋巴结转移发生较早。

国际上用 Borrmann 分类（图 11-8），主要根据肿瘤的外生性和内生性部分的相对比例，将浸润至固有肌层以下的进展期胃癌划分为四型。该分类与预后及组织学类型的联系较为密切，分为：①I 型：息肉样型，或称结节型；②II 型：局限溃疡型；③III 型：浸润溃疡型；④Ⅳ型：弥漫浸润型。

3. 组织学分类　分为：①腺癌，包括乳头状、管状、高分化管状、中分化管状、低分化腺癌、黏液腺癌、印戒细胞癌；②腺鳞癌；③鳞癌；④未分化癌；⑤未分化类癌。

【转移和扩散途径】

1. 直接浸润　当胃黏膜某一处或几处发生癌变后，癌细胞就不断增殖扩大；与此同时，癌细胞可连续不断地沿着胃壁组织的组织间隙、淋巴管、血管或神经束侵入并破坏癌灶周围的组织，使癌灶在胃壁组织内逐渐增大，严重者可穿透胃壁向毗邻器官侵入，近端癌可直接扩展侵犯食管下端，远端可侵及十二指肠，也可直接蔓延至胰腺、肝脏、横结肠及其系膜等。

2. 淋巴转移　是胃癌的主要转移途径。早期

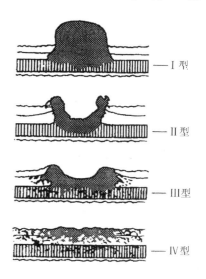

图 11-8　进展期胃癌分型

胃癌的淋巴结转移率近 20%，进展期胃癌的淋巴转移率高达 70% 左右。胃癌的淋巴转移率与癌灶的浸润深度呈正相关，引流胃的区域淋巴结有 16 组（图 11-9）。

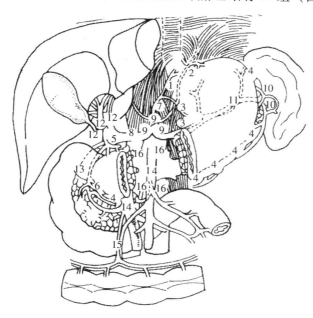

图 11-9　胃的淋巴结分布

1. 贲门右淋巴结　2. 贲门左淋巴结　3. 小弯淋巴结　4. 大弯淋巴结　5. 幽门上淋巴结
6. 幽门下淋巴结　7. 胃左动脉旁淋巴结　8. 肝总动脉淋巴结　9. 腹腔动脉周围淋巴结
10. 脾门淋巴结　11. 脾动脉淋巴结　12. 肝十二指肠韧带内淋巴结　13. 胰十二指肠淋巴结
14. 肠系膜根部淋巴结　15. 结肠中动脉周围淋巴结　16. 腹主动脉旁淋巴结

淋巴结转移的规律一般是由近及远，但在恶性程度较高的癌肿可表现为跳跃式转移，常见的有两处：一是沿胸导管向左锁骨上淋巴结转移；二是沿肝圆韧带淋巴管向脐周淋巴结转移。

3. 血行转移　多发生在癌症晚期，癌细胞进入门静脉或体循环向身体其他部位播散，常见的受累器官有肝、骨髓、肺、肾、脑等，其中最常见的是肝转移。

4. 种植转移　癌组织浸出胃浆膜或癌转移的淋巴结破裂，使癌细胞脱落至腹腔或腹膜，亦或在胃下方的腹腔脏器浆膜，形成种植性转移癌灶。女性胃癌病人可形成卵巢转移性肿瘤，称为 Krukenberg 瘤。腹膜种植性转移常伴有多量血性腹水。若盆腔种植于直肠膀胱陷窝内或直肠子宫陷窝内，直肠指检可触到转移的肿块。

【临床病理分类】

胃癌的合理分期对综合治疗方案的选择、疗效及预后判断均具有重要意义。TNM分期一直是胃癌临床分期的主要方法之一。2010 年美国癌症联合会（AJCC）及国际抗癌联盟（UICC）的第 7 版 TNM 分期标准如下：

原发肿瘤（T）：

T_x：原发肿瘤无法评价。

T_0：切除标本中未发现肿瘤。

T_{is}：原位癌：肿瘤位于上皮内，未侵犯黏膜固有层。

T_1：肿瘤侵犯黏膜层。

T_{1a}：肿瘤侵犯黏膜固有层或黏膜肌层。

T_{1b}：肿瘤侵犯黏膜下层。

T_2：肿瘤侵犯固有肌层。

T_3：肿瘤穿透浆膜下层结缔组织，未侵犯脏层腹膜或邻近结构。

T_4：肿瘤侵犯邻近结构。

T_{4a}：肿瘤侵犯浆膜，可以切除，例如侵犯胸膜、心包或纵隔。

T_{4b}：肿瘤侵犯邻近组织结构，无法切除，例如侵犯主动脉、椎体或气管。

区域淋巴结（N）：

N_X：区域淋巴结无法评价。

N_0：区域淋巴结无转移。

N_1：1~2 个区域淋巴结有转移。

N_2：3~6 个区域淋巴结有转移。

N_3：7 个及 7 个以上区域淋巴结有转移。

N_{3a}：7~15 个区域淋巴结有转移。

N_{3b}：16 个（含）以上区域淋巴结有转移。

远处转移（M）：

M_0：无远处转移。

M_1：存在远处转移。

根据 TNM 的不同组合将胃癌划分为 0~Ⅳ个病理时期，具体如下：

0 期　　$T_{is}N_0M_0$

Ⅰ$_a$ 期　$T_1N_0M_0$

Ⅰ$_b$ 期　$T_1N_1M_0$、$T_2N_0M_0$

Ⅱ$_a$ 期　$T_1N_2M_0$、$T_2N_1M_0$、$T_3N_0M_0$

Ⅱ$_b$ 期　$T_1N_3M_0$、$T_2N_2M_0$、$T_3N_1M_0$、$T_{4a}N_0M_0$

Ⅲ$_a$ 期　$T_2N_3M_0$、$T_3N_2M_0$、$T_{4a}N_1M_0$

Ⅲ$_b$ 期　$T_3N_3M_0$、$T_{4a}N_2M_0$、$T4_bN_0M_0$、$T_{4b}N_1M_0$

Ⅲ$_c$ 期　$T_{4a}N_3M_0$、$T_{4b}N_2M_0$、$T_{4b}N_3M_0$

Ⅳ期　有 M_1 的任何 T 和任何 N。

组织学级别：G_1 为高分化，G_2 为中分化，G_3 为低分化，G_4 为未分化。

【临床表现】

1. 症状　早期胃癌多无症状，以后逐渐出现消化道症状，包括消化不良、食欲减退、上腹部疼痛、呕血及疲倦等。根据发生机制可将进展期胃癌症状分为以下几类：

（1）胃癌溃烂引起上腹部疼痛、消化道出血、穿孔等。胃癌疼痛与进食无明确关系或进食后加重，有的像消化性溃疡的疼痛，进食或用抗酸剂可缓解，以后疼痛逐渐加重且持续；癌肿出血时可表现为粪便隐血试验阳性、呕血或黑便；当癌肿破溃侵犯血管可出现大出血，亦可出现胃穿孔。

（2）胃癌的机械性作用引起的症状，如饱胀感、沉重感以及无味、厌食等。癌肿位于贲门附近侵犯食管可引起进食梗噎感或吞咽困难等。癌肿位于幽门可引起幽门梗阻，呕吐物多为宿食和胃液。

（3）癌肿扩散可引起腹水、肝大、黄疸及其他脏器转移后引起的相应症状。

（4）因癌肿增殖而发生的能量消耗和代谢障碍，导致抵抗力低下、营养不良、维生素缺乏等，表现为乏力、食欲不振、恶心、消瘦、贫血、水肿、发热等。

2. 体征　早期胃癌患者多无任何体征，中晚期胃癌以中上腹压痛最为常见。晚期病人可出现上腹部肿块、左锁骨上淋巴结肿大，直肠指检在直肠前凹触到肿块，以及腹水等。

【诊断】

晚期胃癌可根据胃部疼痛、上腹部肿块、进行性贫血、消瘦等典型症状予以诊断，但是治愈的可能性很小，因此胃癌的早期诊断和及时治疗对预后的影响很大。目前临床常用于诊断胃癌的检查方法有如下几种：

1. 内镜检查

（1）胃镜检查：是确诊胃癌的必须检查手段，可确定肿瘤的位置及大小，并获得组织标本以行病理检查。内镜检查时注意早期胃癌隆起型应与良性息肉相鉴别，凹陷型胃癌应与良性溃疡相鉴别。

（2）超声胃镜检查：超声内镜可以确定肿瘤的侵犯深度（T），发现胃周肿大淋巴结（N），是治疗前分期的重要检查方法。通过超声内镜下细针穿刺活检还可以确定有无淋巴结转移。对于早期胃癌，超声内镜是确定能否实施内镜下黏膜切除术（endoscopic mucosa resection，EMR）或者内镜下黏膜下切除术（andendoscopic submucosa dissection，ESD）等微创手术的必要检查。

（3）腹腔镜：对怀疑腹膜转移或腹腔内播散者，可考虑腹腔镜检查。

2. 影像学检查

（1）计算机体层成像（CT）：CT 平扫及增强扫描在评价胃癌病变范围、局部淋巴结转移和远处转移状况等方面具有重要价值，是胃癌术前分期的常规检查方法。

（2）磁共振（MRI）：对 CT 造影剂过敏者或其他影像学检查怀疑转移者可使用。MRI 有助于判断腹膜转移状态。

（3）上消化道造影：有助于判断胃原发病灶的范围及功能状态。对疑有幽门梗阻的患者建议使用水溶性造影剂。

（4）超声检查：对评价胃癌局部淋巴结转移情况及表浅部位的转移有一定价值，可作为术前分期的初步检查方法。经腹超声检查可了解患者腹腔、盆腔有无转移，特别是超声造影有助于鉴别病变性质。

（5）正电子发射断层扫描检查（PET）：对常规影像学检查无法明确的转移性病灶，可酌情使用。

3. 血清肿瘤标志物（Tumor markers，TM）　临床上胃癌常用的血清肿瘤标志物指标有：①胚胎学蛋白中的癌胚抗原（CEA），约 60% 的胃癌患者升高，且 CEA 水平与胃癌分期呈显著正相关，提示其一定程度上反映了胃癌所处的发展阶段和生物学特征；②糖蛋白抗原中的 CA50、CA19 - 9、CA72 - 4 在胃癌血清中均有所升高。胃癌患者血清 CA19 - 9 水平随胃癌 TNM 分期递增而升高，尤以 IV 期与有肝转移组升高最显著。CA72 - 4 升高可早于胃癌复发的临床诊断 2 ~ 8 个月或更早，是早期诊断胃癌复发的重要手段。目前国内外多数学者认为 CEA、CA19 - 9 及 CA72 - 4 联合检测是目前较为理想的胃癌 TM。

4. 其他　血常规、血液生化学、粪便常规和隐血检查等对胃癌的确诊也有一定的辅助作用。

【鉴别诊断】

胃癌在临床上常须与胃良性肿瘤、肉瘤、慢性胃炎等相鉴别。在胃癌患者上腹部发现肿块时应与胰腺肿块或横结肠肿块相鉴别；胃癌肝转移时应与原发性肝癌相鉴别；胃癌晚期出现腹水时，还必须与结核性腹膜炎及门静脉高压症的腹水相鉴别；尤其要注意胃癌与良性胃溃疡的鉴别（表 11 - 4）。

表 11 - 4　胃癌与胃溃疡的鉴别

	胃癌	胃溃疡
病史和症状	病程短，发展快，呈进行性 疼痛无规律性，持续性加重，抗酸剂常不能奏效 常有食欲减退，伴有呕吐	病程缓慢，有反复发作史 长期典型的溃疡疼痛，用抗酸剂能缓解 一般无食欲减退体

续表

	胃癌	胃溃疡
体 征	短期内出现消瘦,体重减轻,贫血,恶病质 可出现上腹部包块 晚期可出现左锁骨上淋巴结肿大或直肠前凹肿块	如无出血、幽门梗阻等并发症,全身情况改变不大 无 无
化验 检查	胃液分析胃酸减低或缺乏,并可能查到癌细胞 大便隐血常持续阳性	胃酸正常或偏高,查不到癌细胞 合并出血时为阳性,治疗后可转阴性
X 线 钡餐 检查	肿瘤处胃壁僵硬,蠕动波中断或消失 溃疡面大于2.5cm,龛影不规则,边缘不整齐; 突出胃腔内肿块可呈充盈缺损	胃壁不僵硬,蠕动波可以通过 溃疡面小于2.5cm,为圆形或椭圆形龛影,边缘平滑,也无充盈缺损
纤维胃 镜检查	溃疡不规则,边界不平整、锯齿状,有高耸的竖式梯形凹陷,溃疡底凹凸不平,组织极脆、易出血,出血来自边缘;周围黏膜多见广泛糜烂,颜色苍白或淡红,皱襞中断	溃疡呈圆形或椭圆形,规则,边界清楚光滑,基底平坦,有白或灰黄苔覆盖,如有出血来自底部;周围黏膜水肿、充血,愈合者可显红晕,皱襞向溃疡集中

【治疗】

1. 手术治疗　外科手术是治疗胃癌的主要手段，也是目前能治愈胃癌的唯一方法。胃癌根治术应遵循以下三点要求：①充分切除原发癌灶；②彻底廓清胃周围淋巴结；③完全消灭腹腔游离癌细胞和微小转移灶。近年由于麻醉和手术前后处理的进步，使手术安全性已有相对提高，但因为目前尚缺乏能在术前正确判断胃癌切除可能性的诊断方法，因此除确已有远处转移或恶病质外，均应争取手术探查及切除。要做好充分术前准备，纠正蛋白质缺乏和贫血，纠正水电解质平衡紊乱。如术中发现有广泛转移（肝、腹膜、肠系膜等）、腹水或癌肿明显固定，应放弃根治性手术。

（1）根据 TNM 分期指导外科手术的原则：按照国际胃癌 TNM 分期法对早、中、晚期病例手术范围归纳意见如下：

①早期胃癌（I_a、I_b 期）：采用胃次全切除并清扫第一站淋巴结的 D_1 术式。若为黏膜内的小胃癌（直径≤1cm ）或微小胃癌（直径≤0.5cm），手术范围还可相应缩小。范围较大的黏膜内表浅扩散型癌或已侵及黏膜下层的早期胃癌（I_B 期），则应考虑扩大胃切除的范围合并清扫第一、二站淋巴结的 D_2 手术。

②中期胃癌（II、III_a 期）：强调首次切除的彻底性；幽门窦癌采取远端近全胃切除术；胃底、体区癌采取全胃切除术 + D_2 术；怀疑有脾门或脾动脉等多个 LN 转移，以及肿瘤侵及胰体、尾时，应合并脾脏、胰体尾切除术（D_3），也有的提倡 D_1 术式。

③晚期胃癌（III_b、IV 期）：对III_b 期胃癌，应力争按中期癌原则行根治手术。对IV期病例则应积极提倡姑息性切除术，同时辅以综合疗法。

（2）根治性切除手术：彻底切除胃癌原发灶、转移淋巴结及受浸润的组织是胃癌根治手术的基本原则，也是目前能达到治愈的主要手段。目前一般存在两种术式，即根治性胃次全切除及根治性全胃切除术。常见的胃窦癌根治手术切除范围是：小弯侧切除游离癌肿上缘6～8cm，下缘达幽门下方2～3cm，大弯侧切除点约位于脾门下，在腹腔动脉处结扎胃左动脉，从而整块地切除连同淋巴结在内的大、小网膜组织。

全胃切除术虽有利于淋巴结的彻底切除及防止胃残端因切除不彻底而复发，但手术死亡率较高，且术后并发症与远期营养障碍等后遗症较多，因此，胃窦癌一般选用上述手术方式。对小弯侧需切除到贲门附近，大弯侧已结扎部分胃短血管又必须切除脾时，仍须设法保留部分胃底。小弯高位胃癌和贲门癌可根据切除标准施行下端食管和近端胃的胃大部分切除术。对于失去根治条件的晚期癌肿，但伴有幽门梗阻者，可考虑胃空肠吻合术以解决进食问题。

关于切除淋巴的范围，目前将 16 组淋巴结按常规转移的早晚顺序分为三站。沿胃小、大弯各组淋巴结为第一站，腹腔、胃左、肝总、脾动脉周围的各组为第二站，其余为第三站。但精确分站要根据胃癌位置而定（表 11 – 5）。如常见的胃窦癌第一站淋巴结为③、④、⑤、⑥，第二站为①、⑦、⑧、⑨，其余为第三站。

根据淋巴结清扫的范围，可依次分为 4 种不同的清除术式：D_0（未完全清除第一站淋巴结）、D_1（清除了全部第一站淋巴结）、D_2（清除到全部第二站淋巴结）和 D_3（清除全部三站淋巴结）。现一般认为淋巴结切除应该清除到第二站，即 D_2 根治术式；对于早期未超出黏膜内范围的胃癌，可施行 D_1 术式。

表 11 –5　胃癌部位与淋巴结组站的关系

胃癌部位	第一站　N_1	第二站　N_2	第三站　N_3
全胃	①②③④⑤⑥	⑦⑧⑨⑩⑪	⑫⑬⑭
胃窦部	③④⑤⑥	①⑦⑧⑨	②⑩⑪⑫⑬⑭
胃体	①③④⑤⑥	②⑦⑧⑨⑩⑪	⑫⑬⑭
贲门部	①②③④	⑤⑥⑦⑧⑨⑩⑪	⑫⑬⑭

（3）内镜黏膜切除术：将早期胃癌在内镜下完全切除是 20 世纪 80 年代内镜治疗技术的重要进展，该术能否成功的关键取决于病变处于早期且无淋巴结转移，能在内镜下将病变完全切除。

2. 放射治疗　胃癌放疗或放化疗的主要目的包括施行术前或术后辅助治疗、姑息治疗和改善生活质量。术后放化疗的适应证主要是 $T_{3\sim4}$ 或 N_+（淋巴结阳性）的胃癌；术前放化疗的适应证主要是不可手术切除的局部晚期或进展期胃癌；姑息性放疗的适应证为肿瘤局部区域复发和/或远处转移。

照射技术使用三维适形放疗或调强放疗等先进技术，常规照射应用等中心点剂量定义模式，可更好地保护周围正常组织如肝、脊髓、肾脏和肠道，降低其受照射剂量，降低正常组织毒副作用，提高放疗耐受性。其以体积剂量定义方式为：根治术后原发肿瘤高危复发区域和区域淋巴引流区照射剂量推荐 DT 45～50.4Gy，每次 1.8Gy，共 25～28 次；有肿瘤和/或残留者，大野照射后局部缩野加量照射 DT 5～10Gy（DT：肿瘤吸收剂量；Gy：戈瑞，为吸收量单位）。需要同步放化疗时，宜采用以 5 – 氟尿嘧啶（5 – FU）或卡培他滨为基础方案的同步放化疗。

3. 化学治疗

（1）姑息化疗：可缓解肿瘤导致的临床症状，改善生活质量及延长生存期。适用于全身状况良好、主要脏器功能基本正常的无法切除、复发或姑息性切除术后的患者。常用的系统化疗药物包括 5-FU、卡培他滨、替吉奥、顺铂、表阿霉素、多西紫杉醇、紫杉醇、奥沙利铂、伊立替康等。

（2）辅助化疗：其对象包括术后病理分期为 I_b 期伴淋巴结转移者，术后病理分期为 II 期及以上者。辅助化疗始于患者术后体力状况基本恢复正常时，一般在术后 3~4 周开始，联合化疗在 6 个月内完成，单药化疗不宜超过 1 年。辅助化疗方案推荐氟尿嘧啶类药物联合铂类的两药联合方案。对临床病理分期为 I_b 期、体力状况差、高龄、不耐受两药联合方案者，考虑采用口服氟尿嘧啶类药物的单药化疗。

（3）新辅助化疗（neoadjuvant chemotherapy）：是指在施行手术或放疗之前应用的全身性化疗，这种在肿瘤综合治疗中先应用化疗的方法也称早期化疗。根据肿瘤侵犯深度及是否伴有淋巴结转移，可考虑术前先行新辅助化疗，再考虑根治性手术。

4. 免疫治疗

目前在胃癌综合治疗中的地位越来越受到重视，临床上常用的主要包括：①非特异性免疫制剂：卡介苗、短小棒状杆菌、香菇多糖等；②过继免疫制剂：白介素-2（IL-2）、肿瘤坏死因子（TNF）、干扰素（IFN）等。

5. 支持治疗

包括纠正贫血、改善营养状况、改善食欲、缓解梗阻、镇痛、心理治疗等。

第六节　大肠癌

大肠癌包括结肠癌（colon cancer）和直肠癌（rectal cancer），是常见的恶性肿瘤，在美国结直肠癌的发病率居所有癌症的第四位，而死亡率为第二位。

【病因】

大肠癌的病因和发病机制尚不完全清楚。根据流行病学、临床、病理等方面的研究发现，可能与下列因素有关。

1. 饮食与环境　大肠癌的发病率在不同国家、不同地区差别很大，在西欧、北美国家发病率较高，在亚洲、非洲和南美发病率较低。在欧美，居民有高脂低渣饮食习惯，高脂肪饮食可使大便中胆酸及胆固醇的代谢明显升高，在胆道厌氧菌作用下，可促使胆酸核去饱和，固醇环的芳香化可能形成致癌物。另外，食物中纤维较少容易引起便秘，使致癌物质长时间与肠黏膜接触，增加了致癌作用。

2. 大肠腺瘤　大肠癌的致病因素中，腺瘤恶变是主要原因之一。大肠腺瘤一般分为管状腺瘤、绒毛状腺瘤及混合腺瘤，其癌变率分别为 4.8%、40.7% 和 22.55%。因此，大肠腺瘤可视为大肠癌的癌前病变。另外，多发性家族性腺瘤病为遗传性疾病，一般 8~10 岁开始出现多发的大肠腺瘤，如不治疗，40 岁左右将发生癌变。

3. 慢性结肠炎症　慢性溃疡性结肠炎发生大肠癌变的可能性较高，一般认为是在炎症增生过程中常可形成假性息肉，进而发生癌变。宫颈癌经放射治疗可引起大肠的放射性炎症，大肠癌发病率比一般人高4倍，多发于放射治疗后10～20年。另外据调查发现，大肠癌的死亡率分布与血吸虫病分布有明显关系，一般认为是由于大肠黏膜上血吸虫卵长期沉淀，造成反复溃疡、修复等慢性炎症病变，大肠黏膜上可出现腺瘤状增生，在此基础上发生癌变。

4. 其他因素　据调查发现，除了多发性家族性腺瘤病外，大肠癌患者双亲、兄弟姐妹的发病率比一般人高3～4倍，提示大肠癌的发病可能与遗传因素有关。另外，放射损伤、肠道pH值、肥胖、吸烟等因素与大肠癌的发病也有一定的关系。

【病理分型】

大肠癌的病理分型分为形态分型和组织学分型。

1. 形态分型　大肠癌的基本病理形态改变是形成肿块、溃疡和浸润。三种改变常同时存在，但以某种形态改变为主，所以可将大肠癌分为三型（图11－10）。

（1）肿块型（软癌）：瘤体较大，向腔内生长，可呈球形、半球形或菜花形，瘤体中间常有溃疡，浸润性小，预后较好，好发于右侧结肠。

（2）浸润型（硬癌）：瘤体不大，纤维组织较多，结构致密，主要沿肠壁浸润生长，常致肠腔狭窄，容易引起梗阻，转移出现较早，好发于左侧结肠。

（3）溃疡型：瘤体向肠壁深层生长，并向周围浸润，早期即可有溃疡，边缘隆起，底部深陷，常伴有感染，容易引起出血和肠穿孔，转移较早，多发于左侧结肠及直肠。

2. 组织学分型

（1）腺癌：癌组织排列成管状或腺泡状，按分化程度可分为Ⅰ～Ⅲ级，Ⅲ级分化最低。

（2）黏液腺癌：大多数癌细胞分泌黏液，细胞核被挤到一边，间质内亦有黏液或纤维组织反应，癌细胞位于大片黏液中，似小岛状。另一种类型是细胞呈印戒形，称印戒细胞癌，预后较腺癌差。

（3）未分化癌：癌细胞较小，呈圆形或不规则形，排列不规则，易侵入小血管和淋巴管，预后差。

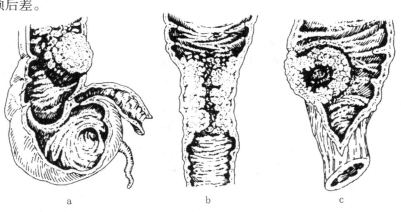

图11－10　结肠癌大体分型

a. 肿块型　b. 浸润型　c. 溃疡型

【扩散方式】

大肠癌可通过直接浸润、种植转移、淋巴转移和血行转移四种途径扩散。

1. **直接浸润**　癌细胞常沿肠管呈环状浸润，并向肠壁深层发展，侵及肌层、浆膜层，可与附近脏器或腹膜后组织粘连。乙状结肠癌在晚期常侵及膀胱、子宫、输尿管及髂动、静脉；横结肠癌可侵及胃壁，造成胃结肠瘘；直肠癌可侵及前列腺、子宫、阴道、骶骨等。大肠癌向上、向下浸润较慢，很少超过癌肿边缘 2~3cm，与大肠的炎性病变有所不同。

2. **淋巴道转移**　结肠的淋巴引流有 4 组，即：①结肠壁淋巴结：位于结肠壁的脂肪层内；②结肠旁淋巴结：在结肠系膜内；③中间淋巴结：在供应结肠的动脉根部；④中央淋巴结：即腹主动脉旁淋巴结。癌肿侵及肌层后，也可跨越前两组直接到中间或中央淋巴结，称为跳越转移。

直肠癌的淋巴转移分为上、中、下三个方向。直肠上段癌主要沿直肠上动脉、肠系膜下动脉向上转移，向下或向两侧转移很少；而直肠下段癌及肛管癌主要向下转移至两侧腹股沟淋巴结。

3. **血行转移**　是大肠癌发生远处转移的主要途径，癌细胞可侵入毛细血管和小静脉，通过肠系膜下静脉转移到肝、肺、脑等部位。

4. **种植转移**　分为腹腔内种植和肠腔内脱落种植两类。前者指脱落的癌细胞可种植在壁腹膜或脏腹膜上，由于重力的作用，盆腔的最低位置直肠膀胱窝及子宫直肠窝最为多见。后者指脱落的癌细胞在肠腔内种植在大肠的远端部位。另外，在手术切除后，脱落的癌细胞可种植到吻合口处及腹部切口处而在这些部位复发。

【临床病理分期】

大肠癌分期的目的不仅在于估计预后，而且可以指导临床治疗。过去常用 Dukes 分期，目前常用 2011 年 AJCC/ UICC 结直肠癌 TNM 分期系统（表 11-6）。

表 11-6　AJCC/UICC 结直肠癌 TNM 分期系统

原发肿瘤（T）

T_x　原发肿瘤无法评价。

T_0　无原发肿瘤证据。

T_{is}　原位癌：局限于上皮内或侵犯黏膜固有层，包括肿瘤细胞局限于腺体基底膜（上皮内）或黏膜固有层（黏膜内），未穿过黏膜肌层到达黏膜下层。

T_1　肿瘤侵犯黏膜下层。

T_2　肿瘤侵犯固有肌层。

T_3　肿瘤穿透固有肌层到达浆膜下层，或侵犯无腹膜覆盖的结直肠旁组织

T_4　直接侵犯包括穿透浆膜侵犯其他肠段，并得到镜下诊断的证实（如盲肠癌侵犯乙状结肠），或者位于腹膜后或腹膜下肠管的肿瘤穿破肠壁固有基底后直接侵犯其他的脏器或结构。又分为 2 亚级：T_{4a}，肿瘤穿透腹膜脏层；T_{4b}，肿瘤直接侵犯或粘连于其他器官或结构。

区域淋巴结（N）

N_x　区域淋巴结无法评价。

N_0　无区域淋巴结转移。

N_1　有 1~3 枚区域淋巴结转移。

N_{1a}　有 1 枚区域淋巴结转移。

N_{1b}　有 2~3 枚区域淋巴结转移。

N_{1c}　浆膜下、肠系膜、无腹膜覆盖结肠/直肠周围组织内有肿瘤种植（tumor deposit，TD），无区域淋巴结转移。

N_2　有 4 枚以上区域淋巴结转移。

N_{2a}　4~6 枚区域淋巴结转移。

N_{2b}　7 枚及更多区域淋巴结转移。

远处转移（M）

M_x　远处转移无法评价。

M_0　无远处转移。

M_1　有远处转移。

M_{1a}　远处转移局限于单个器官或部位（如肝、肺、卵巢、非区域淋巴结）。

M_{1b}　远处转移分布于一个以上的器官/部位或腹膜转移。

解剖分期/预后组别

期别	T	N	M	Dukes	MAC
0	T_{is}	N_0	M_0	—	—
I	T_1	N_0	M_0	A	A
	T_2	N_0	M_0	A	B_1
II A	T_3	N_0	M_0	B	B_2
II B	T_{4a}	N_0	M_0	B	B_2
II C	T_{4b}	N_0	M_0	B	B_3
III A	$T_{1\sim2}$	N_1/N_{1c}	M_0	C	C_1
	T_1	N_{2a}	M_0	C	C_1
III B	$T_{3\sim4a}$	N_1/N_{1c}	M_0	C	C_2
	$T_{2\sim3}$	N_{2a}	M_0	C	C_1/C_2
	$T_{1\sim2}$	N_{2b}	M_0	C	C_1
III C	T_{4a}	N_{2a}	M_0	C	C_2
	$T_{3\sim4a}$	N_{2b}	M_0	C	C_2
	T_{4b}	$N_{1\sim2}$	M_0	C	C_3
IV_A	任何 T	任何 N	M_{1a}	—	—
IV_B	任何 T	任何 N	M_{1b}	—	—

Dukes B 期包括预后较好（$T_3N_0M_0$）和预后较差（$T_4N_0M_0$）两类患者，Dukes C 期也同样（任何 TN_1M_0 和任何 TN_2M_0）。MAC 是改良 Astler – Coller 分期。

【临床表现】

大肠癌早期无明显特异症状，随着病程的发展，可出现排便习惯和粪便性质的改变，以及腹痛、腹胀、便血、乏力、消瘦、贫血等。临床上以横结肠中段为界，将结肠分为右半及左半两个部分，依其肿瘤生长部位不同而有不同的临床表现。

1. **右半结肠癌**　①腹痛：右半结肠癌有 70% ~80% 的患者有腹痛，多为隐痛。②贫血：因癌灶的坏死、脱落、慢性失血而引起，有 50% ~60% 的患者血红蛋白低于 100g/L，有面色苍白、乏力等贫血表现。③腹部包块：腹部包块亦是右半结肠癌的常见症状，但腹部包块同时伴梗阻的病例临床上并不多见。

2. **左半结肠癌**　①便血、黏液血便：70% 以上的患者可出现便血或黏液血便。②腹痛：约 60% 的患者出现腹痛，腹痛可为隐痛，当出现梗阻表现时，亦可表现为腹部绞痛。③腹部包块：40% 左右的患者可触及左下腹包块。

3. **直肠癌**　①直肠刺激症状：便意频繁，排便习惯改变，便前肛门有下坠感，里急后重，排便不尽感，晚期有下腹痛。②肠腔狭窄症状：癌肿侵犯致肠管狭窄，初时大便变形、变细，严重时出现肠梗阻表现。③癌肿破溃感染症状：大便表面带血为较早出现的症状，血为鲜红或暗红，或有脓液及黏液混杂。量一般不多，若肿瘤侵破大血管可引起大出血。直肠癌症状出现的频率依次为便血 80% ~90%，便频 60% ~70%，便细 40%，黏液便 35%，肛门痛 20%，里急后重 20%，便秘 10%。癌肿侵犯前列腺、膀胱，可出现尿频、尿痛、血尿。侵犯骶前神经可出现骶尾部持续剧烈疼痛。

【诊断】

大肠癌的早期症状多不明显，凡 30 岁以上的患者有下列表现者，应考虑有大肠癌的可能：①近期出现连续性腹部不适，隐痛，腹胀，经一般治疗症状不缓解；②无明显诱因的大便习惯改变，如腹泻或便秘或腹泻、便秘交替出现。③粪便带脓血、黏液或便血，而无痢疾、溃疡性结肠炎、痔疮等病史；④腹部结肠部位出现包块；⑤原因不明的贫血和体重减轻。临床上为进一步明确诊断的常用检查方法有如下几项：

1. **大便潜血检查**　此为大规模普查或高危人群结直肠癌初筛手段，阳性者须进一步检查。

2. **直肠指诊**　是诊断直肠癌最重要的方法，我国直肠癌中约 70% 为低位直肠癌，大多数能在直肠指诊中触及。

3. **内窥镜检查**　包括直肠镜、乙状结肠镜和结肠镜检查。直肠镜和乙状结肠镜适用于病变位置较低的结直肠病变。所有疑似结直肠癌患者均推荐纤维结肠镜或电子结肠镜检查。通过内镜检查不仅可以观察肿物大小、距肛缘位置、形态、局部浸润的范围，还可及时对可疑病变行病理学活组织检查。内窥镜检查之前必须做好肠道准备，检查前进流质饮食，服用泻剂，或行清洁洗肠，使肠腔内粪便排净。

4. **影像检查**

（1）X 线检查：结肠钡剂灌肠检查，特别是气钡双重造影检查，是诊断结直肠癌的重要手段。但疑有肠梗阻的患者应当谨慎选择。

（2）B型超声：超声检查可了解患者有无复发转移，具有方便快捷的优越性。

（3）CT检查：为术前常用的检查方法，可明确病变侵犯肠壁的深度，向壁外蔓延的范围和远处转移的部位。同时对提供结直肠恶性肿瘤的分期、发现复发肿瘤、评价肿瘤对各种治疗的反应等提供有效依据。

（4）MRI检查：MRI对直肠癌T分期及术后盆腔、会阴复发的诊断较CT优越。

（5）其他：①经直肠腔内超声：直肠腔内超声或内镜超声为中低位直肠癌诊断及分期的常用检查。②PET－CT：不推荐常规使用，但对于常规检查无法明确的转移复发病灶可作为有效的辅助检查。

5. 血清肿瘤标志物　对结直肠癌诊断和术后检测较有意义的肿瘤标志物是癌胚抗原（carcinoembryonic antigen，CEA）。血清CEA水平与TNM分期呈正相关，TNM Ⅰ期、Ⅱ期、Ⅲ期、Ⅳ期病人CEA血清阳性率依次分别是25%、45%、75%和85%。结直肠癌患者在诊断、治疗前、评价疗效、随访时必须检测CEA。有肝转移患者建议检测甲胎蛋白（AFP）；有卵巢转移患者建议检测糖蛋白抗原（CA125）。

【鉴别诊断】

1. 结肠癌　应当主要与以下疾病相鉴别：

（1）溃疡性结肠炎：本病可以出现腹泻、黏液便、脓血便、大便次数增多、腹胀、腹痛、消瘦、贫血等症状，伴有感染者尚可有发热等中毒症状，与结肠癌的症状相似，纤维结肠镜检查及活检是有效的鉴别方法。

（2）阑尾炎：回盲部癌可因局部疼痛和压痛而被误诊为阑尾炎。特别是晚期回盲部癌，局部常发生坏死溃烂和感染，临床表现有体温升高，白细胞计数增高，局部压痛或触及肿块，常诊断为阑尾脓肿，须注意鉴别。

（3）肠结核：好发部位在回肠末端、盲肠及升结肠。常见症状有腹痛、腹泻、便秘、消瘦、乏力、腹部肿块等。但肠结核患者全身症状更加明显，如午后低热或不规则发热、盗汗、消瘦乏力，须注意鉴别。

（4）其他：结肠息肉、血吸虫性肉芽肿、阿米巴肉芽肿等，可通过粪便检查、钡剂灌肠检查和纤维肠镜检查进行鉴别。

2. 直肠癌　应当与以下疾病相鉴别：

（1）痔：痔和直肠癌不难鉴别，痔一般多为无痛性便血，血色鲜红且不与大便相混合；直肠癌的便血常伴有黏液而出现黏液血便和直肠刺激症状。对便血病人必须常规行直肠指诊。

（2）肛瘘：肛瘘常由肛窦炎而形成肛旁脓肿所致，患者有肛旁脓肿病史，局部红肿疼痛，与直肠癌症状差异较明显，鉴别比较容易。

（3）阿米巴肠炎：症状为腹痛、腹泻，病变累及直肠可伴里急后重感。粪便为暗红色或紫红色血液及黏液。肠炎可致肉芽及纤维组织增生，使肠壁增厚，肠腔狭窄，易误诊为直肠癌，纤维结肠镜检查及活检为有效鉴别手段。

（4）其他：如直肠息肉等，只要加以注意并行直肠指诊和纤维结肠镜检查即可作出鉴别。

【外科治疗】

手术切除仍然是结直肠癌的主要治疗方法。早期结直肠术前直肠腔超声波检查属 T_1 或局部切除术后病理提示 T_1，如果切除完整而且具有预后良好的组织学特征（如分化程度良好、无脉管浸润），则无论是广基还是带蒂，不追加外科手术。浸润范围超过黏膜下层的结、直肠癌根据肿瘤部位、分期、细胞分化程度而采取不同的手术方式。手术切除的范围应包括肿瘤在内的足够的两端肠段。结肠癌的手术范围一般要求距肿瘤边缘 10cm，手术切除的范围还应包括切除区域的全部系膜，并清扫主动脉旁的淋巴结。直肠癌的常规根治性切除的范围包括癌肿在内的两端足够肠段（低位直肠癌的下切缘应距肿瘤边缘 3cm 以上）、系膜、周围淋巴结及受浸润的组织。1982 年 Heald 等报道认为直肠癌根治术时，切除全部直肠系膜对于降低术后复发率具有重要意义，临床上称为全直肠系膜切除术（total mesenrectal excition，TME）。结直肠癌手术要求检出至少 12 枚淋巴结，接受过术前治疗患者的淋巴结可以低于 12 枚，所有肉眼阴性的淋巴结应当完整送检，肉眼阳性的淋巴结可部分切取送病理切片检查。

对于部分有远处转移的病人，仍应力争切除原发癌或行姑息手术，以解决梗阻、出血、感染、营养等问题；对于病人全身情况极差，不能耐受手术，或有广泛转移的晚期肿瘤，则不宜手术，视情况行其他辅助治疗。

1. 术前准备　大肠癌的术前一般需行充分的肠道准备，主要是排空肠道和适量肠道抗生素应用。①肠道排空：有多种方法，术前 12～24 小时口服复方聚乙二醇电解质散 2000～3000ml，或口服甘露醇法。也有术前口服泻剂，如蓖麻油、硫酸镁或番泻叶液等。②肠道抗生素的使用：常规使用甲硝唑 0.4g，每日 3 次；新霉素 1.0g，每日 2 次，术前一天使用。

2. 手术方式　大肠癌的手术方式根据癌肿的位置、病变程度、是否伴有梗阻的情况而决定。

（1）**右半结肠切除术**：右半结肠癌应包括盲肠、升结肠、结肠肝曲部癌。右半结肠癌除因癌肿巨大，广泛粘连，或与周围重要脏器浸润而无法切除，都应行右半结肠切除术。无法切除时可行回–横结肠侧侧吻合，解除梗阻，恢复肠道通畅。右半结肠的切除范围为回肠 10～20cm、盲肠、升结肠、横结肠右半部和大网膜。在根部结扎回结肠动脉、右结肠动脉和中结肠动脉右支。淋巴结的清扫包括结扎血管根部的淋巴结及其切除区域系膜的淋巴结（图 11–11）。切除后回肠与横结肠行端端吻合或端侧吻合，系膜切缘也要予以缝合。

（2）**横结肠切除术**：由于横结肠肝曲、脾曲癌在治疗上分别采取右半结肠切除术和左半结肠切除术，所以从治疗角度看，横结肠癌主要指横结肠中部癌，手术方式为横结肠切除术。切除范围包括横结肠及其系膜、部分升结肠和降结肠、大网膜（图 11–12）。切除后行升结肠与降结肠端端吻合。

（3）**左半结肠切除术**：左半结肠包括结肠脾曲、降结肠和乙状结肠。部分乙状结肠癌如癌肿小，乙状结肠冗长，切除肠段距癌肿边缘 10cm 以上，也可行乙状结肠切除

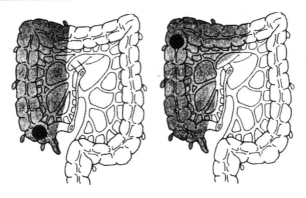

图 11-11　右半结肠切除范围

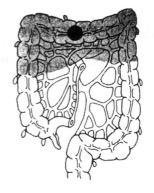

图 11-12　横结肠切除范围

术。常规的左半结肠切除术应包括左半横结肠、降结肠和乙状结肠及其相应的系膜、左半大网膜（图 11-13）。切除后行横结肠与直肠上段端端吻合。

（4）直肠癌的手术：凡能切除的直肠癌如无手术禁忌，都应尽早施行直肠癌根治术。从临床外科解剖学的角度，可将直肠癌分为低位（距齿线 5cm 以内）、中位直肠癌（距齿线 5~10cm）、高位直肠癌（距肛门 10cm 以上）。切除的范围包括癌肿、足够的两端肠段、已侵犯的邻近器官的全部或部分、四周可能被浸润的组织及全直肠系膜。如不能根治性切除时，亦应进行姑息性切除，以使症状得到缓解。低位直肠癌推荐行腹会阴联合切除术或慎重选择保肛手术；中下段直肠癌必须遵循直肠癌全系膜切除术原则，尽可能锐性游离直肠系膜，连同肿瘤远侧系膜整块切除。肠壁远切缘距离肿瘤≥2cm，直肠系膜远切缘距离肿瘤

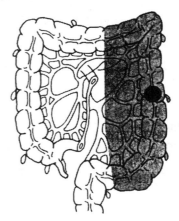

图 11-13　左半结肠切除范围

≥5cm 或切除全直肠系膜。在根治肿瘤的前提下，尽可能保持肛门括约肌功能、排尿和性功能。直肠癌根据其部位、大小、活动度、细胞分化程度等有不同的手术方式。

①局部切除术：是指完整地切除肿瘤及其周围 1cm 的全层肠壁，它区别于传统的直肠癌根治术，手术仅切除肿瘤原发病灶，而不清扫区域引流淋巴结，亦不同于有远处转移的姑息性切除。多用于早期癌，故有根治性切除的含义。直肠癌局部切除手术（经肛门切除）必须满足如下要求：a. 肿瘤距肛门 8cm 以内；b. 肿瘤直径在 3cm 以下，占肠壁周径应 <30%；c. 活动，不固定。d. 切缘阴性（距肿瘤 >3cm）；e. 内镜下切除的息肉伴癌浸润，或病理学不确定；f. 无血管、淋巴管浸润或神经浸润；g. 肿瘤 T 分期为 T_1 期；h. 组织学类型为高、中分化腺癌者；i. 治疗前影像学检查无淋巴结肿大的证据。

可采用经肛内镜微创手术（TEM）及其他不经腹的各种途径完成手术，具体方式有：a. 经肛门途径。b. 经骶后入路：包括经骶骨途径（Kraske）和经骶骨旁途径（York - Mason）。c. 经前路括约肌途径：经阴道切口切开括约肌和肛管、直肠，暴露切

除肿瘤。

② 腹会阴联合直肠癌根治术（Miles 手术）：原则上适用于腹膜反折以下的直肠癌。切除范围包括乙状结肠远端、全部直肠、肠系膜下动脉及其区域淋巴结、全直肠系膜、肛提肌、坐骨直肠窝内脂肪、肛管及肛门周围约 5cm 直径的皮肤、皮下组织及全部肛门括约肌，于左下腹行永久性肛门成形术。

③ 经腹直肠癌切除术（直肠低位前切除术、Dixon 手术）：是目前应用最多的直肠癌根治术，适用于腹膜反折以上的直肠癌。大样本的临床病学研究提示，直肠癌向远端肠壁浸润的范围较结肠癌小，只有不到 3% 的直肠癌向远端浸润超过 2cm。一般要求癌肿距离齿状线 5cm 以上，远端切缘距癌肿下缘 2cm 以上，以根治性切除为原则。由于吻合口位于齿状线附近，在术后的一段时期内患者出现便次增多，排便控制功能较差。近年来有人采用 J 型结肠袋与直肠下段或肛门吻合，以改善控便功能。

④ 经腹直肠癌切除、近端造口、远端封闭手术（Hartmann 手术）：适用于因全身一般情况很差，不能耐受 Miles 手术，或急性梗阻不宜行 Dixon 手术的直肠癌患者。

⑤ 腹腔镜手术：近年来腹腔镜下施行 Miles 手术和 Dixon 手术取得了一定的经验。腹腔镜手术具有创伤小、恢复快的特点，但对淋巴清扫、周围被侵犯脏器的处理尚有争议。2011 年 NCCN 指南指出行腹腔镜辅助的结肠切除术推荐满足如下条件：a. 由有经验的外科医师实施手术；b. 原发灶不在横结肠（除非进行临床试验）；c. 无严重影响手术的腹腔粘连；d. 无局部进展期或晚期病变的表现；e. 无急性肠梗阻或穿孔的表现；f. 保证能进行全腹腔的探查。

对于已经引起梗阻的可切除结肠癌，推荐行 I 期切除吻合，或 I 期肿瘤切除近端造口远端闭合，或造瘘术后 II 期切除，或支架植入术后 II 期切除。如果肿瘤局部晚期不能切除或者临床上不能耐受手术，建议给予姑息性治疗。

【综合治疗】

1. 结直肠癌的新辅助治疗 新辅助治疗的目的在于提高手术切除率，提高保肛率，延长患者无病生存期。推荐新辅助放化疗仅适用于距肛门 < 12cm 的直肠癌。除结肠癌肝转移外，不推荐结肠癌患者术前行新辅助治疗。直肠癌的新辅助放化疗 对于 T_3 和/或 N + 的可切除直肠癌患者，推荐术前新辅助放化疗。T_4 或局部晚期不可切除的直肠癌患者必须行新辅助放化疗。治疗后必须重新评价，并考虑是否可行手术。在新辅助放化疗中，化疗方案推荐首选持续灌注 5 - 氟尿嘧啶（5 - FU），或者 5 - FU/LV（5 - FU 联合甲酰四氢叶酸），或者卡培他滨单药，建议化疗时限 2 ~ 3 个月。

2. 结直肠癌辅助化疗

（1）II 期结直肠癌：无高危因素（高危因素：组织学分化差（III 或 IV 级）、T_4、血管淋巴管浸润、术前肠梗阻/肠穿孔、标本检出淋巴结少于 12 枚）者，建议随访观察，或者单药氟尿嘧啶类药物化疗；有高危因素者，建议辅助化疗，化疗方案推荐选用 5 - FU/LV、卡培他滨、5 - FU/LV 联合奥沙利铂或 CapeOx 方案（奥沙利铂联合卡培他滨）。化疗时限应当不超过 6 个月，不推荐氟尿嘧啶类药物的单药辅助化疗。

（2）III 期结直肠癌：推荐辅助化疗。化疗方案推荐选用 CF（5 - FU 联合亚叶酸钙）、卡培他滨、FOLFOX（奥沙利铂联合 LV、5 – FU）或 FLOX（5 – FU 联合 LV、奥沙利铂）或 CapeOx 方案。化疗不应超过 6 个月。

（3）晚期或转移性结直肠癌：目前，治疗晚期或转移性结直肠癌使用的药物有 5 – FU/LV、伊立替康、奥沙利铂、卡培他滨，以及靶向药物，包括西妥昔单抗（推荐用于 K – ras 基因野生型患者）和贝伐珠单抗。联合化疗应当作为能耐受化疗的转移性结直肠癌患者的一、二线治疗，推荐以下化疗方案：FOLFOX/ FOLFIRI（伊立替康联合 LV、5 – FU）/CapeOx ± 西妥昔单抗（推荐用于 K – ras 基因野生型患者），FOLFOX/ FOLFIRI/CapeOx ± 贝伐珠单抗。不能耐受联合化疗的患者推荐方案为 5 – FU/LV ± 靶向药物，或 5 – FU 持续灌注，或卡培他滨单药。

3. 直肠癌放射治疗　直肠癌放疗或放化疗的主要目的为辅助治疗和姑息治疗。辅助治疗主要针对 Ⅱ ~ Ⅲ 期直肠癌；姑息性治疗的适应证为肿瘤局部区域复发和/或远处转移。对于某些不能耐受手术或者有强烈保肛意愿的患者，可以试行根治性放疗或放化疗。必须进行原发肿瘤高危复发区域和区域淋巴引流区照射。三维适形照射和调强放疗必须应用体积剂量定义方式，常规照射应用等中心点的剂量定义模式，原发肿瘤高危复发区域和区域淋巴引流区推荐 DT45 ~ 50.4Gy，每次 1.8 ~ 2.0Gy，共 25 或 28 次。术前放疗如采用 5×5Gy/5 次/1 周或其他剂量分割方式，有效生物剂量必须≥30Gy。有肿瘤和/或残留者，全盆腔照射后局部缩野加量照射 DT10 ~ 20Gy。

4. 同步放化疗　推荐 5 – FU 或 5 – FU 类似物为基础方案。Ⅱ ~ Ⅲ 期直肠癌根治术后，推荐先行同步放化疗，再行辅助化疗，或先行 1 ~ 2 周期辅助化疗、同步放化疗，再辅助化疗的夹心治疗模式。

5. 分子靶向治疗　常用的靶向药物包括以表皮生长因子受体（EGFR）信号传导通路为靶点和以血管内皮生长因子（VEGF）为靶点的两类药物，针对晚期结直肠癌，靶向药物与化疗药合用增加了疗效。

6. 生物免疫治疗　仍在临床研究阶段，在结直肠癌综合治疗中起到了重要的辅助作用。

7. 中医治疗　中医中药辨证施治可广泛应用于大肠癌治疗的全过程。

【预防】

1. 保持合理的膳食结构，荤素搭配，多食新鲜水果、蔬菜、粗粮等，少食高脂饮食。

2. 保持每天排便，且排便通畅。

3. 及时治疗各种胃肠疾病，包括良性息肉、增生及溃疡等。

4. 40 岁后每 2 ~ 3 年做一次定期肠镜检查，一旦发现大便异常而无法解释时，一定要查明原因。

5. 尽量做到早诊断、早治疗。

第七节　原发性肝癌

原发性肝癌（primary liver cancer，PLC，简称肝癌）是源于肝细胞或肝内胆管细胞的癌肿，恶性程度高，浸润和转移性强，为我国常见恶性肿瘤之一。本病多发于 40 ~

50 岁的男性，死亡率高，男性多于女性，男女发病之比约为 3∶1。在恶性肿瘤死亡顺位中仅次于胃癌、食道癌而居第三位，在部分地区的农村中则占第二位，仅次于胃癌。

【病因】

关于原发性肝癌的病因及发病学，目前倾向于认为是多种致癌因素作用的结果，主要与下列因素有关。

1. **肝炎病毒**　乙型肝炎病毒（HBV）可能是肝癌的主要病因。75%～90% 的肝癌同 HBV 感染有关。HBV 可引起慢性肝炎和肝硬化，是大多数肝癌的病理学基础。

2. **黄曲霉素**　动物实验证明，黄曲霉素可诱发肝癌。研究认为黄曲霉素与 HBV 在肝癌发生中起协同作用，以黄曲霉素 B_1 的致癌作用最强。

3. **水土因素**　肝癌的分布与地区的关系密切，对肝癌高发地区的地理环境特点研究显示出水土因素与肝癌的发病关系密切。高发区的居民以饮用死水、溏水为主，而非高发区的居民则以饮用井水、大河水为主。可能与水质污染含有致癌物有关。

4. **发生肝癌的癌基因及相关基因**　肝细胞癌的发生与癌基因的异常表达密切相关。研究表明，肝细胞癌的癌基因谱至少由 7 种癌基因及相关基因组成。

5. **其他**　长期饮酒、营养不良及肝吸虫感染等许多因素均与肝癌的发生有关。

【病理】

1. **按病理形态**　分为巨块型、结节型和弥漫型。

2. **按肿瘤大小**　传统上分为小肝癌（直径 ≤5cm）和大肝癌（直径 >5cm）两类。最近提出按大小不同将放其分为四类：微小肝癌（直径 ≤2cm）、小肝癌（>2cm，≤5cm）、大肝癌（>5cm，≤10cm）和巨大肝癌（>10cm）。

3. **按生长方式**　分为浸润型、膨胀型、浸润膨胀混合型和弥漫型。

4. **按组织学类型**　分为肝细胞癌、胆管细胞癌和混合型癌三类，其中肝细胞癌最多见。

5. **根据癌细胞分化程度**　分为四级：Ⅰ级为高度分化；Ⅱ、Ⅲ级为中度分化；Ⅳ级为低度分化。其中以中度分化多见。

肝细胞癌在发展过程中很容易侵犯门静脉分支，形成门静脉癌栓，因此易发生肝内转移；也可以通过血液和淋巴途径向肝外转移到肺、骨、肾和肾上腺以及脑等；或直接侵犯结肠、胃或膈肌等邻近器官；癌细胞脱落植入腹腔则发生腹膜转移及血性腹水，腹水中可找到癌细胞。

【临床分期】

TNM 分期主要根据原发肿瘤情况（T）、淋巴结侵犯（N）及有无远处转移（M）来对肿瘤进行分期，一般将肿瘤分为 4 期（表 11-7）。

表 11-7　AJCC/UICC 的 TNM 分期（第 6 版）

分期	T（原发瘤）	N（局部淋巴结）	M（远处转移）
Ⅰ	T_1	N_0	M_0
Ⅱ	T_2	N_0	M_0

续表

分期	T（原发瘤）	N（局部淋巴结）	M（远处转移）
III$_A$	T$_3$	N$_0$	M$_0$
III$_B$	T$_4$	N$_0$	M$_0$
III$_C$	任何 T	N$_1$	M$_0$
VI	任何 T	任何 N	M$_1$

T$_1$：孤立肿瘤，不伴血管侵犯。

T$_2$：①孤立肿瘤，伴血管侵犯；②多发性肿瘤，最大直径≤5cm。

T$_3$：①多发性肿瘤，最大直径＞5cm；②肿瘤侵犯门静脉或肝静脉一级分支。

T$_4$：①肿瘤侵犯除胆囊以外的其他临近器官；②肿瘤穿透肝脏包膜。

N$_0$：无局部淋巴结侵犯。

N$_1$：有局部淋巴结侵犯。

M$_0$：无远处转移。

M$_1$：有远处转移。

【临床表现】

1. **主要症状**　原发性肝癌起病隐匿，早期缺乏典型临床表现，中晚期肝癌症状如下：

（1）肝区疼痛：多为右上腹或中上腹持续性隐痛、胀痛或刺痛，夜间或劳累后加重。疼痛是由于肝包膜被快速增长的肿瘤牵拉所致。若病灶位于膈顶靠后，疼痛可牵涉右肩或腰骶部。当肝表面的癌结节自行破裂，可突然发生剧痛；坏死的癌组织及血液流入腹腔时，可产生急腹症的表现，如出血多可致休克晕厥。

（2）消化道症状：如食欲减退、消化不良、恶心、呕吐和腹泻等。由于这些症状缺乏特异性，易被忽视，晚期病人会出现恶病质。

（3）发热：一般为低热，偶可达39℃以上，呈持续发热、午后低热或弛张型高热。发热原理尚不清楚，可能与癌肿坏死产物吸收有关。

（4）癌旁表现：多种多样，主要有低血糖症、红细胞增多症、高钙血症和高胆固醇血症；也可以有皮肤铁卟啉症、女性化、类癌综合征、肥大性骨关节病、高血压和甲状腺功能亢进。

（5）转移灶症状：肿瘤转移之处有相应症状，有时成为发现肝癌的初现症状。如转移至肺可引起咳嗽、咯血；胸膜转移可引起胸痛和血性胸水；癌栓阻塞肺动脉可引发肺栓塞，使患者出现严重的呼吸困难和胸痛；癌栓阻塞下腔静脉可引发下肢严重水肿，甚至血压下降；阻塞肝静脉可出现 Budd – Chiari 综合征，亦可出现下肢水肿；转移至骨可引起局部疼痛或病理性骨折；转移到脊柱或压迫脊髓神经可引起局部疼痛和截瘫等；颅内转移可出现相应的定位症状和体征，如颅内高压。颅内高压可引发脑疝而使患者发生死亡。

2. 主要体征

（1）肝大：为中晚期肝癌最常见的体征。肝呈进行性肿大，质地坚硬，表面凹凸不平，边缘钝而不整齐，常有不同程度的压痛。肝癌突出于右肋弓下或剑突下时，上腹可呈现局部隆起或饱满；如癌位于膈面，则主要表现为膈抬高，叩诊时肝浊音区升高。有时癌肿压迫血管，可在相应腹壁区听到吹风样杂音。

（2）黄疸：多见于弥漫型肝癌或胆管细胞癌，常由癌块压迫或侵犯肝门附近的胆管，或由于癌组织或血块脱落引起胆道梗阻所致。

（3）腹水：呈草绿色或血性。其成因多为腹膜受浸润、门静脉受压、门静脉或肝静脉内的癌栓形成以及合并肝硬化等。

此外，合并肝硬化者常有肝掌、蜘蛛痣、男性乳房增大、脾大、腹壁静脉曲张以及食管胃底静脉曲张等。

【诊断及鉴别诊断】

早期一般无任何症状，一旦出现上述临床表现，疾病大多属于中晚期，诊断也相对较容易。要做到早期发现、早期诊断，须借助一些辅助检查。

1. 血液学检查

（1）血清甲胎蛋白（AFP）检测：是当前肝癌筛选及诊断的最常用方法。诊断标准为：AFP>400mg/ml，排除慢性肝炎、肝硬化、睾丸或卵巢胚胎性肿瘤以及怀孕等。AFP低度升高者应作动态观察，并对比分析肝功能变化，有助于判断。约30%的病人AFP正常，检测甲胎蛋白异质体有助于提高诊断率。

（2）血清酶学检查：肝癌病人血清磷酸酶、γ-谷氨酰转肽酶、乳酸脱氢酶的某些同功异构酶可增高，但对肝癌的诊断缺乏特异性，早期阳性率极低。

2. 影像学检查

（1）超声诊断：超声检查是肝癌诊断中最常用而有效的方法。可显示肝内有包膜较完整的实质性占位性病变，仔细检查可发现直径1~2cm的肝癌。

（2）计算机体层成像（CT）：可显示直径2cm以上的肿瘤，对肝癌的诊断符合率达90%以上，可检出1cm左右的微小肝癌，是诊断小肝癌和微小肝癌的最佳方法。CT能明确显示肿瘤的位置、大小、数目以及与周围脏器及重要血管的关系，并可测定无肿瘤侧的肝体积，多对判断肿瘤能否切除及手术的安全性很有价值。应用CT肝动脉造影，即肝动脉注入碘化油后再行CT检查，有时能显示直径仅2mm的微小肝癌。

（3）正电子发射计算机断层扫描（PET-CT）：利用放射性核素标记的配体与相应特异性受体相结合，进行器官和代谢分析，能比解剖影像更早探出组织代谢异常。对于发现肿瘤发展、选择治疗方案有指导意义，有助于转移性肝癌的诊断。

（4）磁共振成像（MRI）：对良、恶性肿瘤，尤其是血管瘤的鉴别可能优于CT；MRI可做门静脉、下腔静脉、肝静脉及胆道重建成像，有利于发现这些管道内有无癌栓。

（5）肝动脉造影：此方法诊断肝癌的准确率最高，可达95%左右。但病人要接受大量X线辐射，有创且价格昂贵，仅在上述检查均不能确诊时才考虑采用。

（6）X 线检查：肝右叶的肿瘤可发现膈肌抬高、运动受限或局部隆起。肝左外叶或右肝下部巨大肝癌在行胃肠钡餐检查时可见胃或结肠肝曲被推压的现象。此外，还可显示有无食管胃底静脉曲张和肺、骨转移灶。

（7）肝穿刺或组织检查：B 超引导下肝穿刺活检有助于获得病理诊断。对诊断困难或不适宜手术者，为指导下一步治疗，可做此项检查。但如不能排除肝血管瘤，应禁止采用。

（8）腹腔镜检查：对位于肝表面的肿瘤有诊断价值。

在选择以上辅助检查时，应充分考虑方法快速、经济、无创或微创和诊断率高等原则。能够满足以上要求的只有 B 超检查和 AFP 定量测定，因此这两项检查为目前肝癌的一线诊断方法。

3. 鉴别诊断　原发性肝癌在诊断过程中应与下列疾病相鉴别。

（1）**转移性肝癌**：转移性肝癌与原发性肝癌比较，一般病情发展缓慢，症状较轻，其中以继发于胃癌的最多，其次为肺、结肠、胰腺、乳腺等疾病的肿瘤常转移至肝。常表现为多个结节型病灶，甲胎蛋白（AFP）一般多为阴性，病人癌胚抗原（CEA）升高有助于诊断。

（2）**肝硬化**：大的肝硬化结节影像学检查可显示肝占位性病变，特别是 AFP 阳性或低度升高时，两者鉴别常有困难。应根据详细病史、体格检查并联系实验室检查，仔细分辨。

（3）**肝良性肿瘤**：病人全身情况好，病情发展慢，病程长，往往不伴有肝硬化。常见的有肝海绵状血管瘤、肝腺瘤等。鉴别诊断主要依靠甲胎蛋白测定、B 型超声、CT、MRI 及肝血管造影。

（4）**邻近肝区的肝外肿瘤**：如胃癌、胰腺、胆囊及腹膜后脏器（如右肾、肾上腺）的肿瘤，可在上腹部出现肿块，特别是有腹膜后肿瘤可将右肝推向前方，触诊时可能误认为肝大。甲胎蛋白检测、B 超、CT、MRI 等影像学检查以及其他特殊检查（静脉血管造影、胃肠钡餐检查及肝动脉造影等）有助于鉴别诊断。

【并发症】

1. 肝性脑病　是肝癌终末期并发症，约占死亡原因的 1/3。

2. 肝癌结节破裂出血　多由于肿瘤发展中或治疗后出现的坏死软化而出现自行破裂；也可因外力、腹内压增高或在体检后发生破裂。肝癌破裂出血可引起急腹症和低血容量性休克。

3. 上消化道出血　常合并肝硬化或门静脉癌栓导致门静脉高压，引起胃底食管静脉曲张，一旦破裂可引起消化道大出血。

【治疗】

治疗方案应根据疾病的分期进行选择。至少应采用两种影像学检查对疾病进行评估，所有患者在治疗前均应行肺部影像学检查以确定有无肺转移。

1. 手术治疗　肝切除目前仍是治疗肝癌首选和最有效的治疗方法。癌肿局限于某一肝段或肝叶而未侵犯肝门、膈肌、腹膜或邻近器官，若肝功能基本正常，无心、肺、肾等重要脏器严重并发症，不属中、重度肝硬化者，可行肝癌切除术。手术方式根据病变的部位决定，有下列几种手术方式：肝区段切除术，左、右半肝切除术，肝中叶切除术，和左、右肝三叶切除术等。对于不能切除的肝癌可考虑行肝动脉结扎或肝动脉抗癌药灌注等疗法，待肿瘤缩小后行外科手术切除。

2. **射频、微波或注射无水酒精治疗** 通过 B 超引导经皮穿刺完成，适用于瘤体较小以及不能或不宜手术切除者，特别是肝切除术后早期肿瘤复发者，它们的优点是：安全、简便、创伤小，有些病人可获得较好的治疗效果。

3. **介入治疗** 即经股动脉插管至肝动脉，注入栓塞剂（如碘油）和抗癌药，有一定的姑息性治疗效果。原则上肝癌不做全身化疗。

4. **免疫治疗** 现在常用的制剂有免疫核糖核酸、胸腺肽、干扰素、IL－2 等。最近分子靶向药物已在临床应用，对中晚肝癌有延长生存时间的治疗效果，但价格昂贵。

5. **放射治疗** 肿瘤较局限、无远处广泛转移而又不适宜手术切除者，或手术后肝断面有残癌或手术切除后复发者，也可采用以放射治疗为主的综合治疗。

6. **中医中药治疗** 中医中药（如冬虫夏草、槐耳颗粒等）治疗肝癌，临床上多与其他疗法配合应用，对保护或改善肝功能、减轻不良反应、提高机体免疫力均有较好的作用。

【预后】

预后取决于早诊断及早治疗。肝癌切除术后 5 年生存率为 30%～50%。其中小肝癌切除后 5 年生存率为 50%～60%。手术彻底者预后良好。中晚期肝癌病人经积极综合治疗，也能明显延长生存时间。

第十二章 急 腹 症

第一节 概 述

急腹症（acute abdomen）是以急性腹痛为突出表现，需要早期诊断和及时治疗的腹部疾病的总称。具有起病急、进展快、变化多、病情重、病因复杂的共同特点。一旦延误诊断，或治疗不当，将给病人带来严重危害，甚至死亡，因此应引起高度重视。

【病因】

1. **内因** 是急腹症发生的内在依据。它与机体内各组织器官的机能、代谢、结构的特性有关，也受遗传和体质等因素的影响。

（1）解剖结构的特点：如阑尾是一个内腔狭窄的盲管，易被粪石梗阻而引起急性阑尾炎；小肠有旋转活动度大的特点，故容易发生扭转；由于胰管和胆管的"共同通道"，使胰腺容易遭受胆汁逆流的损害；腹腔实质性器官血管丰富且质地较脆，受伤后易发生破裂及出血。

（2）生理功能失调：如胃酸降低可使原来寄居于小肠中下段的蛔虫迁居到上消化道，从而容易发生胆道蛔虫病；胆道收缩与胆总管括约肌的舒张功能发生紊乱可产生胆绞痛；肠管的运动障碍容易发生肠梗阻。

（3）代谢功能的紊乱：如胆石病的形成与胆汁成分的改变有关；含酶消化液的活化可引起胰腺的自身消化。

（4）免疫抗病机能的强弱：非特异性免疫机能的强弱与炎症性急腹症的发生、发展及预后有着密切的关系。

（5）精神状态和体质类型：如具有乐观的性格、神经类型较稳定及体质比较壮实的病人，病情易于控制，相反则容易发展。

2. **外因** 是指导致急腹症发生的机体外部因素，即致病因子。

（1）机械性创伤：如外伤可致腹内脏器破裂或出血；某些机械刺激（如洗胃、内镜检查）可致胃、十二指肠、结肠穿孔等。

（2）饮食因素：由于饮食不节而诱发的急腹症比较常见。如暴饮暴食可以成为溃疡病急性穿孔的诱发因素；饮酒和高脂肪饮食可诱发胆绞痛或急性胰腺炎；饱餐后从事过强的体力劳动可引起肠扭转等。

（3）病原感染：微生物、寄生虫的感染是急腹症较常见的致病因素。如炎症性急腹症常是致病细菌感染引起；胆道蛔虫、蛔虫性肠梗阻是蛔虫所致。

（4）寒温不适：如气候骤变、过食生冷可诱发胆绞痛、肠绞痛、溃疡病等。

（5）其他：如异物、结石、粪块、药物、精神刺激等都可成为急腹症的致病因素。

外因是变化的条件，内因是变化的根据，外因通过内因起作用。急腹症的发生常是内、外多种因素综合作用的结果。外界致病因子作用于机体后，只有当机体内在的调节功能以及抗病机能发生障碍时，才能发挥其致病作用。但当刺激过强，损伤力过大，超过机体所能抗御的范围时，外因对疾病的发生往往又有着决定性意义。因此，对待各种不同的急腹症，应该深入探讨致病因素是如何通过机体而使内在矛盾激化的。

【病理】

常见急腹症的基本病理变化可归纳为五类，即功能障碍、炎症、穿孔、梗阻与出血。

1. **功能障碍** 指神经－体液调节失常而出现的脏器功能紊乱，临床上表现为急性腹痛，但往往查不到形态学的改变，但病程发展可以转化为器质性病变。临床上常因精神刺激、寒温不适、饮食不调等引起调节机能的障碍，致胆道运动及胃肠道收缩与舒张功能的失调，出现胆绞痛、肠绞痛、腹胀、呕吐、腹泻、消化不良等症状。

2. **炎症** 当腹内脏器受到细菌感染而发生炎症时，除有红、肿、热、痛及功能障碍外，还可出现发热、白细胞计数增加以及随之而来的系统机能的变化。炎症按渗出物的特性和累及组织的深浅可分为三类：

（1）黏液性炎症：炎症局限于黏膜，黏膜充血、水肿、炎性细胞浸润、分泌增加，全身反应较轻。

（2）化脓性炎症：多由化脓性细菌引起，炎症区有大量中性粒细胞浸润、组织变性及坏死明显，坏死组织和细菌崩解产物与中性粒细胞汇集形成脓液。由于外观呈蜂窝组织样，容易使炎症扩散，故亦称为蜂窝组织炎。全身中毒反应往往较重，可出现各种不同的并发症。

（3）坏疽性炎症：由于局部血运严重障碍而导致组织坏死。在炎症性急腹症中，此类病变容易造成组织穿孔、炎症扩散而致弥漫性腹膜炎，或可因炎症局部纤维化粘连而形成局限性腹膜炎或腹腔脓肿。全身中毒反应严重，甚至可出现感染性休克。

3. **穿孔** 常是空腔脏器原有病变恶化的结果，也可由于受到外界致病因子的刺激而诱发，或受到强大的外力作用而发生。急腹症中常见的有急性胃、十二指肠穿孔、胆囊穿孔、阑尾穿孔及肠穿孔等。穿孔发生后机体通常有抗御穿孔和进行修复的内在功能，如大网膜的覆盖、周围组织的粘连及创面肉芽组织生长等。穿孔对机体的影响不仅与机体的抗病力强弱有关，还与原发病的性质、穿孔的大小、流出物的量、化学性质以及病原微生物的毒力等因素有关。部分可自愈，有的需要手术修补穿孔，有的可形成脓肿、内瘘或导致严重的弥漫性腹膜炎。

4. **梗阻** 是指空腔器官及管道系统阻塞不通。急腹症中以梗阻为主要病理变化的疾病有肠梗阻、阑尾炎、胆道梗阻、胰管梗阻和尿路梗阻等。

（1）梗阻产生的原因：①神经－体液调节紊乱，管道某处强烈痉挛或过度弛缓；②管壁因炎症、水肿、增生或肿瘤而增厚；③管腔内结石、粪块、寄生虫、异物、肿瘤等堵塞；④管腔外淋巴结、炎性肿块、粘连带、肿瘤等压迫或牵扯；⑤局部血循环障碍。

（2）梗阻后病理变化：梗阻发生时，梗阻以上的管腔平滑肌收缩明显加强，故肠梗阻病人可有阵发性的肠蠕动加强而伴有肠鸣音亢进及肠绞痛；胆道梗阻的病人胆管收缩加强而出现胆绞痛。当梗阻迅速发展，梗阻以上管腔的压力增高，肠梗阻时会出现腹胀、呕吐；胆道梗阻时会出现黄疸，进而可导致血运障碍而发生管壁坏死、穿孔。如梗阻为慢性持续发展，则可使梗阻以上的管腔扩大、管壁肥厚；实质脏器因长期受压，细胞变性坏死，结缔组织增生，从而发生硬化或萎缩（如肝、肾的硬化及萎缩）。梗阻对代谢功能也有影响，可引起胃肠道的消化吸收障碍，水、电解质及酸碱平衡的失调。

5. 出血 如胃、十二指肠溃疡出血、胆道出血、肝脾等实质脏器破裂出血等，这一类疾病出血的机理主要是血管破裂；另一类是由于毛细血管损伤而发生的渗血，见于绞窄性肠梗阻、出血性胰腺炎等。出血时机体会出现一系列代偿性反应，如全身即有心率加快、血管收缩、组织间液向血管内渗入、肾滤过率下降、肾小管对水和钠的重吸收增加以补充血容量的不足等；局部则可出现反射性血管收缩、血小板凝集和组织释放凝血活酶，以促进血液凝固等。出血的后果决定于出血的数量及速度，如失血量达总量的 1/4 时可发生休克，若不及时抢救则可危及生命。

【诊断】

诊断的目的是为了更好地治疗，能否及时作出正确的诊断，及早给予有效治疗，直接影响到疾病的预后。由于急腹症具有发病急骤、病情复杂多变的特点，所以急腹症的诊断应以安全、正确、迅速为原则，采用简便易行的诊断方法，全面而发展地认识疾病，以询问病史、体格检查为主，结合其他辅助检查作为诊断急腹症的主要依据。

1. 病史 全面详细地了解病史、客观地进行分析是诊断急腹症的关键，既要包括各个方面，重点又应放在腹痛方面。

（1）年龄与性别：婴幼儿以先天性消化道畸形、肠套叠、绞窄性疝为多见；儿童以蛔虫性肠梗阻、嵌顿性疝常见；青壮年人以急性阑尾炎、胃十二指肠溃疡穿孔、急性胆囊炎、胆石病为多见；老年人以消化道癌肿穿孔或梗阻、乙状结肠扭转、胆道感染为多见。胃、十二指肠溃疡穿孔以男性居多，急性胰腺炎又以女性略多。

（2）过去史：很多急腹症是慢性病的急性发作。如疑为溃疡病急性穿孔，应询问有无溃疡病史；阑尾炎、胆道疾病、泌尿系结石等常有过去类似发作史；粘连性肠梗阻病人常有腹部手术、炎症或外伤史；月经史对诊断与鉴别诊断也十分重要。

（3）起病情况：先有发热、呕吐，后有腹痛，常为内科疾患；先有腹痛，后有发热、呕吐，则常为外科疾患。胰腺炎、溃疡病急性穿孔多在暴饮暴食后发生；胆囊炎及胆石病多在进食油腻食物后发病。

（4）腹痛情况：腹痛是急腹症共有的症状，对腹痛的详细了解和分析是诊断急腹症的关键。

①腹痛发生的诱因：腹痛的发生常与饮食有关，如暴饮暴食后引发胃、十二指肠溃疡病穿孔、急性胰腺炎；进食油腻食物可诱发胆囊炎、胆石病；剧烈运动后可发生肠扭转。

②腹痛发生的缓急：开始时腹痛轻，随后逐渐加重，多为炎症性病变；腹痛突然发生，进展快，多见于实质性脏器破裂、空腔脏器穿孔和急性梗阻等。

③腹痛的部位：一般规律是腹痛开始部位或疼痛最明显部位即为病变所在部位。如胃、十二指肠溃疡穿孔，疼痛始于上腹部，后波及全腹。但要注意以下情况：a. 腹腔以外的疾病由于病变刺激肋间神经和腰神经，可引起腹部的反射性疼痛，如肺炎、胸膜炎等；b. 转移性腹痛，如阑尾炎的腹痛可始于上腹部或脐周，再转移至右下腹；c. 异位内脏病变，如左下腹阑尾、全内脏转位等。

④腹痛的性质：持续性腹痛一般是腹腔内炎症或出血，如阑尾炎、腹内实质脏器破裂出血等；阵发性腹痛多为空腔脏器梗阻或痉挛所致，如胆道蛔虫症、机械性肠梗阻、胆石病等；持续性腹痛阵发性加重多因炎症和梗阻同时存在，如胆总管结石合并感染等。不同性质的疾病又可引起不同特点的腹痛，常可分为隐痛、钝痛、绞痛、刺痛、刀割样痛、钻顶样痛等。

⑤腹痛的程度：腹痛的程度一般反映腹内病变的轻重，但因个体对疼痛敏感程度不同而有差异，应予注意。功能性疾病的疼痛可以比较剧烈，但病变组织坏死时腹痛表现反而可以不严重。

⑥疼痛的放射：由于病变的刺激，通过腹腔神经和相应的脊髓段可反射在与病变器官不一致的体表。如胆囊炎、胆道结石的疼痛可放射至右肩部；胰腺炎引起腰背部及左肩部疼痛；肾、输尿管结石的疼痛可放射至下腹及会阴部。

（5）消化道症状：急腹症常常有不同程度的恶心、呕吐和排便异常等消化道症状。

①恶心、呕吐：急腹症常先出现腹痛，继而出现恶心、呕吐。早期多为反射性呕吐；晚期多为逆流性呕吐，是因肠梗阻所致。上消化道出血时呕吐物为鲜血或咖啡样物；低位肠梗阻呕吐物为粪水样；高位小肠梗阻呕吐物为胆汁样。

②排便情况：腹痛伴有停止排气排便，可能是肠梗阻所致；腹腔炎性病变可引起腹胀、便秘；肠道炎症可致腹泻伴里急后重；排柏油样便则为上消化道出血；排果酱样血便是小儿肠套叠的特征。

（6）其他伴随症状：腹腔内感染性疾病均可出现不同程度的发热，发热程度与感染严重程度有关；严重感染可出现寒战、高热。急腹症往往是先腹痛后发热，而内科疾病多先发热后腹痛。腹痛伴有尿频、尿急、尿痛、血尿或排尿困难，应考虑到泌尿系疾患；腹痛伴有阴道异常出血，应考虑妇科疾病。

2. 体格检查

（1）全身检查：首先应对病人全身状况作一个全面的了解，包括体位、表情、神志、肤色、重要器官的功能状态，还要检查体温、脉搏、呼吸、血压，观察有无脱水、酸碱平衡失调和休克征象。

（2）腹部检查：急腹症的病人应重点作腹部检查，范围包括上至两乳、下至腹股沟区。

①视诊：观察有无手术瘢痕，腹部轮廓是否对称，腹式呼吸的强弱，有无胃肠型、肠蠕动波、包块、静脉曲张等。如急性腹膜炎病人的腹式呼吸可减弱或消失；全腹膨隆多表示有气腹、腹水或低位肠梗阻；有肠型、蠕动波提示机械性肠梗阻。

②触诊：腹部触诊在急腹症的诊断中尤为重要。检查时病人取仰卧屈膝位，使腹部处于松弛状态，应先从无痛区开始，后查病变部位。一般先让病人自己用一手指点出腹部疼痛最明显的部位，重点检查有无压痛、肌紧张和反跳痛等腹膜刺激症状，波及的范围、程度，腹膜刺激征的存在表示炎症已波及腹膜。如胃、十二指肠溃疡穿孔、胆囊穿孔，腹膜受到胃液、胰液、胆汁等强酸强碱的强烈刺激，会出现腹壁高度肌紧张而呈"板状腹"。但老年人、幼儿、经产妇、肥胖的病人腹膜刺激征常较实际病情为轻，不能如实反映病变的轻重，应加以注意。另外，还要检查有无包块，确定其位置、大小、形状、质地、活动度和有无压痛。如急性胆囊炎可触及肿大压痛的胆囊；胃肠道的晚期癌肿可扪及质硬的腹部肿块；肠套叠可触及"腊肠样"肿块。

③叩诊：肠梗阻时叩诊呈鼓音；肝浊音界缩小或消失，提示胃肠道穿孔引起气腹；移动性浊音表示腹腔内有炎性渗出液、内出血、消化道穿孔等。

④听诊：肠鸣音亢进为急性肠炎、机械性肠梗阻的表现；有气过水声、金属音是肠梗阻特有的体征，音调越高亢，说明梗阻越完全；肠鸣音减弱或消失为麻痹性肠梗阻的表现；幽门梗阻、急性胃扩张可出现震水音。

（3）直肠、阴道指诊：应注意有无肿块、触痛、波动感及指套染血。如盆腔炎、阑尾炎可有触痛；盆腔脓肿、盆腔积血可在直肠前壁有饱满感或波动感、触痛；直肠癌肿可触及质硬肿块；肠套叠、直肠癌可见指套染血。已婚妇女怀疑有妇科疾病时，需作腹壁阴道双合诊，以协助诊断。

（4）腹腔穿刺及腹腔灌洗：对诊断不确切的急腹症具有重要的诊断价值。如抽出血性液体，多为实质性脏器破裂出血、绞窄性肠梗阻、急性出血性胰腺炎；含有食物残渣，常表示胃或十二指肠溃疡穿孔；含有粪水样物，常表示下消化道穿孔；含有胆汁样液体，应考虑为胆囊穿孔、胆管穿孔、十二指肠溃疡穿孔。

3. 辅助检查　通过详细收集病史和仔细的体格检查，大多数急腹症可以得出正确或基本正确的诊断，但有时为了进一步确定疾病的部位、性质、程度以及作鉴别诊断，往往需要选择应用一些有关的辅助检查。随着现代科学技术的高速发展，出现了不少先进的检查方法，并很快得到普及和推广，从而大大提高了急腹症的临床诊断水平。但应注意，对急腹症的病人，应根据病情的需要，合理地选用必要的检查方法，如能通过病史、体格检查及简单易行的、有针对性的辅助检查可确诊者，应避免不必要的繁琐检查，以争取时间早期治疗。

（1）血液检查：白细胞计数检查可提示有无炎症；红细胞计数、血红蛋白和血细胞比容的动态观察如出现进行性下降则提示有内脏活动性出血。

（2）尿液检查：检查尿中的红细胞、白细胞、蛋白质、葡萄糖、酶等，对诊断泌尿系统疾病、急性胰腺炎有重要意义。

（3）粪便检查：上消化道出血可出现柏油样便或潜血试验阳性；肠道炎症时可见大便中白细胞增多；大便时排出鲜红色血性液体应考虑结肠溃疡、肿瘤出血等。

（4）血、尿生化检查：急性胰腺炎时血、尿淀粉酶均可升高；肝、胆道疾病应作血清胆红素、肝肾功能测定；肠梗阻的病人应了解血清钾、钠、氯离子浓度及二氧化碳结合力等；中老年病人应常规检查血糖。

（5）X 线检查：平片检查可排除胸部疾病引起的腹痛，有助于诊断胃肠道穿孔、肠梗阻、腹腔内积液及脓肿、胆道和尿路结石；X 线造影检查对胆道疾病、泌尿系疾病、胃肠道疾病亦有重大价值，如可以诊断肠梗阻、肠套叠、消化道肿瘤、胆道结石、泌尿系结石等。

（6）B 型超声波检查：特别是对肝、胆、脾、胰、肾的疾病有较大的诊断意义，对了解腹腔脓肿、膈下脓肿的部位、大小及定位穿刺引流也较为常用。

（7）内镜检查：消化道出血病人可通过胃镜、十二指肠镜、结肠镜等检查了解出血部位及原因；胆管、胰腺疾病可通过十二指肠镜作逆行胰胆管造影（ERCP）；结肠的疾病常使用纤维结肠镜进行检查。

（8）CT、MRI 检查：常用于肝、胆、脾、肾、腹膜后、盆腔等疾病及实质性脏器破裂的诊断。其在急腹症诊断及鉴别诊断中有较大的应用价值。

（9）选择性动脉造影：对部分消化道出血或肝破裂出血等有一定的诊断价值，部分病变还可同时行栓塞止血。

（10）腹腔镜检查：对疑难急腹症，特别是不能排除妇科急症者，可采用腹腔镜检查明确诊断。对急性胆囊炎、急性阑尾炎、肝囊肿破裂、异位妊娠破裂等疾病可同时进行腹腔镜手术治疗。

【治疗】

1. 治疗原则

（1）尽快明确诊断，对已明确诊断者选择恰当的治疗措施，争取早期解除病人的痛苦，及时抢救病人生命。

（2）尚未明确诊断的急腹症病人应严密观察病情变化，抓紧时机作必要的检查，争取尽早作出诊断，同时给予必要的处理。

（3）熟练掌握非手术疗法与手术疗法的适应证，合理采用中西医结合的治疗方法，以提高疗效，减少并发症的发生。

（4）掌握病人全身情况，控制感染，防治休克，纠正水、电解质代谢和酸碱平衡失调。

2. 非手术治疗与手术治疗的选择

手术是治疗急腹症的一种重要手段，但并非是唯一的或最合理的治疗方法。随着医学科学的发展和中西医结合治疗经验的积累，手术疗法与非手术疗法的适应证在不断地发生变化，应根据病人和急腹症的具体情况，合理地选择治疗方法。根据外科急腹症的病情，治疗方法可分为三类：

（1）采用非手术疗法：病理损害较轻、炎症较局限、全身状况较好、临床症状不严重者，可使用中西医结合的非手术疗法，只有在个别情况下才考虑手术治疗。如急性单纯性及轻度化脓性阑尾炎，部分单纯性胃、十二指肠溃疡穿孔，急性胆囊炎，急性水肿性胰腺炎，单纯性肠梗阻等。

（2）在做好手术准备的情况下采用非手术疗法：疾病所致的功能变化和结构损害较重，或病情比较复杂、变化较快，而全身情况尚好者，可在做好手术准备及严密观察的情况下采用非手术疗法，观察一段时间，如病情不见好转或有恶化趋势，则须及时转为手术治疗。如化脓性阑尾炎、阑尾周围脓肿、化脓性胆囊炎、有绞窄趋势的肠梗阻、复杂性胆道蛔虫病、胆道结石并感染等。

（3）采用手术疗法：病理损害较重、病情复杂、症状严重者，须尽快施行手术治疗。如坏疽性阑尾炎、坏疽性胆囊炎、绞窄性肠梗阻、重症胰腺炎、肿瘤及嵌顿疝引起的肠梗阻等。

3. 治疗方法

（1）非手术疗法

①体位：常采用半卧位，可使腹腔液体局限，减少毒素吸收，便于引流，又利于改善心肺功能。

②禁食与胃肠减压：重症感染、频繁呕吐或胃肠梗阻者应禁食，也可为中转手术作好准备。使用胃肠减压抽出胃内容物，有利于胃肠穿孔的修复及降低胃肠道的压力，利于消除腹胀、腹痛及梗阻，恢复胃肠道的正常功能。

③抗生素的应用：对预防和治疗细菌感染性疾病有重要作用。根据病情，选择广谱的抗生素或联合用药，必要时可作细菌培养和药物敏感试验，合理选用有效的抗生素。

④输液输血：维持水、电解质与酸碱平衡，维持有效的循环血量，可防治休克及重要器官的功能衰竭，对出血性疾病、严重创伤、严重感染等应给予及时输血。

⑤解痉止痛：常使用阿托品、东莨菪碱缓解由于腹腔内脏平滑肌痉挛引起的腹痛。诊断明确的病人出现难忍的剧烈疼痛，可使用吗啡、哌替啶等麻醉镇痛药；但诊断未明的急腹症禁用麻醉镇痛药物，以免掩盖病情，延误诊治。

⑥抗休克：在急腹症中，以感染性休克及低血容量性休克为多见，应积极治疗，抢救病人生命。要根据病情，采用抗感染、止血、应用血管活性药物及肾上腺皮质激素，纠正酸中毒、失血及水电解质的平衡失调。

（2）手术疗法：是治疗急腹症的一种重要手段，主要包括：①病灶切除：如阑尾切除、坏死肠段切除、胃大部分切除、胆囊切除等。②修补病变：如肠穿孔修补术、嵌顿疝的修补术等。③减压造瘘：如胆囊造瘘、胆总管 T 管引流、胃造瘘、肠造瘘等。④腹腔引流：在腹腔放置各种不同的引流管引出腹腔积液、积血或脓液，消除腹腔内炎症，有利于胃肠功能恢复，常用于腹膜炎、胃肠穿孔、腹腔脓肿等。

第二节　急性腹膜炎

急性腹膜炎（acute peritonitis）是外科常见的一种严重疾病，按病因可分为细菌性腹膜炎与非细菌性腹膜炎；按病变范围可分为弥漫性腹膜炎与局限性腹膜炎；按发病机制可分为原发性腹膜炎与继发性腹膜炎。

【解剖生理】

腹膜是一层很薄的浆膜，其面积几乎与全身皮肤的面积相等，约 $1.7 \sim 2.0 \, m^2$。可分为相互连续的壁腹膜和脏腹膜，壁腹膜贴附于腹壁内壁，脏腹膜覆盖在脏器表面，并形成韧带、系膜和网膜。连接肝与胃、十二指肠的腹膜称小网膜；悬垂于胃和横结肠之下、小肠之前者为大网膜。大网膜有丰富的血液供应，活动度大，能够移动到所及病灶处，将其包裹、填塞，使炎症局限，修复损伤。壁腹膜与脏腹膜之间的潜在间隙称腹膜腔，此腔男性是密闭的，只有女性经输卵管、子宫、阴道与外界相通。腹腔可分为大腹腔和小腹腔两部分，小腹腔位于腹部上后方、胃和小网膜之后，经网膜孔与大腹腔相通。因此腹膜炎时应采取半卧位，避免脓液流入小腹腔而造成治疗上的困难，利于小腹腔脓液流入大腹腔的盆腔部而减少毒性吸收，便于处理（图 12 - 1）。

壁腹膜与脏腹膜的神经来源并不相同。壁腹膜主要受肋间神经和腰神经支配，痛觉敏感，定位准确，当壁腹膜受刺激时可引起反射性的腹肌紧张，是诊断腹膜炎主要的临床依据。膈肌受到刺激，因膈神经的反射作用可引起肩部放射性疼痛或打嗝。脏腹膜则受内脏神经支配，痛觉定位差，但对膨胀、牵拉、压迫等刺激较为敏感，腹痛常表现为钝痛。

腹腔是人体最大的体腔，正常情况下含有少量草黄色澄清液体，起润滑作用。腹膜有很多皱襞，具有高度渗透性，正常情况下向腹腔内分泌少量液体，急性炎症时则分

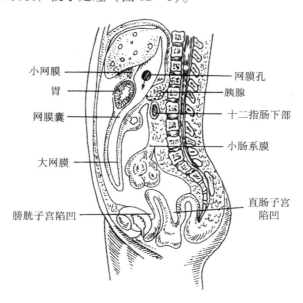

图 12 - 1 腹膜解剖图

泌出大量渗出液，以稀释毒素和减少对腹膜的刺激。腹膜又具有强大的吸收能力，可吸收腹腔内积液、血液、空气和毒素等，因此在重症腹膜炎时，由于腹膜吸收大量的毒性物质而引起感染性休克。腹膜还具有很强的修复能力，凭借腹膜分泌液中所含的纤维蛋白沉积在病变周围产生粘连，以防止感染扩散并修复受损组织，由此亦可产生腹内广泛的纤维粘连，常成为肠梗阻的致病原因。因此在施行腹部手术时，应尽量减少损伤。

【病因】

1. 原发性腹膜炎　指腹腔内无原发病灶的腹膜炎。临床上较少见。病原菌多为溶血性链球菌或肺炎双球菌，常由血源性引起感染，多见于儿童。多数是在上呼吸道感染、丹毒等感染性疾病的过程中，因抗病能力低下，病菌经血行途径而达腹腔。女性病人可经输卵管途径而感染。肝硬化并发腹水病人可因肠道细菌自肠壁渗出而引起腹

膜炎。

2. 继发性腹膜炎 是由腹腔内脏器病灶的病原菌感染腹膜而造成的腹膜炎。临床上可由多种原因导致（图 12 - 2）。继发性腹膜炎的病原菌多以肠道细菌为主，常见的是以大肠杆菌为主的混合感染，毒性剧烈；其次为链球菌、葡萄球菌、厌氧菌、产气荚膜杆菌等。其病因分述如下：

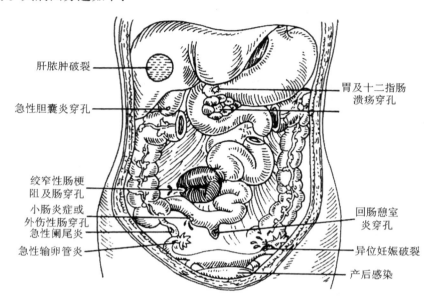

图 12 - 2　急性腹膜炎的常见原因

（1）腹腔内脏器穿孔、损伤破裂：最常见的是急性阑尾炎穿孔和胃、十二指肠溃疡的穿孔；少数因胆囊管完全梗阻所致的坏疽性胆囊炎并发穿孔而继发严重的胆汁性腹膜炎；肠伤寒、克罗恩病、麦克尔憩室炎等小肠炎症病变穿孔及肝脓肿等腹腔脓肿破裂，都可导致急性腹膜炎；外伤造成的腹内脏器的破裂，如肠管、肝脏、胰腺破裂，可迅速形成腹膜炎，是腹部损伤常见的并发症。

（2）腹内脏器炎症的扩散：急性阑尾炎、急性胰腺炎、胆道感染、急性盆腔炎等腹腔内脏器感染性疾病，由于含有细菌的渗出液进入腹腔引起腹膜炎；绞窄性肠梗阻因血运障碍引起肠坏死，细菌通过肠壁进入腹腔可导致腹膜炎；腹壁的严重感染亦可继发腹膜炎。

（3）手术后继发：腹部手术，尤其是化脓性疾病手术中腹腔的污染，以及胃肠道、胆管手术后吻合口瘘，是急性腹膜炎产生的另一常见原因。

【病理】

胃肠内容物或致病细菌进入腹腔后，机体即产生防御反应，腹膜发生充血、水肿及大量浆液性渗出，以稀释毒素及减少刺激；渗出液中含有吞噬细胞，能吞噬细菌，并有纤维蛋白沉积在病灶周围，以防止感染扩散、修复组织。其后由于大量白细胞的出现，坏死组织、细菌和凝固的纤维蛋白的存在，使渗出液变成混浊的脓液。以大肠杆菌为主的脓液呈黄绿色，稠厚，合并厌氧菌感染者有粪臭味。

腹膜炎形成后，根据病人的抗病能力和感染的严重程度，以及治疗的效果，可产生不同的后果。如年轻体壮者抗病能力强，感染较轻，治疗及时，病变附近的肠管与大网膜互相粘连融合，可把感染局限于腹腔内的一个部位，成为局限性腹膜炎。之后，渗出物可逐渐被吸收，炎症完全消散而痊愈；如未被完全吸收而聚积于膈下、肠襻间、髂窝、盆腔等处，则形成局限性脓肿。反之，则感染不能局限，并迅速扩散而形成弥漫性腹膜炎，腹膜严重充血、水肿，渗出液增加，导致水电解质和酸碱平衡的紊乱及吸收大量毒素而致发生休克，同时肠管高度充血、水肿，肠蠕动减弱或消失而形成麻痹性肠梗阻，此时麻痹的肠管高度膨胀，可迫使膈肌上升，影响心肺功能，可加重休克而致死亡。

腹膜炎治愈后，腹腔内所形成的粘连大多数无不良后果，一部分可能会造成肠管粘连成角或扭曲而发生机械性肠梗阻。

【临床表现】

因病因不同，腹膜炎表现可突然发生或渐渐出现，有的可先出现原发病的征象，以后才逐渐出现腹膜炎表现。

1. 症状

（1）腹痛：为最常见、最主要的症状。疼痛程度随病因、炎症程度、年龄等而轻重不同。疼痛呈持续性，一般都较剧烈，因深呼吸、转动身体而加剧，故病人常蜷曲侧卧，不愿改变体位，疼痛多自原发病变部位开始，进而延及全腹或局限于一定范围，但疼痛最明显的区域常为原发病灶所在部位。

（2）恶心、呕吐：也是常见的早期症状。初期多是腹膜受刺激引起的反射性呕吐，呕出物为胃内容物；后期多因麻痹性肠梗阻而呕出黄绿色的胆汁，甚至为棕褐色粪样内容物，且呕吐更频繁而量多。

（3）发热：腹膜炎发生后病人体温即渐渐升高，正常情况下脉搏随体温升高而加快，如脉搏增快而体温反而下降者，多为病情恶化的征象。

2. 体征

（1）全身状况：病人多呈急性病容，表情痛苦，焦虑，多喜蜷屈或平卧位。重症后期则出现面色萎黄、眼窝凹陷、口唇干燥、四肢湿冷、呼吸急促、脉细数、血压下降等重度脱水、代谢性酸中毒及感染性休克的表现。

（2）腹部体征

①视诊：早期腹部平坦，腹式呼吸减弱或消失；后期出现明显腹胀。腹胀加重是病情发展的一项重要标志。

②触诊：腹部压痛、反跳痛及肌紧张是腹膜炎最重要的体征，称腹膜刺激征，可局限性，也可遍及全腹，但以原发病灶部位最为明显。腹肌紧张的程度因病因、个体情况及发病时间不同而异。上消化道溃疡穿孔因胃酸、胆汁刺激引起的化学性腹膜炎会导致强烈的腹肌紧张，呈现"板状腹"；幼儿、老人和极度虚弱者腹肌紧张常不明显。

③叩诊：由于胃肠道内胀气，全腹叩诊呈鼓音；胃肠道穿孔时如有大量的气体进入

腹腔，肝浊音界可缩小或消失；腹腔内积液及血液较多时，可有移动性浊音；局限性明显叩击痛的存在常提示原发病灶所在部位。

④听诊：肠鸣音多减弱，肠麻痹时肠鸣音消失。

（3）直肠指检：直肠前窝有触痛、饱满或波动感，为盆腔感染或脓肿形成的征象。

3. 实验室检查　白细胞计数及中性粒细胞比例一般均增高。若白细胞计数不高，但出现明显的核左移或有中毒颗粒，说明抵抗力低下，病情危重，预后不良。

4. 腹腔穿刺　腹腔穿刺对腹膜炎的确诊及病因诊断均有重要价值。如穿刺液中含有食物残渣、胆液，提示上消化道穿孔；穿刺液有粪臭味表示下段肠道穿孔或炎症；抽出脓性液说明有化脓病灶；血性渗出液常见于重症胰腺炎、绞窄性肠梗阻、晚期肿瘤等；抽出不凝固血液，提示有腹内脏器出血，如肝脾破裂、宫外孕破裂等。腹水淀粉酶的测定有助于胰腺炎的诊断；腹腔穿刺液的涂片、细菌培养及药物敏感试验可确定病原菌，为选择抗菌药物提供依据。

5. X 线、B 超、CT 检查　腹部 X 线检查可见小肠、大肠广泛胀气，甚至出现多个小液平面的肠麻痹征象；胃肠穿孔时，多数可见到膈下有游离气体。B 超及 CT 检查对于腹内实质性脏器病变的诊断，了解病灶位置、大小和腹腔渗液的估计有较大意义。

【诊断与鉴别诊断】

1. 诊断　根据持续性腹痛，腹部明显的压痛、反跳痛、肌紧张等腹膜刺激征以及肠鸣音的减弱或消失，白细胞计数及中性粒细胞比例增高，必要时借助诊断性腹腔穿刺和腹部 X 线等检查，急性腹膜炎的诊断一般不困难，但还应注意对病变范围（局限性或弥漫性）与发病原因（继发性或原发性）作出判断，明确其原发病，才能进行有针对性的治疗。凡腹膜刺激征局限于腹部某一象限范围内，且无扩散趋势者，为局限性腹膜炎；如超过一个象限范围以上，且有扩散趋势，为弥漫性腹膜炎，范围广泛累及整个腹腔的腹膜炎也称全腹膜炎。原发性腹膜炎多见于儿童，常有上呼吸道感染病史，如有上述腹膜炎症状与体征，又能排除继发性腹膜炎，即能确诊。常见的继发性腹膜炎，早期的诊断和及时的中西医结合治疗，对于提高治疗效果有重要的意义。对于部分短期未能作出明确诊断的病人，应在积极的非手术治疗下密切观察其症状、体征及各种检查的动态变化，争取尽早明确诊断。但对病因实在难以肯定，腹膜刺激征明显，无局限趋势，且有明确手术探查指征的病人，则应及早施行剖腹探查，以免贻误治疗时机。此外，还应及时了解有无腹膜炎各种常见并发症的发生，如麻痹性肠梗阻、腹腔脓肿、败血症、感染性休克等，以便及时治疗。

2. 鉴别诊断　鉴别诊断的目的是要分清腹膜炎的病因及排除某些与急性腹膜炎相似的疾病。

（1）内科疾病：肺炎、胸膜炎、心绞痛等都可引起反射性腹痛和上腹腹肌紧张，通过询问疼痛的情况，细致地检查胸部体征，且又无明确腹部体征，再借助心电图及胸部 X 线检查即可鉴别。急性胃肠炎、痢疾、急性肾盂肾炎、糖尿病酮症酸中毒等常有急性腹痛伴恶心呕吐等症状，但均无腹膜刺激征，不难作出鉴别。

（2）急性肠梗阻：多数急性肠梗阻初期具有典型的"痛、胀、呕、闭"的临床表现及肠鸣音亢进，无固定压痛点与肌紧张等特征，易与腹膜炎鉴别。但如梗阻不解除，疼痛从间歇性发展成持续性，无发热或低热发展成高热，肠鸣音亢进或有气过水声发展成肠鸣音消失，腹胀渐加重，全腹出现压痛、反跳痛、腹肌紧张，应考虑为绞窄性肠梗阻所致。可通过腹腔诊断性穿刺和腹部 X 线检查予以区别，必要时剖腹探查进行明确诊断。

（3）化脓性阑尾炎穿孔：有急性阑尾炎的病史，腹痛呈持续性且逐渐加重，以右下腹为主的腹痛突然范围扩大，甚至波及全腹，伴有反跳痛、肌紧张、体温持续性升高、白细胞计数增高。盆腔位阑尾炎经直肠指检时右前腹壁处有明显触痛，腹腔穿刺有脓液。

（4）胃十二指肠溃疡穿孔：常有溃疡病史，突然发生上腹部刀割样疼痛，以上腹部为主的全腹腹肌紧张呈"板状腹"，反跳痛明显。腹部 X 线检查常可见膈下游离气体，诊断并不困难。

（5）急性胆道感染、胆石病：既往多有反复发作的腹痛史，腹痛以右上腹为主，向右肩部放射，可出现腹痛、寒战高热、黄疸并存的夏柯三联征。腹膜刺激征可累及全腹，但以右上腹为最明显，胆囊肿大时可触及胆囊，莫菲征阳性。肝、胆、胰 B 超检查可有助于确诊。

（6）宫外孕破裂：多有明显停经史，下腹剧烈疼痛，阴道流血，有明显内出血表现，甚至出现休克。腹膜刺激征以下腹部为主，血红蛋白下降，尿妊娠试验阳性，腹部或阴道后穹隆穿刺可抽出不凝固的血液。

【治疗】

急性腹膜炎的治疗取决于引起腹膜炎的原因与性质，要结合病人的具体情况选择治疗方法。其目的是要消除引起腹膜炎的病因，控制腹腔感染，使腹腔内的脓性渗出物引出或尽快局限、吸收，以及提高机体的抗病能力。

1. 非手术治疗

（1）适应证：①急性腹膜炎有局限化趋势或已形成局限性腹腔脓肿者。②某些腹膜炎（如早期单纯的消化道溃疡病穿孔、部分胰腺炎等）病因明确，腹胀不明显，腹腔内积液少，一般情况好，全身中毒症状轻，无休克表现者。③原发性腹膜炎或大多数盆腔器官感染所致的腹膜炎。

（2）方法

①体位：病人无休克时，宜取半卧位，使腹内渗出液下流到盆腔，利于炎症的局限及引流，减轻毒素吸收，并可减轻因腹胀压迫而引起的呼吸和循环障碍。

②禁食、胃肠减压：可减少胃肠内容物外溢，减轻胃肠积气，有利于炎症的局限和吸收，促进穿孔的闭合及胃肠道功能的恢复。

③输液、输血：由于禁食、腹腔大量渗液及胃肠减压抽出大量消化道液体，应及时酌情补充足够的液体及电解质，纠正水电解质和酸碱平衡的失调；严重感染、失血等病情危重的病人应补充血容量，纠正贫血和低蛋白血症；补充热量和营养，以提高机体抗病能力。

④选用抗生素：根据腹膜炎和中毒症状的严重程度，以及病原菌的不同，必要时参考细菌培养和药物敏感试验的结果，选用有效的抗生素以控制感染。急性腹膜炎常为混

合性感染，临床上多联合应用抗生素。

⑤休克的防治：要密切观察病人的意识状态、皮肤颜色和温度、脉搏、血压、呼吸、中心静脉压及血气分析等变化，详细记录尿量。一旦发生休克，在针对病因进行治疗的同时，应迅速采用补充血容量、纠正酸中毒、应用血管活性药物、保护重要器官功能等积极的措施，并合理地使用肾上腺皮质激素，高热不退者应考虑使用人工冬眠疗法。

2. 手术治疗　对于病情严重或经非手术疗法无效的急性腹膜炎病人，常采用以手术为主的综合治疗。

（1）适应证

①腹腔内严重病变所致的腹膜炎，中毒症状严重，甚至有休克表现，如坏疽性穿孔性阑尾炎、胆囊炎穿孔、消化道溃疡穿孔、重症胰腺炎、外伤性内脏破裂、术后吻合口瘘等。

②病情严重，一时难以查明原因的弥漫性腹膜炎，且腹膜刺激征明显或腹腔穿刺有阳性所见者。

③弥漫性腹膜炎经 8~12 小时非手术疗法，病情不见好转或加重者。

（2）方法

①积极的术前准备：包括禁食、胃肠减压、纠正水电解质和酸碱平衡失调、酌情配血、使用抗生素及抗休克治疗、选用合适的麻醉方法。

②处理原发病灶：手术的重要目的在于切除病灶或缝闭穿孔，如切除坏疽的阑尾、胆囊和坏死的肠段等。胃十二指肠溃疡穿孔则应根据病情施行胃大部分切除或单纯穿孔修补术。

③清理腹腔：腹腔内的脓液、渗液、食物残渣、粪便、异物等应清除干净。是否进行腹腔冲洗要酌情而定，腹腔污染重的弥漫性腹膜炎应用大量温生理盐水冲洗腹腔；对已局限或已包裹的腹膜炎，可用纱布擦拭，不宜冲洗，以防炎症扩散。

④腹腔引流：坏死器官未能切除（如重症胰腺炎），或有较多坏死组织无法清除，腹腔内有继续渗血、渗液或有吻合口瘘发生的可能，以及局限性脓肿形成者，应在适当的位置放置引流管，可酌情选用烟卷引流或乳胶管等引流，必要时放 2 条以上引流管，并做腹腔灌洗。有些病例可通过经皮穿刺行腹腔脓肿引流。

⑤术后处理：除与术前准备基本相同的处理方法外，主要是预防和解除麻痹性肠梗阻，促进胃肠功能的恢复，减少肠粘连的发生，预防和及时处理各种并发症。针刺对术后止痛、消除腹胀、促进排气等有一定作用，并可酌情选用中医中药治疗，使患者早日恢复健康。

第三节　急性阑尾炎

急性阑尾炎（acute appendicitis）是外科最常见的疾病之一，发病率居各种急腹症的首位。可发生于任何年龄，多见于青壮年，男性发病率高于女性。

【解剖生理】

阑尾是位于盲肠内后方的一个蚯蚓状盲管，可分为基底、体、尖端三部分。长短、粗细变异很大，平均长约 5 ~ 9cm，直径约 0.5cm。基底与盲肠相通，两者交界处有阑尾瓣。但其尖端可指向任何方向，常见有回肠后位、盲肠后位、盆腔位、盲肠内侧位等（图 12 - 3）。阑尾系膜短于阑尾本身，故使阑尾呈弧形或袢状改变，并容易扭曲。

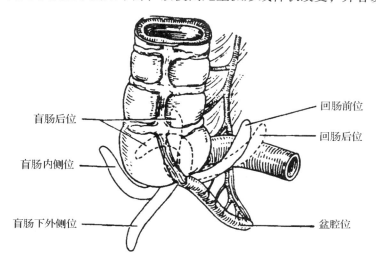

图 12 - 3 阑尾的不同位置

阑尾壁的组织结构（图 12 - 4）分为黏膜层、黏膜下层、环肌层、纵肌层及浆膜层。阑尾系膜内有阑尾动脉、静脉、淋巴和神经。阑尾动脉多起自回结肠动脉，主干只有一条，无交通支，沿系膜达阑尾尖端，故血运障碍时阑尾容易发生坏死。阑尾静脉经回结肠静脉流入肠系膜上静脉，最后汇合入门静脉进入肝脏，因此阑尾化脓性炎症时，细菌栓子可进入门静脉、肝脏，引起门静脉炎和肝脓肿。

阑尾在腹壁上的投影是在右侧髂前上棘与脐部连线的中、外 1/3 交点处，临床上称之为阑尾点或麦氏（McBurney）点（图 12 - 5）。

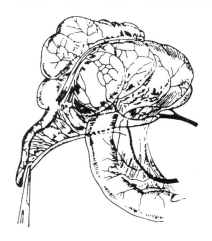

图 12 - 4 阑尾系膜的构成和阑尾血管的分布

（三角形的阑尾系膜，在末段回肠的后面与回肠系膜合二为一，系膜中的阑尾动脉是回肠结肠动脉的一支，自回肠末端的后面行走，分出几条终末血管分布到阑尾）

【病因】

1. 阑尾腔梗阻　是急性阑尾炎最常见的病因。阑尾管腔细长，开口狭小，因种种原因极易造成阑尾腔的梗阻。常见的原因有：① 淋巴滤泡增生压迫；②粪石与粪块；③阑尾扭曲；④管腔狭窄；⑤寄生虫及虫卵堵塞管腔。一旦梗阻，腔内压力增高，血运障碍，有利于细菌的繁殖及炎症的发生而导致阑尾炎。

2. 细菌感染　阑尾炎的病理改变为细菌感染性炎症，致病菌多为各种革兰阴性杆菌和厌氧菌。当机体抵抗能力低下时，阑尾腔内的细菌可直接侵入损伤黏膜或细菌经血循到达阑尾而产生炎症。

【病理】

急性阑尾炎在不同的发展阶段可出现不同的病理变化，可归纳为四种临床类型：

1. 急性单纯性阑尾炎　炎症局限于阑尾黏膜及黏膜下层，逐渐扩展至肌层、浆膜层。阑尾轻度肿胀，浆膜充血，有少量纤维素性渗出物。阑尾壁各层均有水肿和中性粒细胞浸润，黏膜上有小溃疡形成。

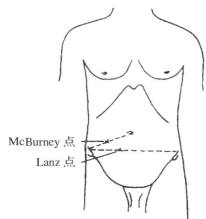

图 12 - 5　急性阑尾炎的腹部压痛点

2. 化脓性阑尾炎　炎症发展到阑尾壁全层，阑尾显著肿胀，浆膜充血严重，附着纤维素渗出物，并与周围组织或大网膜粘连，腹腔内有脓性渗出物。此时阑尾壁各层均有大量中性粒细胞浸润，壁内形成脓肿，黏膜坏死脱落或形成溃疡，腔内充满脓液。此型亦称蜂窝组织炎性阑尾炎。

3. 坏疽或穿孔性阑尾炎　病程进一步发展，阑尾壁出现全层坏死，变薄而失去组织弹性，局部呈暗紫色或黑色，可局限在一部分或累及整条阑尾，极易破溃穿孔，阑尾腔内脓液黑褐色而带有明显臭味，阑尾周围有脓性渗出。穿孔后感染扩散，引起局限性腹膜炎或门静脉炎、脓毒症等。

4. 阑尾周围脓肿　化脓或坏疽的阑尾被大网膜或周围肠管粘连包裹，脓液局限于右下腹而形成阑尾周围脓肿或炎性肿块。

以上各型阑尾炎如能得到及时治疗，阑尾炎能在不同阶段上得到控制，趋向好转或痊愈。根据炎症的程度和范围不同，大致有如下转归：轻者痊愈后阑尾可不留解剖上的改变；重者阑尾病理程度变化较大，痊愈后可遗留无腔阑尾或阑尾被完全破坏吸收而自截；部分病人急性炎症消退后，可因阑尾腔狭窄、部分梗阻，或阑尾周围粘连、扭曲而管腔引流不畅，成为再发的基础。

【临床表现】

1. 主要症状

（1）转移性右下腹疼痛：约有 70% ~ 80% 的急性阑尾炎病人具有这种典型的腹痛，腹痛多起始于上腹部或脐周围，呈阵发性疼痛并逐渐加重，数小时后，有时甚至 1 ~ 2 天，疼痛转移至右下腹部。

腹痛的性质和程度与阑尾炎病理类型有一定的关系。单纯性阑尾炎多呈隐痛或钝痛，程度较轻；梗阻性化脓性阑尾炎一般为阵发性剧痛或胀痛；坏疽性阑尾炎开始多为持续性跳痛，程度较重；而当阑尾坏疽后即变为持续性剧痛。

（2）胃肠道症状：初期常伴有恶心、呕吐，或伴有腹泻或便秘、食欲减退。引起弥漫性腹膜炎时可出现麻痹性腹胀。

（3）全身症状：早期一般并不明显，体温正常或轻度升高，可有头晕、头痛、乏力等症状。当体温升高至38℃～39℃，应注意到阑尾有化脓、坏疽穿孔的可能性。少数坏疽性阑尾炎或导致门静脉炎时，可有寒战高热，体温高达40℃以上。

2. 主要体征

（1）压痛：右下腹局限性显著压痛是阑尾炎最重要的特征。压痛点通常在麦氏点，但可随阑尾位置和阑尾尖端的位置而改变。即使在早期，疼痛尚在反射痛阶段，阑尾处也可有局限压痛。炎症逐渐加重，压痛范围也随之扩大。

（2）反跳痛（Blumberg征）：为炎症波及壁腹膜时的表现，化脓性阑尾炎可出现，随炎症的加剧而加重。

（3）腹肌紧张：腹膜壁层受到刺激后可出现防御性腹肌紧张，其程度及范围大小是区别各型阑尾炎的重要依据。急性单纯性阑尾炎多无腹肌紧张，轻型化脓性阑尾炎可有轻度腹肌紧张，严重化脓、坏疽穿孔性阑尾炎腹肌紧张显著。

（4）右下腹包块：若阑尾周围脓肿形成，右下腹可扪及痛性包块，边界不清而固定。

（5）下列检查方法可协助阑尾炎的定性、定位的诊断：

①结肠充气试验（Rovsing征）：一手按压左下腹降结肠，另一手沿结肠逆行挤压，如出现右下腹疼痛为阳性，可提示阑尾炎的存在。

②腰大肌试验：患者左侧卧位，医生用左手扶住患者右髋部，右手将右下肢向后过伸，引起右下腹疼痛者为阳性，提示炎性阑尾贴近腰大肌，多见于盲肠后位阑尾炎。

③闭孔内肌试验：患者平卧，将右髋和右膝屈曲90°并内旋髋关节，以拉紧右侧闭孔内肌，如右下腹疼痛者为阳性，提示炎性阑尾位置较低，贴近闭孔内肌，为盆腔位阑尾炎。

④直肠指诊：直肠右侧前上方有触痛，提示炎性阑尾位置较低。如有灼热、压痛、饱满或波动感，提示有盆腔脓肿。

3. 实验室检查

（1）血常规：多数病人白细胞升高，中性粒细胞比例也有不同程度的升高。白细胞计数常在$10 \times 10^9/L$～$15 \times 10^9/L$之间，当出现阑尾穿孔合并腹膜炎或门静脉炎时，白细胞计数可高达$20 \times 10^9/L$以上。

（2）尿常规：由于阑尾炎刺激输尿管、膀胱，部分患者可在尿中出现少量红细胞与白细胞，但应与泌尿系疾病相鉴别。

4. 其他特殊检查

如腹部平片、钡灌肠、超声显像、CT检查、腹腔镜等，对不典型的阑尾炎在诊断有困难时可参考应用。

【诊断与鉴别诊断】

1. 诊断　根据转移性右下腹疼痛的病史和右下腹局限性明显压痛的典型阑尾炎的特点，一般即可作出诊断。但症状不典型的阑尾炎，或特殊类型阑尾炎，诊断则有一定的困难，应根据详细的病史和仔细的体检，辅以实验室检查及特殊检查，全面分析，才能提高阑尾炎的诊断率。

2. 特殊类型急性阑尾炎

（1）小儿急性阑尾炎：发病率较成人为低，多发生在上呼吸道感染和肠炎的同时，病情发展快且较为严重。腹肌紧张不明显，压痛范围一般较广而不局限，容易发生阑尾穿孔及其他严重并发症。病人高热、恶心呕吐出现早而频，常可引起脱水和酸中毒。

（2）老年人急性阑尾炎：因老年人对痛觉迟钝，反应性差，故症状和体征常常不典型，转移性右下腹痛常不明显，腹膜刺激征多不显著，有时虽炎症较重，但白细胞计数和中性粒细胞比例仍可在正常范围。阑尾坏疽穿孔和其他并发症的发生率都较高。由于临床表现和病理变化往往不相符合，容易延误诊治，尤应警惕。

（3）妊娠期急性阑尾炎：临床上也较常见。其特点是随着妊娠的月数增加而阑尾压痛点不固定，腹肌紧张和压痛均不明显，穿孔后由于胀大的子宫的影响，大网膜难以包裹炎症阑尾，腹膜炎症不易局限，炎症刺激子宫可致流产或早产。

（4）异位急性阑尾炎：症状及体征多不典型，有盆腔内、盲肠后、腹膜外、肝下、左下腹等不同部位的阑尾炎。

3. 鉴别诊断　需与急性阑尾炎相鉴别的疾病主要有：

（1）急性胃肠炎：有饮食不洁的病史，可出现腹痛、呕吐、腹部压痛等与急性阑尾炎相似的表现，但腹部压痛部位不固定，肠鸣音亢进，一般无腹膜刺激征，大便检查可有脓细胞及未消化食物。

（2）胃十二指肠溃疡穿孔：多有溃疡病史，突然出现上腹部剧烈疼痛并迅速波及全腹。部分病人穿孔后胃肠液可沿升结肠旁沟流至右下腹，出现类似急性阑尾炎的转移性右下腹痛，但腹膜刺激征明显，肠鸣音消失，可出现休克，多有肝浊音界消失，X线检查常可发现膈下有游离气体。必要时可行诊断性腹腔穿刺加以鉴别。

（3）急性肠系膜淋巴结炎：腹痛常与上呼吸道感染并发，或腹痛前有头痛、发热、咽痛或其他部位淋巴结肿痛病史，但腹痛、压痛相对较轻且较广泛，部位较阑尾点为高且接近内侧。

（4）右肺下叶大叶性肺炎或右侧胸膜炎：早期可引起右下腹反射性疼痛，甚至出现右下腹压痛和肌紧张，体温升高，但常有右侧胸痛及呼吸道症状，腹部无固定性显著压痛点。胸部听诊可闻及啰音、摩擦音、呼吸音减弱等阳性体征。胸部X线检查有鉴别意义。

（5）急性胆囊炎、胆石病：右上腹持续性疼痛，阵发性加剧，可伴有右肩部放射痛，腹膜刺激征以右上腹为甚，莫菲（Murphy）征阳性，部分病人可出现黄疸。但当高位阑尾炎时，腹痛位置较高，或胆囊位置较低位，腹痛点比正常降低时，应注意鉴别。必要时可借助B超和X线等检查。

（6）右侧输尿管结石：常突然出现一侧腰腹部剧烈绞痛，向会阴部及大腿内侧放射，而腹部体征不明显，常伴有肾区叩击痛，可伴有尿频、尿急、尿痛或肉眼血尿等症状，一般无发热。X线摄片常可发现结石。

（7）急性附件炎：多发于已婚妇女，疼痛起于下腹部，逐渐向上扩展，压痛部位以下腹两侧为主，并有白带增多，或阴道有脓性分泌物，但一般无消化道症状。盆腔B超、阴道检查或肛门指诊有助于诊断。

（8）宫外孕破裂：对已婚、月经过期或近期有不规则阴道出血的妇女，应考虑此病。腹痛多发生在下腹部，伴有头晕、心慌、汗出、面色苍白、脉细数等急性失血表现，甚至出现休克。阴道检查、阴道后穹隆穿刺、盆腔 B 超等检查有助于诊断。

（9）卵巢滤泡或黄体破裂、出血：卵巢滤泡破裂多在两次月经的中期；黄体破裂多在月经中期以后，下次月经前 14 天以内。疼痛多为突发性，开始较剧烈，随后可渐减轻，腹痛范围较广，可出现内出血征象，一般无消化道症状。有时因子宫直肠窝积血刺激直肠而产生下坠感或便意。必要时行腹腔或阴道后穹隆穿刺。

（10）卵巢囊肿蒂扭转：腹痛多为阵发性绞痛，但位置偏低，一般不发热，容易出现脉搏加快、出汗及血压下降等轻度休克表现。盆腔检查可发现囊性肿块，B 超检查对诊断有重要价值。

【治疗】

1. **手术疗法** 早期的外科手术治疗既安全又可防止复发，可预防并发症的发生，是迄今治疗急性阑尾炎最重要的手段之一，尤其是老年人、小儿、妊娠期急性阑尾炎。其主要方法是阑尾切除术（图 12 - 6），可通过传统的开腹或腹腔镜完成。对于术前诊断不确定，拟选择剖腹探查，以及体型大或肥胖，需要大切口的开腹手术来说，选择腹腔镜更有优势。对腹腔渗液严重，或腹腔已有脓液的急性化脓性或坏疽性阑尾炎，应同时行腹腔引流；对阑尾周围脓肿，如有扩散趋势，可行脓肿切开引流。

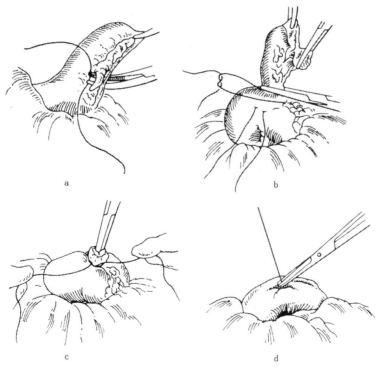

图 12 - 6 阑尾切除术

a. 处理阑尾系膜 b. 切除阑尾 c. 荷包缝合 d. 剪除荷包结扎线

2. 中西医结合非手术疗法　中西医结合治疗急性阑尾炎是根据病人的具体情况，选择性地采用非手术治疗或手术治疗，既重视非手术疗法，但也清楚地认识到不能一律取代手术治疗阑尾炎，取得了良好的疗效。

（1）适应证：①急性单纯性阑尾炎（淤滞型）。②轻型化脓性阑尾炎（轻型蕴热型）。③阑尾周围脓肿（脓肿型）。

（2）治疗方法

①针刺：取足三里、上巨虚、阑尾穴，配合右下腹压痛最明显处的阿是穴，每日2次，强刺激，每次留针30~60分钟。加用电针可提高疗效。

②腹腔穿刺抽脓及穿刺置管引流：对较大和脓液多的阑尾周围脓肿，除药物治疗外，可进行脓肿穿刺抽脓，或在合适的位置放入引流管，以减少脓肿的张力，改善血循环，并能进行冲洗或局部应用抗生素，利于脓肿的吸收消散。

③抗生素：根据阑尾炎的临床类型和全身情况选择有效的抗生素和补液治疗。应选用抑制厌氧菌及需氧菌的广谱抗生素。

④其他疗法：一般应卧床休息，采取有效的半卧位；静脉补液纠正水、电解质平衡失调；右下腹外敷药物，如双柏散、金黄膏等；根据腹膜炎的轻重进食流质或禁食；出现弥漫性腹膜炎伴有肠麻痹者，应行胃肠减压；严密观察病情变化，治疗期间如病情加重，应改用手术治疗。

第四节　胆道感染及胆石病

胆道感染（biliary tract infection）和胆石病（gallstone diseases）是外科常见疾病，其发病率有逐年上升趋势，发病率仅次于阑尾炎而居外科急腹症第二位，在部分城市和地区甚至超过阑尾炎而成为最常见的外科急腹症。

胆道包括胆囊、胆总管、肝总管和肝胆管系统，根据感染或结石发生的部位分别称之为胆囊炎、胆管炎、胆囊结石、肝胆管结石和肝外胆管结石等，胆道感染和胆石病的发病在临床上既有其共性，又有其不同之处，须予以注意。

【解剖生理】

1. 胆道系统解剖

（1）胆囊：长约5~8cm，宽2~3cm，容积约50ml，借疏松结缔组织附着于肝右叶底部的胆囊窝内。胆囊分为底、体、颈、管四个部分（图12-7），胆囊颈部向外凸出形成哈德门袋（Hartmann pouch），哈德门袋常与胆总管或十二指肠因炎症而形成粘连，遮蔽胆囊管，胆囊结石往往容易嵌顿在此处，胆囊颈部逐渐变细与胆囊管相接，胆囊管长约3~4cm，直径0.2~0.4cm，内部有防止胆汁逆流作用的螺旋状黏膜皱襞。胆囊管与肝总管汇合的位置变异颇多，可在肝总管的前方、后方或在左侧与之汇合，有时很高，有时很低，手术时应格外注意。

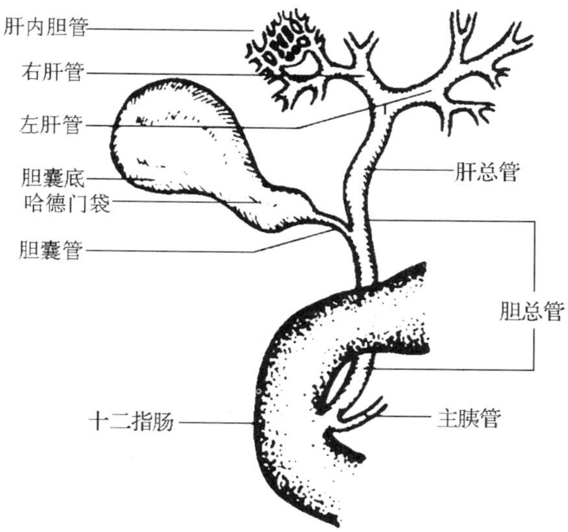

（2）胆囊三角区（Calot tri-
angle）：是由肝下缘、胆囊管与
肝总管围成的三角形区域（图
12 - 8），约80%的胆囊动脉在
这个三角内通过。胆囊三角区
内近胆囊颈部有一个大淋巴结，
称为前哨淋巴结，约70%的胆
囊动脉在其下方通过，这是胆
道手术中安全处理胆囊动脉的
重要标志。

（3）肝胆管系统：凡左右
肝管开口以上的胆管为肝胆管，
包括左、右肝管（第一级分支）
及肝叶胆管（第二级分支）、肝
段胆管（第三级分支），此外尚
有肝外周区域胆管或次肝胆管。
根据肝胆管解剖可以精确地描述病灶部位。

图 12 - 7 肝内外胆道系统

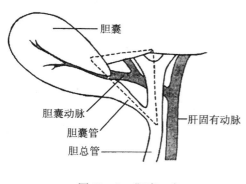

图 12 - 8 胆囊三角

（4）肝外胆管系统：由肝总管、胆总管
和壶腹部构成，左、右肝管在肝横沟处汇合
成直径0.5cm、长约3～4cm的肝总管。肝总
管位于肝动脉的右侧，门静脉的前方，在肝
十二指肠韧带的右侧下行与胆囊管汇合成胆
总管。胆总管（图 12 - 9）分为十二指肠上
段、十二指肠后段、胰腺段和十二指肠壁内
段四个部分，直径约0.6～0.8cm，长约7～
9cm，胆总管末端扩大形成所谓的乏特壶腹
（Vater ampulla）。约70%的胆总管与胰管汇
合后形成共同通道，然后开口于十二指肠大

乳头，其汇合部的括约肌称为奥迪括约肌（Oddi sphincter）。当因结石、蛔虫、炎症或
肿瘤而导致胆胰共同通道梗阻时，胆汁可逆流入胰管或使胰液逆流入胆管，从而发生胰
腺炎或胆囊炎。

（5）肝外胆道的血管：主要来自胃十二指肠动脉的分支。胆囊动脉一般起自肝右
动脉，在胆囊三角内通过，于胆囊颈部分为前、后两支进入胆囊壁。胆囊静脉是门静脉
的属支之一，回流入门静脉，当门静脉高压时可导致胆囊和肝外胆管静脉曲张，施行胆
系手术时应予以足够的重视。

2. 胆道系统生理

（1）胆汁：在肝内形成，每日分泌量约500～1000ml，称为肝胆汁，进入胆囊经贮

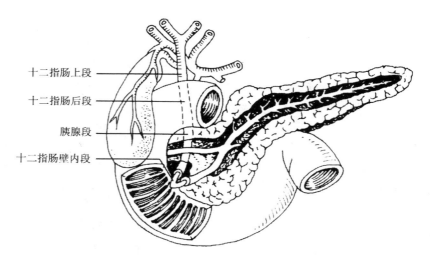

十二指肠上段

十二指肠后段

胰腺段

十二指肠壁内段

图 12-9　胆总管与十二指肠、胰腺的关系

存浓缩后称为胆囊胆汁。胆汁呈弱碱性，pH 值 7.4，其中水分占 97%，固体成分为 3%，主要成分是胆盐、胆色素、胆固醇、磷脂、脂肪酸和无机盐等。正常情况下胆盐、磷脂与胆固醇保持一定的比例，这是维持胆固醇呈溶解状态的必要条件，三者比例失常则胆固醇易析出形成胆固醇结石。胆汁起消化作用的成分主要是胆盐，胆盐可以乳化肠道中的脂肪，帮助脂溶性维生素 A、D、E、K 的吸收利用。

（2）胆囊的吸收、分泌和运动功能：胆囊可将肝胆汁浓缩 4~17 倍并贮存起来，在进食时排放。胆囊有调节胆道内压力的作用，胆总管梗阻时，如果没有胆囊，6 小时内即可出现黄疸，有胆囊则迟至 24 小时方表现黄疸。胆囊黏膜有炎症时其吸收浓缩功能可被影响。胆囊的运动功能受神经和激素的支配，神经反射、食物和激素等多种因素都可影响胆囊的运动功能。在食物中特别是蛋黄和奶油刺激胆囊收缩的作用最大，这也就是胆囊疾病往往因高脂肪餐而诱发的原因。蛋白质对胆囊排空的刺激作用较小，而碳水化合物则完全没有刺激胆囊排空的作用。

胆囊黏膜每日约分泌 24ml 的黏液，可保护胆囊黏膜并使胆汁易于通过胆囊管。当胆囊管完全阻塞时，胆囊内胆汁的胆色素被吸收或氧化，而胆囊分泌的黏液积存，称为"白胆汁"。

（3）胆汁的排放：与肝脏的分泌压、胆囊收缩、胆总管末端括约肌的协调作用以及十二指肠的运动相关联。迷走神经兴奋可使胆囊收缩，奥迪括约肌松弛；而交感神经兴奋则胆囊收缩功能被抑制。食物进入十二指肠，可以刺激肠黏膜释放缩胆囊素，促使胆囊收缩，胆道末端括约肌松弛，使胆汁排放入肠道参与消化活动。

【诊断检查方法】

1. 实验室检查　急性感染时白细胞计数和中性粒细胞比例显著增加，重症时白细胞计数可达 20×10^9/L 以上。血培养可为阳性。胆道感染可导致肝损害，使 GPT、AKP 值增高。胆管梗阻时血胆红素值增高，其中以直接胆红素增高为主；尿中胆红素增高，而尿胆原减少。黄疸严重时出凝血时间及凝血酶原时间延长。合并胰腺炎时血、尿淀粉酶可增高。

2. **腹部平片** 一般胆囊结石由于含有大量的胆固醇，允许 X 线透过而在平片无法显示，称为"阴性结石"。另有约 10% ~15% 的胆囊结石有阳性所见，这类阳性结石是含钙量较多的混合性结石，如能排除肾结石则基本可以肯定是胆囊结石。慢性胆囊炎胆囊壁偶有钙化，可见到与胆囊形态相似的不规则影像，胆系与肠道之间形成内瘘时可见到胆道气体影像。

3. **B 型超声波检查（BUS）** 是一种无创、简便易行、可多次重复检查、价格适中、准确率高的检查方法，已成为胆系疾患首选的检查方法。BUS 可准确地测定胆囊大小、胆囊壁厚度、胆管的直径、厚度以及胆结石的大小、数量和位置。对胆囊结石的诊断阳性率高达 95%，诊断肝外胆管结石的阳性率也较高。术中 B 超检查能进一步提高肝胆疾病的诊断率，并可评估病变切除的可能性。

4. **经皮经肝胆道造影（PTC）和经皮经肝胆道引流（PTBD）** PTC 可在 X 线、B 超或 CT 的引导下进行，证实刺中胆管后注入造影剂摄片，可显示梗阻近端胆道，以便判断梗阻的部位及原因，适用于高位胆道梗阻胆。此法属于有创性检查，当胆道内压增高时，PTC 后可发生胆汁漏及腹膜炎，近年来已不常使用。PTBD 是在 PTC 的基础上，在导丝的引导下向胆管内插入引流管进行减压引流，既可达到诊断的目的，又可术前减黄；对不能手术的梗阻性黄疸病人还可作为永久性治疗措施。

5. **经内镜逆行性胰胆管造影（ERCP）** 是应用纤维或电子十二指肠镜找到十二指肠乳头开口并插入造影管，然后注入造影剂后摄片。ERCP 可以获得胆囊、胆管和胰管的清晰影像，能够区别肝内外梗阻的范围、部位和性质。由于可直接观察到十二指肠乳头，因此对于鉴别低位胆管和乳头的病变意义重大，尤其适用于 PTC 未能显示胆管下段者，也可与 PTC 联合应用。ERCP 有并发胆道感染和急性胰腺炎的可能，术后应注意监视。当胆道梗阻时可放置鼻胆引流管做胆道减压引流。

6. **术中和术后胆道造影** 术中经胆囊、胆囊管插管或经胆总管置管造影可进一步了解胆管的病变、解剖变异以及进行胆道测压，可减少胆道残留结石，通过了解胆道的解剖变异可以避免或减少胆道损伤。术后（>2 周）可经"T"管注入造影剂造影，以判断有无残余结石或胆管狭窄。胆道"T"管拔管前应常规行胆道造影。

7. **胆道镜检查** 应用胆道镜可在术中或术后经胆管腔内直接观察胆道系统，术中观察有无胆管狭窄或肿瘤、有无残余结石，或用胆道镜和网篮取出二、三级胆管内结石。术后如有胆道残余结石，6 周后可经"T"管瘘道用胆道镜观察并取出。

8. **电子计算机 X 线体层扫描（CT）** 不受胃肠道气体的影响，是一种无损伤性的检查方法，且简便、安全、准确。在胆道系统的诊断应用中，其对肝脏肿瘤、胆总管下端结石、胰腺和壶腹部肿瘤的显示较 BUS 更令人满意。对胆道系统的恶性肿瘤不仅能作直接诊断，而且能了解有无肝脏及胆周区域淋巴结转移，为治疗方案的选择提供参考依据。CT 扫描可明确有无胆道梗阻，以及梗阻的范围、部位和可能的梗阻原因。螺旋 CT 胆道成像在胆道疾病诊断中具有重要价值。血管造影已被三维 CT 血管成像所代替。

9. 磁共振胰胆管成像（MRCP）　随着 MRI 和计算机图像处理技术的发展，该项检查作为一种非创伤性技术，正更多地为胆道疾病诊断所利用。MRCP 可显示整个胆道系统的影像，提供较详细的解剖信息。在诊断先天性胆管囊状扩张症及梗阻性黄疸方面具有特别重要的价值。其具有无创、胆道成像完整等优点，可替代 PTC 和 ERCP。

10. 内镜超声（EUS）　是用超声内镜对胆总管下段和壶腹部进行近距离超声检查，其不受气体干扰，准确率高，并可进行活检，具有一定优势。

11. 正电子发射计算机断层显像（PECT）　通称 PET－CT，是利用良性细胞和恶性细胞对 FDG（fluorodeoxyglucose，18F 脱氧葡萄糖）代谢不同而成像不同的原理，用于全身检查，鉴别良性病变或恶性病变，以便确定或调整治疗方案。可用于诊断胆道系统肿瘤。但由于其价格昂贵，多用于肿瘤病人的全身检查或术后复查。

12. 胆道闪烁成像　是利用^{99m}Tc－EHIDA 闪烁成像，用 γ 相机摄影，对肝胆外科疾病的诊断有一定帮助。该方法为放射性核素检查，属于功能性试验，首先依靠肝细胞对放射性核素的清除能力，可显示胆管的解剖结构和功能，可辅助诊断。但它不能确定胆结石，不能提供详细的胆道解剖信息。

一、胆道感染

【病因】

1. 梗阻因素　胆道感染大部分合并有胆石存在，一般认为急性胆道感染的重要病因就是结石所导致的梗阻。除结石外，胆道寄生虫病、粘连、十二指肠乳头炎以及胆囊功能性病变都可因梗阻使胆汁潴留。这时胆酸浓度过高，尤其是结合胆酸有显著的致炎性，从而引起胆道的急性炎症。胆胰共同通路梗阻时，胰液逆流入胆道，被激活的胰酶也会因其消化作用使胆囊发生严重的病变。在我国胆道蛔虫症发病率较高，致病菌随蛔虫进入胆道，更易在梗阻基础上发生严重的胆道感染。

2. 感染因素　无论有无梗阻，细菌可由多种途径侵入胆道，如全身或局部感染病灶经血行引致胆道感染、邻近器官的炎症扩散、肠道上行感染等。在胆道梗阻情况下，细菌不易随胆汁排出，容易在胆道内繁殖而发生胆道感染。

3. 血管因素　无石性急性胆囊炎约占 5%～10%，常发生于非胆道手术、严重创伤、烧伤、大量失血以及其他一些危重病人中，局部血运障碍是其重要病因。在上述情况下，血管的强力痉挛使血流淤滞甚至小血栓形成，胆囊黏膜屏障受到损害，抵抗力降低，极易导致感染。无石性胆囊炎坏疽穿孔发生率远较一般的胆囊炎高，也说明了血管因素的重要性。

4. 结石因素　胆石长期反复刺激胆道黏膜使之发生损伤，常造成胆道梗阻。因此结石在胆道感染中的作用是不容忽略的。

总之，上述各种因素往往同时存在，互相影响而致胆道感染。

【病理】

1. 急性胆囊炎　炎症初期，病变局限于胆囊黏膜层，黏膜充血水肿，镜下有炎症细胞浸润，称之为单纯性胆囊炎；病变侵及胆囊壁全层，见到大量的炎症细胞浸润，胆囊壁形成小脓肿或浆膜面出现脓性渗出物者称为化脓性胆囊炎；因炎症、结石压迫或因胆囊内压增高致胆囊壁发生血运障碍，称为坏疽性胆囊炎。如坏疽性胆囊炎急性穿孔将发生严重的胆汁性腹膜炎，胆囊穿孔的常见部位是胆囊的底部或颈部。

2. 慢性胆囊炎 大多合并有胆囊结石，胆囊壁往往因炎症反复发作以及结石的刺激而增厚和纤维化，胆囊失去正常的功能，甚则胆囊缩小，称之为萎缩性胆囊炎。部分慢性胆囊炎因哈德门袋或胆囊管阻塞形成白胆汁，称为胆囊积水。慢性胆囊炎常与周围脏器发生粘连，所以不致发生急性穿孔，但偶可与周围脏器形成内瘘或外瘘。慢性胆囊炎的病程中可有急性发作。

3. 急性胆管炎 轻者胆管壁充血水肿，发生黏膜溃疡，甚则胆管化脓坏死，胆管内积脓。致病菌多为大肠杆菌和厌氧菌，感染途径可经血行、淋巴管或逆行进入胆道。胆管梗阻、内压增高是急性梗阻性化脓性胆管炎（重症胆管炎）的发病基础。胆管炎可分别发生在左、右肝管，也可发生在肝外胆管而影响整个胆管系统，后者几乎均有黄疸。肝细胞分泌压正常为 2.94kPa（30cmH$_2$O），当胆道梗阻，内压高于胆汁分泌压达 3.42kPa（35cmH$_2$O）时可导致毛细胆管上皮坏死，肝内毛细血管破裂，大量细菌、内毒素和胆色素颗粒可通过肝血窦经肝静脉进入下腔静脉，引起菌血症、脓毒症和感染性休克，甚至可引起 MODS。

4. 胆道系统感染与胆石病的病理过程（图 12 - 10）

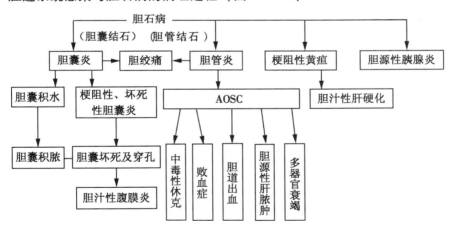

图 12 - 10　胆石病的病理过程

【临床表现】

1. 急性胆囊炎 可为初发，也可是慢性胆囊炎的急性发作。与结石有关者视结石的大小、部位、炎症轻重而临床表现不同。较小的结石移动度大、容易嵌顿而表现出剧烈的疼痛；大结石因活动度小，不易嵌顿，所以出现严重症状者较少。饮食不节、高脂肪餐、过劳、受寒、精神因素等往往刺激胆囊收缩，引动结石而诱发胆绞痛。典型表现是右上腹持续性痉挛性疼痛，可向右肩胛部放射。由于平卧位时胆囊颈、胆囊管的位置较低，结石容易滑入嵌顿，所以胆绞痛常发作于饱餐后的夜间。胆绞痛时炎症加重，检查右上腹可有压痛和肌紧张。体征轻微者鉴别诊断困难。莫菲征阳性有助于诊断。急性胆囊炎常伴有恶心、呕吐和发热，体温多在 38.5℃ 以上，一般无寒战，少数病人可伴有轻度黄疸。当胆囊化脓或坏疽时，病情明显加重，腹痛剧烈而持续，疼痛范围扩大，全身感染更趋严重，表现有发热、寒战、脉数，病人因疼痛烦躁不安，腹部压痛和肌紧张程度加重、范围扩大。约 20% 的病例可触及肿大的胆囊或为大网腹包裹的炎性包块，可触及胆囊的张力，临床意义较大。高度紧张的胆囊提示胆囊管梗阻严重，胆囊内压力较高，容易发生胆囊穿孔导致胆汁性腹膜炎。由结石嵌顿而致的胆囊炎可因结石松动或排入胆总管后，症状暂时缓解；但如果胆总管结石嵌顿在壶腹部，有诱发胆石性胰腺炎的可能，这种结石一般均较小。

2. 慢性胆囊炎　约 70% 以上的病人合并有胆囊结石，多数病人有反复发作的胆绞痛史，平素常有餐后上腹胀满、嗳气、呃逆等消化道症状。因其症状不典型，没有胆绞痛史的病人多被误诊为"胃病"而延误诊治。部分病人食欲不佳，不能耐受高脂肪饮食，也有的病人有便秘。较常见的症状是右上腹痛，右季肋或右腰背疼痛，一般比较轻微，胆囊区可有轻压痛或不适感。慢性胆囊炎急性发作时的临床表现与急性胆囊炎相同。

3. 急性梗阻性化脓性胆管炎（AOSC）　是结石、蛔虫、肿瘤等导致胆道完全梗阻基础上的急性化脓性炎症。致病菌主要为大肠杆菌、变形杆菌、绿脓杆菌和厌氧菌，致病菌侵入胆道的途径有逆行、血行和淋巴通路三种。

AOSC 发病急骤，初期为突发剑突下或右上腹钻顶样痛或痉挛性疼痛，继而很快出现寒战与高热、黄疸，即所谓夏柯（Charcot）三联征这一典型的胆管感染的症状。偶尔随着胆道压力增高，梗阻上段胆管扩张，结石上浮或排入十二指肠而使胆道梗阻暂时解除，Charcot 征随之缓解，以后可反复出现。这种间歇发作的 Charcot 征是肝外胆管结石合并感染的特点。梗阻部位低于胆囊管开口以下则可能触及肿大的胆囊，梗阻在肝总管或胆囊已经萎缩则触不到胆囊。梗阻部位在左或右肝管通常不表现黄疸，仅有发热、寒战、腹痛等症状。由于胆管的位置比较深，患者腹部压痛和肌紧张并不严重，常有明显的肝区叩击痛或可触及肿大的肝脏；在伴有胆囊炎时，右上腹压痛和肌紧张比较显著。有时发病急骤，在未出现黄疸前病人已发生神志淡漠、嗜睡、昏迷等神经系统表现，继而血压降低，脉压缩小，体温常达 40℃ 以上，脉搏 120~140 次/分，病情急骤恶化，全身发绀。在 Charcot 征的基础上，出现了休克和神经精神症状称为雷诺（Reynold）五联征，是 AOSC 的典型表现。具备 AOSC 的典型表现，诊断一般并不困难，要注意的是不具备 Reynold 征也不能排除本病，须密切观察，综合分析，及时作出早期诊断。

【诊断与鉴别诊断】

胆道感染常有反复发作史，突出的症状是发热、腹部痉挛性疼痛、右上腹压痛和肌紧张，急性胆管炎多有黄疸。根据病史、体征，结合各项检查，诊断多无困难。有时需与下列疾病相鉴别。

1. 消化道溃疡穿孔　多有消化道溃疡病史，发病较胆道疾病更急骤。腹痛为突发的右中上腹刀割样剧烈疼痛，呈持续性，迅速波及全腹，有时可发生疼痛性休克。发病初期没有高热、寒战，无黄疸。腹部压痛范围广，腹肌强直呈"板状腹"，叩诊肝浊音界缩小或消失。X 线检查膈下可见游离气体征象。

2. **急性阑尾炎** 高位阑尾炎可误诊为胆囊炎。阑尾炎初期甚少发热，腹痛由胃脘部开始，数小时后转移并固定于右下腹或稍高位置。一般无肿块可及，压痛位置也稍低，Rovsing 征阳性提示病灶与结肠有关，有助于鉴别。BUS 发现胆囊增大、壁厚或有胆结石影像可作出鉴别。

3. **急性胰腺炎** 发病急，疼痛为持续性且较胆道感染剧烈，部位在上腹或偏左侧，常伴有左腰背部疼痛，甚至腰背部疼痛比腹部更剧烈。多伴有恶心呕吐，腹部压痛、肌紧张，但少有肿块。重症胰腺炎多有移动性浊音，腹穿有血性液体。血、尿淀粉酶增高及穿刺液淀粉酶增高有诊断意义。BUS 可显示胰腺肿大、周围渗出液等影像。国内胰腺炎约 60% 由胆石引起，须注意二者并存的可能性。

4. **胆道蛔虫症** 常有呕吐蛔虫史，发病突然，表现为剑突下突发的钻顶样剧烈绞痛，疼痛多有间歇，间歇期症状轻微或毫无痛苦是其特点。由于阻塞不完全，故多无黄疸。一般仅有剑突下轻压痛而无腹膜刺激征。临床症状严重而体征较轻也是本病的特点。BUS 可显示胆道内蛔虫的特征。十二指肠镜检或可看到钻入胆道的蛔虫，并可做网取蛔虫的治疗。

【治疗】

1. **非手术疗法**

（1）适应证：临床症状较轻的急性胆道感染，无明显腹膜刺激症状或休克表现者。

（2）方法

①解痉止痛：胆绞痛发作时可选用耳针、体针疗法缓解疼痛。药物解痉可选用维生素 K、阿托品、亚硝酸异戊酯；镇痛可选用哌替啶、布桂嗪等药物。

②抗生素：主张联合、足量应用。常用 β - 内酰胺类（如青霉素族、头孢族）联合氨基糖苷类（如庆大霉素）。鉴于胆道感染多合并厌氧菌存在，可配合应用甲硝唑。对 AOSC 应给予足量的广谱抗生素作术前准备。

③其他治疗：如控制饮食、输液等。

2. **手术疗法**

（1）胆囊切除术：适用于胆囊炎和胆囊结石。手术方式有传统的开腹胆囊切除（OC）和腹腔镜下的胆囊切除术（LC），后者特点是手术创伤小，术后疼痛轻，病人康复快，是慢性炎症期病人的首选式式。

（2）胆总管探查、T 形管引流术：适用于胆总管结石、急性胆管炎，可达到取出结石、引流胆汁的目的。一般同时切除胆囊，在病情危笃时仅切开胆总管探查处理也可以。

（3）其他：AOSC 也可采用内镜下鼻胆管引流（ENBD）或经皮经肝穿刺胆道外引流术（PTBD）治疗。胆总管下段嵌顿结石合并胆管炎者，借助内镜行括约肌切开术（EST），用网篮取出结石再插入导管引流。PTBD 对肝内胆管结石造成的肝胆管炎有一定疗效。

二、胆石病

胆石病与胆道感染密切相关，临床症状、体征因胆石的部位以及是否合并感染而不同。

【胆石的分类及化学组成】

胆石是胆汁中部分成分异常沉淀凝聚形成的病理物质。在不同的病理条件下，构成结石的成分比例不同，由某种成分为主的结石就称之为某种结石。

1. **胆固醇结石**　外观灰白色或淡黄色，表面光滑，呈圆形或椭圆形。结石剖面有放射状的胆固醇结晶条纹，颜色淡黄，中心色泽较深。含胆固醇 70% ~ 90% ，质地较硬，多为单发或多发的胆囊结石。

2. **胆色素结石**　外观棕黄色或绿色，呈泥沙样或为质地松脆的圆形、圆柱形结石，肝胆管结石大多是以胆色素结石为主。

3. **混合结石**　由胆色素、胆固醇和钙盐等多种成分混合而成，外观深绿色或棕黄色，常为多面体形不规则颗粒，数量较多，表面光泽而圆钝。切面中央质地如髓，外周为层层年轮状的不同成分之沉积层。

4. **其他**　以碳酸钙和脂肪酸为主形成的结石也偶可见到。

【病因】

1. **胆汁淤滞**　胆道系统形态结构上的异常（如扭曲、狭窄等），不仅可延长胆汁在胆道内的滞留时间，使某些成分易于淤滞沉淀而形成结石，而且还为胆结石的形成提供动能，后者目前被认为也是结石形成的必要条件。

2. **胆道感染**　细菌感染一方面可改变胆汁成分，有利于胆色素类结石的形成；另一方面又因造成胆道组织的损害形成狭窄而继发胆汁淤滞，从而形成感染与梗阻（胆汁淤滞）互为因果的恶性循环，更利于胆石的形成与生长。

3. **胆道异物**　胆道的寄生虫（如蛔虫及其残骸）是最常见的胆道异物。此外，外科缝合的线结、食物残渣等可作为胆道异物。胆道异物的作用在于通过异相成核而促进胆红素钙沉淀和胆固醇结晶的生成。

4. **代谢因素**　胆固醇类结石或胆色素类结石的形成、体内的代谢紊乱均是形成致石性病理胆汁的重要因素，尤其是胆汁酸、胆固醇、胆红素的代谢紊乱，是产生形成胆固醇类与胆色素类结石的致石胆汁的重要基础。造成代谢紊乱的原因既可有先天性方面的代谢缺陷（如某些限速酶缺陷），也有后天体内某些脏器疾病所累及而致的因素。此外，饮食习惯、食物结构、药物、手术治疗等均可通过影响和改变体内代谢，致使胆汁代谢紊乱或胆汁丧失稳定性而致结石形成。

【胆石形成的机制】

胆结石的形成机制极为复杂，国内外学者目前基本认为是多因素而非单一因素作用的结果。

1. **胆固醇类结石的形成机制**　胆固醇是不溶于水的，在胆汁中它溶于胆汁，与胆汁酸、卵磷脂形成微胶粒。任何原因造成胆汁中胆固醇含量增多或胆汁酸、卵磷脂含量减少，致使胆固醇浓度相对增高，都可使胆固醇从胆汁中析出而形成结石。

近年研究发现，单纯的胆汁胆固醇过饱和并不足以使胆固醇结晶形成，"成核因素"是形成胆固醇类结石又一必不可少的条件。只有当胆汁中的促成核因子作用强于抗成核因子，就能在过饱和胆汁中形成胆固醇结晶前体颗粒——"核"，核形成后结晶很快形成。研究推测黏蛋白、钙离子、游离脂肪酸以及胆囊胆汁中的某些低分子蛋白可能是促成核因子，而载脂蛋白 A-Ⅰ、A-Ⅱ可能是抗成核因子。

2. 胆色素类结石的形成机制 胆色素类结石可分成两类，一类为棕色结石，另一类为黑色结石。这两类结石有不同的结构和化学组成，棕色结石主要成分为胆红素钙和胆固醇，黑色结石主要成分为胆色素多聚物、磷酸钙和（或）碳酸钙。正常人胆汁中主要存在的是水溶性的结合型双葡萄糖醛酸胆红素。胆色素类结石是因为胆汁中不溶于水的非结合型胆红素（UCB）含量增高，并与钙离子结合产生胆红素钙颗粒沉淀，在黏液物质的凝聚下所形成的结石。

棕色结石的形成与感染有密切的关联。当胆道感染后，胆汁中的细菌产生大量的β-葡萄糖醛酸酶（β-G），β-G 在胆汁中的活性增强，超过正常胆汁中葡萄糖二酸-1，4-内酯对其的抑制能力，破坏了正常胆汁中两者的平衡关系，从而使胆汁中结合型双葡萄糖醛酸胆红素被水解成 UCB，大量不溶于水的 UCB 与胆汁中的钙离子结合而沉淀为胆红素钙。胆红素钙往往以蛔虫残体、虫卵或脱落的胆管上皮细胞为核心，在胆汁中黏蛋白的黏合作用下，不断沉积而形成结石。

黑色结石的形成主要与代谢因素和胆汁淤滞有关，故有人称其为第三结石。溶血性贫血时的高胆红素血症，肝硬化、脾肿大脾功能亢进使红细胞大量破坏，心脏瓣膜替换术后机械瓣膜造成的溶血，肝功能不良时的高胆红素血症等，均是形成黑色结石的代谢紊乱因素。胃大部切除术后所发生的胆囊黑色结石，更可能与胆囊胆汁淤滞因素有关。另外，在营养不良（尤其是低蛋白饮食）情况下发生的代谢紊乱，涉及肝脏分泌和排泄功能的障碍，包括胆汁酸分泌减少和胆汁酸池缩小、胆汁中葡萄糖醛酸内酯含量降低、β-G 活性增加、胆汁流量降低、胆汁糖蛋白分泌增加以及结合胆酸数量与比例失衡等，均可促使这类结石的生成。

【病理】

胆石病的病理与结石所在的部位及有无并发症有关，其中主要是合并感染的病理变化（参考前面内容）。

肝胆管结石的病理改变有其特殊性，尤其对肝脏影响较大。主要所见为胆管炎症、梗阻、扩张和肝实质的病理改变。肝胆管结石的形成与感染显著相关，两者互为因果，互相影响，可表现为肝胆管的急、慢性炎症。胆管炎反复发作使胆管壁纤维化，管壁增厚、挛缩造成胆管狭窄，胆管狭窄引流不畅又加重了胆汁潴留，既容易重复感染，又促进肝胆管结石的形成。这种狭窄是相对的，一般比正常胆管直径要宽，狭窄的近端可明显扩张并积存大量的结石。肝胆管结石有时可使相应的肝段肝叶萎缩，严重者可完全纤维化而丧失正常的功能。由于区域性肝脏纤维化，相对健康的肝脏可发生代偿性肥大而使肝脏变形移位。大面积的肝纤维化可致肝功能障碍，发生胆汁性肝硬化、门脉高压症等并发症。轻症肝胆管结石无并发感染对全身影响不大；合并感染的病理变化同胆管炎，可发生一系列的严重并发症。

【临床表现】

胆囊结石和肝外胆管结石的主要临床表现是胆绞痛。高脂肪餐、暴饮暴食、过度疲劳可诱发，发作时多伴有恶心、呕吐，部分病人表现为钝痛。胆绞痛后发生黄疸提示结石已引起胆道梗阻。也有一部分胆石病没有明显的症状，称为无症状结石，无症状结石的发现与 BUS 的普及有关。

肝胆管结石不合并感染主要表现为肝区持续性闷胀痛，一侧肝胆管梗阻可无黄疸，出现黄疸多表示双侧肝胆管、肝总管或胆总管受累。

【诊断与鉴别诊断】

1. 诊断

(1) 胆囊结石：出现与高脂肪餐有关的右上腹绞痛，右上腹有轻压痛以及右上腹隐痛，即应考虑胆囊结石，BUS 可明确诊断，阳性率高达 95%。

(2) 肝外胆管结石：有典型的胆绞痛发作，常伴有黄疸，结石位于肝总管则触不到胆囊，结石位于胆总管以下时可触及胀大的胆囊。合并感染时有右上腹或剑突下压痛，伴有肌紧张者较少。胆道造影、BUS 可见到胆管扩张和结石影像，必要时可行 CT、ERCP 检查。

(3) 肝胆管结石：由于胆汁引流不畅，肝胆管结石多发生于左外叶和右尾背支胆管，也可比较广泛。肝胆管结石排出可成为继发性肝外胆管结石，临床症状和体征也多由肝外胆管结石引起。肝胆管结石的临床症状取决于结石的部位、范围、炎症轻重和梗阻程度，常有典型的胆石梗阻和急性胆管炎的病史。慢性期症状多不典型，可类似慢性胆囊炎，但腹痛与饮食关系不如胆囊炎显著，仅表现为肝区和胸背部的持续性胀痛，消化不良和低热；肝区可有叩击痛，有时可触及代偿性肥大的肝脏部分。合并感染时临床表现同胆管炎。BUS、CT、PTC、ERCP 等可确定诊断。

2. 鉴别诊断

(1) 上消化道溃疡：胆囊结石发病率女性多于男性，消化道溃疡男性多于女性，两者临床表现相似，有时不易鉴别，须注意性别与疾病的关系。胃镜和 BUS 可提供鉴别依据。

(2) 传染性肝炎：以肝区及右上腹隐痛、胀痛为主，偶有类似胆绞痛的症状，可有发热。常有肝炎接触史以及食欲不振、疲乏无力等症状，检查肝脏肿大并有触痛。黄疸性肝炎须与胆石性梗阻性黄疸鉴别，黄疸性肝炎以血间接胆红素增高为主，GPT 明显增高。胆石性梗阻以直接胆红素增高为主，GPT 增高不如肝炎显著。传染性肝炎周围血象一般不高，有时淋巴细胞可增加，胆石性梗阻则因伴有不同程度感染而白细胞总数和中性粒细胞比例增加。胆石病 BUS 检查多有胆管扩张和结石影像，可资鉴别。对淤胆性肝炎可试用激素作试验性治疗。

(3) 壶腹周围癌：必须与胆石所致的梗阻性黄疸相鉴别。同为梗阻性黄疸，恶性肿瘤多有进行性消瘦，黄疸发生缓慢，无痛且多进行性加重，很少波动，常伴有皮肤瘙痒，完全梗阻者大便呈陶土色。胆石梗阻多为腹痛后出现黄疸，完全梗阻者甚少，因此黄疸程度较轻且可有波动，患者的一般状况优于恶性肿瘤。BUS、PTC、ERCP、CT 可帮助鉴别诊断。其他关于黄疸的鉴别诊断见表 12 - 1。

表 12 - 1 黄疸的鉴别诊断

	外 科 黄 疸		内 科 黄 疸
	胆总管结石	壶腹周围癌	药物、淤胆性肝炎
前驱症状	胆绞痛	上腹隐痛不适，体重减轻	使用肝毒性药物，肝炎接触史
黄疸时间	出现慢，可出现波动	出现慢，进行性加重	快
黄疸程度	中等	重	不定
体 温	升高	多低热	可有发热
瘙 痒	有或无	多有，伴心动过缓	暂时性
肝肿大	<肋下 3cm，轻压痛	>肋下 3cm，无压痛	有轻度触痛
胆 囊	少可触及	多可触及	不能触及
腹 水	无	癌转移可有血性腹水	病重者偶有腹水
胆红素	直接胆红素升高，TB∶DB≤2	直接胆红素升高，TB∶DB≤2	直接、间接胆红素均升高
WBC + DC	WBC 升高，N 升高	WBC 正常或升高，N 正常	WBC 降低，L 升高
尿胆原	不定.	阴性	升高
大便潜血	（－）	可呈（＋）	（－）
G P T	正常或升高	升高	显著升高
B U S	肝内外胆管可有扩张	胆囊大，胆管明显扩张	胆囊不大，胆管无扩张

【治疗】

1. 胆囊结石 胆囊切除术是胆囊结石治疗的最佳选择。胆囊切除术包括开腹胆囊切除术（OC）、腹腔镜胆囊切除术（LC）及小切口胆囊切除术（OM）。OC 是治疗胆囊结石由来已久的标准术式，但 LC 具有伤口小、术后恢复快、住院时间短等优点，已得到了广泛推广应用。OM 创伤小，在直视下手术，安全可靠，术野清洁，也属于微创手术范围，近、远期效果均较好。对于无症状性胆囊结石应定期随访观察，并择期行手术治疗。

2. 肝外胆管结石 应积极手术治疗，治疗原则包括：①解除胆道梗阻；②取净结石；③通畅引流胆道，预防结石复发；④合理使用抗生素。手术治疗首选胆总管切开取石 T 形管引流术，其他手术治疗方法还有胆总管与空肠 Roux - en - Y 吻合术、Oddi 括约肌切开成形术及微创外科治疗（EST、ENBD）等。

3. 肝胆管结石 反复引发胆管炎的肝胆管结石主要采用手术治疗，手术原则是：取净结石、去除病灶、解除梗阻、通畅引流、防止复发。常用的手术方式有：①胆管切开取石；②胆肠吻合术；③肝切除术。

4. 术后残余结石 对于胆道手术后胆管残留结石，可于术后经胆道引流管、T 形管等瘘道应用胆道镜取出残留结石。

第五节 急性胰腺炎

急性胰腺炎（acute pancreatitis，AP）是指多种病因引起胰酶激活，继以胰腺局部炎症反应为主要特征，伴或不伴有其他器官功能改变的疾病，是外科常见的急腹症之一。

重症急性胰腺炎病情十分凶险，病死率高。

【解剖生理】

1. 解剖　胰腺位于腹膜后，相当于第 1 ~ 2 腰椎水平，长 12 ~ 15cm，厚 1 ~ 3cm，宽 3 ~ 4cm，分为头、颈、体、尾四部分。胰头在十二指肠内后方；颈部在门静脉前方；体部向左移行逐渐缩小为尾部止于脾门附近。胰腺主胰管开口于十二指肠大乳头，副胰管开口于大乳头稍上方的副乳头。约 70% ~ 80% 的主胰管与胆总管以共同通路的形式开口于十二指肠大乳头，这样就有使胆汁与胰液彼此逆流的可能，胰酶可被逆流入胰管的胆汁激活导致自身消化。此外，由于胰腺位于腹膜后，所以胰腺的炎性渗出液可沿腹膜后间隙扩散。

2. 生理　胰腺兼有内分泌和外分泌两种功能。胰腺的外分泌结构主要由腺泡和导管系统组成。胰腺的外分泌物为胰液，主要成分为碳酸氢钠和消化酶，每日分泌量为 750 ~ 1500ml，为无色透明的碱性流体，pH 值为 7.0 ~ 8.4。胰液中的消化酶主要包括胰淀粉酶、胰脂肪酶和胰蛋白酶，还包括糜蛋白酶、弹力蛋白酶、羧基肽酶、胰麦芽糖酶、核糖核酸酶和去氧核糖核酸酶等。胰腺的外分泌受神经和体液的调节，但主要以体液调节为主。胆囊收缩素和促胰液素是腺泡细胞分泌的刺激激素；胰岛细胞所分泌的多种激素也参与胰腺外分泌的调节，如胰高血糖素、生长抑素和胰多肽能抑制胰液分泌，而胰岛素、血管活性肠肽和胃泌素则刺激胰液分泌。胰腺的内分泌主要是由胰岛细胞分泌的与糖代谢调节密切相关的胰岛素与胰高血糖素，胰岛是胰腺内分泌结构的基本单位，有 170 万 ~ 200 万个，总重量仅占胰腺重量的 1% ~ 2%，均匀地分布于胰腺的内部。

【病因和发病机制】

1. 病因　急性胰腺炎有多种致病危险因素，国内以胆道疾病为主，占 50% 以上，称为胆源性胰腺炎。西方主要与过量饮酒有关，约占 60%。

（1）胆道疾病：胆道结石下移可阻塞胆总管末端，此时胆汁可经"共同通道"反流入胰管，其中经细菌作用将结合胆汁酸还原成的游离胆汁酸可损伤胰腺，并将胰液中的磷脂酶原 A 激活成为磷脂酶 A，从而引起胰腺组织坏死，产生急性胰腺炎。造成梗阻的原因还有胆道蛔虫以及因炎症或手术器械引起的十二指肠乳头水肿或狭窄、Oddi 括约肌痉挛等。

（2）过量饮酒：在西方国家中，酒精中毒是急性胰腺炎的主要原因，在男性更为明显。其机制还不十分清楚，大致有以下两方面：①酒精的刺激作用：大量酒类刺激胰液分泌，使胰管内压增高，加之大量饮酒引起 Oddi 括约肌痉挛和胰管梗阻，结果导致细小胰管破裂，胰液进入胰腺组织间隙，胰蛋白酶原被胶原酶激活为胰蛋白酶，胰蛋白酶又激活磷脂酶 A_2、弹力蛋白酶、糜蛋白酶以及胰血管舒张素等，造成一系列的酶性损害及自我消化。②酒精对胰腺的直接损伤作用：酒精能使胰腺腺泡细胞内线粒体肿胀和失去内膜，腺泡和胰小管上皮变性破坏，并导致蛋白质合成能力减弱。

（3）十二指肠液反流：某些十二指肠乳头邻近部位的病变和胃次全切除术后输入襻淤滞症，都可导致十二指肠腔内压力增高和十二指肠液反流。十二指肠腔内压力升高时，十二指肠腔内容物可反流入胰管引起胰腺炎。

（4）创伤因素：上腹部钝器伤、穿通伤、手术操作，特别是经 Vater 壶腹的操作，如 ERCP 和 EST 等。

（5）胰腺血液循环障碍：低血压、心肺旁路、动脉栓塞、血管炎及血液黏滞度增高等因素均可致胰腺血液循环障碍而发生急性胰腺炎。

（6）其他因素：包括：①饮食因素，如暴饮暴食等；②感染因素，如流行性腮腺炎、脓毒症等；③内分泌和代谢因素，如妊娠、高钙血症、高脂血症等；④药物因素，如利尿剂及避孕药等。

2. **发病机制** 本病发病机制比较复杂，至今尚未完全阐明。在正常情况下，胰液中的酶原在十二指肠内被激活方有消化功能。各种胰酶通过不同途径相继提前在胰管或腺泡内被激活，将对机体产生局部和全身损害。在局部对胰腺及其周围组织产生"自身消化"，造成组织细胞坏死，特别是磷脂酶 A 可产生有细胞毒性的溶血卵磷脂，后者可溶解破坏细胞膜和线粒体膜的脂蛋白结构，导致细胞死亡。弹力蛋白酶可破坏血管壁和胰腺导管，使胰腺出血和坏死。胰舒血管素可使血管扩张，通透性增加。脂肪酶将脂肪分解成脂肪酸后，与钙离子结合形成脂肪酸钙，可致血钙降低。此外，细胞内胰蛋白酶造成细胞内的自身消化也与胰腺炎有关。胰液中的各种酶被激活后发挥作用的共同结果是胰腺和胰周组织广泛充血、水肿甚至出血、坏死，并在腹腔和腹膜后渗出大量的液体。病人早期即可发生休克。后期所产生的坏死组织又因细菌移位而继发感染，在腹膜后、网膜囊或腹腔形成脓肿。

大量胰酶及有毒物质被吸收入血可致多器官的损害，引起多器官功能障碍综合征。细菌内毒素入血后还可触发体内的单核巨噬细胞、中性粒细胞和淋巴细胞产生并释放大量内源性介质，使全身损害和多器官功能障碍进一步加重。

血流动力学也将发生改变，如血液黏度增高、红细胞聚集增加和红细胞变形能力下降，这些变化将加重胰腺血循环障碍，使病情恶化，使水肿性胰腺炎向出血坏死性胰腺炎转化。

【病理】

急性胰腺炎的基本病理改变是胰腺呈不同程度的水肿、充血、出血和坏死。

1. **急性水肿性胰腺炎** 肉眼可见胰腺水肿、肿胀，镜下可见腺泡及间质性水肿，炎性细胞浸润，偶有轻度出血或局灶性坏死。此型胰腺炎占急性胰腺炎的绝大多数，约 80% 左右，其预后良好。

2. **急性坏死性胰腺炎** 外观胰腺体积增大、肥厚，呈暗紫色。坏死灶呈散在或片状分布，全胰腺坏死很少发生。病灶大小不等，呈灰黑色，后期坏疽时为黑色。腹腔伴有血性渗液，内含大量的淀粉酶。网膜及肠系膜有小片状皂化斑。镜下可见脂肪坏死和腺泡严重破坏，血管被消化，大片状出血腺泡，小叶结构不清，坏死分布呈灶状，叶间隙处破坏最大，终致整个小叶破坏，导管扩张，动脉血栓形成。坏死灶外有炎性区围绕。

【临床表现】

1. 主要症状

（1）腹痛：多为急性发作，呈持续性，疼痛剧烈，一般止痛剂不能缓解，位于上腹部正中偏左，胆源性胰腺炎开始于右上腹，后转至正中偏左，并向左肩、左腰背部放射，严重时两侧腰背部都有放射痛，大多数以左侧为主。疼痛的发生大多有饮食的诱因，如油腻饮食、暴饮暴食和酗酒，但不一定都具有明显的诱因。

（2）腹胀：腹膜后的广泛炎性渗出和腹腔内渗液的刺激导致肠麻痹是腹胀的原因，常同时有排气、排便中止。病人腹部膨隆，肠鸣音多减弱甚至消失。腹胀一般都较严重，是大多数急性胰腺炎的共有症状。有时腹胀对病人的困扰超过腹痛，极少数老年病人只有腹胀而没有腹痛。腹胀进一步加重时，表现为腹内高压，严重时引起脏器功能障碍，被称为腹腔间隔室综合征（abdominal compartment syndrome，ACS），常见于重症胰腺炎。

（3）恶心、呕吐：发作早且频繁，呕吐后不能使腹痛缓解。

（4）发热：早期只有中度发热，38℃左右。重症胰腺炎均有持续性发热，体温多在38.5℃以上，继发于胆道感染者可出现寒战。病程早期发热是由于大量组织坏死吸收引起，后期出现发热则提示腹腔内有继发感染的可能。

（5）黄疸：仅见于部分病人，黄疸程度一般较轻。

（6）休克：重症急性胰腺炎可出现脉搏加快，面色苍白，呼吸加快，血压下降，出冷汗，四肢厥冷，少尿等表现。

2. 主要体征

（1）轻型急性胰腺炎：出现腹痛，无休克表现。腹部检查有轻度腹胀，上腹正中偏左有压痛，无腹膜刺激征，两侧腰背部无触痛或叩痛。

（2）重症急性胰腺炎：腹痛、腹胀严重，腹膜刺激征明显，可伴有休克症状。根据坏死的范围及感染的程度，腹膜炎可局限于上腹部，或延及全腹部，左侧腰背部多饱满及触痛；有明显的肠胀气，肠鸣音减弱；大多数有移动性浊音。少数病人有黄疸。左侧胸腔往往有反应性渗出液。坏死继发感染时，体温升高超过38.5℃。后期病例腰部水肿，腰部、胁腹部皮肤呈片状灰（青）紫色斑，称为Grey–Turner征；脐周皮肤呈灰（青）紫色改变，称为Cullen征。这种皮肤青紫色改变是胰液外溢至皮下组织间隙，溶解皮下脂肪，毛细血管破裂出血所致，反映病情较为严重。

3. 实验室检查

（1）一般检查：有白细胞计数增高、中性粒细胞比例增高、核左移和血液浓缩的特征。白细胞多在（15~20）×10⁹/L以上，血细胞比容增高。

（2）血、尿淀粉酶测定：血、尿淀粉酶增高是诊断胰腺炎的重要依据之一。血清淀粉酶在发病2小时后开始升高，24小时达高峰，可持续4~5天；尿淀粉酶在急性胰腺炎发作24小时后开始上升，持续1~2周，下降缓慢。临床上有些疾病也可导致淀粉酶升高，一般认为超过正常值上限的3倍对急性胰腺炎才有诊断价值。

（3）血钙测定：发病2~3天以后可出现血钙降低。若血钙水平降至2.0mmol/L

（8mg/dl）以下，常提示预后较差。

（4）血糖测定：早期血糖轻度升高，如病情加重血糖会不断升高。长期禁食状态下，若血糖超过11.0mmol/L（200mg/dl），则提示胰腺广泛坏死，预后不良。

（5）动脉血气分析：对重症急性胰腺炎患者是一个重要监测指标。它可反映机体的酸碱平衡与电解质紊乱状态；更重要的是可以早期诊断呼吸功能不全。当 PaO_2 下降到60mmHg 以下时，应考虑为急性呼吸窘迫综合征（ARDS）的可能。

4. 影像学检查

（1）B超检查：急性胰腺炎大多由于肠胀气而影响 BUS 的检查结果，对区分液性积聚和实质性坏死没有帮助。对于部分胆源性胰腺炎可发现胆囊增大积液，胆总管扩张或结石影，胰腺弥漫性肿大，轮廓线呈弧状膨出。水肿病变时，胰内为均匀的低回声分布；有出血坏死时，可出现粗大的强回声。

（2）CT 和 MRI 检查：由于不受肠胀气的干扰，对鉴别轻、重症胰腺炎有很大的价值，可提供胰腺的肿大程度，有无坏死、渗出及炎症波及范围。胰腺坏死区域为低密度区，增强扫描后无改变。对后期病例有无脓肿形成及胰腺假性囊肿也可作出诊断。

【诊断与鉴别诊断】

1. 诊断要点

（1）轻型急性胰腺炎：临床表现为急性腹痛，血、尿淀粉酶明显增高，但无胰腺坏死和全身及局部并发症，只引起轻度代谢紊乱，临床经过呈自限性。

（2）重症胰腺炎：常伴有器官功能障碍，或出现坏死、脓肿或假性囊肿等并发症，或两者兼有。增强 CT 为诊断胰腺坏死最有效的方法，B超及腹腔穿刺对诊断有一定的帮助。

（3）暴发性急性胰腺炎：发病后72小时内，虽经充分的液体复苏，仍迅速出现进行性器官功能障碍。

（4）急性胰腺炎局部并发症的诊断要点

①急性液体积聚：发生于胰腺炎病程的早期，位于胰腺内或胰周，为无囊壁包裹的液体积聚。通常依靠影像学检查发现，影像学上为无明显囊壁包裹的液体积聚。急性液体积聚多会自行吸收，少数可发展为急性假性囊肿或胰腺脓肿。

②胰腺及胰周组织坏死：指胰腺实质的弥漫性或局灶性坏死，伴有胰周脂肪坏死。根据感染与否，又分为感染性胰腺坏死和无菌性胰腺坏死。CT 检查可诊断。

③急性胰腺假性囊肿：指急性胰腺炎后形成的由纤维组织或肉芽囊壁包裹的胰液积聚。急性胰腺炎患者的假性囊肿少数可通过触诊发现，多数通过影像学检查确定诊断。常呈圆形或椭圆形，囊壁清晰。

④胰腺脓肿：为发生于急性胰腺炎胰腺周围的包裹性积脓，含少量或不含胰腺坏死组织。脓毒综合征是其最常见的临床表现。它发生于重症胰腺炎的后期，常在发病4周以后出现。

2. 鉴别诊断

（1）消化道溃疡穿孔：有溃疡病史，起病较胰腺炎更突然，时间明确。腹痛初起即为持续性剧痛，腹肌紧张呈板状腹，肝浊音界缩小或消失，腹部立位 X 线片可见膈下游离气体。

（2）急性胆囊炎：疼痛多在右上腹，呈绞痛样发作，向右肩背部放射，呕吐后腹痛稍有减轻，伴寒战发热，右上腹压痛、肌紧张。B 超显示胆囊急性炎症征象，或可发现结石。如血清淀粉酶升高可能继发有胰腺炎。

（3）急性肠梗阻：多有手术或腹膜炎病史，腹痛为痉挛性，时缓时急，逐渐加重，多位于脐周，伴有呕吐、不排便、不排气。与重症胰腺炎所致的肠麻痹的区别在于肠鸣音亢进，可闻及气过水声或金属音，腹部可见到肠型及蠕动波，腹部透视有肠内气液平面等。

（4）急性肾绞痛：在发病的一侧出现持续性胀痛，伴有阵发性绞痛，腰部重于腹部，并放射至腹股沟部与阴囊。如有血尿、尿频或尿急，则更有助于鉴别。

【治疗】

1. 非手术治疗　原则是尽量减少胰液分泌，即胰腺休息疗法，防止感染，阻止向重症发展，这是急性胰腺炎的基础治疗。轻型经此治疗即可痊愈。重症经此治疗不能改善，反而恶化者，要考虑手术治疗。

（1）禁食、胃肠减压：主要目的是减少胰腺分泌，使胰腺得到休息。

（2）抑制胰液分泌及抗胰酶的药物应用：如质子泵抑制剂（奥美拉唑等）、生长抑素（施他宁等）可明显抑制胰液分泌。

（3）镇痛和解痉：诊断明确者可给予止痛剂，同时给予解痉剂。但禁用吗啡，以免引起 Oddi 括约肌痉挛。

（4）支持治疗：每日输液应根据液体出入量及热量需要计算，按计划供给，保证水与电解质平衡。

（5）防治感染：胆道炎症是急性胰腺炎的重要病因之一，对胆道炎症的治疗有益于胰腺炎的治疗，而且胰腺炎常继发感染，故应用抗生素极为重要。一般主张联合用药，常选用下列抗生素：氨苄青霉素、庆大霉素、甲硝唑、氯林可霉素、头孢唑啉、头孢呋肟、头孢哌酮等。

（6）中药治疗：在呕吐基本控制的情况下，经胃管注入具有清热通腑、活血止痛作用的药物，注入后夹管 1 小时。常用的中药有柴胡、黄连、黄芩、厚朴、枳实、木香、桃仁、生大黄（后下）等。

2. 手术治疗

（1）适应证：①胰腺坏死并发感染，形成脓肿或出现脓毒症。②并发腹腔内大出血或出现假性囊肿破裂并发症。③明确外科原因引起的胰腺炎，如胆石病、输入襻综合征等，旨在去除病因。④非手术治疗临床无效的病例。

（2）手术方式：常用的手术方法有引流术、坏死组织清除术和规则性胰腺切除术。

①三腔造瘘：重症胰腺炎多与胆道疾病有关，需做胆总管探查及减压引流，避免胆-胰逆流，从而减低胰管内压；胃造瘘可以避免长期留置胃管的不良反应，引流胃潴留液，以减轻腹胀；空肠造瘘可在适当的时期进行肠内营养支持，食物不经过十二指

肠，对胰腺外分泌的刺激作用较小。

②胰周引流术：单纯引流只能排出一些有毒的酶性液体，不可能清除大量的坏死组织，因此已不常用，只适用于病变局限在胰周的脂肪坏死、胰腺包膜坏死、包膜下胰腺坏死及晚期形成胰腺囊肿者，手术要点是完全切开胰腺被膜，松动胰腺和十二指肠，在周围放置多根大口径引流管以确保引流效果。胰腺脓肿形成者也应及时行手术引流。

③坏死组织清除术：对胰腺坏死组织及胰周坏死组织逐一予以清除，加局部灌洗引流。适用于散在表浅的完全坏死和晚期胰腺坏疽。

④规则性胰腺切除术：包括左半胰切除术、胰腺次全切除术和全胰切除术，适用于严重的胰腺坏死，术后须注意监测血糖，必要时给予胰岛素维持正常的糖代谢。

第六节　肠梗阻

肠梗阻（intestinal obstruction）是指肠内容物不能正常顺利通过肠道，是外科常见急腹症之一。

【解剖生理】

1. 小肠解剖　小肠包括十二指肠、空肠和回肠，成人小肠平均长度为 3～5m，但个体差异很大。空肠与回肠之间无明显的解剖标志，长度之比约为 2∶3。空肠和回肠完全位于腹膜腔内，仅通过小肠系膜附着于腹后壁，具有活动性大的特点，是小肠容易发生扭转的解剖学基础。小肠肠壁分为四层，由外向内依次为浆膜层、肌层、黏膜下层和黏膜层。小肠的血液供应来自肠系膜上动脉，静脉血经肠系膜上静脉回流入门静脉。小肠神经起源于腹腔神经丛，交感神经兴奋使肠蠕动减弱，血管收缩；迷走神经兴奋使肠蠕动增强和肠腺分泌增加，对血管收缩并无明显影响。

2. 小肠生理　小肠的主要生理功能为食物的消化与吸收。小肠黏膜的腺体分泌含有多种酶的碱性肠液，与胰液、胆汁一起将食糜分解为葡萄糖、氨基酸、脂肪酸等而被吸收，消化液中的水和大量电解质也在小肠内吸收入血循环中。成年男性每天分泌的各种消化液约8000ml，摄入约2000ml水分，但最终只有约500ml液体进入结肠。因此如梗阻或肠瘘发生时，可引起严重营养障碍和水电解质紊乱。

3. 结肠解剖　结肠包括盲肠、升结肠、横结肠、降结肠和乙状结肠，成人结肠的平均长度为150cm。在末端回肠与盲肠之间有一环形肌所组成的回盲瓣，它能阻止小肠内容物过快地进入大肠，从而得到充分消化和吸收，又能限制结肠内容物的逆流。横结肠与升结肠的交界处邻近肝脏称为肝曲，与降结肠的交界处称为脾曲。结肠的外层纵肌排列为三个纵行的"结肠带"，其之间有"结肠袋"，附近有脂肪垂。肠系膜上动脉供应右半结肠的血液，肠系膜下动脉供应左半结肠的血液，结肠静脉血液分别通过肠系膜上静脉汇入门静脉和肠系膜下静脉汇入脾静脉。

4. 结肠生理　结肠的功能是吸收水分和储存粪便。结肠黏膜所分泌的黏液可使黏膜滑润，不致因粪便通过而受损伤。

【病因和分类】

1. 按发病的基本原因分类

（1）机械性肠梗阻：最为常见，是由于机械因素而使肠腔狭窄、阻塞引起肠内容物通过障碍。其原因有：①肠腔堵塞：如蛔虫团、粪块、异物、结石等。②肠壁病变：如肿瘤、炎症性狭窄、肠道先天畸形等。③肠管受压：如粘连带压迫、肠管扭转、嵌顿疝、肠道外肿瘤压迫等。

（2）动力性肠梗阻：是因支配肠道正常运动的神经功能发生障碍，使肠的收缩与舒张功能失常，导致肠内容物不能正常运行，但无器质性的肠腔狭窄。可分为：①麻痹性肠梗阻：常因急性弥漫性腹膜炎、腹部大手术、低血钾等引起。②痉挛性肠梗阻：较少见，如肠道功能紊乱和慢性铅中毒引起的肠痉挛。

（3）血运性肠梗阻：因肠系膜血管栓塞或血栓形成，引起肠管血运障碍而发生肠麻痹，甚至肠坏死与肠穿孔。

2. 按肠壁有无血运障碍分类

（1）单纯性肠梗阻：只有肠内容物通过受阻而无肠管血运障碍者。

（2）绞窄性肠梗阻：肠梗阻同时伴有肠壁血运障碍者。可因肠系膜血管受压、血栓形成、栓子栓塞，或肠管高度扩张所致。

3. 按梗阻部位不同分类

可分为高位小肠梗阻（如空肠上段），低位小肠梗阻（如回肠下段和结肠），或结肠梗阻。

4. 按梗阻程度分类

可分为完全性肠梗阻和不完全性肠梗阻。

5. 按梗阻发展过程分类

可分为急性肠梗阻和慢性肠梗阻。

还有一种梗阻类型称为闭襻性梗阻，是由于某一段肠管两端均发生阻塞所致。如肠扭转、结肠肿瘤等。

上述分类不是绝对的，由于肠梗阻会不断出现不同的病理变化，类型也可以互相转化，如不完全性变为完全性、单纯性变为绞窄性等。

【病理生理】

1. 局部病理生理改变

（1）肠蠕动变化：机械性肠梗阻表现为梗阻上段肠管的蠕动增强，这是机体企图克服通过障碍的一种抗病反应。麻痹性肠梗阻则肠蠕动减弱或消失。

（2）肠管扩张、积气积液：肠腔内的气体 70% 是咽下的，30% 则由血液弥散至肠腔内和肠腔内细菌发酵所产生。液体来源于胃、肠、胆、胰所分泌的消化液和饮入的液体。梗阻近端肠管扩张，远端肠管萎瘪，扩张与萎瘪肠管的交界处即为梗阻部位。

（3）肠壁充血水肿、通透性增加：若梗阻进一步发展，肠内压力逐渐增高，压迫肠壁血管，致肠壁静脉回流受阻，肠壁充血水肿，肠壁通透性增高，肠壁出现小出血点，并有血性渗出液渗入肠腔和腹腔。大量液体渗入肠腔，导致肠管更加扩张。

（4）肠壁坏死穿孔：随着血运障碍发展，动脉血运受阻，血栓形成，肠管可发生缺血坏死及穿孔。

2. 全身病理生理改变

（1）体液丧失：是肠梗阻很主要的病理生理改变。正常胃肠道每天的分泌液约8000ml，绝大部分被肠道再吸收回到全身循环系统。肠梗阻时，由于不能进食且频繁呕吐、大量的液体潴留在肠腔，以及肠壁静脉回流受阻使肠壁水肿和血浆渗出至肠腔或腹腔内，同时正常的再吸收功能丧失，可迅速导致严重缺水、血容量减少和血液浓缩，甚至出现休克。

（2）电解质紊乱和酸碱平衡失调：液体大量丢失的同时，也带来大量电解质的丢失和酸碱平衡失调。其变化可因梗阻部位的不同而有区别。一般低位的小肠梗阻丧失的液体多为碱性或中性，钠、钾离子的丢失较氯离子为多，在低血容量和缺氧情况下酸性代谢产物增加，加之缺水、少尿，可引起严重的代谢性酸中毒。严重的缺钾可加重肠麻痹，并可引起肌无力、心律失常等。

（3）感染和中毒：梗阻肠腔内的细菌大量繁殖，并产生大量毒素，出现脉搏细速、血压下降等中毒症状。肠壁通透性增加，细菌移位可致腹膜炎等感染。

（4）休克及多器官功能障碍：低血容量性因素和感染中毒因素均可致严重休克。最终可因多器官功能障碍乃至死亡。

【临床表现】

1. 症状 痛、呕、胀、闭是各类肠梗阻共同的四大症状。

（1）腹痛：单纯性机械性肠梗阻一般呈阵发性剧烈腹痛，这是由于梗阻以上部位的肠管强烈蠕动所致。可见肠型或肠蠕动波型，病人自觉似有包块移动；腹痛时可听到肠鸣音亢进。随着病情发展，阵发性腹痛间隔时间缩短，出现持续性腹痛并加剧，应警惕绞窄性肠梗阻可能。麻痹性肠梗阻多呈持续性胀痛。

（2）呕吐：在肠梗阻早期即可出现反射性呕吐。高位肠梗阻呕吐出现早而频，呕吐物为食物、胃液、胆汁等；低位肠梗阻时呕吐出现晚而少，呕出为带臭味的粪性液体；如为绞窄性肠梗阻，呕吐物呈棕色或血性；麻痹性肠梗阻时，呕吐多呈溢出性。

（3）腹胀：其程度与梗阻部位有关。高位肠梗阻腹胀不明显；低位肠梗阻及麻痹性肠梗阻则全腹膨胀。因肠扭转或腹内疝等引起闭襻性梗阻时，腹胀常不对称。

（4）停止排气排便：完全性梗阻发生后，排气排便即停止。部分患者可以有梗阻远端肠道内的残存积气和积便排出，不能因此而排除肠梗阻的诊断。不完全性肠梗阻可有少量的排气排便，但梗阻症状不能缓解。结肠癌梗阻或某些绞窄性肠梗阻如肠套叠、肠系膜血管栓塞等可有黏液血便。

2. 体征

（1）全身情况：单纯性肠梗阻的早期一般无明显变化。梗阻晚期有脱水表现，出现唇干舌燥、眼窝内陷、皮肤弹性消失、尿少。严重脱水或绞窄性肠梗阻可出现休克征象。

（2）腹部体征

①望诊：腹部膨胀，麻痹性肠梗阻多呈全腹均匀膨胀，闭襻性肠梗阻可出现不对称膨胀。机械性肠梗阻多可见肠型及肠蠕动波。同时应常规检查腹股沟部有无肿物，排除

腹外疝引起的肠梗阻。

②触诊：单纯性肠梗阻可有不定位的轻压痛；绞窄性肠梗阻则出现压痛、反跳痛、肌紧张等腹膜刺激征。如为肠道肿瘤、肠套叠和蛔虫团梗阻，有时可触及腊肠样或条索状肿物；肠扭转或腹外疝嵌顿引起梗阻时可触及痛性包块。

③叩诊：肠胀气时一般呈鼓音，绞窄性肠梗阻时因腹腔有渗液，可出现移动性浊音。

④听诊：肠鸣音亢进，呈高调金属音或气过水声；麻痹性肠梗阻时则肠鸣音减弱或消失。

（3）直肠指检：应作为常规检查而不能忽视。直肠肿瘤引起肠梗阻时可触及直肠内肿物；肠套叠、绞窄性肠梗阻等指套可染有血迹。

3. 实验室检查

（1）血液：严重失水、血液浓缩时，血红蛋白及血细胞比容升高；肠绞窄伴腹膜炎时，白细胞总数及中性粒细胞比例升高。血气分析及血钾、钠、氯离子等测定能判断电解质、酸碱平衡紊乱情况。

（2）尿液：脱水时尿量减少，尿比重升高。

（3）呕吐物及粪便检查：如有大量红细胞或隐血试验阳性，应考虑肠管有血运障碍可能。

4. X 线检查　腹部立位 X 线透视或平片检查是肠梗阻常用的检查方法，肠管的气液平面是肠梗阻特有的 X 线检查表现。一般在肠梗阻发生 4~6 小时后 X 线检查可见气液平。小肠梗阻者一般显示小肠扩张积气，并有大小不等的阶梯状液平面；小肠高位梗阻者空肠黏膜环状皱襞常呈"鱼骨刺"样；结肠梗阻者盲肠、升结肠膨胀显著。麻痹性肠梗阻时大肠、小肠皆广泛扩张；当怀疑肠套叠、乙状结肠扭转或结肠肿瘤时，应作钡剂灌肠，可见到钡剂通过受阻，呈杯口形、鸟嘴形、狭窄等不同特征。CT、MRI 也有助于肠梗阻的诊断及肠系膜血管栓塞的发现。

【诊断与鉴别诊断】

1. 肠梗阻的诊断　典型的肠梗阻具有痛、呕、胀、闭四大症状，腹部可见肠型及肠蠕动波、肠鸣音亢进、全身脱水等体征，结合腹部 X 线检查，明确诊断并不困难。但有时并不完全具有这些典型表现，如某些绞窄性肠梗阻的早期，易与急性坏死性胰腺炎、输尿管结石、卵巢囊肿蒂扭转等疾病混淆，临床上应予以注意。

2. 机械性与动力性肠梗阻的鉴别　机械性肠梗阻具有上述典型的症状及体征，早期腹胀不明显。麻痹性肠梗阻则腹胀显著，多无阵发性腹部绞痛，肠鸣音减弱或消失，常继发于腹腔内严重感染、腹膜后出血、腹部大手术后等，X 线检查可显示大、小肠全部均匀胀气。而机械性肠梗阻胀气限于梗阻以上的肠管，即使晚期并发肠绞窄和肠麻痹，结肠也不会全部胀气。

3. 单纯性与绞窄性肠梗阻的鉴别　这一区别极为重要，因为两者在预后和处理上截然不同。绞窄性肠梗阻肠管存在血运障碍，若不及时手术处理，必导致肠坏死、腹膜炎而出现感染性休克，危及生命。单纯性肠梗阻多考虑采用非手术治疗。当肠梗阻有下列临床表现时，应考虑到绞窄性肠梗阻的可能。

（1）腹痛发作急骤剧烈，呈持续性并有阵发性加重。

（2）呕吐出现早而频繁，呕吐物为血性或肛门排出血性液体，或腹穿抽出血性液体。

（3）早期出现脉率加快，体温升高，白细胞增高，甚至出现休克。

（4）腹膜刺激征明显且固定，肠鸣音由亢进变为减弱，甚至消失。

（5）腹胀不对称，有局部隆起或可触及孤立胀大的肠襻。

（6）X线检查可见孤立肿大的肠襻，位置固定，不随时间而改变，或肠间隙增宽，提示有腹腔积液。

（7）经积极非手术治疗症状体征无明显改善。

4. 高位肠梗阻与低位肠梗阻鉴别 高位小肠梗阻的特点是呕吐发生早而频繁，腹胀不明显；低位小肠梗阻的特点是腹胀明显，呕吐出现晚而次数少，并可吐出粪样物。结肠梗阻与低位小肠梗阻的临床表现相似，通过X线检查有助于鉴别诊断，低位小肠梗阻时，扩张的肠襻在腹中部，呈阶梯状液平，而结肠内无积气；结肠梗阻时，扩大的肠襻分布在腹部周围，可见结肠袋，胀气的结肠阴影在梗阻部位突然中断，盲肠胀气最显著，小肠内胀气不明显。并可借助钡剂灌肠明确诊断。

5. 完全性肠梗阻与不完全性肠梗阻鉴别 完全性肠梗阻呕吐频繁，如为低位梗阻则腹胀明显，完全停止排气排便；不完全性肠梗阻呕吐与腹胀都较轻或无呕吐，尚有少量排气排便。

6. 肠梗阻病因鉴别 肠梗阻的病因应根据患者年龄、病史、体征、X线检查等多方面进行分析。新生婴儿以肠道先天性畸形最多见，2岁以下小儿则肠套叠多见，3岁以上儿童以蛔虫团堵塞所致的肠梗阻居多，老年人则以肿瘤及粪块堵塞常见。临床上最为常见的是粘连性肠梗阻，多发生在以往有过腹部手术、损伤或炎症病史的患者。嵌顿或绞窄性腹外疝也是常见的肠梗阻原因。肠系膜血管栓塞病人，动脉栓塞可能由于左心瓣膜病变，心内膜炎者的血栓、赘生物脱落，或主动脉粥样钙化斑脱落引起；静脉血栓形成可因腹腔手术或创伤造成。麻痹性肠梗阻以弥漫性腹膜炎为其主要原因。

【治疗】

肠梗阻的治疗原则是纠正因梗阻所引起的全身生理紊乱和解除梗阻。不论采用非手术治疗还是手术治疗，纠正水、电解质和酸碱平衡的紊乱，积极防治感染和有效的胃肠减压，是治疗肠梗阻的基础疗法。

1. 非手术治疗

（1）适应证：①单纯性粘连性肠梗阻。②动力性肠梗阻。③蛔虫团、粪便或食物团堵塞所致的肠梗阻。④肠结核等炎症引起的不完全性肠梗阻、肠套叠早期。

在治疗期间须严密观察，如症状、体征不见好转或反有加重，应立即进行手术治疗。

（2）方法

①胃肠减压：是治疗肠梗阻的重要方法之一。通过禁食及胃肠减压，吸出梗阻近端

的气体和液体，降低肠腔内压力，减轻腹胀，改善肠壁血循环，减少细菌移位和毒素吸收。胃肠减压一般采用单腔胃管，也可采用较长的双腔 M－A 管，其前端带有可注气的薄膜囊，借肠蠕动推动气囊，将导管带到梗阻处，然后放开气囊，直接在梗阻部位减压。

②纠正水、电解质和酸碱平衡紊乱：肠梗阻患者均有不同程度的脱水和电解质丧失，因此不论手术与否均应纠正水、电解质和酸碱平衡紊乱，通常采用 5% 葡萄糖盐水或等渗盐水。依据心率、血压、尿量、血细胞比容、中心静脉压、血气分析等调节液体量和酸碱平衡。呕吐频繁者须注意补钾，代谢性酸中毒者可适当用碳酸氢钠或乳酸钠溶液。绞窄性肠梗阻因丢失了大量血浆和血液，应予输血或补充血浆。

③防治感染和脓毒症：应用抗生素对于防治细菌感染、减少毒素的产生有一定作用，尤其对绞窄性肠梗阻更为重要。

④灌肠疗法：能加强通里攻下的作用，常用温肥皂水 500ml 灌肠。肠套叠者可用空气或钡剂灌肠，既可用于明确诊断，亦是有效的复位方法。

⑤其他：如嵌顿疝的手法复位回纳、腹部推拿按摩等。

2. 手术治疗

（1）适应证：①绞窄性肠梗阻。②有弥漫性腹膜炎征象的各型肠梗阻。③非手术治疗无效，或腹痛、腹胀加重，肠鸣音减弱或消失，脉搏加快，血压下降，或出现腹膜刺激征者。④肿瘤及先天性肠道畸形等不可逆转的器质性病变引起的肠梗阻。

（2）方法

①解除梗阻病因：如粘连松解术、肠套叠和肠扭转复位术等。

②肠切除肠吻合术：对坏死肠管、肠道肿瘤或判断已无生机的肠管予以切除并进行肠吻合术。

③短路手术：如不能切除病变的肠管，则可将梗阻近、远两侧肠襻做侧侧吻合术。

④肠造口术或肠外置术：对一般情况极差或病变不能切除的病人可行梗阻近端肠造口术，以解除梗阻。待以后二期手术再解决肠道病变，以避免行一期肠吻合发生愈合不良而致肠瘘，主要适用于低位肠梗阻如急性结肠梗阻。对部分结肠肿瘤致梗阻者，也可在结肠镜下植入支架，待梗阻缓解后行一期手术。

【几种常见的肠梗阻】

1. 粘连性肠梗阻

粘连性肠梗阻（adhesion of intestinal obstruction）是由于腹腔内粘连所致的肠梗阻，是临床上最常见的一类肠梗阻，约占 20%～40%。多因腹腔内手术、炎症、创伤、出血、异物等引起，极少数先天性肠粘连可能是由于机体发育异常或胎粪性腹膜炎所致。肠粘连的发病机制与个人的体质反应及局部状态有关。

但肠粘连的存在不一定发生肠梗阻，只有在一定条件下才会发病。如肠襻间紧密粘连成团或固定于腹壁，使肠腔变窄或影响了肠管的蠕动和扩张，肠管因粘连牵扯扭转成锐角，或粘连带压迫肠管（图 12-11），或肠襻套入粘连带构成环孔，或因肠襻以粘连处为支点发生扭转等。在上述病变基础上，肠道的功能紊乱、暴饮暴食、突然改变体位等，也往往是引起梗阻的诱因。

粘连性肠梗阻的临床表现与一般机械性肠梗阻的表现一致。常有下列特点：①多数患者有腹腔手术、腹部外伤或腹腔感染病史；②以往有慢性梗阻症状和多次反复急性发作者，多为广泛粘连引起的梗阻；③长期无症状，突然出现急性梗阻症状，腹痛较重，出现腹部局部压痛，甚至腹肌紧张者，即应考虑是粘连带等引起的绞窄性肠梗阻。应该注意，没有上述这些情况也不能排除粘连性肠梗阻，临床上最重要的是鉴别绞窄性与单纯性肠梗阻。

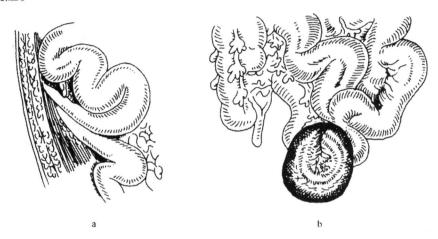

a　　　　　　　　　　　　　　　　　　　b

图 12 – 11　粘连性肠梗阻
a. 粘连牵扯肠管成角　b. 粘连带压迫肠管

中西医结合非手术疗法是治疗粘连性肠梗阻的重要措施，一般首先应选择非手术治疗，多数患者能得到缓解；如非手术治疗无效，或发现有肠绞窄或有绞窄倾向时，须采取手术治疗，常用的手术方式有粘连松解术、肠切除术、短路手术、小肠折叠排列术等。

2. 肠扭转

肠扭转（volvulus）是由于一段肠襻沿其系膜长轴旋转而造成的闭袢性肠梗阻，若同时有系膜血管受压迫则为绞窄性肠梗阻，若不及时处理，后果极为严重。多因肠系膜过长、系膜根部附着过窄、肠段内重量增加、肠管动力异常、体位姿势突然改变等因素而导致本病发生。临床上以顺时针方向旋转多见，扭转程度轻者在 360°以下，严重的可达数转，多发生于小肠、乙状结肠。

肠扭转的表现为急性机械性肠梗阻。根据其发生部位的不同，临床上可出现以下特点：①小肠扭转多见于青壮年人，常有饱食后剧烈活动史，发病急骤，腹痛剧烈，呈持续性疼痛阵发性加重，可向后腰部放射，患者不能平卧，呕吐频繁，腹部有时可扪及压痛的扩张肠襻，进展快，易发生休克。X 线腹部平片示小肠胀气，并有多个液平或出现空回肠换位现象，或排列成多种形态的小跨度蜷曲肠襻。②乙状结肠扭转多见于男性老年人，常有便秘史，或以往有多次腹痛发作经排便排气后缓解的病史。临床表现除腹部绞痛外，有明显腹胀，呕吐一般不明显，钡剂灌肠 X 线检查见扭转部位钡剂受阻，尖端呈"鸟嘴"形。腹部平片可见极度扩张的"马蹄铁"状乙状结肠肠襻。CT检查有助于肠扭转诊断。

肠扭转常在短期内发生肠绞窄、坏死，因此诊断一旦明确，应及时手术治疗。手术方式有扭转复位术、复位加侧腹膜固定术、肠切除吻合术等。

3. 肠套叠

部分肠管套入与其相连的肠管腔内称为肠套叠（intussusception），是婴幼儿肠梗阻最常见的原因。其发生常与肠管解剖特点（如盲肠活动度大）、病理因素（如肠息肉、肿瘤）以及肠管蠕动功能紊乱有关。按照发生的部位可分为不同类型，如回肠－结肠型、回肠盲肠－结肠型、小肠－小肠型、结肠－结肠型（图12－12）。

肠套叠约80％发生于2岁以内的婴幼儿。肠套叠的三大典型症状是：腹痛、血便和腹部肿块，表现为突然发作的剧烈阵发性腹痛，患儿阵发哭闹不安，面色苍白，出汗，伴有呕吐和果酱样血便。腹部检查时常可扪及腊肠样肿块。X线空气或钡剂灌肠检查可见空气或钡剂在结肠受阻呈"杯口状"。成人的肠套叠多继发于肠道肿瘤、息肉等，常呈慢性复发性、不完全性梗阻，故症状较轻，表现不如婴幼儿典型，血便发生率较低。

对幼儿早期肠套叠可用空气或钡剂灌肠复位，疗效可达90％以上。不能复位，出现肠绞窄或有器质性病变者，应手术治疗。成人肠套叠多有其他病理因素，故多采用手术治疗。

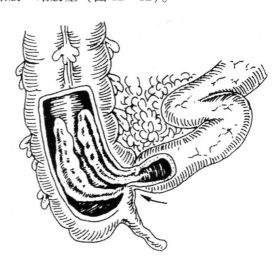

图12－12　回盲部肠套叠

第七节　胃十二指肠溃疡急性穿孔

胃十二指肠溃疡急性穿孔（acute perforation of gastroduodenal ulcer）是溃疡病最常见的严重并发症之一，约占所有溃疡病例的5％左右。可发生于任何年龄，以青壮年居多，男性发病率显著高于女性。

【解剖生理】

1. 胃的解剖

（1）胃的形态：胃上连食管处称为贲门，距门齿约40cm，下连十二指肠处称为幽门，胃有前后两壁、上下两缘（胃小弯与胃大弯）。临床上常将胃分成三个部分：①胃底部：为胃的最上部分，位于贲门左侧，是高于贲门水平的部分；②胃窦部（幽门窦）：位于角切迹右方；③胃体部：胃底部与胃窦之间的部分（图12－13）。

（2）胃壁的组织结构：由里到外可分为四层：①黏膜层：胃黏膜有丰富的胃腺体，分泌胃液，主要由三种不同功能的分泌细胞组成，主细胞分泌胃蛋白酶原和凝乳酶原；壁细胞分泌盐酸和水；黏液细胞分泌碱性黏液，有保护黏膜对抗胃酸腐蚀的作用。②黏膜下层：为疏松结缔组织和弹性纤维所构成，内有丰富的血管和淋巴网。③肌层：有三层肌纤维，走向分别为内层斜行、中层环行、外层纵行。④浆膜层：即脏腹膜，有润滑保护作用。

（3）胃的血管：胃的动脉组成了两条动脉弓，沿着胃小弯、胃大弯走行。胃小弯的动脉弓由胃左动脉（源于腹腔动脉干）和胃右动脉（源于肝动脉）组成；胃大弯的动脉弓由胃网膜左动脉（源于脾动脉）和胃网膜右动脉（源于胃十二指肠动脉）组成。胃底部尚有胃短动脉（源于脾动脉）。胃大、小弯的动脉有许多小分支供应胃壁的血运，且这些分支彼此之间有广泛的吻合（图12－14）。

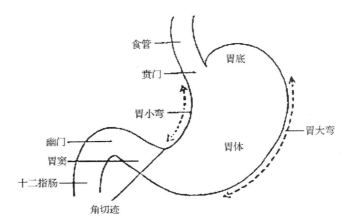

图 12－13　胃的解剖

胃的静脉和同名动脉相伴行，胃的静脉血液最终均汇流至门静脉。

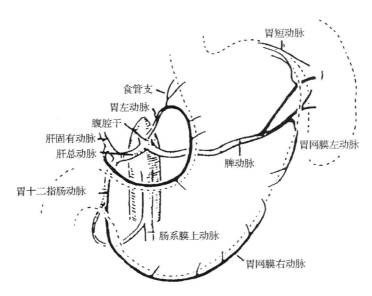

图 12－14　胃的动脉

（4）胃的淋巴结：胃黏膜下淋巴管网丰富。胃的淋巴引流通常与胃的血管走向一致，贲门与胃体中部引流至胃左及腹腔淋巴结群；胃窦远端小弯侧引流至幽门上淋巴结群；胃大弯远侧 60% 引流到幽门下淋巴结；近端胃大弯及胃底引流到胰脾淋巴结群。以上四组淋巴结回流至腹主动脉淋巴结群后注入胸导管。胃的淋巴结分布在胃癌转移的诊断和治疗上有重要的临床意义。

（5）胃的神经：来自交感神经和副交感神经。前者的作用是抑制胃的运动，减少胃液的分泌；后者则促进胃的运动，增加胃液的分泌，二者的作用是对立又统一的，共同调节胃的正常功能。交感神经来自腹腔神经丛的分支，副交感神经来自左、右迷走神经。

2. 十二指肠的解剖

十二指肠是小肠的第一部分，位于幽门和十二指肠悬韧带（Treitz 韧带）之间，呈"C"字形，长约 25cm，分为四个部分：①第一部分（球部）较短，为十二指肠溃疡的好发部位。②第二部分（降部）与第一部分呈锐角下行，固定于后腹壁，内侧与胰头紧密相连，胆总管和胰腺管的总开口位于其中下 1/3 交界处的后内侧，称为十二指肠乳头。③第三部分（横部）自降部向左平行，完全固定于后腹膜。其末端的前方有肠系膜上动、静脉跨越下行。④第四部分（升部）形成十二指肠空肠曲。

十二指肠的血液供应来自胰十二指肠上、下动脉，两者彼此吻合。

【病因病理】

发生穿孔前多数病人有近期溃疡病症状加重的病史。精神紧张、劳累过度、饮食不当、长期使用激素、钡餐检查、洗胃、腹部大手术或严重烧伤等刺激，以及胃幽门螺杆菌感染，常常是引起溃疡病加重甚至穿孔的诱因。

十二指肠溃疡穿孔多于胃溃疡穿孔，穿孔多为单发，多发者罕见。绝大多数穿孔位于幽门附近的胃或十二指肠前壁，穿孔直径一般在 0.5cm 左右。胃十二指肠后壁的溃疡在侵犯至浆膜层之前，多已与邻近器官发生粘连而表现为慢性穿透性溃疡，较少出现急性穿孔，即使发生急性穿孔，也易被胰腺表面的腹膜粘连而封闭，漏出的胃肠液也限于小网膜囊，量少而范围局限，因而临床表现也较轻，往往无急性弥漫性腹膜炎的症状。

溃疡穿孔后，含食物、胃液、胆汁、胰液的胃肠内容物流入腹腔，引起化学性腹膜炎，出现剧烈的腹痛甚至休克。3～5 小时后，由于消化液分泌被抑制，胃肠的漏出液减少，加上腹膜渗出液的稀释，腹膜的化学性刺激症状可减轻。穿孔 6～8 小时后，细菌开始繁殖，逐渐转化为细菌性腹膜炎。若感染逐渐加重，可发展为严重的弥漫性腹膜炎。

穿孔后病情发展与穿孔的性质、部位以及大小、穿孔时胃内容物的质和量、粘连闭合的条件和能力等相关。穿孔小、空腹穿孔或穿孔部位迅速被邻近组织堵塞、胃肠的漏出液少，则腹膜刺激症状轻且局限；相反，穿孔大、饱餐穿孔、腹腔渗液多而污染严重等，则腹膜刺激征及感染中毒症状明显，严重者致弥漫性腹膜炎、感染性休克，甚至死亡。

【临床表现】

1. **腹痛** 多数病人既往有溃疡病史。表现为骤起上腹部刀割样剧痛，迅速波及全腹，呈持续性疼痛或有阵发性加重。部分病人因穿孔漏出的胃肠液从右侧结肠旁沟流向右下腹，引起严重的右下腹痛。由于腹后壁及膈肌腹膜受到刺激，有时可引起肩部或肩胛部牵涉性疼痛。数小时后，因腹膜大量渗出液将漏出的消化液稀释，腹痛可暂时略有减轻，但随着病原菌的繁殖，细菌性腹膜炎的出现，腹痛逐渐加剧。

2. **休克症状** 因腹痛剧烈难忍，早期常出现面色苍白、汗出肢冷、烦躁不安、脉搏细速、血压降低等疼痛性休克的症状。腹痛减轻后，休克症状可有缓解。形成细菌性腹膜炎后转为感染性休克，症状可再度出现并逐渐加重。

3. **恶心呕吐** 多数病人有此症状，早期为反射性呕吐，呕吐物常为胃液及食物；后期因急性弥漫性腹膜炎并发麻痹性肠梗阻，呕吐加重，可呕出粪样物。

4. **腹膜刺激征** 腹部压痛或全腹压痛、反跳痛和腹肌紧张，腹肌强直呈"板状腹"，以上腹或右上腹为甚，部分病人右下腹刺激症状也很明显。细菌性腹膜炎形成后，腹肌强直程度较早期化学性腹膜炎时有所减轻。

5. **腹腔内积气积液** 叩诊肝浊音界缩小或消失，移动性浊音阳性。肠鸣音极弱或消失。病人腹式呼吸减弱或消失。

6. **全身情况** 穿孔早期体温多正常，病人蜷曲静卧而不敢动，面色苍白，脉搏细速。6～12小时后体温开始明显上升，常伴有脱水、感染、麻痹性肠梗阻、休克症状。

7. **实验室检查** 白细胞总数及中性粒细胞比例增高。

8. **X线检查** 约80%的病人在立位腹部透视或摄片时，可见半月形的膈下游离气体影，对诊断有重要意义。但约有20%的病人可无气腹X线表现，故检查时未发现气腹并不能排除溃疡病穿孔的可能性。

9. **腹腔穿刺** 可疑病例可行诊断性腹腔穿刺，阳性者（胆汁或食物残渣）有助于诊断。

10. **B超、CT等检查** 可帮助判断腹腔渗液量多少，有无局限性积液及脓肿形成，作为穿刺引流的定位等。在鉴别诊断中也有所裨益。

【诊断与鉴别诊断】

多数病人有溃疡病史，突发上腹部剧烈疼痛，迅速扩展至全腹，并伴有明显的腹膜刺激征等上消化道穿孔的特征性临床表现，及X线检查发现膈下有游离气体，诊断性腹穿抽出液含胆汁或食物残渣。根据这些特点，不难作出诊断。但胃后壁穿孔或空腹小穿孔的病人症状、体征有时不太典型，较难诊断。本病应与下列疾病鉴别：

1. **急性胰腺炎** 本病也可出现上腹部突然剧烈疼痛，伴有呕吐及早期腹膜刺激征，但其发病不如溃疡病穿孔急骤，腹痛开始时有由轻而重的过程，疼痛位于上腹部偏左，常向腰背部放射，早期腹膜刺激征不如溃疡病穿孔明显，X线检查膈下无游离气体，血、尿及腹穿液淀粉酶升高，B超、CT提示胰腺肿胀。

2. **急性阑尾炎** 胃、十二指肠溃疡穿孔时，漏出物可沿升结肠外侧沟流至右下腹，引起右下腹疼痛和压痛，易与急性阑尾炎的"转移性右下腹痛"相混淆。但急性阑尾炎起病不很突然，通常症状及体征较溃疡穿孔为轻，体征以右下腹为甚，X 线检查膈下无游离气体。

3. 急性胆囊炎 重症胆囊炎伴腹膜炎者，体征与溃疡病穿孔相似。但急性胆囊炎一般炎症反应较重，体征主要集中在右上腹，有时可触及肿大的胆囊，莫菲征阳性。X 线腹部透视膈下无游离气体，B 超提示胆囊炎或胆囊结石。

4. 胃癌穿孔 其急性穿孔引起的腹内病理变化与溃疡穿孔相同，因而症状和体征也相似，术前难以鉴别，有的甚至术中也难以确认溃疡是否已有癌变，或根本就是胃癌穿孔。因两者在预后和处理上有很大区别，所以对老年人，特别是无溃疡病史，而近期内有胃部不适、消化不良或消瘦贫血等症状者，出现溃疡急性穿孔的症状及体征时，应考虑到胃癌穿孔的可能，术中须仔细检查穿孔部位的病变情况，并做活检以确诊。

【治疗】

对本病的治疗目前主要有非手术疗法和手术疗法两类。原则上应尽快手术治疗，如治疗延误，尤其超过 24 小时者，死亡率和并发症的发生率明显增加。非手术疗法主要是采用中西医结合的治疗措施。临床上应根据病人的具体情况选择治疗方法，以达到闭合穿孔、消除腹腔感染、修复或根治溃疡的目的。

1. 非手术治疗

（1）适应证

①穿孔小或空腹穿孔，就诊比较早，腹腔积液少，无腹胀，一般情况好，感染中毒症状不明显，不伴有休克及重要脏器严重病变者。

②单纯性溃疡穿孔，无合并出血、梗阻、癌变或再穿孔等溃疡病严重并发症。

③年龄较轻，溃疡病史不长，非顽固性溃疡。

④就诊时穿孔超过 24 小时，腹腔炎症已有局限趋势者。

（2）治疗方法

①胃肠减压与禁食：放置胃管进行持续有效的负压吸引，减少胃肠液继续外漏，使胃壁松弛，有助于穿孔的闭合，减少腹腔感染，是非手术疗法的一项非常重要的措施。

②半卧位：使腹腔感染内容物局限在盆腔，防止膈下脓肿的发生，但如有休克则先取平卧位，待情况好转后改半卧位。

③输液：补充热量和维生素，维持水、电解质与酸碱平衡，防治休克。

④防治感染：合理地使用各种抗生素。

⑤抑酸：经静脉给予 H_2 受体阻断剂或质子泵拮抗剂，首选后者。

⑥针刺治疗：可改善腹膜炎所致肠麻痹，促进胃肠道功能恢复。

非手术治疗 6 ~ 8 小时后病情继续加重者，应立即转行手术治疗。非手术治疗者如发生膈下或肝下脓肿，通常可在 B 超引导下经皮导管引流治疗。经非手术治疗穿孔痊愈者，应行胃镜检查排除胃癌。

2. 手术治疗

①单纯穿孔缝合术：该方法为缝闭穿孔，中止胃肠内容物继续外漏，并彻底地清除

腹腔内的渗出液，对溃疡穿孔引起的严重腹膜炎有确切的疗效。其优点是操作简单、危险性小。但约有 2/3 的病人以后仍有溃疡病症状，或部分需再次施行根治手术。近年来开展了经腹腔镜行穿孔缝合术。

②根治性手术：如胃大部切除术，以及穿孔修补、迷走神经切断加胃窦部切除或幽门成形术，其优点是一次手术同时解决了穿孔和溃疡两个问题，可免除以后再次手术，但相对来说操作较为复杂，危险性大，因此需要严格掌握适应证。一方面要考虑施行手术的必要性，另一方面也要注意考虑病人对手术的耐受性。

选择手术的方式应根据病人的耐受性、穿孔的部位和大小、是否为复杂性穿孔以及腹腔污染的程度等条件来决定。如病人一般情况好，有幽门梗阻或出血史，胃溃疡穿孔有恶变可能，穿孔在 12 小时以内而腹腔内炎症和胃十二指肠壁水肿较轻，腹腔渗液少于 1000ml 者，可行根治性手术，否则行穿孔缝合术。

第八节　常见急腹症的鉴别

急腹症是以急性腹痛为主要表现的临床病症，早期作出诊断尤为重要。一般情况下，根据典型病史及体征，再配合一些必要的特殊检查方法，多可获得正确的诊断。

引起急性腹痛的原因相当多且复杂，可因腹内脏器功能紊乱或器质性病变所致，也可因腹外脏器或全身性病变引起。急腹症只是临床上以急性腹痛为主要表现的病症中的一部分，多因腹内脏器的炎症、穿孔、出血、破裂、梗阻、套叠、扭转等器质性病变所引起，与其他原因所致的急性腹痛在临床表现方面往往有相似之处。另外，急腹症还可涉及内、外、妇、儿等各科的许多疾病，部分急腹症由于病情复杂多变，或病情不典型等，造成以急性腹痛为主要表现的急腹症的诊断有时较为困难，应注意根据不同的腹痛特点、临床特征，认真地进行鉴别诊断。只有正确区分是哪一科的急性腹痛，辨别急腹症的性质、病变的严重程度以及病变的脏器和部位等，才能及时采取有效的治疗措施，从而提高急腹症的治愈率，同时应避免因误诊而延误治疗良机，给病人带来不必要的痛苦，甚至危及生命。

对暂时难以确诊的患者，应注意密切观察其病情的变化，进一步完善有关检查，以免造成漏诊及误诊，必要时行手术探查，往往可明确诊断，并能同时进行合理的治疗。

一、根据急性腹痛的部位进行鉴别

急性腹痛的病人就诊时往往有明确的腹痛部位，最早出现的腹痛部位或疼痛最明显的部位大多数是病变部位。临床上将腹部分成几个部分，用于鉴别急性腹痛部位与疾病的关系，分析病变在腹腔内脏器还是在腹腔外脏器，以及病变在哪一系统、哪一器官和病变性质等（表 12－2）。

表 12 - 2　急性腹痛部位与疾病的关系

急性腹痛部位	腹内病变	腹外病变	备注
右上腹	肝：肝脓肿破裂、肝癌破裂、急性病毒性肝炎 胆囊与胆管：胆道蛔虫症、急性胆囊炎与胆管炎、胆绞痛、胆石病、胆囊穿孔 十二指肠：溃疡病穿孔 结肠肝曲：结肠癌梗阻、炎症、结核	右侧肺炎、胸膜炎、右肋间神经痛	上腹部疼痛须注意与心、肺、胸膜等胸部疾病鉴别
胃脘及剑突下部	胃十二指肠：急性胃炎、胃黏膜脱垂症、胃痉挛、溃疡病穿孔、胃癌急性穿孔、急性胃扩张 胆道：胆道蛔虫症 胰腺：急性胰腺炎 肝：左肝癌、左肝脓肿破裂	急性心肌梗死、心绞痛 食管病变：食管裂孔疝、食管炎、下段食管贲门癌、贲门痉挛	
左上腹	脾：脾梗塞、脾破裂 胰：急性胰腺炎 结肠脾曲：结肠癌梗阻、炎症、结核	左侧肺炎、胸膜炎、左肋间神经痛	
右腰腹部	右肾：肾结石绞痛、急性肾盂肾炎、肾炎、肾破裂、右肾癌 右输尿管：输尿管结石绞痛 升结肠：炎症、肿瘤、结核		两侧腰腹部疼痛须注意与泌尿系疾病鉴别
脐部	小肠：肠梗阻、肠穿孔、肠扭转、急性出血性坏死性肠炎、克隆病、局限性肠炎、肠蛔虫症 胰腺：急性胰腺炎 肠系膜：肠系膜动脉急性栓塞、急性肠系膜淋巴结炎 急性门静脉或肝静脉血栓形成	腹型过敏性紫癜、腹型风湿病、腹型癫痫、低钙血症、慢性铅中毒、尿毒症、糖尿病酮症酸中毒、神经官能性腹痛	
左腰腹痛	左肾：肾结石绞痛、急性肾盂肾炎、肾破裂、左肾癌 左输尿管：输尿管结石绞痛 降结肠：溃疡性结肠炎、痢疾、阿米巴痢疾、结核、肿瘤		
右下腹	阑尾：急性阑尾炎、阑尾类癌 回肠：急性局限性肠炎、回肠憩室炎 盲肠：回肠 - 盲肠套叠、盲肠结核、回盲部癌 肠系膜：急性肠系膜淋巴结炎 卵巢、输卵管：右侧卵巢囊肿蒂扭转、右侧输卵管妊娠破裂、右侧卵巢滤泡或黄体破裂、右侧附件炎		下腹部疼痛须注意与妇科病与泌尿系统疾病的鉴别

续表

急性腹痛部位	腹内病变	腹外病变	备注
脐下及耻骨上部	膀胱：急性膀胱炎、膀胱结石嵌顿、膀胱癌 子宫与附件：急性盆腔炎、异位妊娠破裂、痛经、难产	前列腺精囊：急性前列腺炎、前列腺良性肥大伴急性尿潴留、急性精囊炎 阴道：先天性阴道闭锁	
左下腹	乙状结肠：急性细菌性痢疾、阿米巴痢疾、乙状结肠癌、乙状结肠扭转、巨乙状结肠症、外伤性穿孔 卵巢、输卵管：左侧卵巢囊肿蒂扭转、左侧输卵管妊娠破裂、左侧卵巢滤泡或黄体破裂、左侧附件炎		

二、内科腹痛与外科腹痛的鉴别

属于内科范围的急性腹痛多因腹腔内脏轻度非化脓性炎症或胃肠道功能紊乱所致，或为腹腔外疾病（如心、肺、胸膜等疾病）刺激肋间神经反射性地引起腹痛，故腹痛仅为内科疾病临床病程中的表现之一。而外科范围的急性腹痛则多由于腹腔脏器的器质性病变所致，如炎症、穿孔、梗阻、出血等，病情多急重，常可危及生命，绝大多数需采取手术方法治疗。因此，两者必须加以鉴别，以采用不同的治疗方法（表 12 – 3）。

表 12 – 3　内科腹痛与外科腹痛的鉴别

内科腹痛	外科腹痛
①多有前驱症状，常先有发热、感染中毒症状，而后发生腹痛，常有原发内科病的系列临床表现	①起病急骤，多无前驱症状。先有腹痛，后出现发热、脉速等全身症状
②腹痛部位比较模糊，疼痛呈间歇性、不固定性、不规则性，持续时间也较短，解痉药治疗常有效	②腹痛部位比较明确，腹痛由轻到重、由局部到弥漫持续发展。解痉剂治疗常无效或仅暂时有效
③压痛常不明显，压痛点多不固定，不局限	③压痛常明显，压痛点多固定，局限
④无明确的腹膜刺激征	④常有典型的腹膜刺激征，且持续整个病程
⑤腹外病因造成的腹痛有其他部位的阳性体征	⑤早期体征局限于腹部，中晚期亦以腹部体征为主
⑥腹痛多不危及生命，以内科非手术方法治疗往往有效	⑥重症可因继发化脓性腹膜炎、感染中毒性休克而危及生命。往往须外科方法紧急处理

三、常见内科、妇科、泌尿外科急性腹痛症的诊断要点

内科、妇科和泌尿外科的某些疾病亦常以急性腹痛为其突出表现之一，易与外科急腹症相混淆而造成误诊误治。应通过详细询问病史及认真的体格检查，找出其各自不同的临床特征，作出正确的诊断。女性病人，尤其有生育能力的妇女，了解月经史对腹痛的诊断有重要意义（表 12 – 4）。

表 12 - 4　常见内科、妇科、泌尿外科急性腹痛症的鉴别诊断要点

病名	腹痛特点	临床特征
急性胃肠炎	上腹部、脐周围或全腹阵发性绞痛	常有不洁饮食史，伴呕吐或腹泻，腹软，无固定压痛及腹膜刺激征，肠鸣音活跃亢进，粪检有大量白细胞
肠蛔虫症	脐周围阵发性绞痛，部位不固定	多见于儿童和农民。常反复发作，可有便虫史。有面部虫斑，腹软喜按，无固定压痛区，有时可扪及由蛔虫引起的条索状物，解痉剂治疗有效
胆道蛔虫症	上腹剑突下区阵发性剧烈绞痛，有钻顶样感，有明显间歇期，可放射到背部及右肩胛部	多见于农民和青少年、儿童。可吐出蛔虫。早期无发热，黄疸少见，腹软，上腹压痛与剧烈腹痛不相符合，常需用吗啡、阿托品止痛
肠系膜淋巴结炎	脐周或右下腹持续性疼痛阵发性加剧	儿童多见。有上呼吸道感染史。先发热后腹痛，腹软，脐右方或右下腹有不局限的压痛区，腹部体征之轻微与较高的体温不符合
肠系膜动脉急性梗塞	发生急骤，呈持续性疼痛，阵发性加剧，程度剧烈，广泛放射	老年人多见。多伴心肌、心瓣膜病变及动脉硬化症。常恶心，呕吐，腹部膨隆、压痛和肌紧张，肠鸣音减弱或消失，大量镇痛剂或解痉剂治疗无效，动脉造影可确诊
肺炎、胸膜炎	上腹部疼痛，深呼吸时疼痛加剧	有呼吸道感染症状，早期即有高热，肺部有湿啰音，或管状呼吸音，或胸膜摩擦音，上腹有不局限的轻度压痛，无腹膜刺激征，X线检查可见胸部病变
冠心病（心绞痛、心肌梗死）	胸骨后部阵发性或剧烈持久的压榨样痛，放射至心前区与左肩臂部，少数可波及剑突下区	多见于中老年人。有高血压、动脉硬化病史。常于劳累或情绪激动时诱发，心肌梗死时常有血压下降，发生休克，腹部无明显压痛，心电图可见 S - T 段和 T 波改变，舌下含硝酸甘油常可缓解疼痛
宫外孕破裂	腹痛以下腹部为重，向全腹扩散，腹痛为持续性	有停经及阴道流血史。常有出血性休克的系列表现，下腹部为主的压痛、反跳痛。腹肌紧张较轻，妇科检查有宫颈抬举痛，下腹部穿刺或后穹隆穿刺有不凝固的血液吸出
卵巢滤泡或黄体破裂	一侧下腹部突然发生腹痛	14 ~ 30 岁的女性多见。腹痛发生在两次月经的中期（排卵期），出血量多时血压可降低，腹部压痛点位置较低，较广泛。肌紧张不明显
卵巢囊肿蒂扭转	突然发生一侧下腹部剧烈持续性疼痛	痛侧下腹部有压痛、反跳痛，阴道双合诊或腹部检查可触及明显触痛的圆形肿块
泌尿系结石	一侧腰腹部突发剧烈绞痛，向会阴或腰部放射	腹部无固定压痛，或沿输尿管轻度压痛，腰部有叩击痛，尿检查镜下见大量红细胞。腹部平片多可见阳性结石，肾图呈梗阻图形，多需用吗啡、阿托品止痛

四、常见外科急腹症的鉴别

1. 胃十二指肠溃疡急性穿孔　既往多有消化性溃疡病史，突然发生持续性上腹剧

痛，很快扩散至全腹；有时消化液流至右下腹致右下腹腹膜刺激征，易误诊为急性阑尾炎。体格检查时有明显腹膜刺激征，肝浊音界缩小或消失，X 线检查膈下有游离气体，可确诊。

2. **急性胆囊炎**　常合并胆囊结石，反复发作右上腹绞痛，向右肩背部放射，体检右上腹压痛和肌紧张，Murphy 征阳性。B 超显示胆囊肿大、壁增厚，常可见胆囊结石。

3. **急性胆管炎**　反复发作右上腹绞痛，伴寒战高热，可有黄疸，严重时可有休克和意识障碍。B 超可见胆管扩张，多数伴有胆管结石。

4. **急性胰腺炎**　多于暴饮暴食或饮酒后发病，上腹持续性剧痛，可向肩部或腰部放射，伴恶心、呕吐、发热，体检全腹压痛、反跳痛、肌紧张，可有腹胀、肠麻痹。血、尿淀粉酶增高，B 超、CT 见胰腺弥漫性肿大、坏死、胰周积液等表现。

5. **急性阑尾炎**　通常具有转移性腹痛和右下腹固定压痛的临床特点。可合并局限性腹膜炎或穿孔弥漫性腹膜炎，但仍以右下腹体征最重。B 超可发现炎性肿大的阑尾，有助于诊断。

6. **急性肠梗阻**　机械性肠梗阻表现为阵发性腹痛、呕吐、腹胀及肛门停止排便排气，体检见腹部膨隆，可见肠型和蠕动波，肠鸣音亢进，X 线腹部立位片示肠管扩张和明显的液气平面，诊断可确定。病情加重可发生血运障碍，进展为绞窄性肠梗阻，出现腹痛加剧，腹膜刺激征明显，甚至休克。

7. **肠系膜血管急性栓塞**　老年人多见。多伴心肌、心瓣膜病变及动脉硬化症。起病急骤，呈持续性疼痛，常伴恶心、呕吐、腹部膨隆、压痛和肌紧张、肠鸣音减弱或消失及绞窄性肠梗阻表现，增强 CT 检查有助于诊断，动脉造影可确诊。

8. **腹部钝性伤后急性腹痛**　腹部钝性伤引起腹内实质脏器和（或）空腔脏器损伤，表现为急腹症的症状和体征，如肝、脾破裂，空腔脏器破裂伤等。表现为心率快、血压低等急性失血征象或腹膜炎征象，腹穿抽出不凝血，超声或 CT 检查提示肝或脾裂伤及腹腔内积血，如 X 线检查示膈下游离气体则提示空腔脏器破裂。

以上常见急腹症应仔细鉴别，对诊断尚无法明确者应留诊观察，在留观过程中禁用强烈镇痛剂，以免掩盖病情。对诊断不能确定，但具有手术探查指征者，应及时手术。

第十三章 甲状腺疾病

第一节 概 述

甲状腺疾病（thyroid disease）包括甲状腺发育异常（甲状腺缺如、异位甲状腺、甲状舌管囊肿），急性、亚急性、慢性甲状腺炎，毒性（有甲状腺功能亢进症状）及非毒性（无甲状腺功能亢进症状）甲状腺肿和甲状腺肿瘤。临床特点是在喉结两侧出现漫肿或肿块，皮色多数不变，随吞咽而上下移动。甲状腺疾病属中医学"瘿"病的范畴。

【解剖生理】

甲状腺位于甲状软骨下方、气管的两旁，由中央的峡部和左、右两个侧叶构成，峡部有时向上伸出一椎体叶，可借纤维组织和甲状腺提肌与舌骨相连。峡部一般位于第2~4气管软骨的前面；两侧叶的上极通常平甲状软骨，下极多数位于第5~6气管环，但有人可达胸骨上窝甚至伸向胸骨柄后方，此时称胸骨后甲状腺，当此类甲状腺因疾病引起肿大时，可导致气管受压，出现呼吸困难。甲状腺由两层被膜包裹，内层被膜称甲状腺固有被膜，很薄，紧贴腺体并形成纤维束伸入到腺体实质内；外层被膜包绕并固定甲状腺于气管和环状软骨上，实际上该膜不完全包被甲状腺，尤其在与气管接触处没有该被膜。由于外层被膜易于剥离，因此又称甲状腺外科被膜，两层膜间有疏松的结缔组织及甲状腺的动、静脉及淋巴、神经和甲状旁腺，手术时分离甲状腺应在此两层被膜之间进行。颈前由浅至深有皮肤、浅筋膜、深筋膜、蜂窝组织、甲状腺、气管前筋膜、气管、食管（图13-1）。成人甲状腺约重30g。正常情况下，颈部检查时不容易看到或摸到甲状腺。由于甲状腺借外层被膜固定于气管和环状软骨上，还借左、右两叶上极内侧的悬韧带悬吊于环状软骨上，因此吞咽时甲状腺亦随之而上下移动，临床上常以此鉴别颈部肿块是否与甲状腺有关。

甲状腺的血液供应十分丰富，主要由两侧的甲状腺上动脉（颈外动脉的分支）和甲状腺下动脉（锁骨下动脉的分支）供应。甲状腺上、下动脉的分支之间，以及甲状腺上、下动脉分支与咽喉部、气管、食管的动脉分支之间，都有广泛的吻合、沟通（图13-2），故在手术时虽将甲状腺上、下动脉全部结扎，甲状腺残留部分仍有血液供应。甲状腺有三条主要静脉即甲状腺上、中、下静脉，其中甲状腺上、中静脉血液流入颈内静脉，甲状腺下静脉血液流入无名静脉。甲状腺的淋巴液流入沿颈内静脉排列的颈深淋巴结。

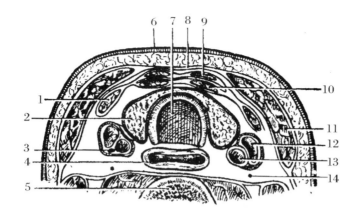

图 13 – 1 颈部横切面

1. 肩胛舌骨肌 2. 甲状腺 3. 迷走神经 4. 食管 5. 颈椎 6. 皮肤 7. 气管 8. 颈浅筋膜
9. 胸骨舌骨肌 10. 胸骨甲状肌 11. 胸锁乳突肌 12. 颈内静脉 13. 颈总动脉 14. 交感神经

声带的运动由来自迷走神经的喉返神经支配。喉返神经行走在气管、食管之间的沟内，多在甲状腺下动脉的分支间穿过，手术处理甲状腺下动脉时应远离腺体背面结扎，以防损伤喉返神经。喉上神经亦来自迷走神经，分为内支和外支，内支（感觉支）分布在喉黏膜上，外支（运动支）与甲状腺上动脉贴近同行，支配环甲肌，使声带紧张。结扎甲状腺上动脉时，应紧靠腺体结扎，切忌大块结扎，以防损伤喉上神经。

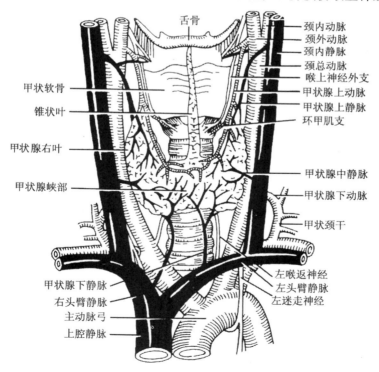

图 13 – 2 甲状腺血液供应

甲状腺的主要功能是合成、贮存和分泌甲状腺素。甲状腺素分四碘甲状腺原氨酸（T_4）和三碘甲状腺原氨酸（T_3）两种，与体内的甲状腺球蛋白结合，贮存在甲状腺的结构单位滤泡中。释放入血的甲状腺与血清蛋白结合，其中90%为T_4，10%为T_3。甲状腺素的主要作用包括：①增加全身组织细胞的氧消耗及热量产生；②促进蛋白质、碳水化合物和脂肪的分解；③促进人体的生长发育及组织分化。此作用与机体的年龄有关，年龄越小，甲状腺素缺乏的影响越大，胚胎期缺乏常影响脑及智力发育，可致痴呆，同样也对出生后脑和长骨的生长、发育影响较大。T_3作用于垂体细胞，可使生长激素分泌增加，还使已释放的生长激素发挥最大的生理效应。

甲状腺功能与人体各器官系统的活动和外部环境互相联系。主要调节的机制包括下丘脑－垂体－甲状腺轴控制系统和甲状腺腺体内的自身调节系统。首先甲状腺素的产生和分泌需要垂体前叶分泌的促甲状腺素（TSH）。TSH直接刺激和加速甲状腺分泌和促进甲状腺素合成，而甲状腺素的释放又对TSH起反馈性抑制作用。例如人体在活动或因外部环境变化，甲状腺素的需要量激增时（如寒冷、妊娠期妇女、生长发育期的青少年），或甲状腺素的合成发生障碍时（如给予抗甲状腺药物），血中甲状腺素浓度下降，即可刺激垂体前叶，引起促甲状腺素的分泌增加（反馈作用），从而使甲状腺素合成和分泌的速度加快；当血中甲状腺素浓度增加到一定程度后，又可反过来抑制促甲状腺素的分泌（负反馈作用），使甲状腺素合成和分泌的速度减慢。TSH的分泌除受甲状腺素反馈性抑制的影响外，主要受下丘脑促甲状腺激素释放激素（TRH）的直接刺激。而甲状腺素释放增多时除对垂体TSH释放有抑制作用外，也对下丘脑释放的TRH有对抗作用，间接地抑制TSH分泌，从而形成了一个下丘脑－垂体－甲状腺轴反馈调节系统。此外，甲状腺本身还有一个能改变甲状腺素产生和释放的内在调节系统，即甲状腺对体内碘缺乏或碘过剩的适应性调节。甲状腺通过上述调节控制体系维持正常的生长、发育与代谢功能。

【甲状腺检查】

一般经仔细的四诊检查即可初步明确甲状腺疾病的诊断。正常甲状腺柔软，表面光滑，不易触及，随吞咽上下移动。

甲状腺检查法：应嘱患者端坐，双手放在两膝，显露颈部并使患者头部略为俯下，使颈部肌肉筋膜松弛。

望诊：观察颈部两侧是否对称，有无肿块隆起，有无血管怒张，有无随吞咽上下移动。如不易辨认时再让病人头向后仰，两手放于枕后再进行观察即较明显。

触诊：望诊不能明确甲状腺肿大的范围或轮廓时，可用触诊协助。检查者可站在病人的背后，双手拇指放在颈后，用其他手指从甲状软骨两侧进行触摸；也可在病人的对面以拇指和其他手指在甲状软骨两侧进行触诊，并同时让病人做吞咽动作。注意肿块的部位、形态、大小、硬度、活动度、表面光滑度和有无压痛、搏动或震颤等。甲状腺肿大可分三度：①Ⅰ度：不能看出肿大但能触及者；②Ⅱ度：能看到肿大又能触及，但在胸锁乳突肌以内者；③Ⅲ度：肿大超过胸锁乳突肌者。

听诊：检查甲状腺区能否听到连续性血管杂音。

其他：若甲状腺肿大，或有结节、肿块等，可进行甲状腺核素扫描。一般来讲，用[131]I扫描见无摄碘功能的结节，称为冷结节，这类结节癌发生率达10%～20%，为临床医师所重视；结节区摄碘率低于其周围正常甲状腺组织者称为凉结节。冷、凉结节均可见于甲状腺囊肿、甲状腺腺瘤囊性变或内出血、甲状腺癌、结节性甲状腺肿、亚急性甲状腺炎、慢性淋巴细胞性甲状腺炎、甲状腺结核。结节区摄碘率与其周围正常甲状腺组织类同者称为温结节，多为结节性甲状腺肿、甲状腺腺瘤、慢性淋巴细胞性甲状腺炎、亚急性甲状腺炎恢复期及某些甲状腺癌。一般认为凉、温结节的癌发生率比冷结节低。结节区摄碘率高于其周围正常甲状腺组织者称为热结节，多认为此种结节的癌发生率最低，多为甲状腺腺瘤、结节性甲状腺肿，偶可见于慢性淋巴细胞性甲状腺炎。此外，尚可进行B超、CT等检查。[131]I扫描及B超、CT等检查并不能确定其性质，除了结合临床进行分析外，还须进行病理组织学检查。对于甲状腺机能的判断，可进行基础代谢率、摄[131]I率、T_3、T_4、血清蛋白结合碘等测定，但应综合考虑及评估它们的临床意义。

第二节　单纯性甲状腺肿

单纯性甲状腺肿（simple goiter）又称地方性甲状腺肿（endemic goiter）、非毒性甲状腺肿（nontoxic goiter），系指甲状腺肿大而无甲状腺功能亢进及减退症状者。可为地方性或散发性，女性多见。发病年龄以10～30岁为峰期，世界许多地方均有发生，我国地方性甲状腺肿分布广，多见于内陆山区和半山区，由缺碘引起；散发性甲状腺肿多发生于青春期、妊娠期、哺乳期和绝经期，为甲状腺素的需要量增高所致。

【病因】

病因可分为三类：

1. 甲状腺素原料（碘）缺乏　这是单纯性甲状腺肿的主要原因。正常人合成充分的甲状腺素每日需要150μg的碘。高原、山区土壤中的碘盐被冲洗流失，以致饮水和食物中含碘量不足，由于缺碘引起甲状腺素合成不足、分泌减少，反馈刺激垂体TSH分泌增多，刺激甲状腺增生和代偿性肿大。在初期甲状腺滤泡上皮增生并有新的滤泡形成，增生、扩张的滤泡较为均匀地散布在腺体各部，滤泡腔内胶质积存，形成弥漫性甲状腺肿，后期扩张的滤泡聚集成多个大小不等的结节，形成结节性甲状腺肿（nodular goiter）。

2. 甲状腺素需要量增高　青春发育期、妊娠期或绝经期的妇女对甲状腺素的需要量暂时性增高，发生轻度弥漫性甲状腺肿，这是一种生理现象，常在成年或妊娠以后自行缩小，又称为生理性甲状腺肿。

3. 甲状腺素合成和分泌障碍　某些食物、药物或饮水中存在致甲状腺肿因子，如硫脲嘧啶（或久食含有硫脲的卷心菜、大头菜）、过氯酸钾、对氨水杨酸等，这些物质通过干扰碘的利用，进而影响甲状腺激素的合成。或先天缺乏合成甲状腺素的酶，属遗传性，可引起先天性甲状腺肿。

【病理】

病变早期弥漫性滤泡上皮增生，又称实质性甲状腺肿，多见于青少年，此时 TSH 分泌增多，甲状腺滤泡上皮细胞增生，甲状腺弥漫性肿大，表面光滑，切面呈深褐色颗粒状。中期呈弥漫性胶性甲状腺肿，又称单纯性甲状腺肿、地方性甲状腺肿，年轻妇女和孕妇多见，甲状腺弥漫性肿大，表面光滑，切面呈红褐色半透明的胶样，地方性甲状腺肿血液中无机碘含量及尿排碘量都减少，T_4 减少，TSH 增高，摄 ^{131}I 率高。晚期呈结节性甲状腺肿，又称腺瘤样甲状腺肿，反复持续多年，逐渐发展成晚期结节性阶段，女性远比男性多见，男女之比约为 6：1。甲状腺常呈双侧不对称性肿大，表面呈大小不一的结节状，包膜不规则增厚，切面见甲状腺组织被纤维组织分成结节状。结节的数量多少不一，少者可 1 个或几个，多者无数结节布满全部甲状腺；结节大小亦不一致，最小直径可小于 1cm，最大者可达数厘米；结节的色泽因滤泡的大小与胶质的多少不同而异，有的结节较大，胶质多则呈暗红色半透明状结构，有的胶质较少则略呈实质性，在结节内常见新老出血灶或偶见钙化灶。共同的病理改变是血清甲状腺球蛋白（TG）升高及 T_3/T_4 比值上升。

【临床表现】

甲状腺不同程度的肿大和肿大结节对周围器官引起的压迫症状是本病主要的临床表现。

1. 症状与体征

（1）甲状腺肿大：病程早期甲状腺呈对称、弥漫性肿大，腺体表面光滑，质地柔软，随吞咽上下移动。后期在肿大腺体的一侧或两侧可扪及单个或多个结节。当结节发生囊肿样变并发囊内出血时，可引起结节迅速增大，可伴有疼痛。

（2）压迫症状：单纯性甲状腺肿体积较大时可压迫气管、食管和喉返神经。如压迫气管可造成气管弯曲、移位和气道狭窄，受压过久还可使气管软骨变性、软化，影响呼吸或引起呼吸困难；压迫喉返神经可引起声嘶；胸骨后甲状腺肿尚可压迫上腔静脉，造成颜面部青紫色浮肿，颈部和胸部表浅静脉扩张；压迫食管可引起吞咽不适感，但不会引起梗阻症状。

（3）结节性甲状腺肿：持续日久，可逐渐发展成结节性甲状腺肿而继发甲亢或发生恶变。

2. 辅助检查

（1）实验室检查：①基础代谢率（BMR）正常或偏低。②血清中蛋白结合碘（PBI）正常或偏低；TSH 增高或正常；甲状腺球蛋白（TG）升高；T_3 可增高，T_4 正常或下降，T_3/T_4 比值上升。③尿碘排出量正常或下降。

（2）放射性核素检查：摄 ^{131}I 率增高或正常。^{131}I 甲状腺扫描甲状腺弥漫性增大，早期放射性均匀；结节性甲状腺肿放射性分布常不均匀，呈现斑片样稀疏或为冷、凉、温、热结节。

（3）影像学检查：①B 超检查：有助于发现甲状腺内囊性、实质性或混合性多发结节的存在。②X 线检查：颈部 X 线检查可发现不规则的胸骨后甲状腺肿及钙化的结节，还能确定气管受压、移位及狭窄的有无。

（4）喉镜检查：可了解声带运动状态以确定喉返神经有无受压。

【诊断】

根据病史及临床表现一般可作出诊断。对于居住于高原、山区缺碘地带的甲状腺肿病人，或家属中有类似病情者，常能及时作出地方性甲状腺肿的诊断。发现甲状腺肿大或结节比较容易，但需要判断甲状腺肿及结节的性质，这就要仔细收集病史，认真检查，必要时可用细针穿刺细胞学检查以确诊。

1. 地方性甲状腺肿诊断依据 "地方性甲状腺肿、地方性克汀病学术交流与科研协作会议"制订的诊断标准为：①居住在地方性甲状腺肿病区；②甲状腺肿大超过本人拇指末节，或有小指末节大小的结节；③排除甲亢、甲状腺癌等其他甲状腺疾病。

2. 地方性甲状腺肿的分型 ①弥漫型：甲状腺均匀增大，摸不到结节。②结节型：在甲状腺上能摸到 1 个或几个结节。③混合型：在弥漫肿大的甲状腺上能摸到 1 个或几个结节。

【鉴别诊断】

1. 甲状腺腺瘤 甲状腺有单个或多个光滑结节，不伴有甲状腺肿大。

2. 亚急性甲状腺炎 甲状腺常不对称肿大，质硬而表面光滑，疼痛，常始于甲状腺的一侧，很快向腺体其他部位扩展。甲状腺摄^{131}I 率显著降低。

3. 慢性淋巴细胞性甲状腺炎 起病缓慢，一般无全身症状；甲状腺弥漫性肿大，质地较硬；摄^{131}I 率正常或下降，T_3、T_4 正常或下降，甲状腺自身抗体滴度较高。

【预防】

全国各地已普遍进行了甲状腺肿的普查和防治工作，发病率已大大降低。

在流行地区，甲状腺肿的集体预防极为重要，一般多用碘化食盐，每 10～20kg 食盐中均匀加入碘化钾或碘化钠 1.0g 即可满足人体每日的需要量。有些地区采用肌内注射碘油，较服用加碘盐更为有效、可靠。碘油在体内吸收很慢，并可随身体需碘情况自行调节。在青春发育期、妊娠期和哺乳期，还可经常用海带或其他海产生物佐餐预防。

【治疗】

1. 食疗 生理性甲状腺肿宜多食含碘丰富的食物，如海带、紫菜等。

2. 药物治疗 对缺碘所致的甲状腺肿，用少量碘化物可能有益。但长期服用碘化物或剂量过大，可引起甲状腺功能亢进症等不良反应，现已少用。用适量甲状腺激素制剂以抑制过多的内源性 TSH 分泌，补充内生甲状腺激素的不足，可达到缓解甲状腺增生的目的。甲状腺激素制剂适用于各种病因引起的甲状腺肿，常用制剂有：

（1）干甲状腺制剂：常用量为每日 60～120mg，口服。疗程一般为 3～6 个月，停药后如有复发可重复治疗。

（2）左旋甲状腺素（L－T_4，优甲乐）：本病早期阶段的年轻患者可每日用 100μg 治疗，第 2 个月增至每日 150～200μg。年龄较大和长期患结节性甲状腺肿者治疗前宜做 TRH 兴奋试验或 TSH 浓度测定，若 TSH 极低或无反应，提示甲状腺已有自主性功能，不宜用本药治疗。

3. 手术治疗 有以下情况之一者，可考虑手术切除治疗：①巨大甲状腺肿影响生活和工作者；②甲状腺肿大引起压迫症状者；③胸骨后甲状腺肿；④腺体内结节继发功能亢进者；⑤腺体内结节疑有恶变者。为防止术后残留甲状腺组织再形成腺肿及甲状腺功能低下，宜长期服用甲状腺激素制剂。

第三节 甲状腺炎

甲状腺炎（thyroiditis）分急性、亚急性和慢性三类，其中急性甲状腺炎临床少见，亚急性和慢性甲状腺炎临床上较为常见。

一、急性甲状腺炎

急性甲状腺炎（acute thyroiditis）较少见，系化脓性细菌由血行或淋巴传播至甲状腺所引起，感染灶来自口咽和扁桃体。致病菌以葡萄球菌为多见，其次为链球菌和肺炎球菌，罕见的特异性感染有甲状腺结核、霉菌性及放线菌性甲状腺炎。甲状腺充血、水肿，有大量中性粒细胞浸润。炎症可自行吸收，也可形成脓肿。脓肿可破入气管或食管及深入纵隔，引起气促、咳嗽、吞咽困难，甚至窒息死亡；亦可穿出皮肤，临床表现和处理同外科感染。

二、亚急性甲状腺炎

亚急性甲状腺炎（subacute thyroiditis）又称亚急性非化脓性甲状腺炎、De Quervain甲状腺炎、病毒性甲状腺炎、肉芽肿性甲状腺炎（granulomatous thyroiditis）、巨细胞性甲状腺炎等。多发生于30~50岁的成人，女性较多见，男女发病之比约为1:(3~4)。

【病因】

原因尚不明，目前多认为是病毒感染所致，因常在上呼吸道感染、病毒性感冒、病毒性腮腺炎后2~3周发病。亦有人认为与遗传因素有关，因组织相容性抗原HLA-BW35阳性的个体发病率比正常人高16倍。

【病理】

甲状腺呈炎性反应，轻度不规则肿大，常不对称，质略硬，包膜与周围组织轻度粘连。切面见病变呈灰白或淡黄色，质实，橡皮样。病变早期滤泡上皮破坏，胶质外溢，炎性细胞浸润。随后因外溢的胶质激起炎症反应，在其周围有异物巨细胞出现和结核样肉芽肿形成，在病变滤泡周围出现巨细胞性肉芽肿是其特征。病变区显示水肿，淋巴细胞、浆细胞和嗜酸粒细胞浸润。本病常在数周至数月（一般为3个月左右）自然消退。愈合时表现为滤泡上皮再生和间质纤维化，有时愈后可再复发。由于甲状腺滤泡被破坏，甲状腺素的突然释放可引起一过性的甲状腺功能亢进症状；继而由于甲状腺素合成障碍，约10%的患者可表现一定程度的甲状腺功能低下。

【临床表现】

多数表现为甲状腺突然肿胀、发硬，吞咽困难及疼痛，并向患侧耳颞处放射。常始于甲状腺的一侧，很快向腺体其他部位扩展。病人可有发热，血沉增快。病程约为 3 个月，愈后甲状腺功能多不减退。

【诊断】

病前有上呼吸道感染史。病后 1 周内因部分滤泡破坏可表现出基础代谢率略高，但甲状腺摄^{131}I 率显著降低，这种分离现象和泼尼松实验治疗有效有助于诊断。须注意与原发性甲状腺机能亢进症、慢性淋巴细胞性甲状腺炎、结节性甲状腺肿继发甲亢等相鉴别。

【治疗】

肾上腺皮质激素是治疗本病最有效的药物，可用强的松每日 20 ~ 40mg，2 周后逐渐减量，维持 1 ~ 2 个月以上；同时加用甲状腺干制剂则效果较好，可用甲状腺素片每日 120 ~ 200mg，症状缓解后减量维持 2 ~ 3 个月。如用于甲状腺肿痛特别明显，病程处于暂时性甲状腺功能低下者，疗程不宜太短，以免复发。对轻症者可用阿司匹林、消炎痛等控制症状。停药后如果复发，则予放射治疗，效果较持久。本病用抗生素无效。

三、慢性甲状腺炎

慢性甲状腺炎（chronic thyroiditis）包括：①慢性淋巴细胞性甲状腺炎；②慢性侵袭性甲状腺炎；③无痛性甲状腺炎（painless thyroiditis）：又称无病征性甲状腺炎（silent thyroiditis），多见于中青年女性，甲状腺无痛性肿大，无压痛，可有短暂甲亢，血清 T_3、T_4 升高，甲状腺摄碘率降低，血中可检测出抗甲状腺自身抗体；④产后及流产后甲状腺炎和幼年甲状腺炎：与无痛性甲状腺炎基本相似，可能是一过性免疫反应。

（一）慢性淋巴细胞性甲状腺炎

慢性淋巴细胞性甲状腺炎（chronic lymphocytic thyroiditis）又称桥本甲状腺炎（Hashimoto's thyroiditis）或桥本病（Hashimoto's disease），是一类自身免疫性甲状腺炎，为各种甲状腺炎中最多见的一种，多见于 30 ~ 50 岁的女性，男女发病之比约为 1：（10 ~ 20），青少年也不少见。具有甲状腺内淋巴细胞浸润和血清中抗体出现的特点。

【病因】

可能是基因决定的抗原物特异性抑制 T 淋巴细胞（T_8）的缺乏，导致细胞毒性 T 淋巴细胞无控制地侵犯滤泡上皮细胞；同时，辅助 T 淋巴细胞（T_4）功能活跃，促使 B 淋巴细胞产生大量自身抗体。在多数患者血清中可检测出多种抗甲状腺抗体，最重要的是抗甲状腺球蛋白抗体（TGA）、抗甲状腺微粒体抗体（TMA）、甲状腺刺激抗体（TSAb）等，所以一般认为本病是一种自身免疫性疾病。与患者有血缘关系的人群中约有 50% 抗甲状腺抗体呈阳性，说明与遗传因素也有一定的关系。

【病理】

甲状腺对称性弥漫性肿大，质韧而有弹性，有细结节，与周围无粘连，切面呈黄灰或灰白色匀质性肉样组织。组织学显示甲状腺滤泡广泛被淋巴细胞和浆细胞浸润，并形成淋巴滤泡及生发中心，这是本病的特异表现。晚期，甲状腺萎缩伴广泛纤维化。病程初期常有不同程度的甲亢表现，随着病变的发展，甲状腺组织被破坏，遂出现不同程度的甲状腺功能低下症状。

【临床表现】

无痛性弥漫性甲状腺肿，对称，质硬，表面光滑，多伴甲状腺功能减退，较大腺肿可有压迫症状。

【诊断】

甲状腺肿大，基础代谢率低，甲状腺摄^{131}I率减少，结合血清中多种抗甲状腺抗体，可帮助诊断。抗甲状腺抗体测定对本病的诊断有特异价值。诊断困难时可行穿刺活检以确诊。

【治疗】

可长期用甲状腺片治疗，多有疗效。有压迫症状者应行活组织病理检查或手术以排除恶变。

（二）慢性侵袭性甲状腺炎

慢性侵袭性甲状腺炎又称慢性侵袭性纤维性甲状腺炎、硬化性甲状腺炎、Riedel 甲状腺炎或木样甲状腺炎，是甲状腺慢性进行性纤维增生并侵犯邻近组织的炎症性疾病。好发于中老年女性，男女发病之比约为 1:3，以 30～60 岁者多见。本病罕见，为甲状腺炎最少见者。

【病因】

病因不明，可能与纤维化疾病有关，因常与其他部位的纤维性疾病同时存在，如特发性纵隔纤维化、后腹膜纤维化、乳腺纤维化、泪腺纤维化、硬化性胆囊炎等。

【病理】

甲状腺中等大，病变可累及整个甲状腺或局限于一叶的部分区域。组织切面灰白或黄白色，质坚韧，切之有软骨样感。病变部位的甲状腺组织完全被破坏而由纤维瘢痕组织所代替，致密的纤维组织压迫使滤泡萎缩，血管壁增厚。有血管周围炎，伴有淋巴细胞、浆细胞、多核细胞浸润。纤维组织可越过甲状腺包膜侵入邻近的组织，与食管、气管及胸锁乳突肌等广泛粘连。其病理特征是：侵犯甲状腺的一部分，多侵犯周围组织，病灶内无淋巴滤泡形成，主要为瘢痕组织。

【临床表现】

起病缓慢，部分患者有疼痛感。甲状腺大小正常或轻、中度肿大，出现单侧或双侧肿块，质硬如石，超过癌的质地。常与周围组织紧密粘连，可伴压迫症状，如声音嘶哑、呼吸困难、吞咽困难等。偶有甲低表现。

甲状腺功能 BMR、PBI、T_3、T_4、TSH 及摄^{131}I率均可在正常水平，晚期 TSH 可升高，而其余各项均减低；ESR 增快；白细胞正常或轻度升高；抗甲状腺抗体一般不高；甲状腺扫描病灶部位多为冷结节。

【诊断与鉴别诊断】

据甲状腺无痛性肿块，固定，质硬，抗甲状腺抗体一般不高，一般即可作出诊断。

但须与慢性淋巴细胞性甲状腺炎及甲状腺癌，特别是未分化癌进行鉴别。

（1）慢性淋巴细胞性甲状腺炎：甲状腺弥漫性肿大，质地较硬；摄^{131}I率正常或下降，T_3、T_4正常或下降，血清中多种抗甲状腺抗体呈阳性。

（2）甲状腺癌：病史短，病程进展快，早期多为单发结节，结节生长快、质硬、表面不光滑，颈部淋巴结常肿大，不能随吞咽动作上下移动；甲状腺扫描为冷结节，穿刺抽吸细胞学检查能帮助确定癌的诊断。

【治疗】

可用肾上腺皮质激素治疗，但疗效不肯定。伴有甲低时可适当给予甲状腺激素。

有明显压迫症状时可手术治疗，可行甲状腺峡部切除或局限性肿块切除。由于粘连紧密，切除腺体时应避免损伤邻近组织。

第四节　甲状腺功能亢进症的外科治疗

甲状腺功能亢进症（hyperthyroidism）简称甲亢，又称毒性甲状腺肿（toxic goiter），是指具有甲状腺功能亢进症状的甲状腺肿。临床特点是甲状腺肿大，基础代谢增加和自主神经系统的失常。为便于选择治疗方法，分为弥漫性、结节性和高功能腺瘤三类。病因迄今尚未完全明了。

【病因病理】

1. 弥漫性毒性甲状腺肿（diffuse toxic goiter）　又称原发性甲状腺功能亢进症（primary hyperthyroidism）、Graves病、Basedow病、甲状腺原发性增生（primary hyperplasia）等。因常伴有突眼症，故称为突眼性甲状腺肿（exophthalmic goiter）。是指在甲状腺肿大的同时，出现功能亢进症状，甲状腺呈双侧对称性弥漫性肿大。该病最常见，可发生于任何年龄，以20~40岁多见，男女发病之比为1:5。为一种自身免疫性疾病，60%~80%的患者血清中有一种类似TSH功能且能持续较长时间的长效甲状腺刺激素（long acting thyroid stimulator，LATS）。LATS属于一种自身抗体，与滤泡上皮细胞表面的TSH受体（抗原）结合后发挥类似TSH的作用，促使滤泡上皮合成和释放甲状腺激素，并能促进滤泡上皮增生。近来有人报道发现另一种刺激因子——甲状腺生长抗体（thyroid growth antibody），亦能与TSH受体结合而发挥致甲状腺增生作用。肉眼形态为甲状腺呈双侧对称性弥漫性肿大，表面血管充血，切面棕红或灰红色，致密质实，略似胰腺组织。组织形态为滤泡上皮细胞增生变高成柱状上皮，胞核增大位于细胞的基底部，上皮细胞常形成皱褶或乳头伸入滤泡。滤泡内胶质很少，胶质内常形成多数空泡，是吸收甲状腺球蛋白的现象，表明蛋白分解旺盛。电镜下见滤泡细胞的高尔基复合体发达，内质网和核糖体增多，细胞表面微绒毛增多变长。组织化学显示滤泡上皮细胞内过氧化酶活性增高。另外，在间质内有散在淋巴细胞浸润、血管充血，或有淋巴滤泡形成。

2. 毒性结节性甲状腺肿（toxic nodular goiter）　较少见。由于某种原因结节性甲状腺肿的一个或多个结节的滤泡上皮增生，合成和释放大量甲状腺激素，造成甲状腺功能亢进，称为毒性结节性甲状腺肿。这种增生结节在用碘扫描时浓集同位素碘较多，临床称为"热结节"。毒性结节性甲状腺肿的病人年龄较大，多在40岁以上，病程长，症状较轻微，肿大腺体呈结节性，两侧多不对称，一般无突眼表现，容易发生心肌损害。毒性结节性甲状腺肿中功能亢进的结节的形态与Graves病相同。

3. 高功能腺瘤 少见。腺体内有单个的自主功能性甲状腺结节（AFTN），结节周围的甲状腺组织呈萎缩改变。病人无眼球突出。发病年龄多在40岁以上。

【临床表现】

1. 症状与体征

（1）甲状腺肿大：一般不引起压迫症状，触诊可有震颤或听诊闻及杂音。

（2）交感神经功能的过度兴奋：原发性甲亢较显著。患者常性情急躁，易激动，多言，失眠，两手颤动，怕热，多汗，皮肤常较温暖。

（3）突眼：双眼突出，眼裂增宽和瞳孔散大。突眼严重者眼睑闭合困难，不能盖住角膜。但突眼的严重程度与甲亢的严重程度并无关系。

（4）心率加速：心动强而有力，脉率每分钟常达100次以上。脉压增大（主要由于收缩压升高）、心悸，严重病例出现心律失常，以心房颤动最常见，最后可发生心力衰竭。脉率增快及脉压增大常作为判断病情程度和治疗效果的重要标志。

（5）内分泌紊乱：如月经失调。

（6）基础代谢率显著增高：患者食欲亢进，反而消瘦，体重减轻，易感疲乏。基础代谢率增高的程度与临床症状的严重程度平行。可根据脉压和脉率计算，或用基础代谢测定器测定（较可靠）。常用计算公式为：基础代谢率 =（脉率＋脉压）－111。测定基础代谢率要在完全安静、空腹时进行。基础代谢率正常的变动范围为 ±10%，甲亢时基础代谢率增高，增高20%~30%为轻度甲亢，增高30%~60%为中度，增高60%以上为重度。

2. 辅助检查

（1）血清T_3和T_4含量的测定：尤其是T_3测定对甲亢的诊断具有较高的敏感性，因甲亢时血清可高于正常4倍左右，而T_4仅为正常的2.5倍。

（2）甲状腺摄^{131}I率的测定：正常甲状腺24小时内摄取的^{131}I为人体总量的30%~40%。如果在2小时内甲状腺摄^{131}I量超过人体总量的25%，或在24小时内超过人体总量的50%，且摄^{131}I高峰前移，均表示有甲亢。

【诊断】

根据有甲亢症状，如性情急躁，食欲亢进，形体消瘦，体重显著减轻，容易激动，心悸，怕热，多汗，失眠，两手颤动，脉快有力，脉压增大；以及甲状腺弥漫性肿大，可触及震颤或闻及血管杂音；和基础代谢率、T_3、T_4、摄^{131}I率均增高，可以作出诊断。

【鉴别诊断】

1. 单纯性甲状腺肿 甲状腺肿大，但无甲亢症状及甲状腺血管杂音；摄^{131}I率可升高，但无高峰前移，T_3、T_4检查正常。

2. 亚急性甲状腺炎 甲状腺常不对称肿大，质硬而表面光滑，疼痛，常始于甲状腺的一侧，很快向腺体其他部位扩展。甲状腺摄^{131}I率显著降低。

3. 自主神经功能紊乱 绝经期或青春期自主神经功能紊乱，有时可伴有单纯性甲状腺肿及摄^{131}I率升高，易误诊为甲亢；但病人体重不减轻、食欲不亢进，虽可有震颤，但多为不规则粗颤，心动过速于睡眠后消失。

4. 神经衰弱 患者常感心悸、气短、易激动、乏力、多汗和体重下降等，心率快，但休息和睡眠时即减慢至正常；手掌凉而湿，不发烫，无突眼；甲状腺一般不肿大；基础代谢率可增高，但 T_3、T_4、摄^{131}I率等检查均正常。

【外科治疗】

对中度以上的甲亢，甲状腺大部切除术仍是目前最常用而有效的疗法，能使90%～95%的病人获得痊愈，手术死亡率低于1%。手术治疗的缺点是有一定的并发症，约4%～5%的病人术后甲亢复发，也有少数病人术后发生甲状腺功能减退。

1. 手术治疗指征 ①中度以上的原发性甲亢；②继发性甲亢，或高功能甲状腺腺瘤；③胸骨后甲状腺肿并甲亢；④腺体较大伴有压迫症状的甲亢；⑤抗甲状腺药物或^{131}I治疗后复发，或不适宜药物及^{131}I治疗的甲亢；⑥妊娠早、中期又符合上述适应证的甲亢。

2. 手术禁忌证 ①青少年患者；②症状较轻的甲亢；③老年病人或有严重器质性疾病不能耐受手术者；④高度突眼者；⑤术后复发性甲亢。

3. 术前准备 甲亢患者在代谢率高亢的情况下，手术危险性很大。为了保证手术顺利进行和预防术后并发症，术前必须做好充分而完善的术前准备。术前开始准备的基础条件是：甲亢症状基本控制，情绪稳定，睡眠好转，食量稳定，体重增加等；脉率稳定在90次/分以下；BMR正常；连续2次测定T_3、T_4正常；抗甲状腺药物已是维持量阶段。

（1）一般准备：首先要消除病人的顾虑和恐惧心理，精神过度紧张或失眠者可适当应用镇静和安眠药。心率过快者可口服利血平0.25mg或心得安10mg，每日3次。发生心力衰竭者应予以洋地黄制剂。

（2）术前检查：除全面体格检查和必要的化验检查外，还应包括颈部透视或摄片，以了解有无气管受压或移位；详细检查心脏有无扩大、杂音或心律不齐等，并常规作心电图检查；喉镜检查以确定声带功能；测定基础代谢率以了解甲亢程度，选择手术时机。

（3）药物准备：是术前用于降低基础代谢率的重要环节。常用以下三种方法：

①抗甲状腺素药物与碘剂联合准备法：先用硫氧嘧啶类药物，如甲基或丙基硫氧嘧啶，或甲巯咪唑（他巴唑）、卡比马唑（甲亢平）等，待甲亢症状得到基本控制后（病人情绪稳定，睡眠良好，体重增加，脉压正常，脉率在90次/分以下，基础代谢率升高不足正常值的20%），即予停服，并改服1～2周的碘剂。常用的碘剂是复方碘化钾溶液（Lugol液），每日3次；第1日每次3滴，第2日每次4滴，以后逐日每次增加1滴，至每次16滴为止，然后维持此剂量，3～7日内施行手术。因抗甲状腺素药物能使甲状腺肿大和发生动脉性充血，手术时极易发生出血，增加了手术的困难和危险，因此

服用抗甲状腺素药物后必须改用或加用能使甲状腺缩小变硬、血管数减少以利于手术的碘剂。碘剂的作用在于抑制蛋白水解酶，减少甲状腺球蛋白的分解，从而抑制甲状腺素释放。其作用 2~3 周达高峰，此时是最佳手术时期，若服碘剂超过 4 周以上，基础代谢率将又复升，症状重新出现，甚至恶化，不宜手术。故应预计好服碘剂的时间，凡不准备施行手术治疗的病人一律不要服用碘剂。

②碘剂准备法：开始单用碘剂（用法与上同），不用抗甲状腺素药物，2~3 周后甲亢症状得到基本控制，便可进行手术。此法只适用于轻度甲亢患者及继发性甲亢和高功能腺瘤者。

③心得安（普萘洛尔）准备法：对于常规应用碘剂或合并应用抗甲状腺素药物不能耐受或效果不佳的病例，可与碘剂合用或单用心得安（普萘洛尔）作术前准备。剂量为每 6 小时给药 1 次，口服，每次 20~60mg，一般在 4~7 日后脉率即降至正常水平，可以施行手术。但最末一次口服心得安须在术前 1~2 小时，术后 4~6 小时开始继续口服心得安 4~7 日，因心得安在体内的有效半衰期不到 8 小时。此外，术前不用阿托品，以免引起心动过速。

4. 手术和手术后注意事项

（1）麻醉：一般可用针麻或颈丛神经阻滞，以了解病人发音情况，避免损伤喉返神经。但精神异常紧张、胸骨后甲状腺肿压迫气管的甲亢病人应选用气管内麻醉，以保证呼吸道通畅和手术的顺利进行。

（2）手术操作：应轻柔、细致，严格止血，充分暴露甲状腺腺体，注意保护甲状旁腺和喉返神经。切除腺体数量应根据腺体大小或甲亢程度决定，常需切除腺体的 80%~90%，并同时切除峡部，每侧残留腺体以如成人拇指末节大小为恰当（约 3~4g）。腺体切除过少容易引起复发，过多又易发生甲状腺功能低下（黏液水肿）。必须保存两叶腺体背面部分，以免损伤喉返神经和甲状旁腺。

（3）术后观察和护理：术后当日应密切注意病人呼吸、体温、脉搏、血压的变化，预防手术的并发症。床旁常规配备气管插管、气管切开包、吸引器和供氧设备等。手术野常规放置橡皮片引流（术后 24~48 小时拔除），及时引流切口内的积血，预防术后气管受压。病人采用半卧位，以利呼吸和引流切口内积血。帮助病人及时排出痰液，保持呼吸道通畅。术后需继服复方碘化钾溶液，每日 3 次，每次 10 滴，共 1 周左右；或由每日 3 次、每次 16 滴开始，逐日每次减少 1 滴，至每次 5 滴停服。

5. 手术的主要并发症

（1）术后呼吸困难和窒息：多发生在术后 48 小时内，是术后最危急的并发症。常见原因为：①血肿压迫气管：因手术时止血不完善，或血管结扎线滑脱所引起。②喉头水肿：主要是手术创伤所致，也可因气管插管引起。③气管塌陷：是气管壁长期受肿大甲状腺压迫而发生软化，切除甲状腺体的大部分后软化的气管壁失去支撑的结果。④双侧喉返神经损伤：临床表现为进行性呼吸困难、烦躁、发绀，甚至发生窒息。

如颈部肿胀，切口渗出鲜血时，多为切口内出血所引起，必须立即行床旁抢救，及时剪开缝线，敞开切口，迅速除去血肿；如此时病人呼吸仍无改善，则应立即施行气管切开；情况好转后，再送手术室作进一步的检查、止血和其他处理。因此，术后应常规在病人床旁放置无菌的气管切开包和手套，以备急用。若系喉头水肿，则快速滴注20% 甘露醇 250ml、氢化可的松 100～200mg，以减轻水肿。气管软化者应在术中做气管悬吊或气管切开。

（2）喉返神经损伤：发生率约 0.5%。大多数是因手术处理甲状腺下极时不慎将喉返神经切断、缝扎或挫夹、牵拉，造成永久性或暂时性损伤；少数也可由血肿或瘢痕组织压迫或牵拉而发生。一侧喉返神经损伤可引起声音嘶哑，术后虽可由健侧声带代偿性地向患侧过度内收而恢复发音，但喉镜检查显示患侧声带依然不能内收，因此不能恢复其原有的音色。双侧喉返神经损伤可导致失音或严重的呼吸困难，甚至窒息，须立即做气管切开。由于手术切断、缝扎、挫夹、牵拉等直接损伤喉返神经者，术中可立即出现症状；而因血肿压迫、瘢痕组织牵拉等所致者，则可在术后数日才出现症状。切断、缝扎引起者属永久性损伤，常须行神经吻合或拆除缝扎线；挫夹、牵拉、血肿压迫所致者则多为暂时性损伤，经理疗等及时处理后，一般可在 3～6 个月内逐渐恢复。故在结扎甲状腺下动脉时，应尽量离开腺体背面，靠近颈总动脉结扎其主干，以避免损伤喉返神经。

（3）喉上神经损伤：多发生于处理甲状腺上极时离腺体太远，分离不仔细和将神经与周围组织一同大束结扎所引起。喉上神经分内（感觉）、外（运动）两支。若损伤外支会使环甲肌瘫痪，引起声带松弛、音调降低、说话费力；内支损伤则喉部黏膜感觉丧失，进食特别是饮水时容易误咽发生呛咳。若非双侧切断，一般经理疗、针灸多可自行恢复。故结扎、切断甲状腺上动、静脉应紧贴甲状腺上极，以避免损伤喉上神经。

（4）手足抽搐：手术时甲状旁腺被误切、挫伤或血供障碍，致血钙浓度降低，可引起手足抽搐。血钙浓度可降至 2.0mmol/L 以下，严重者可降至 1.0～1.5 mmol/L（正常为 2.25～2.75 mmol/L），神经肌肉的应激性显著增高，多在术后 1～3 天出现手足抽搐。轻者只有面部、唇部或手足部的针刺样麻木感或强直感，经过 2～3 周后，未受损伤的甲状旁腺增生肥大，起到代偿作用，症状便可消失。重者可出现面肌和手足伴有疼痛感觉的持续性痉挛，每天发作多次，每次持续 10～20 分钟或更长时间，严重者可发生喉和膈肌痉挛，引起窒息死亡。

切除甲状腺时应注意保留腺体背面部分的完整，切下甲状腺标本时要立即仔细检查其背面甲状旁腺有无误切，若发生误切，应设法移植到胸锁乳突肌中，这是避免此并发症发生的关键。发生手足抽搐后，应限制摄入肉类、乳品和蛋类等食品（因含磷较高，影响钙的吸收）。抽搐发作时立即静脉注射 10% 葡萄糖酸钙或氯化钙 10～20ml。症状轻者可口服葡萄糖酸钙或乳酸钙 2～4g，每日 3 次；症状较重或长期不能恢复者，可加服维生素 D$_3$，每日 5 万～10 万 U，以促进钙在肠道内的吸收。口服双氢速甾醇（双氢速变固醇，DT$_{10}$）油剂能明显提高血中钙含量，降低神经肌肉的应激性，是最有效的治疗方法。还可用显微外科的方法行同种异体带血管的甲状腺－甲状旁腺移植。

（5）甲状腺危象：是甲亢的严重并发症，发病机制尚不完全清楚，多因甲状腺素过量释放引起暴发性肾上腺素能兴奋所致。其发生多与术前准备不够、甲亢症状未能很好控制及手术应激有关。多发生在术后 12～36 小时内，表现为高热（体温 >39℃）、脉快（脉搏 >120 次/分），同时合并神经、循环及消化系统严重功能紊乱症状，如烦躁、谵妄、大汗、呕吐、水泻等，若不及时处理，可迅速发展至昏迷、虚脱、休克甚至死亡，死亡率约 20%～30%。

治疗包括：①肾上腺素能阻滞剂：可选用利血平 1～2mg 肌注或胍乙啶 10～20mg 口服。前者用药 4～8 小时后危象可有所减轻；后者在 12 小时后起效。还可用心得安（普萘洛尔）5mg 加 5%～10% 葡萄糖溶液 100ml 静脉滴注，以降低周围组织对肾上腺素及儿茶酚胺的反应。②碘剂：口服复方碘化钾溶液，首次为 3～5ml，或紧急时用 10% 碘化钠 5～10ml 加入 10% 葡萄糖溶液 500ml 中静脉滴注，以降低血液中甲状腺素水平，或抑制外周 T_4 转化为 T_3。③氢化可的松：每日 200～400mg，分次静脉滴注，以拮抗过多甲状腺素的反应。④镇静剂：常用苯巴比妥钠 100mg，或冬眠合剂 II 号半量，肌肉注射，每 6～8 小时 1 次。⑤降温：用退热剂、冬眠药物和物理降温等综合方法，保持病人体温在 37℃ 左右。⑥静脉输入大量葡萄糖溶液补充能量。⑦有心力衰竭者加用洋地黄制剂。⑧吸氧，以减轻组织的缺氧。

（6）甲状腺功能减退：多因甲状腺组织切除过多或残留腺体的血液供应不足所致。表现为皮肤和皮下组织水肿，面部尤甚，按之不留凹痕，且较干燥；毛发疏落；常感疲乏，性情淡漠，反应较迟钝，动作缓慢，性欲减退；脉率慢，体温低，基础代谢率降低。行甲状腺大部切除术时应保留足够的甲状腺组织（如拇指末节大小）及残留腺体的血液供应。发生甲状腺功能减退时应给予甲状腺制剂。

第五节 甲状腺肿瘤

甲状腺肿瘤分良性和恶性肿瘤两类，良性多为腺瘤，恶性多为癌。

一、甲状腺腺瘤

甲状腺腺瘤（adenoma of thyroid）是最常见的甲状腺良性肿瘤。本病多发生于 40 岁以下的妇女，约占甲状腺疾病的 60%，有恶变倾向，恶变率在 10% 左右。临床特点是颈前无痛性肿块，质地柔韧，随吞咽动作上下移动，生长缓慢。本病属中医学"肉瘿"范畴。

【病因病理】

本病的病因不明，可能与慢性促甲状腺激素的刺激、甲状腺放射及缺碘、摄入致甲状腺肿物质等因素有关。按形态学可分为滤泡状和乳头状囊性腺瘤两种。一般呈单发结节状肿物，偶可多发。

1. 滤泡状腺瘤 多见，约占甲状腺腺瘤的 90%。发生于滤泡上皮细胞，呈圆形或卵圆形结节状肿物，直径 2～5cm，大者可达拳头大小，有完整包膜，表面光滑，生长缓慢；合并出血时瘤体可迅速增大。包膜内、外甲状腺组织结构不同。切面稍隆起，通常呈淡黄褐色，质较软，其形态因含胶质多少、细胞丰富程度不同以及有无出血、囊性变、纤维化等而异，含胶质丰富者呈褐色，半透明；胶质少者呈灰白色；细胞丰富者呈肉样灰褐色，质韧实；有出血时可呈紫褐色。胶质变性或有坏死溶解则可呈囊性变。较大腺瘤常有出血、囊性变，可有纤维化和钙化，有时囊腔可占据整个腺瘤。

2. 乳头状囊性腺瘤　少见，瘤体较小，直径约为 1~2cm，由滤泡上皮细胞发生，常形成囊腔，囊内为棕红色液体及颗粒状或乳头状突起，有恶变可能，不易与乳头状腺癌区分，诊断时要注意。

【临床表现】

1. 症状与体征

多以颈前无痛性肿块为首发症状，常偶然发现。甲状腺内出现圆形或椭圆形、质韧有弹性、表面光滑、边界清楚、无压痛结节，多为单发，随吞咽动作上下移动。多数病人可无任何症状。腺瘤生长缓慢，但当乳头状囊性腺瘤因囊壁血管破裂发生囊内出血时，肿瘤可在短期内迅速增大，局部出现胀痛、触痛，因张力较大，肿瘤质地较硬。肿物较大时可有压迫感，有时可压迫气管导致其移位，但很少造成呼吸困难，罕见喉返神经受压表现。可引起甲亢及发生恶性变。

2. 辅助检查

（1）放射性核素检查：^{131}I 及 ^{99m}Tc 扫描图像多为温结节，也可为热结节或冷结节。

（2）影像学检查：①X 线检查：肿块较大者颈正、侧位片常可见气管受压移位。②B 型超声波检查：可显示腺瘤的大小、形状。实性者内回声高于正常甲状腺，呈均匀性强回声光团；伴有囊性变时则呈不均匀回声或无回声。

（3）细针穿刺细胞学检查：对实性者诊断有较大的参考价值。

【诊断】

根据以下典型的临床表现一般不难诊断：①多发于 40 岁以下女性；②甲状腺内的单发结节，质地柔韧，随吞咽动作上下活动；③甲状腺功能检查正常。B 超、细针穿刺细胞学检查可协助诊断。

【鉴别诊断】

1. 结节性甲状腺肿　多见于地方性甲状腺肿流行地区，但亦可散发。病程较长，初为双侧甲状腺弥漫性肿大，逐渐出现大小不等的多个结节，质韧或较软，表面光滑，包膜常不完整。核素扫描显示甲状腺增大及放射性分布不均匀。

2. 甲状舌骨囊肿　青少年多见。肿块位于颈中线，呈半球形或球形，有囊性感，伸舌时肿块内缩。

3. 甲状腺癌　可发生于任何年龄。早期多为单发结节，病史短，病情进展快，结节硬、表面不光滑，不能随吞咽动作上下移动；甲状腺扫描为冷结节。穿刺抽吸细胞学检查能帮助确定本病的诊断。

【治疗】

甲状腺腺瘤是发生于甲状腺的良性肿瘤，原则上应早期切除，手术治疗是最有效的方法。因甲状腺瘤有引起甲亢（发生率约为 20%）和恶变（发生率约为 10%）的可能，故应早期行包括腺瘤在内的患侧甲状腺大部或部分（腺瘤小）切除。切除标本必须立即行冰冻切片检查，以判定有无恶变。

二、甲状腺癌

甲状腺癌（thyroid carcinoma）是最常见的甲状腺恶性肿瘤，约占所有恶性肿瘤的 1.3%，占癌症死亡病例的 0.4%。除髓样癌外，绝大部分甲状腺癌起源于滤泡上皮细胞。好发于女性，年龄在 7~20 岁和 40~45 岁间各出现发病高峰。临床特点是颈前正中或两侧出现质硬、表面高低不平的肿块，不随吞咽动作而上下移动。

【病理】

甲状腺癌的组织学表现亦有很大的差异，有时与良性肿瘤或增生性病变难以鉴别，因此在临床病理工作中，对甲状腺癌的诊断常遇到不少困难。甲状腺癌的病理类型可分为以下几类：

1. **乳头状癌**　起源于甲状腺滤泡上皮细胞，约占成人甲状腺癌的 60% 和儿童甲状腺癌的全部。多见于 30~45 岁女性，恶性程度较低，约 80% 肿瘤为多中心性，约 1/3 累及双侧甲状腺（这点对计划治疗十分重要）。虽较早即出现颈淋巴结转移，但预后较好。

2. **滤泡状腺癌**　亦起源于甲状腺滤泡上皮细胞，发生率仅次于乳头状癌，约占 15%，常见于 50 岁左右的中年人，女性发病率约为男性的 2~3 倍。肿瘤生长较快，属中度恶性，且有侵犯血管倾向，33% 可经血运转移到肺、肝和骨及中枢神经系统，颈淋巴结侵犯仅占 10%，因此病人预后不如乳头状癌。

3. **未分化癌**　起源于甲状腺滤泡上皮细胞，约占 5%~15%，多见于 70 岁左右的老年人。本病发展迅速，且约 50% 早期即有颈淋巴结转移，呈高度恶性。除侵犯气管和（或）喉返神经或食管外，还能经血运向肺、骨远处转移。该病预后很差，平均存活 3~6 个月，1 年生存率仅 5%~15%。

4. **髓样癌**　较少见，约占 7%，男女发病率相似。起源于甲状腺滤泡旁细胞（C 细胞），可分泌降钙素。肿块质硬，为灰白或灰红色，细胞排列呈巢状、束状、带状或腺管状，无乳头或滤泡结构，呈未分化状，间质内有淀粉样物沉积。可有颈淋巴结侵犯和血行转移。预后不如乳头状癌，但较未分化癌略好。

总之，不同病理类型的甲状腺癌，其生物学特性、临床表现、诊断、治疗及预后均有所不同。

【临床表现】

甲状腺内发现肿块，质地硬而固定、表面不平是各型癌的共同表现。腺体在吞咽时上下移动性小。未分化癌可在短期内出现上述症状，除肿块增长明显外，还伴有侵犯周围组织的特性。晚期可产生声音嘶哑及呼吸、吞咽困难和交感神经受压引起的 Horner 综合征，及侵犯颈丛出现耳、枕、肩等处疼痛和局部淋巴结及远处器官转移等表现。

【诊断】

主要根据临床表现诊断。若甲状腺肿块质硬、固定，颈淋巴结肿大，或有压迫症状，或存在多年的甲状腺肿块在短期内迅速增大，均应怀疑为甲状腺癌。应注意与慢性淋巴细胞性甲状腺炎鉴别，细针穿刺细胞学检查可帮助诊断。此外，血清降钙素测定可协助诊断髓样癌。颈淋巴结转移在未分化癌发生较早。有的病人甲状腺肿块不明显，因发现转移灶而就医时，应想到甲状腺癌的可能。髓样癌病人应排除Ⅱ型多发性内分泌腺瘤综合征（MEN－Ⅱ）的可能。对合并家族史和出现腹泻、颜面潮红、低血钙时注意不要漏诊。

【临床分期】

1987 年国际抗癌联盟提出分化型（乳头状、滤泡状）甲状腺癌病人的年龄在分期中起十分重要的作用，美国癌肿协会将分界定为诊断时年龄 45 岁，两组患者的预后明显不同（表 13 -1）。

表 13 -1　分化型甲状腺癌的临床分期

分期	45 岁以下	45 岁或以上
Ⅰ期	任何 TNM_0	$T_1N_0M_0$
Ⅱ期	任何 TNM_1	$T_2N_0M_0$ 或 $T_3N_0M_0$
Ⅲ期		$T_4N_0M_0$ 或任何 TN_1M_0
Ⅳ期		任何 TNM_1

T（原发肿瘤）：T_x：无法测定；T_0：发现原发肿瘤；T_1：肿瘤限于甲状腺，最大直径≤2cm；T_2：肿瘤限于甲状腺，最大直径 > 2cm 且≤4cm；T_3：肿瘤限于甲状腺，最大直径 > 4cm；T_4：肿瘤不论大小，超出甲状腺被膜。

N（区域淋巴结）：N_x：无法测定；N_0：未发现区域淋巴结转移；N_1：区域淋巴结转移。

M（远处转移）：M_x：不能确定有无远处转移；M_0：无远处转移；M_1：有远处转移。

【鉴别诊断】

1. 慢性淋巴细胞性甲状腺炎　表现为甲状腺弥漫性肿大，腺体虽硬，但表面较平，无明显结节，可摸到肿大的锥体叶。颈部多无肿大的淋巴结。虽也可压迫气管、食管，引起轻度呼吸困难或吞咽困难，但一般不压迫喉返神经或颈交感神经节。鉴别困难时可行穿刺细胞学检查。

2. 结节性甲状腺肿　病史较长，多数为双侧腺叶弥漫性肿大，有多个大小不等的结节，表面光滑，质韧或较软，可随吞咽动作上下移动，B 超检查多为囊性，可有明显钙化区，肿块很少产生压迫症状。

3. 甲状腺腺瘤　甲状腺肿块局限，表面光滑，界限清楚，质坚韧，活动度好，能随吞咽动作上下移动，生长缓慢，预后好。

【治疗】

不同类型的甲状腺癌其恶性程度和转移途径不同，故其治疗原则亦不尽相同，但无论何类甲状腺癌，首选的治疗方法是外科手术。根据甲状腺癌的临床分期，可选择不同的手术方式。

1. 手术治疗

（1）甲状腺乳头状癌：恶性程度低，癌灶尚在腺体包膜内，且无颈淋巴结肿大者，做患侧腺体全切加峡部及对侧腺体大部分切除，无需行颈淋巴结清除术。术后5年治愈率可达90%。如已有颈淋巴结肿大者，则应同时清除患侧的颈部淋巴结。

（2）甲状腺滤泡状癌：早期手术切除的原则与乳头状癌相同。如有颈淋巴结转移，多数已有远处转移，即使清除了颈淋巴结，疗效也不满意，应做甲状腺全部切除后用放射性碘治疗。对摄取放射性碘很少的腺癌，放射性碘治疗的效果不好，应早期给予足量的甲状腺干制剂，通过对垂体前叶的负反馈作用，可使转移灶缩小。

（3）未分化癌、鳞状细胞癌：发展迅速，恶性程度高，浸润较广泛，通常在发病2~3个月后即出现压迫或远处转移的症状。手术及放射性碘治疗效果均不满意，一般不宜手术治疗，通常采用外放射治疗。

（4）髓样癌：应积极采用手术切除或同时清除颈部淋巴结，仍有较好疗效。

2. 化学治疗　主要适用于局部无法切除或有远处转移的某些甲状腺癌病例，特别适用于未分化癌。药物以阿霉素（ADM）最为有效，反应率可达30%~45%。联合化疗常用：①ADM+BLM（博莱霉素）；②DDP（顺铂）+5-FU（5-氟尿嘧啶）；③VCR（长春新碱）+DACT（更生霉素）。此联合化疗方案可交替使用。

3. 放射性核素治疗　甲状腺乳头状癌、滤泡状癌术后可应用^{131}I治疗。适合于45岁以上、多发癌灶、局部侵袭性肿瘤及存在远处转移的患者。目的是检测复发或转移灶，破坏残癌，减少复发。

4. 内分泌治疗

（1）甲状腺素：乳头状癌和滤泡状癌存在促甲状腺激素（TSH）受体，对垂体分泌的TSH有一定依赖性。抑制垂体产生TSH，进而降低血中TSH的浓度，就可能抑制乳头状癌和滤泡状癌的生长。可用干燥甲状腺素片，每天80~120mg；或用左旋甲状腺素，每天100μg。并定期测定血浆T_4、TSH来调整用药量，以保持TSH低水平又不引起甲亢为原则。

（2）三苯氧胺（他莫昔芬）：有研究发现甲状腺癌组织中有雌激素受体的存在，雌激素也可影响甲状腺生长，主要通过促使垂体释放TSH而作用于甲状腺，血雌激素水平升高时，TSH水平也较高。有人观察到三苯氧胺可影响甲状腺髓样癌、乳头状癌及滤泡状癌细胞株移植瘤及体外组织培养细胞的生长，具有抗肿瘤细胞增殖的作用。临床方面有应用三苯氧胺对进展期髓样癌进行短期治疗的报道，取得了一定疗效。

（3）奥曲肽及其类似物：有研究表明，甲状腺髓样癌含有丰富的生长抑素（SST）受体（SSTR），应用与SSTR结合的制剂可能影响甲状腺髓样癌的生长。应用与这些受体具有亲和力的SST的类似物奥曲肽，并用合适的放射性核素加以标记，则可作为诊断和治疗药物。

附：颈部肿物的鉴别诊断

颈部肿物临床上非常多见，常常是就诊患者的主要症状或唯一主诉。但是肿块并不是一种疾病，而是许多疾病都可能出现的症状体征之一，因此，明确肿块的性质，及时作出正确的诊断和鉴别诊断是非常重要的。

一、颈部的解剖分区

颈部被胸锁乳突肌和斜方肌的前缘分为颈前区、颈外侧区及颈后区三部分；两侧胸锁乳突肌之间的颈前区又以舌骨和二腹肌为界分为舌骨上区和舌骨下区；舌骨上区分为一个正中的颏下区和两个颌下区；胸锁乳突肌和同侧斜方肌间的颈外侧区又以胸锁乳突肌后缘为界分为胸锁乳突肌区和颈后三角区；颈后三角区又以肩胛舌骨肌为界分为枕三角区和锁骨上区（图13-3）。

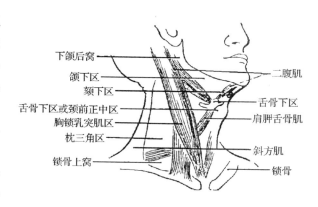

图 13-3 颈部解剖分区

颈部各区常见肿块如下表（表13-2）。

表 13-2 颈部各区常见肿块

部 位	单发性肿块	多发性肿块
颌下、颏下区	颌下腺炎、颏下皮样囊肿	急、慢性淋巴结炎
颈前正中区	甲状腺舌管囊肿、各种甲状腺疾病	
颈侧区	胸腺咽管囊肿、囊状淋巴管瘤、颈动脉体瘤、血管瘤	急、慢性淋巴结炎，淋巴结结核，转移性肿瘤，恶性淋巴瘤
锁骨上区		转移性肿瘤、淋巴结结核
颈后区	纤维瘤、脂肪瘤（也可发生于其他区）	急、慢性淋巴结炎
腮腺区	腮腺炎、腮腺混合瘤或癌	

二、颈部肿物的诊断

颈部肿物的诊断要根据肿物的部位、特征，结合病史、体检和其他临床资料进行分析。必要时可行肿物活检，活检最好采用切除肿物的方法而不宜切取。穿刺针吸细胞学检查也有一定的诊断意义。颈部肿物诊断程序归纳见图13-4。

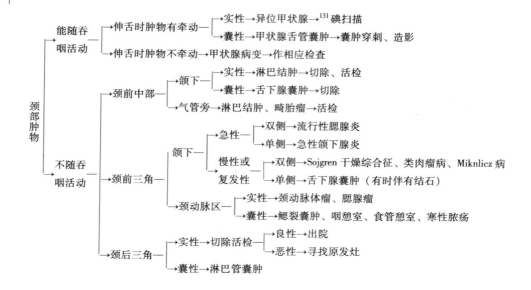

图 13 - 4　颈部肿物诊断步骤示意图

第十四章 乳 房 疾 病

发生于乳房部的多种疾病统归于乳房疾病，多见于妇女，由于儿童和成年男子乳房不发育，故患病者极少。

第一节 概 述

【解剖生理】

成年女性的乳房是两个半球形的性征器官，位于前胸第 2 或第 3 至第 6 肋骨水平的浅筋膜浅、深层之间。外上方形成乳腺腋尾部伸向腋窝。乳头位于乳房的中心，周围的色素沉着区称为乳晕。

乳腺有 15～20 个腺叶，每一腺叶分成很多腺小叶，腺小叶由小乳管和腺泡组成，是乳腺的基本单位。每一腺叶有其单独的导管（乳管），腺叶和乳管均以乳头为中心呈放射状排列。小乳管汇至乳管，乳管开口于乳头，乳管靠近开口的 1/3 段略膨大，是乳管内乳头状瘤的好发部位。腺叶、小叶和腺泡间有结缔组织间隔，腺叶间还有与皮肤垂直的纤维束，上连浅筋膜浅层，下连浅筋膜深层，称 Cooper 韧带。

乳腺的生理活动受垂体前叶激素、肾上腺皮质激素和性激素调节，妊娠和哺乳时乳腺明显增生而腺管伸长，腺泡分泌乳汁；哺乳以后，乳腺又处于相对静止状态。平时，在月经周期的不同阶段，乳腺的生理状态也在各种激素的影响下呈周期性改变。

乳房的淋巴网极为丰富，其淋巴液输出主要有 4 条途径（图 14-1）：

1. 乳房中约 75% 的淋巴液沿胸大肌外侧缘淋巴管流至腋窝淋巴结，继而流向锁骨上淋巴结。但一部分乳房上部的淋巴液可不经腋窝而直接经穿过胸大肌的淋巴管流向锁骨下淋巴结，通过锁骨下淋巴结后，淋巴液继续流向锁骨上淋巴结。

2. 乳房内侧和中央区的淋巴液（约 25%）通过肋间淋巴管流向胸骨旁淋巴结（主要在第 2、第 3 肋间，沿胸廓内动、静脉分布），继而流至锁骨上淋巴结。

3. 由于两侧乳房在皮下有一些交通淋巴管，一侧乳房的淋巴液可流向另一侧乳房或腋下。

4. 乳房深部淋巴网可与腹直肌鞘和肝镰状韧带的淋巴管相通，从而可通向肝脏和横膈。

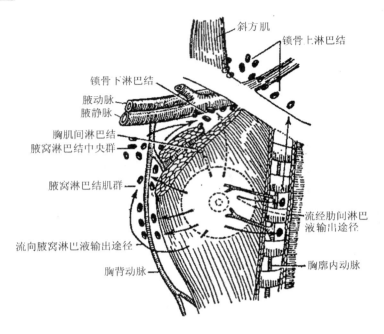

图 14-1　乳房淋巴输出途径

为规范腋淋巴结清扫范围，通常以胸小肌为标志，将腋区淋巴结分为三组：Ⅰ组即腋下（胸小肌外侧）组，在胸小肌外侧，包括乳腺外侧组、中央组、肩胛下组及胸小肌外侧腋静脉旁淋巴结，胸大肌、胸小肌间淋巴结也归入本组。Ⅱ组即腋中（胸小肌后）组，为胸小肌深面的腋静脉旁淋巴结。Ⅲ组即腋上（锁骨下）组，为胸小肌内侧锁骨下静脉旁淋巴结。

【乳房检查】

检查乳房应在光线明亮处，让病人端坐，解开或脱去上衣，两臂下垂，充分暴露双乳，先健侧后患侧，双侧对比检查。

1. 视诊　观察两侧乳房的形状、大小是否对称，有无局限性隆起或凹陷（酒窝征），乳房皮肤有无发红、水肿及"橘皮样"改变，乳房浅表静脉是否扩张。两侧乳头是否在同一水平，如果乳头上方有癌肿，可将乳头牵向上方，使两侧乳头高低不一。乳头深部癌肿可使乳头内陷，但乳头内陷也可为发育不良所致；若是一侧乳头近期出现内陷，则有临床意义。还应注意乳头、乳晕有无糜烂。

2. 触诊　病人端坐，两臂自然下垂。乳房肥大下垂明显者可取平卧位，肩下垫小枕，使胸部隆起。检查者采用手指掌面（而不是指尖）作触诊，不要用手指捏乳房组织，否则会将捏到的腺体组织误认为肿块。应循序对乳房外上（包括腋尾部）、外下、内下、内上各象限及中央区（乳晕、乳头）全面检查。先查健侧，后查患侧。小的中央区肿块不易触到，可左手托乳房，用右手触诊。乳房下部肿块常被下垂的乳房掩盖，可托起乳房或让病人平卧举臂，然后进行触诊。乳房深部肿块如触按不清，可让病人前俯上半身再检查。

发现乳房肿块后，应注意肿块大小、硬度、表面是否光滑、边缘是否清晰以及活动度等情况。轻轻捻起肿块表面皮肤，明确肿块是否与皮肤粘连，如有粘连而无炎症表现，应警惕乳腺癌的可能。乳房中央区肿块即使是良性的，因被大乳管穿过，也多与乳晕区皮肤粘着，且使乳头弹性受限。一般来说，良性肿瘤的边界清楚，活动度大；恶性肿瘤的边界不清，质地硬，表面不光滑，活动度小。肿块较大者还应检查肿块与深部组织的关系。可让病人两手叉腰，使胸肌保持紧张状态，若肿块活动度受限，表示肿瘤侵及深部组织。乳房外下象限已超越胸大肌下缘，触诊此处肿块的移动度时，可让病人把患侧上肢放在检查者的肩上用力下压，借以紧张乳房深部的前锯肌。最后轻挤乳头，若有溢液，依次挤压乳晕四周，并记录溢液来自哪一根乳管。

腋窝淋巴结有四组，应依次检查。检查者面对病人，以右手触诊其左腋窝，左手触诊其右腋窝。先让病人上肢外展，以手伸入其腋顶部，手指掌面压向病人的胸壁，然后嘱病人放松上肢，搁置在检查者的前臂上，用轻柔的动作自腋部从上而下触诊中央组淋巴结，然后将手指掌面转向腋窝前壁，在胸大肌深面触诊胸肌组淋巴结。检查腋窝后壁肩胛下组淋巴结时宜站在病人背后，触摸背阔肌前内面。最后检查锁骨下淋巴结及锁骨上淋巴结。触及肿大淋巴结时，要注意其位置、数目、大小、硬度和移动度。

3. 特殊检查

（1）X 线检查：常用方法是钼靶 X 线摄片及干板照相。钼靶 X 线摄片的射线剂量小于 $2 \sim 10Gy$，其致癌危险性接近自然发病率。干板照相的优点是对钙化点的分辨率较高，但 X 线剂量较大。乳腺癌的 X 线检查表现为密度增高的肿块影，边界不规则，或呈毛刺征，有时可见钙化点，颗粒细小、密集。

（2）其他影像学检查方法：超声显像属于无损伤性检查，可反复使用，主要用途是鉴别肿块是囊性还是实质性。磁共振检查的软组织分辨率高，敏感性高于乳腺 X 线检查，能三维立体地观察病变，不仅能够提供病灶的血流动力学情况，对乳腺病的诊断及病灶检出的准确率也达到了一个新的高度。

（3）活组织病理检查：目前常用细针穿刺细胞学检查。方法为检查者以左手拇指、示指固定肿块，皮肤消毒后以细针（直径 $0.7 \sim 0.9mm$）直刺肿块，针筒保持负压下将针头退至近肿块边缘，上下左右变换方向并抽吸，去除负压后退出针头，再将针头内细胞碎屑推至玻片上，并以 95% 酒精固定。80% ~90% 的病例可获得较肯定的细胞学诊断，但因取材少，难以观察组织结构。

对疑为乳腺癌者，可将肿块连同周围乳腺组织一并切除，做快速病理检查，而不宜做切取活检。

乳头溢液未触及肿块者，可行乳腺导管内镜检查或乳管造影，亦可行乳头溢液涂片细胞学检查。乳头糜烂疑为湿疹样乳腺癌时，可做乳头糜烂部刮片或印片细胞学检查。

借助超声、钼靶 X 线摄片、磁共振显像进行空心针穿刺活检在临床上已广泛应用，该法具有定位准确、取材量多、阳性率高等特点。

第二节 急性乳腺炎

急性乳腺炎（acute mastitis）亦称急性乳房炎，是乳房的急性化脓性感染。大多数发生在产后哺乳期的最初 3~4 周内，尤其以初产妇为多见。临床特点是乳房肿胀疼痛。

【病因病理】

本病的发病原因主要有乳汁淤积和细菌入侵两个方面。致病菌以金黄色葡萄球菌为主，少数可为链球菌感染。感染的途径有：①乳儿含乳头而睡或婴儿患口腔炎等有利于细菌直接侵入乳管，上行到腺小叶。腺小叶中若有乳汁潴留，细菌则容易在局部大量繁殖，继而扩散到乳腺实质。金黄色葡萄球菌常引起乳房脓肿，感染可沿乳腺纤维间隔蔓延，形成多房性脓肿。②细菌直接由乳头表面的破损、皲裂侵入，沿淋巴管蔓延到腺叶或小叶间的脂肪、纤维组织，引起蜂窝组织炎。金黄色葡萄球菌感染常引起深部脓肿，而链球菌感染常常引起弥漫性蜂窝组织炎。

【临床表现】

1. 症状

（1）乳房肿胀疼痛：初起时患乳肿大，胀痛或触痛，翻身或吮乳时痛甚，疼痛部位多在乳房的外下象限。乳汁排泄不畅。病情发展到成脓阶段时，患部疼痛加剧，呈持续性搏动性疼痛或刺痛。脓成溃破后脓流通畅，则逐渐肿消痛止；若脓流不畅，肿势不消，疼痛不减，多为有袋脓现象或脓液波及其他乳腺叶而引起病变。

（2）发热：初起时可出现恶寒发热，化脓时可有高热、寒战。若感染严重，并发败血症者，常可在突然的剧烈寒战后，出现高达 40℃~41℃ 的发热。

（3）其他症状：初起时可出现骨节酸痛、胸闷、呕吐、恶心等症状，化脓时可有口渴、纳差、小便黄、大便干结等症状。

2. 体征 初起时患部压痛，结块或有或无，皮色微红或不红。化脓时患部肿块逐渐增大，结块明显，皮肤红热水肿，触痛显著，拒按。脓已成时肿块变软，按之有波动感，若病变部位较深，则皮肤发红及波动感均不甚明显。已溃者创口流脓黄白而稠厚，若脓肿向乳管内穿破者，可自乳头流出脓液。患侧腋下常可扪及肿大的淋巴结，并有触痛。

3. 实验室及其他检查

（1）血常规检查：白细胞总数及中性粒细胞比例明显增高，白细胞总数常高于 $10.0 \times 10^9/L$，中性粒细胞常可达 75%~85%。

（2）患部穿刺抽脓：病变部位较深者，必要时应在局麻下行穿刺抽脓，以确定脓肿的存在。

（3）B 型超声波检查：脓肿部位较深者，此项检查可明确脓肿的位置，有利于准确切开排脓。

【鉴别诊断】

1. 炎性乳癌 好发于年轻妇女，多见于妊娠期或哺乳期；局部症状显著，发病后患乳迅速增大，常累及整个乳房的 1/3 或 1/2 以上，甚至可增大 2~3 倍；患部皮肤水肿、潮红、发热、轻触痛，但无明显肿块可扪及；患侧腋窝常常出现转移性肿大的淋巴结；病变可迅速涉及对侧乳房，全身炎症反应较轻；血液白细胞计数及中性粒细胞比例无明显升高；抗炎治疗无效；针吸细胞学病检可查到癌细胞；本病病情严重，发展较快，甚至数月内即死亡。

2. 乳腺导管扩张症 多有先天性乳头凹陷畸形，乳头孔有粉刺样或油脂样物溢出。在急性期，其表现类似急性乳腺炎，主要表现为乳房红肿疼痛、乳头溢液（浆液或脓液）、乳头内陷，乳房肿块与皮肤粘连，溃后疮口经久不敛或愈合又复发，形成多个通向乳头孔的瘘管。本病与急性乳腺炎的鉴别主要有三点：①抗炎治疗无效；②乳腺导管造影显示乳腺导管扩张；③乳头或乳晕下触到增粗的导管。

3. 哺乳期外伤性乳房血肿 有乳房外伤史；局部可见红肿热痛，偶可触及边缘不清的肿块；局部穿刺吸出物为血液。

【治疗】

急性乳腺炎是一种急性化脓性感染，根据其病因和病变过程，可分为急性炎症期、脓肿形成期和溃烂后期三个阶段，分别宜采用相应的方法治疗。急性炎症期应积极选用抗生素控制炎症的发展，脓肿形成后的主要措施是及时切开排脓。

由于乳汁淤积是本病发生发展的主要因素，乳汁是细菌的良好培养基，在治疗过程中始终要注重促使乳汁排出通畅，控制炎症的发展。

1. 一般治疗

（1）患乳暂停哺乳，用吸乳器定时吸出乳汁，促使乳汁排出通畅，勿使淤积。

（2）用胸罩托起乳房，患部行湿热敷，每次 20~30 分钟，每日 3~4 次。应用淡盐开水清洁乳头。

2. 西医治疗

（1）本病早期宜用含有 100 万 U 青霉素的生理盐水 20ml 注射在炎性结块四周，必要时每 4~6 小时可重复 1 次，能促使早期炎症灶消散。

（2）应用足量广谱抗菌药物。可选用青霉素、红霉素、头孢类抗生素等。

（3）脓肿形成后宜及时切开排脓。切开引流时应注意以下几点：①为避免手术损伤乳管而形成乳瘘，应以乳头为中心循乳管方向做放射状切口，至乳晕处为止。深部或乳房后脓肿可沿乳房下缘做弧形切口，经乳房后间隙引流，既有利于引流排脓，又可避免损伤乳管。乳晕下脓肿应沿乳晕边缘做弧形切口。②若炎症明显而波动感不明显者，应在压痛最明显处进行穿刺，及早发现深部脓肿。③切开后应以手指探入脓腔，轻轻分离多房脓肿的房间隔膜，以利引流。④为有利于引流通畅，可在探查脓腔时找到脓腔的最低部位，另做切口行对口引流。

（4）感染非常严重或脓肿切开引流损伤乳管者，可终止乳汁分泌。其方法可选用：①己烯雌酚：每次口服 1~2mg，每日 3 次，共 5~7 天；②苯甲酸雌二醇：每次肌肉注射 2mg，每日 1 次，至乳汁分泌停止为止。

【预防】

1. 孕妇若有乳头内陷，可经常挤捏提拉矫正之；或用小酒杯扣吸；或将核桃壳边缘磨光后扣在乳头上，再用绷带缩紧，使乳头绽露。采用上述方法无效者，须行手术纠正。

2. 妊娠 5 个月后应坚持经常用温热水或 75% 酒精擦洗乳头，以清洁皮肤。

3. 哺乳妇女要注意保持乳头清洁卫生，常用淡盐开水清洗乳头；若有乳头破损，应暂停直接哺乳，及时治疗。

4. 乳母要养成良好的哺乳习惯，定时哺乳，每次哺乳时要使乳汁吸尽、排空，避免露胸当风。

5. 注意小儿口腔卫生，及时治疗口腔炎。注意不要让小儿含着乳头睡觉。

6. 断乳时应先逐渐减少哺乳次数，然后再行断乳。

第三节　乳腺囊性增生病

乳腺囊性增生病（mastopathy）也称慢性囊性乳腺病，或称纤维囊性乳腺病，是乳腺间质的良性增生。增生可发生于腺管周围，并伴有大小不等的囊肿形成；也可发生在腺管内而表现为上皮的乳头样增生，伴乳管囊性扩张；另一类型是小叶实质增生。本病是妇女的常见病之一，多发生于 30 ~ 50 岁妇女。临床特点是乳房胀痛、乳房肿块及乳头溢液。

【病因病理】

本病的症状常与月经周期有密切关系，且患者多有较高的流产率。一般多认为其发病与卵巢功能失调有关，可能是黄体素的减少及雌激素的相对增多，致使两者比例失去平衡，使月经前的乳腺增生变化加剧，疼痛加重，时间延长，月经后的"复旧"也不完全，日久就形成了乳腺囊性增生病。主要病理改变是导管、腺泡以及间质的不同程度的增生。病理类型可分为乳痛症型（生理性的单纯性乳腺上皮增生症）、普通型腺病小叶增生症型、纤维腺病型、纤维化型和囊肿型（即囊肿性乳腺上皮增生症），各型之间的病理改变都有不同程度的移行。

【临床表现】

乳房胀痛和肿块是本病的主要症状，其特点是部分病人具有周期性，疼痛与月经周期有关，往往在月经前疼痛加重，月经来潮后减轻或消失，有时整个月经周期都有疼痛，部分病人可伴有月经紊乱或既往有卵巢或子宫病史。体检发现一侧或两侧乳腺有弥漫性增厚，可局限于乳腺的一部分，也可分散于整个乳腺；肿块呈颗粒状、结节状或片状，大小不一，质韧而不硬；增厚区与周围乳腺组织分界不明显，与皮肤无粘连。少数病人可有乳头溢液。本病病程较长，发展缓慢。

【诊断】

1. 患者多为中青年妇女，常伴有月经不调。

2. 乳房胀痛，有周期性，常发生或加重于月经前期，经后可减轻或消失，也可随情志的变化而加重或减轻。

3. 双侧或单侧乳房内有肿块，常为多发性，呈数目不等、大小不一、形态不规则的结节状，质韧而不硬，推之能移，有压痛。

4. 部分病人可有乳头溢液，呈黄绿色、棕色或血性，少数为无色浆液。

5. 钼靶 X 线乳房摄片、B 型超声波检查、分泌物涂片细胞学检查、活体组织病理切片检查等有助于诊断。

【鉴别诊断】

1. **乳房纤维腺瘤**　多为单个发病，少数属多发性；肿块多为圆形或卵圆形，表面光滑，边缘清楚，质地坚韧，可活动，常在检查者的手指下滑脱，且生长缓慢；多见于 20～30 岁妇女。

2. **乳腺导管扩张症**　常发生于 45～52 岁的中老年妇女；常在乳头、乳晕及其附近部位出现细小的结节，乳头常溢出棕黄色或血性分泌物，有时可挤出粉渣样分泌物。

3. **乳腺癌**　本病早期应注意与乳腺囊性增生病的结节状肿块鉴别。乳腺癌早期的肿块多为单发性，质地坚硬，活动性差，无乳房胀痛；主要应依据活体组织病理切片检查进行鉴别。

【治疗】

主要是对症治疗，绝大多数病人不需要外科手术治疗。一般首选具有疏肝理气、调和冲任、软坚散结及调整卵巢功能的中药或中成药，如逍遥散等。由于本病有少数可发生癌变，确诊后应注意密切观察、随访。乳房胀痛严重，肿块较多、较大者，可酌情应用维生素 E 及激素类药物。在治疗过程中还应注意疏导情志。配合应用局部外敷药物、激光局部照射、磁疗等方法也有一定疗效。

1. **药物治疗**

（1）维生素类药物：可每日口服维生素 B_6 与维生素 E，或口服维生素 A。

（2）激素类药物：对软化肿块、减轻疼痛有一定作用。但应用激素治疗有可能进一步扰乱人体激素之间的细微平衡，不宜常规应用，仅在疼痛严重而影响工作或生活时才考虑应用。可选用黄体酮、甲基睾丸素、达那唑、丙酸睾酮等。

2. **手术治疗**　对可疑病人应及时进行活体组织切片检查，如发现有癌变，应及时行乳癌根治手术。若病人有乳癌家族史，或切片检查发现上皮细胞增生活跃，宜及时施行单纯乳房切除手术。

第四节　乳房纤维腺瘤

乳房纤维腺瘤（fibroadenoma）是由乳腺组织和纤维结缔组织异常增生而形成的一种乳房良性肿瘤，是乳房良性肿瘤中最常见的一种，约占 70% 左右。好发于 18～35 岁的青壮年妇女，尤以 25 岁以前为多见。临床特点是乳房肿块圆形，表面光滑，质地坚韧，推之移动。

【病因病理】

一般认为，本病的发生与卵巢机能旺盛、雌激素作用活跃有密切关系。好发年龄在性功能的旺盛时期，妊娠期肿块增长特别快，动物实验证明雌激素注射可促其发病，说明雌激素在乳房纤维腺瘤的发病中有很重要的作用。其病变在病理上可分为三种类型：

①管内型；②管周型；③腺瘤型。

【临床表现】

1. 症状　乳房内可扪及圆形或卵圆形肿块，好发于乳房外上象限，约75%为单发，少数属于多发。除肿块外，病人常无明显自觉症状。肿块增大缓慢，质似硬橡皮球的弹性感，表面光滑，易于推动。月经周期对肿块的大小无影响。部分病人可见情志抑郁、心烦易怒、失眠多梦等症状。

2. 实验室及其他检查

（1）钼靶X线乳房摄片：显示肿瘤阴影为圆形或卵圆形，形态规则，边缘整齐光滑，密度较周围组织略高且均匀，有时肿块周围可见一薄层透亮晕。

（2）B型超声波检查：显示肿块为实质性，边界清楚。

（3）活体组织病理切片检查：将乳腺肿块全部切除后，取活体组织行病理切片检查，以进一步明确诊断。

【治疗】

手术切除是治疗乳房纤维腺瘤唯一有效的方法。由于妊娠可使纤维腺瘤增大，所以在妊娠前或妊娠后发现的纤维腺瘤一般都应手术切除。应将肿瘤连同其包膜整块切除，以周围包裹少量正常乳腺组织为宜，肿块必须常规作病理检查，以排除恶性病变的可能。

目前尚无很理想的药物治疗能将肿块消除，可酌情采用疏肝理气、化痰散结或调理冲任、软坚散结等中药治疗，一般能控制病情的发展变化。

第五节　乳腺癌

乳腺癌（breast cancer）亦称乳房癌，是女性最常见的恶性肿瘤之一。在我国占全身各种恶性肿瘤的7%～10%，在妇女发病率仅次于子宫颈癌，并呈逐年上升趋势，部分大城市报道乳腺癌居女性恶性肿瘤的首位。临床特点是乳房部肿块，质地坚硬，推之难移，溃后凸如泛莲或菜花，或凹陷如岩穴。

【病因病理】

1. 病因　乳腺癌的病因尚未完全明了，目前认为与下列因素有关：

（1）内分泌因素：本病大都发生在40～60岁绝经前后的妇女，其中又以45～49岁和60～64岁为最多，说明其发病与性激素的变化有很大关系。更年期妇女的卵巢功能逐渐减退，以致垂体前叶的活动加强，促使肾上腺皮质产生雌激素；在60～64岁左右，肾上腺皮质又可产生较多雄激素。这些激素的变化都可引起乳房腺体上皮细胞的过度增生。现已证实雌激素中的雌酮与雌二酮对乳腺癌的发病有明显作用。孕酮可刺激癌瘤的生长，但也可抑制脑垂体释放促性腺激素，因而被认为有致癌和抑癌的双重作用。催乳素在乳癌的发病过程中有促进作用。临床上月经初潮早于12岁，绝经晚于55岁，第一胎足月生产年龄迟于35岁者，以及40岁以上未婚、未育者，发病率均较高。

（2）饮食与肥胖：高脂饮食以及过于肥胖会影响组织内脂溶性雌激素的浓度，流行病学研究发现脂肪的摄取与乳腺癌的死亡率有明显的关系，尤其在绝经后的妇女。

（3）射线照射：与乳癌的发病有一定的关系。

（4）遗传因素：直系亲属中有绝经前乳腺癌患者，其姐妹及女儿发生乳腺癌的机会较正常人群高 3～8 倍。

（5）其他因素：一侧乳房曾患乳腺癌以及上皮增生活跃的乳腺增生病患者，乳腺癌的发病率均明显高于正常妇女。

2. 病理类型 乳腺癌有多种分型方法，目前国内多采用以下病理分型。

（1）非浸润型癌：包括导管内癌（癌细胞未突破导管基底膜）、小叶原位癌（癌细胞未突破末梢乳管或腺泡基底膜）、乳突湿疹样乳腺癌（伴发浸润性癌者不在此列）。此型属早期，预后较好。

（2）早期浸润性癌：包括早期浸润性导管癌（癌细胞突破管壁基底膜，开始向间质浸润）、早期浸润性小叶癌（癌细胞突破末梢乳管或腺泡基底膜，开始向间质浸润，但仍局限于小叶内）。此型仍属早期，预后较好。

（3）浸润性特殊癌：包括乳突状癌、髓样癌（伴大量淋巴细胞浸润）、小管癌（高分化腺癌）、腺样囊性癌、黏液腺癌、大汗腺样癌、鳞状细胞癌等。此型分化程度一般较高，预后尚好。

（4）浸润性非特殊癌：包括浸润性小叶癌、浸润性导管癌、硬癌、髓样癌（无大量淋巴细胞浸润）、单纯癌、腺癌等。此型一般分化程度低，预后较上述类型差，且是乳腺癌中最常见的类型，约占 80%，但判断预后尚需结合疾病分期等因素。

（5）其他罕见癌。

3. 转移途径

（1）直接浸润：癌细胞直接侵入皮肤、胸筋膜、胸肌等周围组织。

（2）淋巴转移：癌细胞可循乳房淋巴液的 4 个输出途径扩散，其中主要的途径是：①癌细胞经胸大肌外侧缘淋巴管侵入同侧腋窝淋巴结，进一步则侵入锁骨下淋巴结以至锁骨上淋巴结；若超过锁骨上淋巴结，则可经胸导管（左）或右淋巴导管侵入静脉血流而向远处转移。②癌细胞向内侧侵入胸骨旁淋巴结，继而到达锁骨上淋巴结，以后可经同样途径侵入静脉血流而向远处转移。上述两条途径中一般以前者为多，后者较少，但后者一旦发生则预后较差。

（3）血行转移：过去认为血行转移多发生在晚期，现经研究发现有些早期乳腺癌在临床发现肿块之前就已有血行转移。癌细胞既可经淋巴途径进入静脉血流，也可直接侵入血循环。最常见的远处转移依次为肺、骨、肝；在骨骼的转移依次为椎体、骨盆、股骨。

【临床表现】

乳腺癌多见于乳房的外上象限（45%～50%），其次是乳头、乳晕（15%～20%）和内上象限（12%～15%）。早期症状多不明显，随着癌肿的增大症状日趋显著。

早期表现是患侧乳房出现无痛、单发的小肿块，常是病人无意中发现而就医的主要症状。肿块质硬，表面不光滑，与周围组织分界不很清楚，在乳房内不易被推动。随着肿瘤增大，可引起乳房局部隆起。若累及 Cooper 韧带，可使其缩短而致肿瘤表面皮肤凹陷，即所谓"酒窝征"。邻近乳头或乳晕的癌肿因侵入乳管使之缩短，可将乳头牵向癌肿一侧，进而可使乳头扁平、回缩、凹陷。癌块继续增大，如皮下淋巴管被癌细胞堵塞，引起淋巴回流障碍，可出现真皮水肿，皮肤呈"橘皮样"改变。

乳腺癌发展至晚期，可侵入胸筋膜、胸肌，以致癌块固定于胸壁而不易推动。如癌细胞侵入大片皮肤，可出现多数小结节，甚至彼此融合。有时皮肤可溃破而形成溃疡，这种溃疡常有恶臭，容易出血。

乳腺癌淋巴结转移最初多见于腋窝。肿大淋巴结质硬、无痛，可被推动；以后数目增多，并融合成团，甚至与皮肤或深部组织粘着。乳腺癌转移至肺、骨、肝时，可出现相应的症状。例如肺转移可出现胸痛、气急，骨转移可出现局部疼痛，肝转移可出现肝大、黄疸等。

有些类型的乳腺癌的临床表现与一般乳腺癌不同，值得指出的是炎性乳腺癌和乳头湿疹样乳腺癌。炎性乳腺癌并不多见，特点是发展迅速、预后差；局部皮肤可呈炎症样表现，开始时比较局限，不久即扩展到乳房大部分皮肤，皮肤发红、水肿、增厚、粗糙、表面温度升高。乳头湿疹样乳腺癌少见，恶性程度低，发展慢；乳头有瘙痒、烧灼感，以后出现乳头和乳晕的皮肤变粗糙、糜烂如湿疹样，进而形成溃疡，有时覆盖黄褐色鳞屑样痂皮；部分病例于乳晕区可触及肿块；较晚发生腋淋巴结转移。

【诊断与鉴别诊断】

1. 诊断要点

（1）发病年龄多在 40～60 岁。

（2）早期症状是乳内出现单发的无痛性小肿块，质硬，不易被推动。

（3）乳内肿块增长速度较快，固定不移，表面皮肤出现"酒窝征"或"橘皮样"改变，或溃烂流恶臭血水，疮形凹似弹坑或凸似菜花。

（4）乳内有肿块存在时，出现乳头牵向肿块方向，或内陷；患乳收缩抬高；或伴有乳头溢液。

（5）有转移者腋窝、锁骨上等处可扪及肿大变硬的淋巴结，甚至可有咳嗽、胸痛、呼吸困难、背痛等症状。

（6）乳房 X 线摄片、B 超、乳头分泌物细胞涂片、针吸细胞学检查和活组织切片检查等有助于确诊。

2. 鉴别诊断　由于乳腺癌的表现不一定典型，易与其他乳腺肿块相混淆，应注意鉴别（表 14-1）。

表 14-1　几种常见乳房肿块的鉴别

	乳房纤维腺瘤	乳腺囊性增生病	乳腺癌	乳房肉瘤	乳房结核	积乳囊肿	急性乳腺炎
年龄	20～25	25～40	40～60	中年	20～40	产后哺乳期	20～40
病程	缓慢	缓慢	快	快	缓慢	快	快
疼痛	无	周期性疼痛	无	无	不明显	不明显	明显
肿块数目	常为单个	常为多个	常为单个	单个	不定	单个	单个
肿块边界	清楚	不清	不清	清楚	不清	清楚	不清

续表

	乳房纤维腺瘤	乳腺囊性增生病	乳腺癌	乳房肉瘤	乳房结核	积乳囊肿	急性乳腺炎
移动度	不受限	不受限	受限	不受限	受限	不受限	受限
移转灶	无	无	多为淋巴转移	多为血运转移	无	无	无
脓肿形成	无	无	无	无	冷脓肿	无	有
乳房溢液	无	可有	无	无	无	无	有时可有
皮肤改变	无	无	典型橘皮样改变	无	可有窦道溃疡	无	红肿热痛
乳头改变	无	无	内陷或抬高	无	或有内陷	无	无
病理改变	纤维组织或腺组织	增生之导管、大小不等囊肿	癌组织	肉瘤组织	结核结节	囊性组织液	炎性组织

3. 临床分期

由于不同发展程度，乳腺癌的治疗及预后均有所不同，为了更好地制定治疗计划和估计预后，对于乳腺癌的诊断除了确定乳腺癌存在外，还需进一步估计病变发展的程度，因此需要有统一的分期方法。现多数采用美国癌症联合委员会建议的 TNM 分期法（2003 年修订），其简要内容如下：

T_x：原发肿瘤无法评估。

T_0：原位癌瘤未查出。

T_{is}：原位癌（非浸润性癌及未查到肿块的湿疹样癌）。

T_1：癌瘤直径 $\leqslant 2cm$。

T_2：癌瘤直径 $>2cm$，$\leqslant 5cm$。

T_3：癌瘤直径 $>5cm$。

T_4：癌瘤大小不计，但侵入皮肤或胸壁（肋骨、肋间肌、前锯肌）。

N_x：区域淋巴结无法评估。

N_0：同侧腋窝无肿大淋巴结。

N_1：同侧腋窝有肿大淋巴结，尚可推动。

N_2：同侧腋窝有肿大淋巴结彼此融合，或与周围组织粘连。

N_3：有同侧胸骨旁淋巴结转移。

M_0：无远处转移。

M_1：有锁骨上淋巴结转移或远处转移。

根据以上情况进行组合，可把乳腺癌分为以下各期：

0 期：$T_{is}N_0M_0$；

Ⅰ期：$T_1N_0M_0$；

Ⅱ期：$T_{0\sim1}N_1M_0$；$T_2N_{0\sim1}M_0$；$T_3N_0M_0$；

Ⅲ期：$T_{0\sim2}N_2M_0$；$T_3N_{1\sim2}M_0$；T_4 任何 NM_0；任何 TN_3M_0；

Ⅳ期：包括 M_1 的任何 TN_0。

上述分期以临床检查为依据，实际上并不精确，还应结合术后病理检查结果进行分析校正。

【治疗】

手术是乳腺癌的主要治疗方法之一，还有辅助化学药物治疗、内分泌治疗、放射治疗以及生物治疗。

对病灶仍局限于局部及区域淋巴结的病人，手术治疗是首选。手术适应证为国际临床分期的 0、Ⅰ、Ⅱ 及部分Ⅲ期的病人。已有远处转移、全身情况差、主要脏器有严重疾病、年老体弱不能耐受手术者属于手术禁忌。

1. 手术治疗 自 1984 年 Halsted 提出乳腺癌根治术以来，一直是治疗乳腺癌的标准术式。该术式的根据是乳腺癌转移按照解剖模式，即由原发灶转移至区域淋巴结，以后再发生血行转移。20 世纪 50 年代开始有扩大根治术问世。但随着手术范围的扩大，发现术后生存率并无明显改善。这一事实促使不少学者缩小手术范围以治疗乳腺癌。近 20 年来 Fisher 对乳腺癌的生物学行为做了大量研究，提出乳腺癌自发病开始即是一个全身性疾病，因而主张缩小手术范围而加强术后综合辅助治疗。目前应用的五种手术方式均属治疗性手术，而不是姑息性手术。

（1）乳腺癌根治术（radical mastectomy）：手术应包括整个乳房、胸大肌、胸小肌、腋窝及锁骨下淋巴结的整块切除（图 14－2）。有多种切口设计方法，可采取纵行或横行梭形切口，皮肤切除范围一般距肿瘤 3cm，手术范围上至锁骨，下至腹直肌上段，外至背阔肌前缘，内至胸骨旁或中线。该术式可清除腋下组（胸小肌外侧）、腋中组（胸小肌深面）及腋上组（胸小肌内侧）三组淋巴结。乳腺癌根治术的手术创伤较大，故术前必须明确病理诊断，对未确诊者应先将肿瘤局部切除，立即进行冰冻切片检查，如证实是乳腺癌，随即进行根治术。

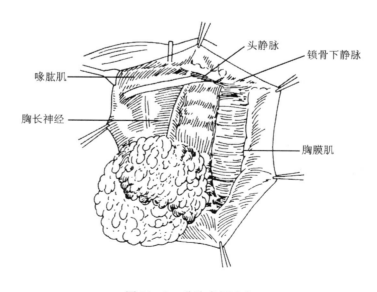

图 14－2 乳腺癌根治术

（2）乳腺癌扩大根治术（extensive radical mastectomy）：即在上述清除腋下、腋中、腋上三组淋巴结的基础上，同时切除胸廓内动、静脉及其周围的淋巴结（即胸骨旁淋巴结）。

（3）乳腺癌改良根治术（modified radical mastectiomy）：有两种术式，一是保留胸大肌，切除胸小肌；二是保留胸大、小肌。前者淋巴结清除范围与根治术相仿，后者不能清除腋上组淋巴结。根据大量病例观察，认为Ⅰ、Ⅱ期乳腺癌应用根治术及改良根治术的生存率无明显差异，且该术式保留了胸肌，术后外观效果较好，目前已成为常用的手术方式。

（4）全乳房切除术（total mastectiomy）：手术范围必须切除整个乳腺，包括腋尾部及胸大肌筋膜。该术式适宜于原位癌、微小癌及年迈体弱不宜做根治术者。

（5）保留乳房的乳腺癌切除术（lumpectomy and xillary dissection）：手术包括完整切除肿块及腋淋巴结清扫。肿块切除时要求肿块周围包括适量正常乳腺组织，确保切除标本的边缘无肿瘤细胞浸润。术后必须辅以放疗、化疗。

乳腺癌切除术后一期乳房成形可采用自体组织（背阔肌皮瓣、腹直肌皮瓣）或人造材料，有利于改善病人的生活质量。

关于手术方式的选择目前尚有分歧，但没有一种手术方式能适合各种情况的乳腺癌。手术方式的选择还应根据病理分型、疾病分期及辅助治疗的条件而定。对可切除的乳腺癌患者，手术应达到局部及区域淋巴结最大程度的清除，以提高生存率，然后再考虑外观及功能。对Ⅰ、Ⅱ期乳腺癌可采用乳腺癌改良根治术及保留乳房的乳腺癌切除术。在综合辅助治疗条件较差的地区，乳腺癌根治术还是比较适合的手术方式。胸骨旁淋巴结有转移者如术后无放疗条件，可行扩大根治术。

2. 化学药物治疗　乳腺癌是实体瘤中应用化疗最有效的肿瘤之一，化疗在整个治疗中占有重要的地位。联合化疗的效果优于单药化疗，辅助化疗应达到一定剂量，治疗期不宜过长，以 6 个月左右为宜，能达到杀灭亚临床型转移灶的目的。

浸润性乳腺癌伴腋淋巴结转移者是应用辅助化疗的指征。对腋淋巴结阴性者是否应用辅助化疗尚有不同意见，有人认为除原位癌及微小癌（<1cm）外均需辅助化疗。一般认为腋淋巴结阴性而有高危复发因素者，诸如原发肿瘤直径大于 2cm，组织学分类差，雌、孕激素受体阴性，肿瘤 S 期细胞百分率高，癌细胞分裂相多，异倍体肿瘤及癌基因 C - erb B - 2 有过度表达者，适宜应用术后辅助化疗。

常用的有 CMF 方案（环磷酰胺、甲氨蝶呤、氟尿嘧啶）。根据病情可在术后尽早（1 周内）开始用药。剂量为环磷酰胺（C）400mg/m²，甲氨蝶呤（M）20mg/m²，氟尿嘧啶（F）400mg/m²，均为静脉注射，在第 1 及第 8 天各用 1 次，为 1 个疗程，每 4 周重复，6 个疗程结束。因单药应用阿霉素的效果优于其他抗癌药，所以对肿瘤分化差、分期晚的病例可应用 CEF 方案（环磷酰胺、表柔比星、氟尿嘧啶），方法为：环磷酰胺（C）100mg/m²，口服，第 1 ~ 14 天；表柔比星（E）50 ~ 60mg/m²，氟尿嘧啶（F）500mg/m²，静脉注射第 1、8 天，每 28 天重复给药，共 6 个疗程。化疗前病人应无明显骨髓抑制，白细胞 >4×10⁹/L，血红蛋白 >80g/L，血小板 >50×10⁹/L。化疗期间应定期检查肝、肾功能，每次化疗前要查白细胞计数，如白细胞＜3×10^9/L，应延长用药间隔时间。

术前化疗目前多用于Ⅲ期病例，可探测肿瘤对药物的敏感性，并使肿瘤缩小，减轻与周围组织的粘连。药物可采用 CMF 或 CEF 方案，一般用 1~2 个疗程。术前化疗前应做空心针穿刺活检，取得组织学诊断及雌激素受体（ER）、孕激素受体（PgR）、HER2 的结果。

对非远处转移性的肿瘤在局部治疗前进行全身性、系统性的细胞毒性药物治疗，以化疗作为乳腺癌的第一步治疗，习惯性称其为新辅助化疗（neoadjuvant chemotherapy，NCT，NAC）。新辅助化疗早期多应用于难以手术治疗的局部晚期乳腺癌和炎性乳腺炎的治疗，以期缩小病灶，为手术治疗创造机会；目前已越来越多地应用于可手术乳腺癌的治疗中，以增加保乳手术机会，缩小手术范围，提高患者的生活质量。新辅助化疗有多种方案可选择，以选用蒽环联合紫杉类药物为主。新辅助化疗最佳周期数尚无定论，一般认为 4~6 个周期比较适宜。

3. 内分泌治疗　早在 1896 年就有报道应用卵巢切除治疗晚期及复发性乳腺癌，但以后随着病例增加，发现仅 1/3 左右的病例对内分泌治疗有效。20 世纪 70 年代发现了雌激素受体（ER），癌肿细胞中 ER 含量高者，称激素依赖性肿瘤，这些病例对内分泌治疗有效；而 ER 含量低者，称激素非依赖性肿瘤，这些病例对内分泌治疗效果差。因此，对手术切除标本作病理检查外，还应测定雌激素受体和孕激素受体（PgR）。不仅可帮助选择辅助治疗方案，对判断预后也有一定作用。

近年来内分泌治疗的一个重要进展就是他莫昔芬（tamoxifen）的应用。他莫昔芬系非甾体激素的抗雌激素药物，其结构式与雌激素相似，可在靶器官内与雌二醇争夺 ER，三苯氧胺、ER 复合物能影响 DNA 基因转录，从而抑制肿瘤细胞生长。临床应用表明，该药可降低乳腺癌术后复发及转移，对 ER、PgR 阳性的绝经后妇女效果尤为明显。同时可减少对侧乳腺癌的发生率。他莫昔芬的用量为每天 20mg，一般服用 5 年。该药安全有效，不良反应有潮热、恶心、呕吐、静脉血栓形成以及眼部、阴道干燥或分泌物多。长期应用后少数病例可能发生子宫内膜癌，已引起关注，但后者发病率低，预后良好。故乳腺癌术后辅助应用他莫昔芬是利多弊少。

4. 放射治疗　是乳腺癌局部治疗的手段之一。在保留乳房的乳腺癌手术后，放射治疗是一重要组成部分，应于肿块局部广泛切除后给予较高剂量放射治疗。单纯乳房切除术后可根据病人年龄、疾病分期分类等情况，决定是否应用放疗。对于根治术后是否应用放疗，多数学者认为对Ⅰ期病例无益，对Ⅱ期以后病例可能降低局部复发率。

目前根治术后不作常规放疗，而对复发高危病例，放疗可降低局部复发率，提高生存质量。指征如下：①病理报告有腋中或腋上组淋巴结转移者；②阳性淋巴结占淋巴结总数 1/2 以上或有 4 个以上淋巴结阳性者；③病理证实胸骨旁淋巴结阳性者（照射锁骨上区）；④原发灶位于乳房中央或内侧而做根治术后，尤其是腋淋巴结阳性者。

5. 生物治疗　近年来临床上使用的曲妥单抗注射液是通过转基因技术制备，对 HERR2 过度表达的乳腺癌病人有一定效果，特别是对其他化疗药无效的乳腺癌病人也能有部分的疗效。

【预防】

乳腺癌的病因尚不清楚，目前尚难以提出确切的病因学预防（一级预防）。但重视乳腺癌的早期发现（二级预防），经普查检出病例，将提高乳腺癌的生存率。但乳腺癌普查是一项复杂的工作，要有周密的设计、实施计划及随访，才能收到效果。目前一般认为乳房钼靶摄片是最有效的检出方法。

第十五章　胃十二指肠溃疡的外科治疗

　　胃十二指肠溃疡（gastroduodenal ulcer）是指胃、十二指肠局限性圆形或椭圆形的全层黏膜缺损。因溃疡的形成与胃酸－蛋白酶的消化作用有关，亦称消化性溃疡，是消化系统的常见病。其中胃溃疡约占20%，好发于胃小弯及幽门前区；十二指肠溃疡约占80%，主要集中在十二指肠球部；发生在球部以下的溃疡称为球后溃疡；胃与十二指肠均发生溃疡者，称为复合性溃疡，约占3% ~ 5%。近年来，溃疡病总的发病率呈下降趋势，这与饮食结构的改变和卫生知识的普及有关；此外，纤维内镜技术的不断完善，新型制酸剂和抗幽门螺杆菌药物的合理应用，使消化性溃疡的内科治疗效果明显提高，需要外科手术治疗的溃疡病人显著减少。胃和十二指肠溃疡在发病机理、早期症状、诊断方法等方面具有许多相似之处，但在临床表现、并发症和治疗原则上亦有不同。

　　【**胃溃疡的外科治疗**】

　　1. **适应证**　①严格系统内科治疗无效的顽固性溃疡，或短期内复发者；②发生溃疡大出血、瘢痕性幽门梗阻、溃疡急性穿孔者；③溃疡巨大（>2.5cm）或高位溃疡；④复合性溃疡；⑤溃疡疑有恶变者。

　　2. **手术方式**　胃溃疡多采用胃大部切除、胃十二指肠吻合术（BillrothⅠ式）；高位胃溃疡难于处理者，根据溃疡所在的位置，可行包括溃疡在内的远侧胃大部切除、胃空肠吻合术（BillrothⅡ式）；溃疡位置过高可行旷置溃疡的胃大部切除术，但应排除溃疡恶变的可能，溃疡恶变者应行胃癌根治术。

　　【**十二指肠溃疡的外科治疗**】

　　1. **适应证**　①十二指肠溃疡合并急性穿孔、大出血和瘢痕性幽门梗阻者；②经正规内科治疗无效的十二指肠溃疡，即顽固性溃疡需要手术治疗者。

　　2. **手术方式**　有胃大部切除、胃空肠吻合术（BillrothⅡ式），选择性或高选择性迷走神经切断术。也可采用迷走神经干切断术加幽门成形或迷走神经干切断术加胃窦切除术。

第一节　胃十二指肠溃疡大出血

　　胃十二指肠溃疡出血是溃疡病最常见的并发症。溃疡大出血指溃疡病患者发生呕血或解柏油样大便，引起红细胞计数、血红蛋白含量、血细胞比容均明显下降，脉率加快，血压下降，发生休克前期症状或很快陷入休克状态。是上消化道大出血最常见的原因，约占 50% 以上。绝大多数溃疡病出血经内科保守治疗能够止血，其中约 5% ~ 10% 的患者需要外科手术治疗。

【病因病理】

溃疡病大出血是溃疡基底的血管壁被侵蚀而导致破裂出血，多数为动脉出血。发生大出血的溃疡多位于胃小弯或十二指肠球部后壁。胃小弯溃疡出血常来自胃左、右动脉及其分支，而十二指肠溃疡出血则多来自胰十二指肠上动脉或胃十二指肠动脉及其分支。溃疡基底血管的侧壁破裂较断端出血更不易自行止血，可引发大出血，甚至危及生命。有时大出血后因血容量减少，血压降低，血管破裂处血凝块形成，出血可暂时停止；但由于溃疡病灶与胃十二指肠内容物的接触及胃肠的不断蠕动，约有 30% 的病例可再次发生大出血。

【临床表现】

多数患者在出血前有溃疡病史，约 10% ~ 15% 的溃疡病大出血患者在出血前无溃疡病症状。其临床表现与出血量和出血速度有关。

1. 柏油样便与呕血　为溃疡病大出血的主要症状。部分病人只有黑便而无呕血，迅猛的出血则有呕血与黑便同时出现。呕血前常感恶心，便血前后可有心悸、眩晕、乏力、眼前发黑及上腹不适等。多数有溃疡病发作史，部分患者有服用阿司匹林等药物史。

2. 休克　当短期内失血量达 400ml 时，可有休克代偿期表现，出现精神紧张、面色苍白、口渴、脉搏快速有力，血压正常或稍高。当失血量超过 800ml 时，可有明显休克症状，如四肢湿冷、脉搏细速、呼吸急促、血压下降等。单纯以呕血、黑便的数量来估计出血量常不准确，因有一定数量的血积存于消化道，尤其是出血速度缓慢的，所以实际出血量常多于临床估计量。

3. 贫血　溃疡病大出血后常有贫血貌，血红蛋白、红细胞计数和血细胞比容均下降。在出血早期由于血液浓缩，可能下降不明显，因此需反复测定。如血细胞比容在 30% 以下，出血量多已超过 1000ml，须及时给予输血。

4. 腹部体征　溃疡病大出血后可有轻度腹胀，上腹部可有轻压痛、肠鸣音亢进。腹痛严重伴有腹膜刺激征的病人，应注意有无伴发溃疡病穿孔。

【诊断】

有典型溃疡病史者，发生呕血或柏油样便，诊断并不困难，同时伴有腹痛的病人应考虑有无伴发溃疡穿孔。对于无溃疡病史者，常通过上消化道钡餐、纤维胃镜及选择性动脉造影等检查，多能确定病变性质和出血部位，但急性出血期不宜行上消化道钡餐检查。急诊纤维胃镜检查可迅速明确出血的部位和病因，出血 24 小时内胃镜检查阳性率可达 70% ~ 80%，超过 48 小时诊断的阳性率下降。选择性腹腔动脉造影可用于血流动力学稳定的活动性出血病人，可明确出血病因及部位，并可同时采取栓塞治疗或动脉内注射垂体加压素等介入止血措施。

【鉴别诊断】

溃疡病大出血应与其他上消化道出血性疾病相鉴别，如门静脉高压引起的食管胃底曲张静脉破裂出血、胃癌出血、胆道出血、急性胃黏膜出血等。

1. 食管胃底曲张静脉破裂出血　多有慢性肝炎、肝硬化病史，伴有肝脾肿大、腹壁静脉曲张、皮肤有蜘蛛痣等。突然发生出血，来势凶猛，常以呕血为主，很快出现失血性休克。实验室检查常有肝功能异常，全血细胞减少。纤维胃镜检查可见食管下段和胃底布满曲张的静脉，并可见到出血部位。三腔双囊管压迫止血有效。

2. 胃癌出血　胃癌的发病率上升较快，当发生上消化道出血时应予鉴别。胃癌好发于 50 岁以上的中老年人，常有上腹部持续性胀痛、食欲减退、进行性消瘦等表现，体检时少数病人可触及上腹部肿块，癌肿晚期可有恶液质，左锁骨上可触及肿大的淋巴结。上消化道钡餐、纤维胃镜及活组织检查对诊断有意义。

3. 胆道出血　常继发于胆道疾病，呕血、便血均可发生，但以便血为主，多发生在胆绞痛缓解后，多能自行止血。常可伴有发热、黄疸、上腹部压痛，B 型超声检查提示胆囊肿大，出血期纤维十二指肠镜检查可有阳性发现。

4. 急性胃黏膜出血　病人常有烧伤、严重损伤、严重感染或长期服用激素等病史，可引起急性胃黏膜出血。呕血和便血均可发生，以呕血为主，出血可持续数日，应用止血药物效果较好。急诊胃镜检查可见胃内散在胃黏膜糜烂面，可见出血灶，可同时镜下止血，效果确切。

【治疗】

胃十二指肠溃疡大出血多数经保守治疗，出血可停止。约有 5% ~ 10% 的病人出血仍继续，不能止血，须及时改为手术治疗。

1. 补充血容量　迅速建立静脉通道，补充平衡盐液，并化验血型、备血。严密观察血压、脉搏、尿量和周围循环状况，判断失血量。失血量达全身总血量的 20% 时，应补充胶体液，如血浆、右旋糖酐，必要时输入红细胞悬液，维持血细胞比容不低于 30%。

2. 留置鼻胃管　用生理盐水冲洗胃腔，清除血凝块，动态观察出血情况。继续出血者可经胃管注入含去甲肾上腺素的生理盐水（200ml 生理盐水加 8mg 去甲肾上腺素），可收缩血管而达到局部止血作用。

3. 药物应用　可静脉或肌注止血药、制酸剂，如立止血、H_2 受体拮抗剂西咪替丁、质子泵抑制剂奥美拉唑等。

4. 纤维胃镜　急诊纤维胃镜检查可明确出血病灶，同时可施行内镜下电凝止血或局部注射药物等止血措施。

5. 手术止血　如有下列情况，应考虑手术治疗：①急性大出血，短期内发生休克者；②出血后 6 ~ 8 小时内输入大量血液（600 ~ 1000ml）后情况不见好转，或暂时好转而停止输血后又再度病情恶化者；③在内科系统治疗期间发生大出血者；④年龄在 60 岁以上伴有动脉硬化者；⑤近期曾发生类似的大出血者；⑥大出血合并穿孔或幽门梗阻者；⑦纤维胃镜检查见溃疡基底喷射状出血，或溃疡基底部血管暴露再出血危险较大者。

需要手术治疗的患者须在积极抗休克的前提下，争取在出血 24～48 小时内进行手术，效果较好。反复止血无效，拖延时间越长则危险性越大。老年患者应争取尽早手术治疗。

国内普遍采用包括溃疡在内的胃大部切除术，不但切除了溃疡，制止了出血，而且也治愈了溃疡病，是较为理想的手术方法。对切除溃疡有困难者应予旷置溃疡，但要贯穿结扎溃疡基底出血动脉或其主干。对重症病人，不允许胃大部切除时，可单纯贯穿缝扎止血。近年来有人对十二指肠溃疡出血采用贯穿结扎溃疡出血，再施行迷走神经切断加胃引流术。

第二节 瘢痕性幽门梗阻

瘢痕性幽门梗阻是幽门附近的溃疡（十二指肠球部溃疡、幽门管溃疡）反复发作引起瘢痕挛缩狭窄所致，为溃疡病常见的并发症之一，常需通过手术解除梗阻。

【病因病理】

胃十二指肠溃疡引发幽门梗阻的机制有痉挛性、炎症水肿性和瘢痕挛缩性三种，前两种是暂时的、可逆的，在痉挛缓解、炎症消退后幽门可恢复通畅，瘢痕性梗阻是永久性的，需手术解除。单纯痉挛水肿性幽门梗阻极为少见。瘢痕性幽门梗阻是在溃疡愈合过程中瘢痕挛缩所致，最初为部分性梗阻，同时存在痉挛、水肿性因素使梗阻加重，继而由部分性梗阻渐趋完全性梗阻。梗阻初期，为了克服梗阻，胃蠕动增强，胃壁肌肉呈相对肥厚，胃轻度扩张；到梗阻晚期代偿功能减退，胃蠕动减弱，胃壁松弛，因而胃扩张明显。大量胃内容物潴留，刺激胃酸分泌，胃黏膜受到刺激而呈糜烂、充血、水肿等，又将加重梗阻，因而形成恶性循环。由于长期不能正常进食，食后呕吐，造成患者体液失调和严重的营养不良发生。

【临床表现】

1. **症状** 患者有长期溃疡病史及反复发作史。梗阻早期仅有上腹部饱胀及沉重感，逐渐出现食欲减退、恶心、呕吐等。如出现完全性梗阻，则出现腹胀、腹痛及反复发作的呕吐，呕吐量较大，呕吐物含大量宿食并伴有腐败酸臭味，但不含胆汁。呕吐后腹胀减轻，腹痛消失，因此病人常自己诱发呕吐，以缓解症状。

2. **体征** 常有消瘦、脱水、营养不良、贫血。上腹饱满，有时可见胃形、胃蠕动波，用手叩击上腹部时可闻及水震荡声。病程较长、梗阻严重者，一般情况较差。

【诊断】

根据长期的溃疡病反复发作病史，结合特征性呕吐和体征，多可作出幽门梗阻的诊断。空腹置胃管可抽出大量酸臭胃液及食物残渣；X 线钡餐检查可发现胃扩张，如 24 小时后仍有钡剂存留，提示瘢痕性幽门梗阻；纤维胃镜检查可确定梗阻及梗阻原因；实验室检查有低蛋白血症、低血钾、低血氯，可伴代谢性碱中毒。

【鉴别诊断】

瘢痕性幽门梗阻需要与下列疾病相鉴别：

1. 活动期溃疡所致幽门痉挛和水肿　有溃疡病疼痛症状，梗阻为间歇性，呕吐虽然很剧烈，但胃无扩张现象，呕吐物不含宿食。经胃肠减压、解痉制酸剂治疗后，梗阻和疼痛症状可缓解或减轻。

2. 胃癌所致的幽门梗阻　病程较短，多有消瘦，伴柏油样便，胃扩张程度较轻，胃蠕动波少见。晚期上腹部可触及包块。X线钡餐检查可见胃窦部充盈缺损，胃镜取活检能确诊。

3. 十二指肠球部以下的梗阻性病变　如十二指肠肿瘤、环状胰腺、十二指肠淤滞症均可引起十二指肠梗阻，伴呕吐、胃扩张和潴留，但其呕吐物多含有胆汁。X线钡餐或内镜检查可确定梗阻性质和部位。

【治疗】

1. 非手术疗法　由幽门痉挛或炎症水肿所致的梗阻，应予以非手术治疗，方法是：胃肠减压，解痉，消除炎性水肿，纠正水、电解质失调及全身支持治疗。

2. 手术疗法　瘢痕性幽门梗阻是外科手术治疗的绝对适应证。但手术前需要充分准备，包括禁食、留置胃管以温生理盐水洗胃，纠正贫血与低蛋白血症，改善营养状况，纠正水、电解质、酸碱失衡。

手术目的是解除梗阻，消除病因。常用的手术方法以胃大部切除术为主，也可行迷走神经干切断术加胃窦部切除术。

附：胃大部切除术及术后并发症

一、胃大部切除术

胃大部切除术是我国治疗胃十二指肠溃疡的首选术式，包括胃切除及胃肠道重建两部分。其治疗胃十二指肠溃疡的原理是：①切除胃的大部分，使胃酸和胃蛋白酶分泌明显减少；②切除胃窦部，减少G细胞分泌胃泌素所引起的胃酸分泌；③切除溃疡本身及溃疡的好发部位。

1. 胃的切除范围　包括胃体的远侧大部分、胃窦部、幽门和十二指肠球部。一般对高胃酸的十二指肠溃疡切除范围应不少于胃的60%，对低胃酸的胃溃疡切除范围在50%左右。溃疡病灶应尽量切除，但切除困难时也不应勉强，可行溃疡旷置术。

2. 胃肠道重建　有两种吻合方式。

（1）毕罗（Billroth）Ⅰ式：将胃的残端与十二指肠吻合（图15-1）。此法的优点是操作简便，胃肠道重建比较符合生理，但胃切除范围受限。适用于胃溃疡的治疗。

（2）毕罗（Billroth）Ⅱ式：将十二指肠残端闭合，将胃的残端与空肠上段行端侧吻合（图15-2）。此法优点是胃切除范围足够，可使胃酸降低达到最大要求；缺点是操作复杂，术后并发症较多。适用于胃十二指肠溃疡，尤其是十二指肠溃疡。

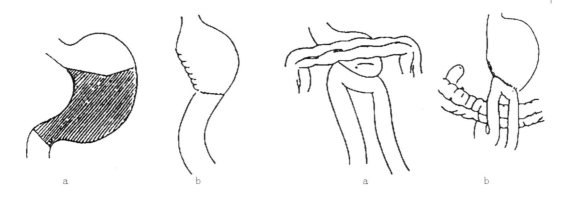

图 15-1 胃十二指肠吻合术（Billorth I 式）　　　　图 15-2 胃空肠吻合术（Billorth II 式）

二、胃大部切除术后并发症

1. 术后胃出血　术后 24 小时内，胃管引流出少量暗红色或咖啡色血性物，不超过 300ml，属于正常现象。如短期内胃管引流出较多的血液，尤其是鲜血，甚至呕血、黑便，多因断端或吻合口有小血管未结扎或缝合不够紧密；或胃黏膜损伤或旷置的溃疡出血所致。术后 4~6 天发生出血，多因结扎或缝合过紧，致使黏膜组织坏死脱落所致。术后胃出血首选保守方法止血，如局部应用冰生理盐水加去甲肾上腺素，或其他止血药物喷洒。非手术治疗无效，或发生休克者，需再次手术探查止血。

2. 十二指肠残端破裂　是毕罗 II 式胃大部切除术后严重的并发症。原因有：①十二指肠的溃疡较大，或与周围组织粘连，或发生炎症，或为穿透性溃疡，勉强切除后残端缝合困难，缝合张力过大，使组织撕裂；②吻合口张力过大或输入襻梗阻，十二指肠内压力过高致残端破裂；③十二指肠残端供血不足、组织炎症、坏死破裂等。多发于术后 4~7 天。表现为突发上腹剧痛，伴明显压痛、反跳痛、腹肌紧张等腹膜炎征象。腹腔引流管可引流出胆汁样液体。明确诊断后应立即手术。手术中妥善闭合十二指肠残端，行十二指肠造瘘及腹腔引流，伴有输入襻梗阻者应同时解除梗阻。术后给予营养支持，抗生素预防感染。

3. 胃肠吻合口破裂或瘘　多因吻合口缝合不当、张力过大、局部组织水肿或严重贫血、低蛋白血症等原因使组织愈合不良。表现有发热、腹痛及腹膜刺激征等腹膜炎征象。须立即手术修补、腹腔引流。症状较轻且无弥漫性腹膜炎时，也可尝试保守治疗。

4. 术后梗阻　根据梗阻部位分为吻合口梗阻、输入襻和输出襻梗阻，后两者仅见于毕罗 II 式手术。

（1）吻合口梗阻：原因是吻合口过小，吻合时胃肠壁内翻过多或局部炎症水肿所致。表现为进食后上腹胀痛、呕吐，呕吐物为食物。采取保守处理，禁食、胃肠减压、静脉输液抗炎多能缓解；如无好转，可手术解除梗阻。

（2）输入襻梗阻：因输入襻空肠过长致扭曲、粘连或形成内疝；也可因输入襻过短，使输入段与吻合口处牵拉成锐角引起。多为不完全性梗阻，表现为进食后上腹饱胀、呕吐，呕吐物多为不含胆汁性液体，呕吐后症状减轻。多经非手术治疗可缓解。如疼痛剧烈、呕吐频繁，呕吐后症状不缓解，检查上腹部触及压痛性包块，应考虑完全性闭襻梗阻，应立即手术解除梗阻；如有肠绞窄，行坏死肠段切除后 Roux – en – Y 吻合术。

（3）输出襻梗阻：因术后输出段肠管粘连、大网膜炎性包块压迫，或是结肠后吻合，横结肠系膜裂口压迫导致梗阻。主要表现为上腹饱胀、呕吐，呕吐物为含胆汁的胃内容物。钡餐检查可以明确梗阻部位。如非手术治疗无效，应手术解除梗阻。

5. 倾倒综合征　由于胃大部切除术后，原来控制胃排空的幽门窦、幽门括约肌功能丧失，此外，部分病人胃肠吻合口过大，导致胃排空过快而产生一系列综合征。根据进食后出现症状的早晚，分为早期和晚期两种类型。

（1）早期倾倒综合征：术后 5 ~ 7 天，进食（尤其是进甜食）后半小时内出现上腹不适、心悸、乏力、头晕、出汗、恶心呕吐甚至虚脱，伴有肠鸣音亢进、腹泻等。与餐后高渗性食物快速进入肠道，引起肠道内分泌细胞大量分泌肠源性血管活性物质有关；此外，高渗可使细胞外液大量进入肠腔，引起肠管膨胀，刺激肠蠕动增强，循环血量骤减引起一系列的症状发生。为避免其发生，手术时吻合口应适中，术后 2 ~ 3 个月内少量多餐，避免甜食，进食后平卧 15 ~ 20 分钟；如无效，可考虑再次手术改变手术方式或缩小吻合口。

（2）晚期倾倒综合征：又称低血糖综合征。餐后 2 ~ 4 小时出现头昏、心慌、出汗、乏力、面色苍白、脉细弱，甚至晕厥。由于胃排空过快，含糖食物快速进入空肠并被吸收入血，刺激胰岛素大量分泌，导致低血糖所致。进甜食或输注葡萄糖可缓解症状。可采用饮食调整、少量多餐、餐后平卧等措施预防。

6. 溃疡复发　原因是胃切除范围不够，或输入段空肠过长或胃窦黏膜残存，使胃酸水平下降不够所致。表现为溃疡症状重现，可发生穿孔和出血等并发症。纤维胃镜可明确诊断。无并发症者可非手术治疗；如症状严重或出现并发症，应再次手术。

7. 碱性反流性胃炎　常发生于毕罗Ⅱ式胃大部切除术后 1 ~ 2 年。因胆、胰等消化液反流入胃，破坏胃黏膜的屏障所致，引起胃黏膜充血、水肿、糜烂、出血等改变。临床表现为：上腹部持续性烧灼痛，进食后症状加重，抗酸药物治疗无效；胆汁性呕吐，呕吐后症状不减轻，胃液分析胃酸缺乏；食欲差，体重减轻或贫血；纤维胃镜有助于诊断，组织活检显示慢性萎缩性胃炎。可用胃黏膜保护剂、胆汁酸结合药物考来烯胺（消胆胺）等治疗。症状严重者应考虑手术治疗，行 Roux – en – Y 型吻合术，以免胆汁反流入残胃内。

8. 营养障碍性并发症　胃大部切除术后胃容量减小，使摄入量不足，可引起营养不良，体重减轻。胃切除术后胃酸减少，同时壁细胞生成的内因子不足，造成铁及维生素 B_{12} 吸收障碍，可引起贫血。因此，术后应重视饮食调节，适当补充铁剂及维生素，可改善症状。毕罗Ⅱ式手术后，食物不能很好地与胰、胆液混合，不能充分发挥胆汁和胰酶的作用，影响消化吸收过程，约 1/3 的病人术后晚期可有钙、磷代谢紊乱，出现骨质疏松、骨软化等。因此，应增加钙的摄入，补充维生素 D，以预防或减轻症状。

9. **残胃癌**　是指胃十二指肠溃疡病人行胃大部切除术后 5 年以上，残余胃发生的原发癌。该病发生率在 2% 左右，多发于术后 20～25 年，可能与术后低胃酸、胆汁反流及肠道细菌逆流进入残胃而引起萎缩性胃炎有关。表现为上腹疼痛不适、食后饱胀、消瘦、消化道出血、贫血等症状，纤维胃镜活组织检查可明确诊断，确诊后应尽早手术治疗。

第十六章　门静脉高压症

门静脉正常压力为 1.27 ~ 2.35kPa（13 ~ 24cmH$_2$O），平均值 1.96 kPa（18cmH$_2$O）左右，当压力高于此界限，称之为门静脉高压，但未必引起临床症状。当门静脉压力增高至 2.9 ~ 4.9kPa（30 ~ 50cmH$_2$O），门静脉血液回流受阻、血液淤滞时，则引起临床症状，表现为脾肿大、脾功能亢进，进而发生食管中、下段及胃底静脉曲张，出现呕血与柏油样便、腹水等症状，称之为门静脉高压症（portal hypertension）。在我国人群中造成门静脉高压症的主要原因是各种肝硬化，南方长江流域血吸虫病流行地区主要是血吸虫病引起的肝硬化，其他地区是传染性肝炎后的肝硬化引起的肝窦变窄或闭塞。肝外门静脉高压症占全部门静脉高压症的 5% ~ 10%，例如区域性门静脉高压症（sesmental portal hypertension）或左侧门静脉高压症（left side portal hypertension）；孤立性脾静脉血栓形成是由于脾静脉栓塞导致脾内压增高，它是肝外型门静脉高压症的一种类型，约占 5% 左右，是门静脉高压症中唯一能够治愈的类型。

【解剖概要】

肝脏是人体唯一由门静脉和肝动脉双重供血的器官。肝脏正常的血流量每分钟约为 1500ml，其中门静脉血约占 60% ~ 80%（平均 75%），每分钟的全肝门静脉血流量为 1100ml，肝动脉血为 400ml。但是由于肝动脉的压力高，血液的含氧量高，故门静脉与肝动脉对肝脏的供氧量几乎相等。正常肝脏每分钟的血流量相当于心输出量的 20% ~ 50%。

门静脉主干是由肠系膜上静脉和脾静脉汇合而成，后者又收集肠系膜下静脉的血液。门静脉主干在肝门处分为左、右两支，分别进入左、右半肝，逐渐分支，其小分支和肝动脉小分支的血流汇合于肝小叶内肝窦，然后进入肝小叶的中央静脉，再经肝静脉流入下腔静脉。所以，门静脉位于两个毛细血管网之间，一端是胃、肠、脾、胰腺的毛细血管网，另一端是肝小叶内的肝窦（肝的毛细血管网）。门静脉和肝动脉之间关系密切，当门静脉血流量减少，则肝动脉血流量增加，这种关系称之为肝动脉缓冲反应。当门静脉入肝血流量发生变化时，这种反应用以维持肝窦内血液灌注量的相对稳定。

门静脉与腔静脉系之间存在 4 个交通支（图 16 - 1）：

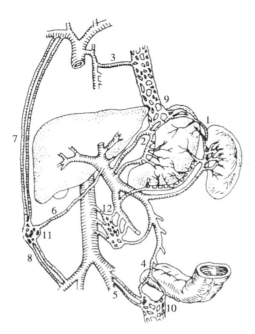

图 16-1 门静脉系与腔静脉系之间的交通支

1. 胃短静脉 2. 胃冠状静脉 3. 奇静脉 4. 直肠上静脉 5. 直肠下静脉、肛管静脉
6. 脐旁静脉 7. 腹上深静脉 8. 腹下深静脉 9. 胃底-食管下段交通支
10. 直肠下端、肛管交通支 11. 前腹壁交通支 12. 腹膜后交通支

1. 胃底、食管下端交通支 门静脉血流经胃冠状静脉、胃短静脉，通过食管胃底静脉与奇静脉、半奇静脉的分支吻合，流入上腔静脉。

2. 直肠下端、肛管交通支 门静脉血液流经肠系膜下静脉、直肠上静脉，与直肠下静脉、肛管静脉吻合，流入下腔静脉。

3. 前腹壁交通支 门静脉（左支）的血流经脐旁静脉与腹上深静脉、腹下深静脉吻合，分别流入上、下腔静脉。

4. 腹膜后交通支 在腹膜后的交通支更为丰富，有许多的肠系膜上、下静脉分支与下腔静脉分支相互吻合在一起，流入下腔静脉。

应当指出的是，在这些交通支中，最为重要的是胃冠状静脉与奇静脉间的交通支。胃冠状静脉有3支，即胃支、食管支与高位食管支（或异位高位食管支），这些交通支主要分布在食管下端和胃底黏膜下层。正常情况下交通支非常细小，血流也很少；但是，如果在门静脉压力增高的情况下。由于这些交通支距门静脉主干及腔静脉主干部很近，压力差相对较大，从而受到门静脉高压的影响最早也最大。

【病理生理】

因门静脉无瓣膜，其压力是通过流入的血流量和流出阻力来调节并维持的。门静脉血流阻力增加和高动力循环是肝硬化门脉高压症发生、发展的两个决定性因素，前者是门静脉高压症形成的启动因素，后者对门静脉高压症的维持和发展有重要作用。

1. 门静脉血流阻力增加 又称为后向性血流机制（backward theory）和阻力学说。

按阻力增加的部位，可将门静脉高压症分为肝前、肝内和肝后三型。

（1）肝内型门静脉高压症：又可分为窦前、窦后和窦型。在我国，肝炎后肝硬化是引起肝窦和窦后阻塞性门静脉高压症的常见病因。由于增生的纤维束和再生的肝细胞结节挤压肝小叶内的肝窦，使其变窄或闭塞，导致门静脉血流受阻，门静脉压力也就随之增高；其次是由于位于肝小叶间汇管区的肝动脉小分支和门静脉小分支之间的许多动静脉交通支平时不开放，而在肝窦受压和阻塞时即大量开放，以致压力高的肝动脉血流直接反注入压力较低的门静脉小分支，使门静脉压力增加（图16－2）。常见的肝内窦前阻塞病因是血吸虫病。

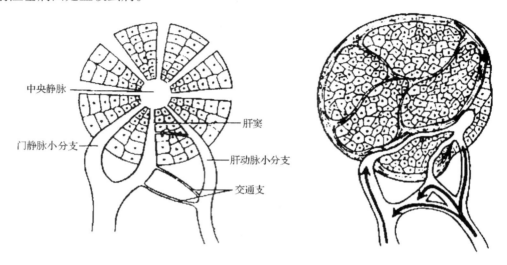

中央静脉

门静脉小分支

肝窦

肝动脉小分支

交通支

图16－2　门静脉、肝静脉小分支之间的交通支在门静脉高压症发病中的作用

（2）肝前型门静脉高压症：常见病因是肝外门静脉血栓形成（肝炎、腹腔内感染如急性阑尾炎和胰腺炎、创伤等）、先天性畸形（闭锁、狭窄或海绵样变等）和外在性压迫（转移癌、胰腺炎等）。单纯的静脉血栓多见于胰腺炎或肿瘤，此时肠系膜上静脉和门静脉的压力正常，左侧胃网膜静脉成为主要侧支血管，胃底静脉曲张较食管下端静脉曲张显著，这是一种特殊类型的门静脉高压症（左侧门静脉高压症）。这种门静脉高压症的病人肝功能多为正常或仅有轻度的损伤，预后较肝内型好。

（3）肝后型门静脉高压症：常见病因包括 Budd－Chiari 综合征（Budd－Chiari syndrome）、缩窄性心包炎、严重右心衰竭等。

2. 内脏高动力循环　又称为前向性血流机制（forward theory）和高动力学说。当门静脉阻力增加后，侧支循环开放，血管舒张物质如一氧化氮、前列环素、胰高血糖素、血管活性肠肽等随之增加，导致内脏高动力循环和门静脉血流量增加，门静脉压力持续性升高。前向性血流机制被认为是门静脉高压症持续存在的原因。

【病理变化】

门静脉高压症形成之后，可以发生以下病理变化：

1. 交通支扩张　由于正常的肝内门静脉通路受阻，门静脉又无静脉瓣，门静脉高压后，门静脉和腔静脉之间的许多交通支可因血液反流而发生扩张，扩张的血管最有临床意义的是食管下端和胃底部的静脉，但通常 4 个交通支因此都会发生显著的扩张。食管与胃底的交通支距离门静脉主干最近，距离腔静脉主干也很近，所以其压力较大，因此受门静脉的压力影响也就最早、最显著。这些位于食管、胃底部黏膜下的静脉发生曲张后，可使覆盖的黏膜变薄，易为粗糙食物或胃酸反流腐蚀所损伤，特别是恶心、呕吐、咳嗽、负重等使腹内压突然升高的情况下，门静脉的压力也必然随之升高，就可以导致曲张的静脉破裂，引起急性大出血。而其他交通支的扩张，例如直肠上、下静脉丛扩张，可以引起继发性痔出血；脐旁静脉与腹上、下深静脉交通支扩张，可以引起前腹壁静脉曲张；腹膜后也有许多小静脉分支，也可出现显著的扩张、充血。

2. **脾肿大、脾功能亢进**（splenomegaly、hypersplenism）　门静脉血流受阻，脾脏长期处于充血状态，首先出现的是充血性脾肿大。门静脉高压症可见脾窦扩张、脾内纤维组织增生、单核吞噬细胞增生和吞噬红细胞现象。由于脾功能的亢进引起脾脏对红细胞破坏功能增加，临床上除有脾肿大之外，还可有外周血细胞减少，最常见的是白细胞和血小板减少。长期的脾脏肿大往往可以出现慢性的脾周围炎与侧支血管形成。

3. **腹水**　腹腔内的血液仅有 5% 经腔静脉回流，其余的均经门静脉回流。若门静脉压力增高，可使门静脉系统毛细血管床的滤过压增加，同时肝硬化引起低蛋白血症，血浆胶体渗透压下降及淋巴液的生成增加，促使液体从肝表面、肠浆膜面漏入腹腔而形成腹水。门静脉高压症时虽然静脉内血流量增加，但中心血流量却是下降的，继发性的刺激醛固酮及抗利尿激素分泌增多，导致钠、水潴留而加剧腹水的形成。

4. **其他病理变化**　约 20% 的门静脉高压症病人并发门静脉高压性胃病（portal hypertensive gastropathy），约占门静脉高压症上消化道出血的 5%。在门静脉高压症时，胃壁淤血、水肿，胃黏膜下层的静-动脉交通支广泛开放，胃黏膜微循环发生障碍，导致胃黏膜防御屏障的破坏，形成门静脉高压症性胃病。

门静脉高压症由于自身门、体静脉血液短路或手术分流，造成大量的门静脉血流绕过肝细胞；或因肝实质细胞功能严重受损，致使有毒物质（如氨、硫醇和 γ-氨基丁酸等）不能代谢与解毒而直接进入体循环，所以对脑产生毒性作用并出现精神神经综合征。而门静脉高压症的病人自然发展成为肝性脑病的不到 10%，常因胃肠道出血、感染、过量摄入蛋白质、镇静药、利尿剂而诱发。

【临床表现】

主要表现为脾肿大、脾功能亢进、呕血或柏油样黑便、腹水及全身的非特异性症状（如疲乏、嗜睡、厌食等）。食管、胃底的静脉曲张一旦破裂，可以发生急性大出血，呕吐鲜血。由于肝功能损伤而引起凝血功能障碍，又因脾功能亢进而引起血小板减少，因此往往出血不易自止。由于大出血而造成肝组织的严重缺氧，故易导致肝昏迷。

体检时如果能触及脾脏；就可能提示门静脉高压症的诊断。如有黄疸、腹水和前腹壁静脉曲张等体征，表示门静脉高压严重。如果能触到质地较硬、边缘钝而不规整的肝脏，肝硬化的诊断即能成立，但有时肝硬化缩小而难以触到。还可以有慢性肝病的其他现象，如蜘蛛痣、肝掌、男性乳腺发育症、睾丸萎缩等。

1. 脾肿大、脾功能亢进 所有患门静脉高压症者均可有不同程度的脾肿大和脾功能亢进。脾肿大后，大部分病例可在左肋缘下触到，大小不一，大者可平脐或位于脐下。早期肿大较软，有一定的活动度；到了晚期，特别是巨型脾肿大或血吸虫病性肝硬化，由于脾内纤维组织长期慢性增生，可发生脾周围炎而与周围组织粘连，所以其质地特别坚硬，活动度极小。脾肿大常伴发不同程度的脾功能亢进。

2. 呕血或柏油样便 食管下段及胃底静脉壁逐渐扩张，使覆盖表面的黏膜也逐渐变薄，一旦摄入粗糙食物或腹内压增高时，就可能发生破裂，出现突然的大出血，可呕吐出鲜红色血，所以多半病人有呕血或柏油样黑便史。由于肝功能较差，导致凝血机制障碍，再加上脾功能亢进造成的血小板减少，所以一般情况下出血量大而急骤，不易自行停止。又因病人耐受出血的能力远远较正常人差，出血后的肝组织严重缺氧，非常容易导致肝昏迷。据统计，本病首次大出血的病死率可达 25% 左右。在第一次大出血后的 1~2 年内，大部分病人可以发生再次出血。

3. 腹水 大约有 1/3 的病人有不同程度的腹水。这是肝功能损伤的一种表现。大出血后往往导致肝功能损伤的加重，常在呕血后引起腹水的形成，腹水多而顽固，难以消退。腹水病人常伴有腹胀、食欲减退，甚至有个别病人因腹水感染而出现腹痛。

另外，还常出现肝肿大，部分病人出现黄疸、前腹壁静脉曲张等体征。

【诊断】

根据病史和临床所表现的脾肿大和脾功能亢进、上消化道出血而致呕血及柏油样黑便、腹水三大表现，其诊断一般不困难。下列辅助检查有助于诊断：

1. 血分析 脾功能亢进时，血细胞计数减少，以血小板和白细胞的下降最为明显。出血、营养不良、骨髓抑制都可以引起贫血。

2. 肝功能检查 常反映血浆白蛋白降低而球蛋白增加，出现白蛋白、球蛋白的比例倒置。由于许多凝血因子在肝脏中合成，加上慢性肝病患者多有原发性纤维蛋白溶解，所以凝血酶原时间可以延长。肝功能分级见表 16-1。

表 16-1 肝功能 Child-Pugh 分级

检查项目	肝功能评分		
	1 分	2 分	3 分
血清胆红素（μmol/L）	<34.2	34.2~51.3	>51.3
血浆白蛋白（g/L）	>35	28~35	<28
凝血酶原延长时间（s）	1~4	4.1~6	>6
腹水	无	少量，易控制	中等量，难控制
肝性脑病	无	轻度	中度以上

总分 5~6 分者肝功能良好（A 级），7~9 分者中等（（B 级），10 分以上肝功能差（C 级）。

3. 超声检查 腹部超声可提示腹水、肝密度及质地异常、门静脉扩张；多普勒超声可以提示血管的开放情况，测定血液量，但对于肠系膜上静脉与脾静脉的诊断精确性稍差。

4. 食管钡餐检查　食管钡餐显示充盈缺损时，曲张的静脉使食管的轮廓呈虫蚀样改变；排空时，曲张的静脉表现为蚯蚓样或串珠状负影。

5. 纤维胃镜检查　可以直接了解曲张静脉破裂的部位和程度，并能观察到有无其他病变的存在。早期纤维胃镜的检查一般都在出血后的 24~48 小时进行，在这期间约有 90%~95% 的病人可以发现出血灶。为了及时而准确地发现和确定出血的部位和性质，目前主张可在出血时进行纤维胃镜检查。

6. 脾静脉造影　在左侧第 9 或第 10 肋间与腋中线交叉点经皮穿刺脾脏，行脾静脉造影，可以确定脾静脉主干有无阻塞及其阻塞的部位，即可以确定是肝内型或肝外型。但由于充血肿大的脾脏髓质极脆，凝血功能发生障碍，穿刺后容易引起出血，所以脾穿刺造影往往都在手术前进行，以防发生意外。

7. 术中直接门静脉压力测定　是最为准确可靠的一种诊断方法。如果压力超过 2.49kPa（30cmH$_2$O）则可以肯定诊断。

【鉴别诊断】

根据病史和临床三大主要表现，门静脉高压症的诊断并不困难。但由于个体反应的差异和病程的长短、轻重不同，有时候三个主要临床表现仅出现其中的一两个方面，这样就给临床上的诊断带来一定的困难。所以必须根据病史、临床症状、体征和有关辅助检查来全面分析，方能作出正确的诊断。

1. 出血的鉴别　门静脉高压症所致上消化道大出血应与胃十二指肠溃疡病、胃癌、胆道疾病、急性胃黏膜病变等大出血进行鉴别。

（1）溃疡病大出血：有典型的溃疡病史，出血前往往有症状突然加重或失去原来的疼痛规律。胃溃疡以呕血为主，最终会出现柏油样便；而十二指肠溃疡以柏油样便为主，往往有大量呕血，呕吐的血多为咖啡色，出血量大时便血呈紫红色，出血后上腹部的疼痛可以缓解或减轻。病人的肝功能应为正常，很少有腹水。钡餐造影和胃镜检查可以明确诊断。

（2）胃癌出血：一般病史较长，有类似溃疡病史，出现食欲减退、消瘦、贫血，上腹部隐痛可逐渐加重。早期持续小量出血，粪便潜血试验持续阳性，侵犯大血管时可发生呕血、便血及休克。有时可在上腹部触到包块及左侧锁骨上淋巴结肿大。往往病人在呕血前有较长时间的便血史。若有腹水，可在腹水中找到癌细胞；钡餐摄片可见钡影残缺、癌性龛影、胃壁僵硬、蠕动和黏膜皱襞消失；胃镜下可见到典型的恶性溃疡和肿瘤表现；活检可以明确诊断。胃癌病人出血后原来的症状持续存在或进一步加重。

（3）胆道出血：有肝胆疾病或外伤史，例如胆道感染、肿瘤、胆道系统血管损伤等。并有典型的胆绞痛发作史，可有黄疸，但一般很少有肝硬化，当胆绞痛发作时肝区疼痛加剧。呕血、便血均可发生，但以柏油样便为主，多在胆绞痛发作之后出现；可有周期性反复出血，间隔期多为 1 周左右。出血后肝区的疼痛不仅不减轻，反而加重，但肿大的胆囊可缩小。病人右上腹部可有明显的压痛，有时可以出现肌紧张。白细胞计数可有明显的升高，中性粒细胞比例也升高。胆道造影可以明确病变的部位及出血的原因。B 超与 CT 检查对诊断有很大的帮助。

（4）急性胃黏膜病变：一般有重症感染、损伤、烧伤等病史。可有呕血或血便，但以呕血为主，反复出现，间歇期可达数日。出血前常在原有的重症感染与损伤基础上出现非特异性胃肠道症状，出血后胃肠道症状不仅不减轻，反而加重。钡餐检查多无阳性发现，气钡双重造影可见黏膜呈斑块状糜烂，局限或广泛性的出血灶，呈片状或条索状分布，有时可见黏膜明显的水肿。

（5）Mallozy‑Weiss 综合征：Mallozy‑Weiss 综合征简称为 M‑W 综合征，在消化道出血中所占的比例有上升的趋势。典型的临床表现为酗酒、呕吐后随之而来的呕血，多为食管内压力急剧上升，食管与胃连接部的黏膜撕裂伤所致。表现为大量的无痛性出血，可伴有胸骨后烧灼样感，频繁地出现呕血及柏油样便，往往易与上消化道出血的其他疾病相混淆，给临床诊断带来一定的困难。多需剖腹探查方能够明确诊断。但是近年来内镜技术的应用和不断完善，给本病的诊断与治疗提供了很大的帮助。当遇到胃内有积血而又无原发病灶时，就应考虑到本病的可能。要结合其他辅助检查和门静脉高压症所致的食管下端、胃底静脉曲张破裂出血进行鉴别。

2. 腹水的鉴别　引起腹水的原因是多方面的，凡是可以造成心功能衰竭、肾衰竭的因素及腹腔内肿瘤等均可导致腹水，所以门静脉高压症性腹水必须和上述原因引起的腹水进行鉴别。

（1）心源性腹水：如风湿性心脏病所致二尖瓣狭窄、缩窄性心包炎等心脏病在发生心力衰竭时往往出现腹水，易与肝硬化腹水相混淆。但若详细地询问病史，细致地进行心脏听诊，再结合心电图及 X 线检查，一般进行鉴别并不太困难。

（2）肾源性腹水（慢性肾炎）：慢性肾炎很容易发生腹水而被误诊为肝硬化。但慢性肾炎合并有全身浮肿、血尿、高血压，尿中有大量蛋白、管型，结合病史，诊断并不困难。

（3）腹腔内肿瘤：腹腔内肿瘤可以压迫门静脉，或癌栓在门静脉内形成血栓，使血液回流受阻，致使门静脉出现高压及腹水。此时大部分已属肿瘤晚期，可有血液及淋巴远位转移，也可有腹腔内大量种植，要详细询问病史及查体，钡餐造影、B 超、CT 检查有鉴别价值。同时进行腹水内查找癌细胞更有助于诊断。

【治疗】

外科治疗的主要目的在于紧急制止食管及胃底曲张静脉破裂所致的大出血。

1. 食管胃底曲张静脉破裂急性大出血期的治疗

（1）非手术治疗：对于有黄疸、大量腹水、肝功能严重受损（Child‑Pugh C 级）的病人发生大出血，如果进行外科手术，死亡率可高达 60%～70%。对这类病人应尽量采用非手术疗法，重点是输血、注射垂体加压素以及应用三腔管压迫止血。

①建立有效的静脉通道，扩充血容量，监测病人生命体征。

②药物止血：使用垂体加压素，一般剂量为 20U，溶于 5% 葡萄糖溶液 200ml 内，20～30 分钟内快速静脉滴完，必要时 4 小时后可以重复使用。同时可使用生长抑素

（如奥曲肽），首次剂量250μg静注，以后每小时250μg静脉持续点滴，连用3~5天。

③去甲肾上腺素：该药经口服或腹腔内注射后，经吸收进入门静脉系统，可使脾动脉收缩，减少脾静脉的回流血量，降低门静脉压力。因吸收后是在肝脏代谢，所以不引起动脉压变化。一般常用量为去甲肾上腺素8mg，加入100ml水溶液中口服，半小时一次，起效后可减少用量或延长使用时间。

④经内镜栓塞治疗：近年来应用纤维内镜直接将硬化剂（国内多选用鱼肝油酸钠）注入曲张静脉内，此法具有创伤小、近期疗效好之优点。注射可在急性出血或出血停止后2~3天内进行。对于急性出血的疗效与药物治疗相似，长期疗效优于血管加压素和生长抑素。主要并发症是食管溃疡、狭窄或穿孔。比硬化剂注射疗法操作相对简单和安全的是经内镜食管曲张静脉套扎术，该方法是经内镜将要结扎的曲张静脉吸入到结扎器中，用橡皮圈套扎在曲张静脉基底部。目前公认这是控制急性出血的首选方法，成功率可达80%~100%。硬化剂注射疗法和套扎需要多次进行。

⑤三腔管压迫止血：其原理是利用可充入空气的气囊分别压迫胃底和食管下段破裂的曲张静脉，以达到压迫止血的目的。因为该管有三个腔，故称为三腔管。该管一腔通圆形气囊，充气后压迫胃底；一腔通椭圆形气囊，充气后压迫食管下段；一腔通胃内，此腔可吸引，随时了解出血情况，同时还可以冲洗胃内积血及注入止血药物。

放置三腔管之前要耐心说服病人给予配合，并轻轻地将管经鼻腔放入，嘱病人张口做深呼吸吞咽动作，直至插入50~60cm，抽到胃内容物为止。此时先充胃气囊注气150~200ml，然后轻轻拉管，感到不再被拉出时，即利用滑动装置悬吊重量0.5kg左右的物品，外牵引压迫。接着观察止血效果，如仍有出血，再向食管气囊注气。放置三腔管后应抽出胃内容物，并用冰水或生理盐水反复冲洗，观察胃内是否还有新鲜出血，如无出血，同时血压、脉搏渐趋稳定，说明出血已基本控制。

应用三腔管还要注意以下事项：放置三腔管的时间一般为24~72小时，过久可使食管及胃底黏膜发生溃烂、坏死。因此在放置24小时后可先排空食管气囊，再观察一段时间，如再次出血，可再向气囊充气，这样反复多次地进行观察并调整。有不少病人的三腔管最长可以放置7~10天，最终可以达到止血的目的。病人一般要采取侧卧位或头部侧转，便于吐出唾液；同时应加强护理，经常吸尽病人咽喉部分泌物，以免发生吸入性肺炎或肺脓肿。使用时应严密观察，防止气囊上滑堵塞咽喉而引起窒息。

⑥经颈静脉肝内门体分流术（transjugular intrahepatic portosystemic shunt，TIPS）：是采用介入放射方法，经颈静脉途径在肝内肝静脉与门静脉主要分支间建立通道，置入支架以实现门体分流。TIPS的内支撑管的直径为8~12mm。TIPS可明显降低门静脉压力，一般可降低至原来压力的一半，能治疗急性出血和预防复发出血。其主要不良反应是支撑管可发生进行性狭窄和并发肝功能衰竭、肝性脑病。目前TIPS的主要适应证是药物和内镜治疗无效、肝功能差的曲张静脉破裂出血病人和用于等待行肝移植的病人。

（2）手术治疗：对于没有黄疸、没有明显腹水的病人（Child - Pugh A、B级）发生大出血，应争取即时或经短时间准备后即行手术。应该认识到，食管胃底曲张静脉一旦破裂引起出血，就会有很大可能反复出血，而每次出血必将给肝脏带来损害。积极采取手术止血，不但可以防止再出血，而且是预防发生肝性脑病的有效措施。手术治疗主要分为两类：一类是通过各种不同的分流手术来降低门静脉压力；另一类是阻断门、奇静脉间的反常血流，达到止血的目的。

①急诊手术的适应证：病人以往有大出血的病史，或本次出血来势凶猛，出血量大，或经短期积极止血治疗仍有反复出血者，应考虑急诊手术止血。经过严格的内科治疗 48 小时内仍不能控制出血，或短暂止血又复发出血，应积极行急诊手术止血。

②急诊手术术式：以贲门周围血管离断术为首选，该术式对病人打击较小，能达到即刻止血，又能维持入肝血流，对肝功能影响较小，手术死亡率及并发症发生率低，术后生存质量高，而且操作较简单，易于在基层医院推广。

2. 食管胃底曲张静脉破裂非出血期的治疗

（1）分流手术：此类手术可以降低门静脉的压力，即通过手术吻合血管的方法，将门静脉系和腔静脉连通起来，使压力较高的门静脉系血液直接分流到腔静脉中去。分流手术的方法较多，在临床上应用广泛的有以下 4 种（图 16-3）。

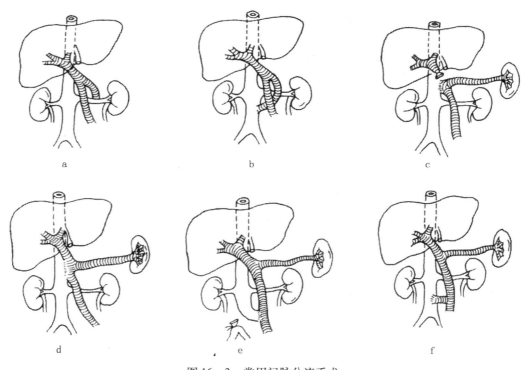

图 16-3 常用门脉分流手术

a. 端侧脾-肾静脉分流术 b. 端侧脾-腔静脉分流术 c. 端侧门-腔静脉分流术
d. 侧侧门-腔静脉分流术 e. 端侧下腔静脉-肠系膜上静脉分流术 f. 下腔静脉-肠系膜上静脉间桥式吻合术

①脾肾静脉分流术：行脾切除后，将脾静脉断端和左肾静脉的侧壁吻合起来。但由于左肾静脉较深，操作比较困难，分流量小，而且一旦吻合失败，有切除左肾的可能，故现在使用得已比较少。

②门腔静脉分流术：将门静脉直接与下腔静脉进行侧侧或端侧吻合。该术式分流量

大，降压明显，但易发生肝性脑病，术后死亡率较高，所以也不是理想术式。

③脾腔静脉分流术：行脾切除后，将脾静脉断端和下腔静脉的侧面做吻合。

④肠系膜上、下腔静脉分流术：将髂总静脉分叉上方的下腔静脉断端或右侧髂总静脉断端与肠系膜上静脉的侧面做吻合；也可用肠系膜上静脉的断端吻合到下腔静脉的侧面。

总之，门腔静脉分流术降低门静脉压力的作用较大，脾腔静脉分流术的降压作用稍差，肠系膜上、下腔静脉分流术的降压作用介乎二者之间。门腔静脉分流术由于不同时切除脾脏，不能消除脾功能亢进；又由于肠道内的氨被吸收，部分或完全不再通过肝脏解毒，转化为尿素而直接进入体循环，影响大脑的能量代谢，故可发生肝性脑病甚至昏迷，因此死亡率较高。另外，还可采用脾动脉结扎、半脾或全脾1/3切除后行脾肺固定术、经颈内静脉肝内门体分流术等多种术式。

（2）断流手术：即切除脾脏，同时结扎、切断冠状静脉，以阻断门、奇静脉之间的反常血流，可以达到止血目的。施行断流术时，熟练掌握冠状静脉的局部解剖十分重要。冠状静脉包括胃支、食管支及高位食管支，胃支较细，沿胃小弯行走，伴行于胃右动脉；食管支较粗，伴行胃左动脉，在腹膜后注入脾静脉，而另一端在贲门下方和胃支汇合而进入胃底和食管下端；高位食管支位于距贲门右侧约3～4cm处，在肝左叶的水平向上向前行走，于贲门上方4～5cm或更高处进入食管肌层。门静脉发生高压时，胃支与食管支都显著扩张，高位食管支的直径达0.5～0.8cm。彻底结扎、切断胃冠状静脉，包括高位食管支在内，这种断流术称为"贲门周围血管离断术"（图16-4）。

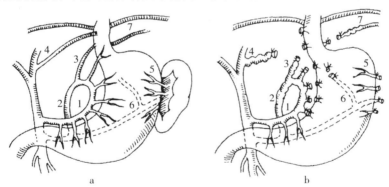

图16-4　贲门周围血管离断术示意图

a. 贲门周围血管局部解剖　b. 离断贲门周围血管

1. 胃支　2. 食管支　3. 高位食管支　4. 异位高位食管支　5. 胃短静脉　6. 胃后静脉　7. 左膈下静脉

断流术的方法很多，应用较多的有贲门周围血管离断术、食管下段血管离断术、胃底血管横断术及食管下段、胃底血管离断术等。而脾切除加食管下端胃底周围血管离断术的手术适应证较广，操作简便，对肝功能影响较轻，临床应用效果较好。近年来使用切割吻合器将食管下段完全切断后，进行再次吻合以达到断流的目的，取得了较好的临床效果。

3. 严重脾肿大合并明显的脾功能亢进的治疗　最多见于晚期血吸虫病，也见于脾静脉栓塞引起的左侧门静脉高压症。对于这类病人单纯行脾切除术效果良好。

　　4. 肝硬化引起的顽固性腹水的治疗　有效的治疗方法是肝移植。其他疗法包括 TIPS 和腹腔-上腔静脉转流术，常用的方法有：①大隐静脉腹内转流术：即大隐静脉在卵圆窝下一定的距离切断后，将其近端转向腹内，开口缝于腹膜上，以利于腹水引流入大隐静脉。②使用腹腔-腹壁-胸壁-右颈内静脉-上腔静脉转流装置。③大网膜包肾术：建立静脉侧支循环，以加强腹水的吸收。尽管放置腹腔-静脉转流管并不复杂，然而有报道术后死亡率高达 20%。

　　肝移植已经成为外科治疗终末期肝病的有效方法，存活率已超过 70%，因而是治疗终末期肝病并发门静脉高压食管胃底曲张静脉出血病人的理想方法，既替换了病肝，又使门静脉系统血流动力学恢复到正常。

第十七章　肠炎性疾病的外科治疗

肠炎性疾病又称炎症性肠病，是以肠道炎症为主要表现的不同疾病的总称。如感染性肠炎、出血性肠炎、放射性肠炎、自身免疫性肠炎和慢性非特异性肠炎等，均属于肠炎性疾病范畴。患有肠炎性疾病的部分病人因内科治疗难以控制或因出现并发症而需外科处理。本章介绍三种外科常见的肠炎性疾病。

第一节　克罗恩病

克罗恩病（crohn disease，CD）又称局限性肠炎、节段性肠炎和肉芽肿性肠炎，是一种原因不明的肠道炎症性疾病。克罗恩病的特征是肠壁全层受累，病变呈跳跃性非特异性肉芽肿性炎症。克罗恩病在整个胃肠道的任何部位均可发生，但好发于末端回肠和右半结肠。以腹痛、腹泻、肠梗阻为主要症状，且有发热、营养障碍等肠外表现。病程多迁延，常有反复。本病西方国家发病率高，我国发病人数以往较少，但近年随着对该病认识水平的提高和饮食习惯的改变，发病率逐年上升，发病以年轻患者居多，女性多于男性，但任何年龄均可发病。

【病因】

至今仍不完全清楚，各种病因学说涉及食物、细菌、化学物质、损伤、供血不足，甚至精神心理因素等，但均未得到证实。从 CD 病人同时有虹膜炎、葡萄膜炎、结节性红斑、坏疽性脓皮病、口腔溃疡、游走性关节炎、γ-球蛋白升高等表现，激素治疗又可缓解症状等方面推测，本病的发生与自身免疫有关，而某种细菌或病毒可激发这种免疫反应，但均未能进一步证实其发病机制。

【病理】

克罗恩病可累及消化道的任何部分，远端回肠受累较常见，同时累及回肠与结肠者次之。病理特点是全肠壁炎，节段性或跳跃性分布，病变肠段间有正常肠管，病变肠段伴有肠系膜炎症、水肿、淋巴结增生。

1. **急性期**　肠壁呈急性充血、水肿，肠管增粗，浆膜面可见纤维素渗出，重者可致不完全性肠梗阻。病变早期黏膜可见针头状或圆形浅表溃疡，不连续，呈匍行性，较大溃疡边界清、基底白色，如鹅口疮样。溃疡多位于肠系膜侧。

2. **亚急性期**　除急性期表现外，纤维组织增生明显。由上皮样细胞和巨细胞组成肉芽肿，中心无干酪样坏死，易与结核性肉芽肿相区别，可见于肠壁全层，以黏膜下层和浆膜层最易出现。

3. 慢性期　黏膜下层有大量肉芽组织增生，肠壁明显增厚、变硬，肠腔狭窄，狭窄可单个或多个不等。黏膜层的溃疡进一步发展，可形成狭长而深入肠壁的纵行溃疡，形成克罗恩病的一个重要特征——裂沟，纵行溃疡间相互交错，及溃疡愈合后瘢痕收缩，使局部凸凹不平，不平的黏膜呈结节状隆起如铺路石状。黏膜下层由于血管、淋巴管扩张，以及水肿、胶原纤维大量增加和炎细胞浸润而增宽。

随病变的发展，肠腔因纤维等组织增生和瘢痕收缩，发生肠管狭窄，可发生肠梗阻。裂沟状溃疡深达黏膜下层，有时可达浆膜层，可形成壁内脓肿，穿透肠壁可形成内瘘或外瘘。

【临床表现】

本病起病隐匿，缓慢渐进，慢性病程，活动期与缓解期交替，有终生复发倾向。

1. 主要症状与体征

（1）腹痛：80%以上的病人以腹痛为初始症状就诊，常发部位是下腹部与脐周，以右下腹多见，多呈痉挛性疼痛，伴局部压痛。疼痛与病变范围、严重程度、病程长短有关。压痛部位与病变部位相关，急性回肠克罗恩病可伴下腹剧痛，类似急性阑尾炎，应予鉴别。

（2）腹泻：大约70%~90%的病人出现间歇性腹泻，大便次数每日达2~6次，多无黏液及脓血。直肠病变的患者排便时有里急后重感，也可与便秘交替。如无直肠病变，一般无里急后重。

（3）发热：占5%~40%，多为低热，或中等度热，一般不伴畏寒和寒战，常间歇出现。急性重症或伴内瘘、脓肿或全身中毒时可出现高热寒战等症状。

（4）腹部包块：约1/3的患者于右下腹及脐周可触及包块，为肠壁增厚、粘连，肠系膜淋巴结肿大，或因内瘘、脓肿形成后为网膜包裹所致。包块质地中等，有压痛，较固定，易与腹腔肿瘤或结核等相混淆。

（5）便血：侵及结肠时可出现便鲜血，量较少；上消化道受侵时偶有黑便。

（6）其他表现：可有恶心、呕吐、消瘦乏力、营养不良、贫血、腹胀、肠鸣、食欲不振等。

2. 并发症和肠外表现　急性期可并发出血，尤其结肠、直肠病变较多见。慢性期约50%可发生内、外瘘。由于瘢痕形成狭窄，约40%可发生肠梗阻。穿孔偶发于急性期，多见于回肠，慢性穿孔形成内、外瘘或腹腔内脓肿。中毒性巨结肠和癌变国内相对少见。克罗恩病有很多的肠外表现，如关节炎、结节性红斑、荨麻疹、坏疽性脓皮病、强直性脊柱炎、虹膜睫状体炎、角膜溃疡、鹅口疮样口腔溃疡和舌炎、胆结石、肾结石、骨质疏松或骨软化、杵状指等。

3. 实验室检查　①血象检查多有贫血、低蛋白血症，活动期白细胞计数升高，血沉加快。②粪便检查可见红、白细胞，大便潜血试验阳性。③血生化检查白蛋白降低，α_1 和 α_2 球蛋白升高，血离子可下降，血浆凝血酶原时间延长，血清 IgA 升高者提示预后良好。

4. X 线检查　主要采用胃肠钡餐造影，包括口服钡剂、钡剂灌肠及小肠插管低张气钡造影，对克罗恩病诊断很有意义。本病的 X 线检查特征是：①肠管狭窄，X 线片上呈线样征，长短不一，宽窄不等。②病变肠段间有正常肠曲，病变肠段轮廓不对称，一侧僵硬凹陷，相对侧肠轮廓外膨，并有囊带状轮廓。③黏膜皱襞增粗、紊乱，呈多发结节样切迹，呈鹅卵石样改变。④病变严重者可发现肠道的内瘘或外瘘钡影。

5. 内镜和活组织检查　内镜检查有助于发现微小及各期病变，并可同时作活检，可见到纵行的裂隙状溃疡，周围黏膜正常或呈鹅卵石样不平，肠袋消失，肠腔狭窄，假息肉形成，病灶呈跳跃分布。黏膜活检可发现黏膜下微小型肉芽肿，黏膜下大量淋巴细胞、浆细胞及弥漫性网织细胞浸润，如为非干酪样肉芽肿，则有助于诊断。

6. 电子计算机 X 射线断层扫描（CT）　可同时观察整个肠道及其周围组织的病变情况，尤其对于腹腔脓肿等并发症有重要的诊断价值。

【诊断与鉴别诊断】

1. 诊断　临床表现以腹痛、腹泻、腹部肿块、瘘管形成和肠梗阻为特点，可伴有发热、贫血、营养障碍及关节、皮肤、口腔黏膜、肝脏等肠外损害。克罗恩病有终生复发倾向，急性表现为急腹症，重症患者迁延不愈。本病诊断有赖于临床表现、病理、肠镜及 X 线检查的综合分析。

2. 鉴别诊断　须与克罗恩病相鉴别的疾病主要有：

（1）**急性阑尾炎**：一般腹泻少见，右下腹痛比较严重，压痛及肌紧张更明显。发病急，病程短，有发热，血白细胞计数增加。但有些病例仍难准确地鉴别。当可疑急性阑尾炎，病情重且持续时，应剖腹探查，以免阑尾坏死或穿孔造成更严重后果。腹部 CT 扫描有助于两者的鉴别。

（2）**肠结核**：结肠镜检查及活检有助于鉴别。如仍不能鉴别，可试用抗结核治疗。如疗效不显著，常需开腹探查，经病理检查才能诊断。病理检查中肠结核可发现干酪性肉芽肿，而 Crohn 病则为非干酪性肉芽肿。

（3）**小肠淋巴瘤**：出现腹泻、腹痛、发热，体重下降，疲劳感更为明显，更易发生肠梗阻。症状多为持续性，恶化较快。腹部肿块与 Crohn 病相比边界较清楚，较硬，一般无压痛。可有浅表淋巴结和肺门淋巴结肿大以及肝、脾明显肿大。X 线及小肠镜检查可发现肠腔内肿物及溃疡。小肠活检有助于诊断。

（4）**溃疡性结肠炎**：为连续性、弥漫性病变，常伴肉眼血便，病变较浅且不伴肠瘘等。病理检查有助于鉴别。

（5）**非肉芽肿性溃疡性空肠回肠炎**：腹痛和腹泻是此病的突出表现。伴体重下降，吸收不良和低蛋白血症更为明显。小肠活检病变为弥漫性，绒毛变平和增厚，基底膜发生炎症浸润，出现黏膜溃疡。

【治疗】

由于克罗恩病病因不明，目前无根治疗法，症状较轻者目前仍主张以支持疗法与药物疗法为主，应采取适宜的治疗方案，联合应用多种药物治疗，必要时手术治疗。

1. 支持疗法

支持疗法和对症治疗十分重要，目的是恢复和纠正营养状态，控制复发。饮食宜给予高热量、高蛋白、低脂肪、低纤维素饮食，补充维生素及各种电解质，避免刺激性食物。必要时可输全血、血浆、白蛋白，甚至完全胃肠外营养（TPN）。宜补充多种维生素、叶酸及铁、钙、锌、铜、硒等元素。解痉、止痛、止泻、控制继发感染有助于症状缓解，但应用阿托品等抗胆碱能药物应警惕诱发肠梗阻的可能，复方苯乙哌啶、洛哌丁胺有时亦可减轻腹泻。

2. 药物治疗

（1）水杨酸偶氮磺胺吡啶（SASP）：仍是治疗克罗恩病最常用的药物之一。常用剂量：活动期 2～6g/d，分 4 次口服，3～4 周见效；维持量为 1～2g/d，一般缓解期为 1～2 年。静止期无需服药，SASP 不能预防本病复发。长期用药可影响叶酸盐吸收，故不宜长期大剂量应用。不宜与口服抗糖尿病药和保泰松等药合用。

（2）肾上腺皮质激素和乙酰胆碱：仅用于活动期。如给予乙酰胆碱 20～40ml 或氢化可的松 100～300mg 加入 5% 葡萄糖溶液静脉点滴，每日 1 次，7～10 天为 1 个疗程。如病情好转，可改口服法治疗，口服法为：去氢可的松或泼尼松龙每日 1～1.5mg/kg 分次口服，待化验及临床症状恢复正常后隔日减量，每周减 5mg，数周或数月后减至维持量 5～15mg/d。对直肠或乙状结肠较轻型克罗恩病患者，可用琥珀酸氢化可的松 200mg 或泼尼松龙 20mg 溶于 100ml 生理盐水中保留灌肠，每晚 1 次，10～15 天为 1 个疗程。皮质类固醇药物对急性活动期克罗恩病有效，对静止期无效，也不能预防复发，尤其注意应用肾上腺皮质激素时应防止肠穿孔、继发感染、大出血等外科并发症。

（3）免疫抑制剂及其他药物：免疫抑制剂仅用于激素及 SASP 治疗无效，无其他治疗措施的慢性病例，但副作用大，应慎用。如 6 - 巯基嘌呤、硫唑嘌呤、环孢菌素 A 等。免疫增强剂、灭滴灵、广谱抗生素及抗结核治疗等也有报道，对其疗效评价不一。

3. 手术治疗

（1）手术适应证：①长期内科治疗效果不佳；②反复发作，症状严重，影响生活及生长发育；③有内、外瘘；④腹部有包块，或有完全性、不完全性肠梗阻；⑤有持续性出血，经一般治疗无效；⑥出现腹内或腹膜外脓肿；⑦有急性或慢性肠穿孔；⑧发生癌变；⑨肛门部有病变；⑩术后复发。

（2）手术方式：根据患者全身情况、病灶情况及性质而定。术式有以下几种：①病变肠段切除术；②直肠、结肠或次全结肠切除术；③回肠造瘘术；④腹腔引流术等。

【预后】

本病可经治疗好转，也可自行好转。但多数患者反复发作，迁延不愈，可发生癌变。

第二节　溃疡性结肠炎

溃疡性结肠炎是局限于结肠黏膜及黏膜下层的一种弥漫性炎症性病变。病变多位于乙状结肠和直肠，也可延伸至降结肠，甚至整个结肠。以腹痛、腹泻、黏液脓血便和里急后重为主要症状，病程漫长，常反复发作。本病见于任何年龄，但以 20 ~ 40 岁最多见，女性略多于男性。

【病因】

溃疡性结肠炎病因至今仍不完全清楚，但研究发现与下列因素有关：

1. **感染因素**　细菌感染不是溃疡性结肠炎的直接发病原因，但患者肠道菌落计数多超过正常人，在有些病员的配偶及病人共同生活的家庭成员中均可检测出淋巴细胞毒素，从大批病例随访中发现有 0.5% ~ 8.2% 的菌痢患者常常演变为本病，因此也不能排除肠道细菌在溃疡性结肠炎发病中的作用。

2. **自身免疫因素**　患者血清中存在多种自身抗体，能介导抗体依赖性细胞毒细胞，发挥向导作用，使细胞毒细胞杀伤靶细胞；血清中还可能含有与结肠上皮细胞抗原起交叉反应的抗大肠杆菌 O14 型等抗体。

3. **精神与神经因素**　本病患者的病情复杂或恶化，每与精神紧张、内心冲突和焦虑不安等情绪变化有关，因此身心因素在本病的起始和发展中可能起到重要作用。目前认识到此为诱因，通过植物神经中介作用而产生结肠的分泌、血管和运动反应紊乱，可使此病发生或加剧恶化。

4. **遗传因素**　欧美的家族发病率和种族间的发病率有明显的差别，以及本病与某些 HLA 的相关性，均支持与遗传因素有关。

【病理】

病变位于大肠，呈连续性、弥漫性分布；多数在直肠、乙状结肠，可扩展至降结肠、横结肠，亦可累计全结肠；约 5% 可累及回肠末端，称"倒流性结肠炎"。活动期黏膜呈弥漫性炎症反应，肉眼见黏膜弥漫性充血、水肿，表面呈细颗粒状，脆性增加，可出现糜烂及溃疡。由于结肠病变一般限于黏膜与黏膜下层，很少深入肌层，所以并发结肠穿孔、瘘管或腹腔脓肿者少见。少数暴发型或重症患者病变涉及结肠全层，可发生中毒性巨结肠，肠壁重度充血、肠腔膨大、肠壁变薄，溃疡累及肌层至浆膜层，常并发急性穿孔。在结肠炎症反复发作的慢性过程中，黏膜不断破坏和修复，导致正常结构破坏。

【临床分型】

按本病的病程、程度、范围及病期进行综合分型。

1. **临床类型**　①初发型：是指无既往史的首次发作；②慢性复发型：临床最为多见，发作期与缓解期交替；③慢性持续型：症状持续，间以症状加重的急性发作；④急性暴发型：少见，急性起病，病情严重，全身中毒症状明显，可伴中毒性巨结肠、肠穿孔等并发症。上述各型可相互转化。

2. 病情严重程度　①轻型：腹泻每日4次以下，便血轻或无，无发热、脉速，贫血无或轻，血沉正常；②重型：腹泻频繁（每日6次或更多）并有明显血便，有发热、脉速等全身症状，血沉加快，血红蛋白下降；③中型：介于轻型与重型之间。起病突然，腹泻每日4～5次，为稀便和血便，腹痛较重，有低热，体重减轻，食欲减退，可有肠道外表现。

【临床表现】

本病起病缓慢，多呈慢性、迁延性，反复发作。以腹痛和腹泻最为常见。一部分以发热等全身症状为主，一部分以关节痛等肠外症状为表现，其症状与病变范围、病变程度相一致。

1. 消化系统表现

（1）腹泻：初期症状较轻，粪便表面有黏液，以后排便次数增多，粪中常混有脓血和黏液，可呈糊状软便。黏液脓血便是本病活动期的重要表现。大便次数及便血的程度反映病情轻重，轻者每日排便2～4次，便血轻或无；重者可每日10次以上，脓血显见，甚至大量便血。粪质亦与病情轻重有关，多数为糊状，重者可呈水样泻。

（2）腹痛：多局限在左下腹或下腹部，轻症者亦可无腹痛。有疼痛－便意－便后缓解的规律，常有里急后重感。若并发中毒性巨结肠或炎症波及腹膜，有持续性剧烈腹痛。

（3）其他症状：可有腹胀，严重病例有食欲减退、恶心、呕吐。

（4）体征：轻、中型患者仅有左下腹轻压痛，有时可触及降结肠。重型和爆发型患者常有腹部明显压痛和腹胀。若有腹肌紧张、反跳痛、肠鸣音减弱，应注意中毒性巨结肠、肠穿孔等并发症。

2. 全身表现　急性期或急性发作期常有低度或中度发热，重者可有高热及心动过速，病程发展中可出现消瘦、衰弱、水与电解质平衡失调等表现。

3. 肠外表现　常有虹膜炎、慢性活动性肝炎、溶血性贫血等免疫异常之改变。皮肤或黏膜损伤可发生结节性红斑、坏疽性脓皮病、下肢溃疡、口腔溃疡等。

【并发症】

1. 中毒性巨结肠　多发生在暴发型或重症型溃疡性结肠炎患者。一般以横结肠为最严重。常因低钾、钡剂灌肠、使用抗胆碱能药物或阿片类型制剂而诱发。临床表现为病情急剧恶化，毒血症明显，有脱水与电解质平衡紊乱，出现腹胀、腹部压痛，肠鸣音消失。血常规白细胞计数显著升高。X线腹部平片可见结肠扩张、结肠袋型消失。该并发症预后很差，易引起急性肠穿孔。

2. 直肠、结肠癌变　多见于广泛性结肠炎、幼年起病而病程漫长者。国外报道起病20年和30年后癌变率分别为7.2%和16.5%。癌变经常发生在黏膜下，易漏诊。

3. 其他并发症　结肠大出血在本病发生率约3%。急性肠穿孔多与中毒性巨结肠有关。

【辅助检查】

1. 血液检查　①血常规：血红蛋白在轻型病例多正常或轻度下降，中、重型有中度或重度下降。白细胞正常或升高，明显升高与核左移、中毒颗粒出现见于重症者。②血沉：血沉增快是疾病活动期的简易而可靠指标之一。③血清蛋白电泳：α_1 糖蛋白升高是活动期可靠指标，α_2 糖蛋白升高则反映病情缓解。低蛋白血症说明病变广泛，通常已越过乙状结肠。γ - 球蛋白下降为预后不良之兆。④凝血因子与纤维蛋白原：纤维蛋白原常降低，但重型患者可发生弥漫性血管内凝血，出现高凝血状态，引起血栓形成，主要由于第Ⅷ因子活性增加，常见于本病活动期，预后不良。⑤电解质测定：血清电解质紊乱见于重型患者。低血钾症最常见，低血钠症次之，亦可出现低血镁症。

2. X 线钡剂灌肠检查　检查所见 X 线征主要有：①结肠壁边缘呈小锯齿状突出的钡影及铁轨样皱襞相。②充盈缺损，假息肉形成，少数病例因结肠壁纤维化及息肉增生，可致肠腔变窄。③结肠袋消失或变浅，结肠缩短僵直，呈铅管样。重型或暴发型者不宜作钡剂灌肠检查，以免加重病情或诱发中毒性巨结肠。

3. 结肠镜检查　内镜下溃疡性结肠炎典型表现为结肠黏膜呈连续性病灶，其病变常由结肠远端（直肠、乙状结肠）开始，向结肠近端发展，以左半结肠多见。病变黏膜血管纹路消失，黏膜脆而易出血，有脓性黏液，黏膜有颗粒样改变，伴有糜烂或多数形状不规则、大小深浅不同的溃疡，覆盖有黄白色或血样渗出物。在晚期可示肠壁增厚，肠腔狭窄，可以形成多发性假息肉，在此基础上也可发生癌变。取病变处肠黏膜作活组织检查，可显示非特异性炎性病变和纤维疤痕，同时常可见黏膜糜烂、隐窝脓肿，这对本病的确诊十分重要。通过结肠黏膜活检，可明确病变的性质。

【诊断与鉴别诊断】

1. 诊断

临床上以出现腹痛、腹泻，排黏液血便；见全身表现及肠外表现；多次粪便常规检查及培养未发现病原体；X 线钡灌肠显示肠黏膜颗粒样或结节样，皱襞粗大、紊乱，可基本诊断。诊断标准为：①有结肠镜或 X 线检查的特征性改变中的一项；②临床表现不典型，但有典型结肠镜或 X 线检查表现或病理活检证实；③排除细菌性痢疾、阿米巴痢疾、血吸虫病、肠结核及 Crohn 病、放射性肠炎等结肠炎症。

2. 鉴别诊断

（1）结肠血吸虫病：有血吸虫疫水接触史，病变多在直肠或左半结肠，常有肝脾肿大，慢性期直肠可有肉芽肿样增生，可有恶变倾向；粪便检查可发现血吸虫卵，孵化毛蚴呈阳性结果。活检黏膜压片或组织病理学检查可发现血吸虫卵。

（2）肠结核：多发生在回盲部，常有纳差、腹泻、低热及盗汗，结肠镜活检可确诊。

（3）直肠、结肠癌：多见于中年以上人群，直肠癌指诊检查时常可触及肿块，粪隐血试验常呈阳性。结肠镜和钡灌肠检查对鉴别诊断有价值，但须与溃疡性结肠炎癌变相鉴别。

（4）克罗恩病：与本病鉴别有一定困难，其鉴别诊断要点见表 17 - 1。

表 17 - 1　溃疡性结肠炎与克罗恩病的鉴别

	溃疡性结肠炎	克罗恩病
临床症状	血性大便明显	血性大便不明显
	腹痛轻	腹痛明显（浆膜炎症、肠梗阻）
	少有发热	常有发热
	腹部无可及肿块	腹部常可触及肿块
	无肠梗阻症状、体征	肠腔狭窄，常有肠梗阻症状、体征
	无腹壁肠瘘或肠内瘘	可有腹壁肠瘘或肠内瘘
	小肠不被累及	小肠被累及者很常见
	90% 以上直肠均被累及	50% 以上直肠不被累及
	并发肛周肛管感染者很少见	并发肛周肛管感染者不少见
病理大体标本所见	病变为连续性蔓延	多处受累时病变为跳跃式蔓延
	肠壁无增厚	肠壁明显增厚
	系膜脂肪组织不延向肠浆膜面	系膜脂肪组织延向肠浆膜面
	局部肠系膜及系膜淋巴结变化不明显	局部肠系膜水肿，系膜淋巴结肿大
镜下所见	病变以黏膜及黏膜下层为主	病变累及肠壁全层
	无肉芽肿形成	有肉芽肿形成

【治疗】

本病是一种慢性疾病，与克罗恩病的内科治疗方法基本相同，只有保守治疗不满意或发生严重并发症时才需手术治疗。

1. 支持疗法

首先应保证充分休息，给予易消化、少刺激、营养丰富的膳食，注意补充 B 族维生素及钙，忌食牛乳及乳制品，纠正贫血、低蛋白血症及水、电解质紊乱。必要时肠道充分休息，予以 TPN 治疗。止泻剂对急性发作的溃疡性结肠炎患者易引起中毒性巨结肠，应慎用。

2. 药物治疗

（1）水杨酸偶氮磺胺吡啶（SASP）：仍是治疗各种类型溃疡性结肠炎的首选药，但须持续用药 1 年以上。常用剂量为 2 ~ 6g/d，分 4 次口服。如联合用药，剂量可适当调整，病情缓解后可适当减量。SASP 灌肠剂量为 3 ~ 4g/d，其有效成分与 5 - ASA（5 - 氨基水杨酸）的水溶性优于 SASP，有条件者可优先选用。SASP 的不良反应有胃肠道反应、过敏反应、毒性反应及叶酸吸收障碍等，应在严密观察下使用，或停药并给予相应处理。

（2）肾上腺皮质激素：对急性发作或症状较重的病人，大多可使病情好转，但皮质激素长期应用不良反应较大，只有对应用皮质激素才能控制病情的患者，才酌情用皮质激素维持治疗。各种类型的活动期均可选用皮质激素治疗，对重症和暴发型病例应作为首选。重症者可给予氢化可的松或氢化可的松琥珀酸钠 200 ~ 300mg/d，地塞米松 5 ~

15mg/d 静脉滴注，轻型者可口服用药。

（3）免疫抑制剂：此类药物不良反应明显，除个别情况外，一般不轻易常规使用。

3. 手术治疗

（1）手术适应证：①严格内科治疗效果不佳者；②有局部严重并发症者，如肠穿孔、大出血、中毒性巨结肠、可疑癌变；③儿童患者反复发作，内科治疗效果不佳，影响生长发育者。

（2）手术方式

①急症手术：a. 结肠大部切除、回肠及乙状结肠造口：切除结肠后，中毒、出血等症状可显著缓解。b. 单纯回肠断端造口：只适合病情重，全身或局部原因不允许行结肠大部切除的患者。c. 回肠断端及横结肠或乙状结肠造口：适于急性中毒性结肠扩张。经急症手术，病情好转后，根据需要可行二期手术。

②择期手术：a. 结、直肠切除加回肠造瘘术：是治疗本病的经典术式，可达"根治"目的。90% 以上的病人可获良好远期效果，但术后可给患者带来一定程度的心理障碍及性功能障碍。b. 全结肠切除、回肠肛门吻合术：术后远期疗效如何尚需观察。c. 结肠切除、回肠直肠吻合术：此术式保留的部分直肠仍有复发或癌变危险，目前仅少数人选择此种手术。

【预后】

本病一般呈慢性病程，大部分患者反复发作，轻型及长期缓解者预后较好，重型、暴发型、有并发症者预后不良。

第三节 肠结核

肠结核（tuberculosis of intestine）是结核杆菌侵犯肠道引起的慢性特异性感染。本病常见于 20 ~ 40 岁的青年及中年人。外科所见的肠结核多为因病变引起肠狭窄、炎性肿块和肠穿孔而需要手术治疗的病人。

【病因病理】

肠结核多继发于肺结核，好发部位为回肠末端和回盲部。由于结核杆菌毒力、数量和人体对其免疫反应程度的不同，在病理形态上可表现为溃疡型和增生型两种，也可以两种病变同时存在。

1. 溃疡型肠结核 多发生于末端回肠，病变开始于肠壁的淋巴集结，继而发生干酪样坏死，肠黏膜脱落而形成大小、深浅不一的溃疡，在修复过程中容易造成肠管的环形瘢痕狭窄。由于病变呈慢性发展过程，且常同时伴有腹膜和肠系膜淋巴结核，局部多有肠壁纤维增生与之紧密粘连，所以发生溃疡急性穿孔较为少见，而慢性穿孔多局限成腹腔脓肿或形成肠瘘。

2. 增生型肠结核 多局限在回盲部，在黏膜下层形成结核性肉芽肿和纤维组织增生，黏膜隆起呈假性息肉样变，也可有浅小的溃疡。肠壁增厚和变硬及与周围粘连，易导致肠腔狭窄和梗阻。

【临床表现】

病人常有体弱、消瘦、午后低热、盗汗、食欲不振等结核病的全身症状。但增生型肠结核病人全身症状常较轻。

溃疡型肠结核的主要症状为慢性腹部隐痛或痉挛性绞痛，以右下腹及脐周为明显，常于进食后加重，排便后减轻。腹泻便稀多见，偶有以便秘为主或腹泻便秘交替出现者，除非病变侵犯结肠，一般粪便不带黏液和脓血。腹部检查常可于右下腹扪及固定肿块，有轻度压痛，肠鸣音活跃；当病变发展到肠管环形瘢痕狭窄或为增生型肠结核时，则主要表现为低位不全性肠梗阻症状。

发生慢性肠穿孔时常形成腹腔局部脓肿，表现为发热、腹痛加重和腹部出现明显压痛的肿块，脓肿穿破腹壁形成肠外瘘。

【诊断】

根据以上临床表现，特别是肺部或身体其他部位有结核病灶的青壮年病人，应考虑肠结核可能。X 线钡餐或钡剂灌肠检查对诊断具有重要意义。纤维结肠镜检查可观察到结肠乃至回肠末端的病变，并可做活组织检查，以确定诊断。对于痰结核菌阴性的病人，如果粪便查结核菌阳性，则有诊断意义。

【治疗】

肠结核主要采用内科抗结核治疗和支持疗法。外科治疗的适应证为：①并发肠梗阻；②发生急性肠穿孔；③慢性肠穿孔形成局限性脓肿或肠外瘘；④不能控制的肠道大出血。除急诊情况外，手术前原则上应进行一段抗结核治疗和全身支持疗法，特别是有活动性肺结核或者其他肠外结核的病人，须经治疗并待病情稳定后再行外科治疗。一般手术治疗的原则是：

1. 小肠结核应切除病变肠段，做端端肠吻合术。如为多发性病变，可做分段切除吻合，但应避免广泛切除，以保留足够长度的小肠。

2. 回盲部结核应做右半结肠切除及回肠结肠端端吻合术。如病变固定切除有困难，可在病变肠段的近侧切断回肠，将远断端缝闭合，近断端与横结肠做端侧吻合，以解除梗阻，待以后二期手术切除病变肠祥。但应避免施行单纯回肠横结肠侧侧吻合的短路手术。

3. 急性肠穿孔时应急诊剖腹探查，根据病人全身和局部情况，进行病变肠段切除术或腹腔引流术。慢性肠穿孔形成的局限性脓肿，其周围多有紧密粘连，宜行脓腔切开引流术，待病情好转并形成瘘管后再进一步处理。

4. 肠外瘘要根据病变部位，按一般治疗肠瘘的原则，维持水和电解质平衡及营养支持，及时更换敷料以保护瘘口周围皮肤，最后多需切除病变肠段才能治愈。

在肠结核手术中，对病变周围粘连紧密、包裹成团的肠管，如无梗阻存在，不要进行广泛分离，以免损伤肠壁而造成更严重的粘连、梗阻甚至肠瘘。另外，术后都要继续行抗结核及全身支持治疗。

第十八章 腹 外 疝

第一节 概 述

腹腔内脏器或组织连同壁腹膜，经由先天性或后天性形成的腹壁薄弱区或孔隙区向体表突出形成的囊性包块，称腹外疝或腹壁疝。包括腹股沟疝、股疝、切口疝、脐疝、白线疝和腰疝，是外科常见疾病之一。

【病因】

1. **腹壁强度降低** 是腹外疝发生的基础，包括两个方面：

（1）先天性：常见于某些器官在胚胎期及发育期穿过腹壁的部位，如精索或子宫圆韧带穿出腹股沟管、股动静脉穿出股管、腹膜鞘状突未闭、腹白线发育不良等。

（2）后天性：常见于手术切口愈合不良、腹壁外伤、感染所致的腹壁缺损，及老年体弱、肥胖等造成的肌肉萎缩等。

2. **腹内压力增高** 是腹外疝发生的诱因，如慢性咳嗽、慢性便秘、排尿困难、妊娠、腹水、婴儿经常啼哭等。

【疝的解剖】

典型的腹外疝由四部分组成。

1. **疝环** 是疝突出体表的门户，故又称疝门。疝的命名是根据疝环所在的部位而定，如腹股沟疝、股疝、脐疝、切口疝等。

2. **疝囊** 是壁腹膜经疝环向外突出的囊袋，其形状多为梨形、半球形或锥体形，由疝颈、疝体、疝底三部分组成。比较狭窄的与腹腔相通的部分为疝颈；其扩大部分为疝体；疝囊最底的部分为疝底。

3. **疝内容物** 是突入疝内的脏器或组织，可因疝所在部位的腹内脏器或组织的移动程度而有所不同，临床上以小肠、大网膜最为常见，阑尾、乙状结肠、膀胱也可进入疝囊，但较少见。

4. **疝外被盖** 是疝囊以外的各层腹壁组织，根据部位的解剖结构，可为筋膜、肌肉、皮下组织和皮肤等。

【临床分型】

根据不同的病理发展阶段，临床可分为四种类型。

1. **易复性疝**　是指疝内容物很容易回入腹腔的疝。其疝内容物常在病人站立、劳动、咳嗽等腹内压力增高时突出，而平卧或用手向腹腔推送时，疝内容物即可回纳到腹腔。

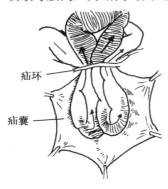

疝环

疝囊

图 18-1　滑动疝（盲肠成为疝囊壁的一部分）

2. **难复性疝**　疝内容物不能回纳或不能完全回纳入腹腔内，但并不引起严重症状者，称难复性疝。疝内容物反复突出，致疝囊颈受摩擦而损伤并产生粘连是导致疝内容物不能回纳的常见原因。这种疝的内容物多数是大网膜。此外，有些病程长、腹壁缺损大的巨大疝，因内容物较多，腹壁已完全丧失抵挡内容物突出的作用，也常难以回纳。另有少数病程较长的疝，因内容物不断进入疝囊时产生的下坠力量将囊颈上方的腹膜逐渐推向疝囊，尤其是髂窝区后腹膜与后腹壁结合处极为松弛，更易被推移，以致盲肠（包括阑尾）、乙状结肠或膀胱随之下移而成为疝囊壁的一部分（图 18-1）。这种疝称为滑动疝，也属难复性疝。

3. **嵌顿性疝**　是指疝囊颈较小而腹内压骤然升高，腹腔脏器或组织强行扩张疝颈部而进入疝囊，随即疝颈弹性收缩，疝内容物被卡住而不能回纳入腹腔的疝，临床也称作箍闭性疝。

4. **绞窄性疝**　是指嵌顿性疝未能及时处理，疝内容物发生血循环障碍甚至坏死的疝。内容物如为肠管，晚期可出现肠管坏死穿孔，肠内容物外溢，形成疝内积脓，严重时浸润疝被盖各层，发展成急性蜂窝织炎，也可自行穿破形成粪瘘。有少数因穿孔肠管回纳腹腔引起急性弥漫性腹膜炎。因此对于疝内容物是肠管的病人而言，其嵌顿和绞窄只是不同发展阶段的病理过程，临床很难完全区分，但两者的处理与结局不同，故应及早诊断、及时处理。

肠管嵌顿或绞窄时，可导致急性机械性肠梗阻。但有时嵌顿物为部分肠壁，系膜侧肠壁并未进入疝囊，肠腔并未完全梗阻，这种疝称为肠管壁疝或 Richter 疝（图 18-2）。如嵌顿的是小肠憩室（通常是 Meckel 憩室）则称为 Litter 疝。嵌顿物多为一段肠管，有时嵌顿肠管可包括几个肠襻，形如 W，疝囊内各嵌顿肠襻之间的肠管隐藏在腹腔内，这种情况称为逆行性嵌顿疝或 Maydl 疝（图18-3）。因为逆行嵌顿一旦发生绞窄，

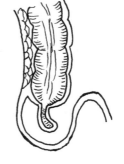

图 18-2　肠管壁疝

不仅疝囊内的肠管可坏死，腹腔内的中间肠襻亦可坏死，甚至有时疝囊内的肠管尚成活，而腹腔内的肠襻已发生坏死。所以，在手术处理嵌顿或绞窄性疝时，应准确判断肠管活力，特别应警惕有无逆行性嵌顿，术中必须把有关肠襻牵出检查，以防隐匿于腹腔内的坏死肠襻被遗漏。

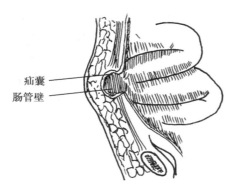

疝囊
肠管壁

图 18-3　逆行性嵌顿疝

【治疗】

1. 手术治疗原则

除新生儿先天性腹股沟斜疝外，其他腹外疝只有通过手术才能治愈。因此，对所有腹外疝，只要无手术禁忌证，均应及早手术治疗。

（1）对嵌顿性和绞窄性腹外疝，原则上均应急诊手术治疗。其术式与一般疝处理相同，但要特别注意以下事项：①切开疝囊前保护切口，以防止囊内渗液污染；②充分松解绞窄环，在扩大绞窄环时勿损伤腹壁下血管；③详细检查疝内容物，判断肠管生命力，若疑有坏死者，可用温盐水纱布热敷肠管，或以 0.5% 普鲁卡因封闭相关肠系膜根部，如发紫肠管变为红润色，且有蠕动，肠系膜动脉搏动恢复，证明肠管尚有生命力，可送回腹腔；如肠管已坏死，视病人情况，行坏死段肠切除或外置造瘘，以解除肠梗阻，1～2 周后再行二期手术。如疝内容物为大网膜，可视情况将坏死部分切除，彻底止血后放回腹腔。

（2）对患有严重全身性疾病的高龄病人，及其他重要脏器有严重病变的病人，除嵌顿或绞窄直接危及生命者外，手术应在其他情况得到妥善处理后进行。

2. 手术治疗常见并发症

（1）神经损伤：腹股沟疝手术时易损伤髂腹下神经和髂腹股沟神经及生殖股神经的生殖支。当神经被切断后，该神经所支配范围内皮肤感觉丧失，若神经被缝扎，该范围出现持续性疼痛。

（2）输精管损伤：输精管多在游离精索时被损伤，术中若发现损伤应作适当处理。

（3）阴囊血肿：在大面积剥离疝囊而止血又不彻底的病例时有发生。若血肿较小，可自行吸收；若血肿比较大，则需再次手术清除血块和止血。

（4）睾丸血循环障碍：常发生在游离精索时静脉损伤过多，或疝修补时腹股沟管缝合太紧。其早期表现为睾丸肿大、胀痛，后期则睾丸萎缩。一旦发现应早期处理，恢复静脉回流。

（5）疝囊积液：巨大疝手术时，因疝囊远端未切除而留于原位，为积液创造了条件。若其量多，可穿刺抽出，少量积液可自行吸收。其预防方法是切断疝囊后远端疝组织不缝合关闭，任其开放，以便液体引流及吸收。

（6）术后疝复发：术后 1 年内复发为早期复发，多由术者技术原因引起。所以在手术过程中应仔细检查，规范操作，所有缝合都应在无张力情况下完成。1 年后的复发为后期复发，多因其他疾病所致腹内压力持续性增高引起，所以术后腹内压力的控制应予重视。

第二节　腹股沟斜疝

疝内容物经过腹壁下动脉外侧的腹股沟管内环突出，在腹股沟管内由深到浅、向内下斜行，穿出腹股沟管皮下环，常进入阴囊的疝，称腹股沟斜疝。腹股沟斜疝的发病率占腹外疝的 75%～90%，占腹股沟疝的 85%～95%。男性发病较女性多见，男女发病率之比约为15∶1。因胚胎发育过程中右侧睾丸下降比左侧晚，故左右侧发病率之比约为1∶6。

【腹股沟管解剖】

腹股沟管并非呈管形，而是腹股沟区肌层间一个潜在的裂隙，位于腹股沟韧带中点上方2cm处向内下，与韧带平行。成人腹股沟管长约4～5cm，内有精索或子宫圆韧带通过。有内、外两口及前后、上下四壁，内口即内环（又称腹环或深环），外口即外环（皮下环或浅环），其大小一般可容一指尖。前壁为皮肤、皮下组织、腹外斜肌腱膜，外侧1/3部分尚有腹内斜肌；后壁为腹膜与腹横筋膜，内侧的1/3尚有联合腱；上壁为腹内斜肌和腹横肌下缘；下壁为腹股沟韧带和腔隙韧带。在腹外斜肌与腹内斜肌之间有髂腹下神经和髂腹股沟神经通过（图18-4）。

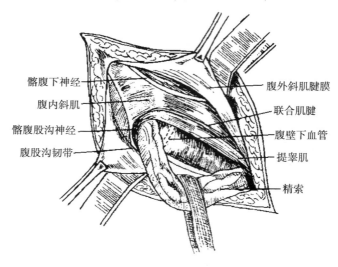

髂腹下神经
腹内斜肌
髂腹股沟神经
腹股沟韧带

腹外斜肌腱膜
联合肌腱
腹壁下血管
提睾肌
精索

图18-4　正常腹股沟管解剖

【发病机制】

腹股沟斜疝有先天性和后天性两种，以前者多见。

1. **先天性**　胚胎期睾丸位于腹膜后第2～3腰椎旁，在发育过程中逐渐下降，在下降至腹股沟管深环处带动腹膜、腹横筋膜的部分肌肉一起下降，于浅环处推动皮肤继续下降而形成阴囊。在下降过程中腹膜所形成的鞘状突，婴儿出生后不久其下段与睾丸紧贴成为睾丸固有鞘膜，其余部分则萎缩而成一纤维索带。如鞘状突不闭锁或闭锁不完全，就成为先天性斜疝的疝囊（图18-5）。

2. **后天性**　正常人有两种保持腹股沟管完整并防止腹内容物经内环膨出的机制。一是腹横肌和腹内斜肌在内环的括约肌作用。当腹横筋膜和腹横肌收缩时，内环内侧的凹间韧带和内环一起被牵向外上方，从而在腹内斜肌深面关闭内环，阻止疝的形成。二是腹横弓和腹内斜肌弓状下缘的开闭作用。腹壁松弛时，弓向上突出，当腹压增高时，腹内斜肌和腹横肌同时收缩，不仅使腹股沟管的前后壁紧紧靠拢，而且弓被拉直变平，并向腹股沟韧带靠拢，使弓状缘下方的半月形缺口接近消失，从而加强了腹股沟管区。如果腹内斜肌和腹横肌发育不全，营养不良或下缘过高，不但使腹股沟区更加薄弱，而且丧失了保护性机制，易发生后天性斜疝（图18-6）。

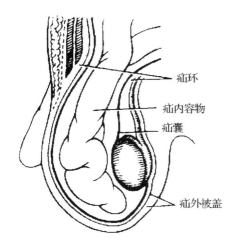

图 18-5　先天性腹股沟斜疝

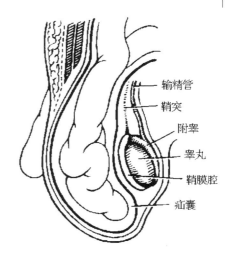

图 18-6　后天性腹股沟斜疝

【临床表现与诊断】

腹股沟斜疝多见于儿童和中青年男性。当患者啼哭或站立，腹压增高时，腹股沟上段内侧（腹环处）由外上向内下前斜行突现一圆形或梨形囊性包块。平卧时包块可自行回缩消失，病人仅有局部轻度坠胀感，此时诊断较为困难；如肿块不断增大并进入阴囊或大阴唇，此时除坠胀感外可有明显牵引痛，诊断较容易。

1. **易复性斜疝**　此型斜疝用手轻按疝囊，嘱患者咳嗽，可扪及膨胀性冲击感。病人平卧或用手法将包块向腹环处推挤，包块可回纳消失。再以手指尖经阴囊皮肤伸入外环，可发现外环扩大，局部腹壁软弱，此时嘱患者咳嗽指尖有冲击感。包块消失后用手指紧压腹股沟管腹环处，让患者咳嗽、站立或鼓腹，包块不再出现。若疝内容物为小肠，则包块柔软、光滑、有弹性，叩诊呈鼓音，听诊可闻及肠鸣音，当包块回纳进入腹腔时可听到"咕噜"声；若内容物为大网膜，则包块坚韧、无弹性，叩诊呈浊音，听诊无肠鸣音，回纳不伴"咕噜"声。

2. **难复性斜疝**　此型斜疝除坠胀感、牵引痛稍重外，其主要表现为包块不能完全回纳，尚有消化不良和便秘等症状。滑动性斜疝也属难复性疝，多见于青壮年男性，右侧多于左侧，其比例约为 6:1，虽不多见，但滑入疝囊内的盲肠或乙状结肠在疝手术时容易误当疝囊切开，应予注意。

3. **嵌顿性和绞窄性斜疝**　此型斜疝常发生在强力劳动或剧烈咳嗽及严重便秘等腹内压骤增时。主要表现为包块突然增大，伴有明显疼痛；包块变硬无弹性，触痛明显，不能回纳。如疝内容物为肠管，可出现急性肠梗阻或绞窄性肠梗阻症状，如腹部绞痛、恶心、呕吐、便秘、腹胀等；若疝内容物为大网膜，局部触痛常较轻。

疝一旦嵌顿，自行回纳的机会很少，多数病人在临床上嵌顿和绞窄是不能分开的两个发展阶段。一般认为嵌顿疝超过 24~48 小时，有毒血症表现，有严重水、电解质紊乱与酸碱失衡，有包块皮肤水肿、发红等表现者，应考虑为绞窄性疝。当然，临床上也有绞窄性疝在肠襻坏死穿孔时，疼痛可因疝块压力骤降而暂时缓解的，所以疼痛减轻而包块仍存在者，不应认为是病情好转。绞窄时间越长者，其疝内容物越容易发生感染，侵及周围组织，引起疝外被盖组织急性炎症，严重者可发生脓毒血症。

【鉴别诊断】

1. 睾丸鞘膜积液　睾丸鞘膜积液时其包块仅局限在阴囊内，多呈卵圆形，上缘可清楚地扪及精索；而斜疝多呈梨形，上缘有蒂柄通向腹股沟管。睾丸鞘膜积液时，睾丸位于体液中央，包块呈囊性，不能扪及睾丸；而斜疝时可在包块后方扪及睾丸。睾丸鞘膜积液时包块从不回纳或消失；斜疝时包块可回纳消失或缩小。睾丸鞘膜积液时，透光试验多呈阳性；斜疝时多呈阴性，婴幼儿斜疝时因其组织薄，透光试验可呈阳性。

2. 交通性鞘膜积液　其包块外形与睾丸鞘膜积液相似，但常在起床后或站立一段时间后，包块才缓慢地出现并逐渐增大；平卧或挤压包块，因液体被挤入腹腔，包块可慢慢缩小或消失。易复性斜疝时，其包块出现或消失都比较快，而且回纳后压住腹环，嘱病人站立、鼓腹后包块不再出现。

3. 精索鞘膜积液　其包块一般较小，在腹股沟管内，因此牵拉同侧睾丸时可见包块上下移动。

4. 睾丸下降不全　其包块较小，挤压时患者有特殊的胀痛感觉。查患侧睾丸缺如有助于诊断。

5. 急性肠梗阻　肠管被嵌顿可伴有急性肠梗阻，但临床常因诊断为肠梗阻而忽略了疝的存在，尤其在病人比较肥胖而疝块比较小时，更易发生漏诊而导致诊疗上的错误。

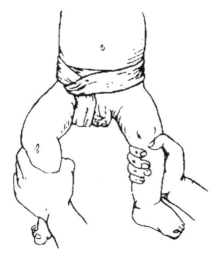

图 18 – 7　棉线束带使用法

【治疗】

腹股沟斜疝常可发生嵌顿绞窄而危及病人生命，因此确诊后应及时处理。

1. 非手术疗法　1 岁以内的婴儿因其腹肌可随身体发育逐渐强壮，疝有消失的可能，故暂不手术，可用棉线束带（图 18 – 7）或绷带压住腹股沟管深环，这样可防止疝块突出，以给发育中的腹肌以加强腹壁的机会。

老年体弱或因故不宜手术者可用疝带治疗，但长期使用可以刺激致疝颈肥厚、硬韧，疝内容物与疝壁粘连，容易造成嵌顿或绞窄。发生嵌顿如时间较短（不超过 2 ~ 4 小时），且局部压痛不明显，腹部无压痛，以及无腹肌紧张导致腹膜刺激症状，估计无肠管绞窄坏死时，可以试行手法复位。手法切忌粗暴，复位后观察 24 ~ 48 小时，注意有无腹膜炎出现以及肠梗阻是否解除。

2. 手术疗法　手术疗法效果确切。但对有慢性咳嗽、便秘、排尿困难、腹水、妊娠等有腹内压增高者，务必先行处理，以免术后复发。手术方法可归纳为传统的疝修补术、无张力疝修补术和经腹腔镜疝修补术等。

（1）传统的疝修补术：目的是切除疝囊和加强腹股沟管的薄弱部分。

①疝囊高位结扎：指在疝颈部高位结扎，视疝囊大小，其远端疝囊给予切除或留于原位（图18-8），这样就堵住了腹内脏器或组织进入疝的通道。结扎应在尽量高的水

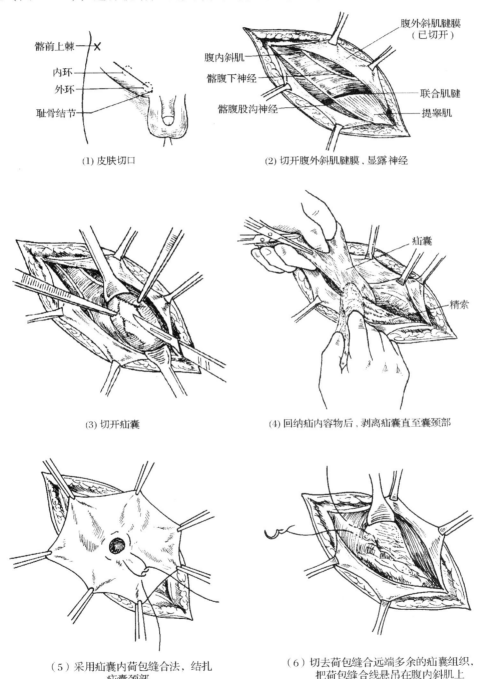

(1) 皮肤切口

(2) 切开腹外斜肌腱膜、显露神经

(3) 切开疝囊

(4) 回纳疝内容物后，剥离疝囊直至囊颈部

（5）采用疝囊内荷包缝合法，结扎疝囊颈部

（6）切去荷包缝合远端多余的疝囊组织，把荷包缝合线悬吊在腹内斜肌上

图18-8　腹股沟斜疝疝囊高位结扎术

平进行，如结扎偏低，那只是把一个较大的疝囊转化成一个较小的疝囊，给疝复发创造了条件。婴幼儿的腹肌在发育中可逐渐强壮而使腹壁加强，单纯疝囊高位结扎常能获得满意的疗效，无需施行修补术。

②腹股沟管壁修补：成年腹股沟疝病人都存在程度不同的腹股沟管前壁或后壁薄弱或缺损，单纯疝囊高位结扎不足以预防腹股沟疝的复发，只有在疝囊高位结扎后加强或修补薄弱的腹股沟管前壁或后壁，才有可能得到彻底的治疗。其方法很多，通常分为两类：a. 腹股沟管前壁修补，如弗格森法（Ferguson）；b. 腹股沟管后壁修补，如巴西尼法（Bassini）、麦克威法（McVay）等。

③疝成形术：巨型疝或复发性疝，腹股沟管后壁严重缺损等，无法利用局部组织进行修补者，应施行疝成形术。传统上是将同侧腹直肌前鞘瓣向外下翻转，在精索深面缝至腹股沟韧带上；或用自体阔筋膜移到腹股沟管后壁。

（2）无张力疝修补术（fension – freeherioplsty）：传统的疝修补术存在缝合张力大、术后手术部位有牵扯感、疼痛和可能复发等缺点。无张力疝修补术是在无张力情况下，利用人工高分子修补材料进行缝合修补。修补材料主要有可吸收和不可吸收两大类，前者有聚羟基乙酸和聚乳酸羟基乙酸两种网片，后者有聚丙烯、膨体聚四氟乙烯及聚酯纤维三种网片。

常用的无张力疝修补术有：

①平片无张力疝修补术（Lichtenstein 手术）：使用一适当大小的补片材料置于腹股沟管后壁。

② 疝环充填式无张力疝修补术（Rutkow 手术）：使用一个锥形网塞置入已返纳疝囊的疝环中并加以固定，再用一成型补片置于精索后以加强腹股沟管后壁（图 18 – 9）。该术式目前临床上最为常用。

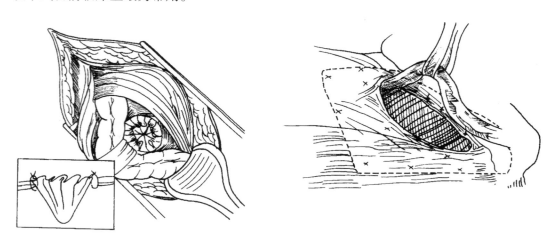

图 18 – 9　疝环充填式无张力疝修补术

③ 巨大补片加强内囊手术（giant prosthetic reinforcement of the visceral sac,

GPRVS）：又称 Stoppa 手术，是在腹股沟处置入一块较大的补片以加强腹横筋膜，通过巨大补片挡住内囊，后经结缔组织长入，补片与腹膜发生粘连而实现修补目的，多用于复杂疝和复发疝。

（3）经腹腔镜疝修补术（laparoscopic inguinal herniorrhaphy，LIHR）：具有创伤小、术后疼痛轻、恢复快、复发率低、无局部牵扯感等优点，并能同时检查双侧腹股沟疝和股疝，有可能发现亚临床的对侧疝并同时施以修补。方法有：①经腹膜前法（transabdominal preperitoneal approach，TAPP）；②完全经腹膜外法（to‐tally extraperitoneal approach，TEA）；③经腹腔内网片贴置法（intraperitoneal onlay mesh tech‐nique，IPOM）；④单纯疝环缝合法。

第三节　腹股沟直疝

疝囊经腹壁下动脉内侧直接由腹股沟三角向前突出的疝称腹股沟直疝。

【局部解剖】

腹股沟三角（Hesselbach 三角）的外侧边是腹壁下动脉，内侧边为腹直肌外侧缘，底边为腹股沟韧带。此区内无腹肌覆盖，腹横筋膜又比其他部位薄弱，故易发生疝，又称直疝三角（图 18 - 10）。

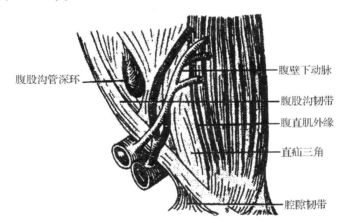

图 18 - 10　直疝三角后面观

【发病机制】

先天性因素是腹横肌与腹内斜肌下缘组成的联合腱止点偏高。后天性因素有肌肉退化、萎缩和长期咳嗽、排尿困难等原因引起的腹内压增高，故直疝多见于老年人，常两侧发生。

【临床表现】

多见于老年男性体弱者，其基本表现与斜疝相似，但其包块位于腹股沟内侧和耻骨结节的外上方，多呈半球状，从不进入阴囊，不伴有疼痛及其他症状。起立时出现，平卧时消失，因其基底部较宽，容易还纳，极少发生嵌顿。还纳后指压内环不能阻止其出现。如以示指经外环插入腹股沟管内，可触及后壁明显缺损。疝内容物常为小肠或大网膜。膀胱有时可进入疝囊，成为滑动性直疝，如发生粘连，膀胱即成为疝囊的一部分，手术时应注意。

结合病史和体征，腹股沟直疝的诊断并不困难，但经常容易与腹股沟斜疝、股疝相混淆，其鉴别要点见表18－1。

表18－1　腹股沟斜疝与腹股沟直疝的鉴别

	斜疝	直疝
发病年龄	多见于儿童及青壮年	多见于老年
突出途径	经腹股沟管突出，可进入阴囊	由直疝三角突出，不进入阴囊
疝块外形	椭圆或梨形，上部呈蒂柄状	半球形，基底较宽
回纳疝块后压住深环	疝块不再突出	疝块仍可突出
精索与疝囊的关系	精索在疝囊后方	精索在疝囊前外方
疝囊颈与腹壁下动脉的关系	疝囊颈在腹壁下动脉外侧	疝囊颈在腹壁下动脉内侧
嵌顿机会	较多	极少

【治疗】

早期可试用疝带治疗，但手术加强腹股沟三角仍是最有效的治疗手段。常用麦克威法，在精索深面将腹内斜肌下缘和联合腱缝合至耻骨梳韧带上。如疝囊颈偏小，也可采取高位结扎。巨大的疝囊则须连续缝合，以关闭腹腔，然后决定是否用人工合成纤维网材料进行修补。

第四节　股　疝

疝囊通过股环，经股管向卵圆窝突出的疝，称为股疝（femoral hernia）。女性骨盆宽广，股管上口宽松，加上妊娠等因素，中年以上妇女易发生股疝。其发病率约占腹外疝的3%～5%。

【股管解剖】

股管是腹股沟韧带下内侧一个漏斗形间隙，长1～1.5cm，直径约1.5cm，有上、下两口，上口为股环，有股环隔膜覆盖，股管内被脂肪、疏松结缔组织充填，股管前壁是腹股沟韧带，后壁是耻骨梳韧带，内侧是陷窝韧带，外侧是股静脉。下口为卵圆窝，它是股部阔筋膜上的一个薄弱部分，其浅面有筛状板覆盖，大隐静脉在此处穿过筛状板进入股静脉。

【发病机制】

腹内压力增高时，下坠的腹腔脏器被推向下方，给对着股环上方的腹膜一定压力，使其经股管向外突出形成股疝，疝块逐渐发展，即由股管下口突破筛状板而至皮下。股疝内容物常为小肠或大网膜。

【临床表现】

常在腹股沟韧带下方卵圆窝处出现一半球形肿块，一般约核桃大小，除部分病人在久站或咳嗽时感到患处胀痛外，无明显其他症状，尤其肥胖病人易被忽视。由于股环狭小，同时疝内容物进入股管呈垂直而下，突出卵圆窝后向前转折，构成锐角，因此极容易嵌顿和绞窄，这时出现剧烈疼痛和急性肠梗阻症状。由于局部表现不明显，易被误诊为腹内原因所致的急腹症。但在肠壁性绞窄性股疝时，可无肠梗阻表现，待肠壁坏死、穿孔，局部形成脓肿或蜂窝组织炎时，常被切开引流而形成肠瘘。

【鉴别诊断】

本病诊断并不困难，但须与下列疾病鉴别：

1. **腹股沟斜疝** 疝块位于腹股沟韧带上方，而股疝则位于腹股沟韧带下方。股疝还纳后用手指压住腹股沟管浅环，嘱患者咳嗽，肿块仍能出现。也可用手指探查浅环是否扩大，有助于鉴别。

2. **腹壁脂肪瘤** 脂肪瘤基底活动度较大，无疼痛；而股疝基底固定，不能推动。

3. **股部淋巴结炎** 单个肿大的淋巴结应与股疝嵌顿鉴别。淋巴结肿大时同侧下腹一般可找到原发病灶，肿块呈椭圆形。股疝常为半球形，嵌顿时可伴有急性机械性肠梗阻表现。

4. **大隐静脉曲张的结节** 大隐静脉曲张的结节状膨大位置较浅，壁薄，下肢伴有静脉曲张，在平卧或抬高下肢后肿块消失。

5. **髂腰部结核性脓肿** 腰椎或骶髂关节结核所致的寒性脓肿可沿腰大肌流至腹股沟区，其包块多位于腹股沟的外侧偏髂窝处，且有波动感。X线摄片有助于鉴别。

【治疗】

股疝不能自愈，容易嵌顿，一旦嵌顿可迅速发展为绞窄性。因此，股疝确诊后应及时给予手术治疗。对嵌顿或绞窄性股疝，更应施行急诊手术。常用的方法有两类，即腹股沟上修补法和腹股沟下修补法。

1. **腹股沟上修补法** 在切开腹股沟管后壁腹横筋膜后，用纱布推开腹膜外脂肪，找出股静脉，并在其内侧分离疝囊颈部，边分离边向上提出疝囊，必要时在卵圆窝处向上推压，有助于疝囊的完全游离。将疝囊高位结扎切断，将耻骨梳韧带、陷窝韧带及腹股沟韧带缝合在一起，借以关闭股环。也可采用人工合成材料及腹腔镜修补术。本法适用于较大股疝或嵌顿性股疝。

2. **腹股沟下修补法** 在卵圆窝处做6~7cm直切口或斜切口，切开皮下层及筛状板后，在股静脉内侧显露出疝囊，其外常有一层脂肪，有时不容易分离，易损伤外侧的股静脉和大隐静脉。切开疝囊、回纳内容物后，疝囊颈部行高位结扎，然后将腹股沟韧带与耻骨梳韧带间断缝合，封闭股环。缝合内侧时应包括陷窝韧带，缝合外侧时勿损伤压迫股静脉。此法适用于较小股疝或年老体弱者。

第五节　其他疝

一、切口疝

切口疝是指发生于腹部手术切口处的疝。临床上较多见，其发病率仅次于腹股沟斜疝，尤其是腹部手术切口感染和伤口裂开患者，其发生率可高达 10% ~ 25%。

【主要病因】

除腹直肌外，腹壁肌肉或筋膜的纤维大体都沿着水平方向走行，做腹部切口（特别是纵行切口）时不但切断了这些纤维，而且切口缝合后常处于紧张状态，缝线极易从纤维间滑脱，致使切口裂开；此外，切口处神经被切断也有损局部肌肉的强度。这是发生切口疝的解剖基础。

切口过长，被切断的肋间神经过多，操作粗暴损伤过大，切口缝合层次错位致对合不佳，浅麻醉下强行缝合引起组织撕裂，止血不彻底致术后切口积血，引流物从同一腹部切口引出或留置过久，切口污染或感染等，都是切口疝发生的诱因。

其他原因如高龄、肥胖、贫血、低蛋白血症，以及术后腹胀、剧烈咳嗽、排尿困难、便秘等引起腹内压升高的因素，都可能引发切口疝。

切口疝一般发生在手术后几个月内。纵切口较横切口多见，下腹部比上腹部多见。切口疝一般疝环较大，疝囊不完整，因此极少嵌顿，但疝内容物易与腹膜外组织粘连而形成难复性疝，常伴有不完全性肠梗阻。

【临床表现】

腹壁切口处逐渐膨隆，出现包块。患者站立及鼓腹时明显，平卧时缩小或消失。较小的切口疝可无其他症状，较大的切口疝可出现腹部不适和牵拉感，也可出现食欲减退、恶心、腹部隐痛或便秘等。检查时可见切口处有包块，疝囊壁薄弱者可见肠型及蠕动波，包块回纳后可清楚扪及疝环边缘。如系腹壁肋间神经损伤引起腹壁薄弱所致的切口疝，包块边缘不清，常无明确疝环存在。

【治疗】

切口疝不能自愈，原则上应手术治疗。术前应明确其发生的原因，有针对性地治疗，既要减低腹内压力，又要修补薄弱的疝环。对有手术禁忌和暂不宜手术的病人，可试用腹带、弹性绷带包扎以减轻不适。

手术治疗的术式根据疝的大小、形态及发病部位而定。中小型切口疝单纯修补即可，缺损较大的切口疝则须行疝成形术。也可采用人工合成材料进行修补。不管采用何种方法，都应在无张力情况下进行，否则容易复发。

二、脐疝

腹内脏器或组织通过脐环突出于体表，称脐疝（umbilical hernia）。脐疝多见于婴幼儿。脐环未闭或闭锁不全及脐部感染等原因引起局部瘢痕组织薄弱，在腹内压力升高时，即可发生脐疝。其包块直径一般为 1~2cm，多能自行回纳，很少发生嵌顿和绞窄。未闭锁的脐环一般在 2 周岁以后可自行闭合，脐疝也随之消失。因此除发生嵌顿或绞窄外，2 周岁以内的婴幼儿可先采用非手术治疗，具体方法是：用一块纱布或带硬币纸片压住脐环，然后用胶布或绷带固定。2 岁以后脐环直径仍大于 1.5cm 者则应手术治疗。

成人脐疝少见，多发生于中年肥胖的经产妇女，也常见于慢性咳嗽、肝硬化腹水等病人。成人脐疝一般疝环狭小，周围组织较坚韧，因此易发生嵌顿或绞窄，故应采用手术治疗。

脐疝手术仍是切除疝囊，缝合疝环。成人疝环较大者也可采用横向分层重叠缝合疝环旁组织。手术治疗应保留脐眼，以免给病人造成心理影响。

三、白线疝

发生在腹壁正中的疝，称白线疝。它可发生在腹壁正中的任何部位，但以上腹部多见，故又称为腹上疝。腹白线由两侧腹直肌前后鞘的纤维斜形相互交叉构成，这一结构适应了躯体活动，但神经、血管穿过白线处留下的若干薄弱点为腹内压力增高时疝的发生创造了条件。早期的白线疝并无疝囊，只是腹膜外脂肪向外突出；如继续发展，突出的脂肪逐渐扩大白线的薄弱点，并牵拉腹膜向外形成疝囊。白线疝较小，其内容物多为大网膜，易与疝囊粘连，成为难复性疝。

白线疝早期疝小而无症状，不易被发现。逐渐因腹膜受牵拉而出现上腹疼痛，并伴有恶心、呕吐等消化道症状。在腹白线处可扪及包块，平卧或加压时包块可缩小或消失，常在该区扪及缺损的孔隙（疝环）。

疝块小而无症状者无需治疗，较大而有明显症状者应手术治疗。无疝囊白线疝仅切除突出的脂肪，修补白线缺损即可；有疝囊者应高位结扎疝囊颈，切除疝囊，缝合疝环，必要时可重叠缝合腹直肌前鞘。缺损过大者也可采用人工材料修补。

第十九章 泌尿、男性生殖系统疾病

第一节 概 述

【解剖生理】

1. 解剖 （图 19 – 1）

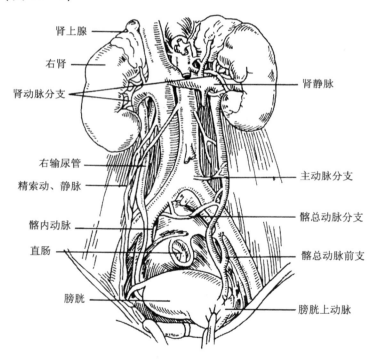

图 19 – 1 泌尿系统解剖

（1）肾脏：肾脏位于腹膜后间隙上部脊椎两侧，成人长 10～12cm，宽 5～6cm，厚 3～4cm，重 120～150g。左肾约平于第 11 胸椎至第 2 腰椎，右肾因肝脏压迫而较左肾略低半个锥体。肾脏分为肾实质和肾盂，肾实质又分为皮质与髓质，皮质在肾外层，主要含肾小球；髓质在内层，主要含肾小管。肾小管在髓质内构成放射状锥体，基底向外，尖端向内形成乳头，深入小盏杯中。肾盂连接各小盏，与输尿管相通，在肾的纵切面上可见 8 ~ 15 个锥体（图 19 – 2）。肾盂容量为 6 ~ 8ml，肾表面由内向外依次覆盖三层被膜，即纤维囊、脂肪囊和肾筋膜。肾门由肾动脉、肾静脉及输尿管组成，由前至后分别为静脉、动脉和输尿管。肾动脉源于腹主动脉分支，肾静脉进入下腔静脉。呼吸时肾脏上下移动约 2 ~ 3cm，移动范围超过 5cm 时可定为游离肾。右肾可在肋缘下触及，左肾一般难以触及。

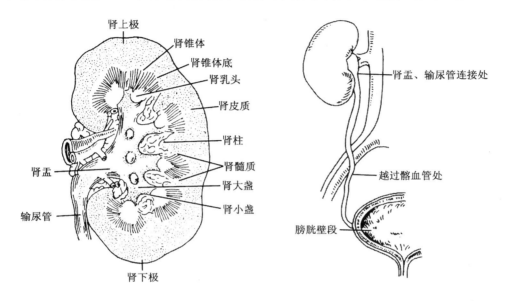

图 19 – 2　左肾纵切面图　　　　　图 19 – 3　输尿管解剖及生理狭窄

（2）输尿管：输尿管在腹膜后，上起自肾盂，沿脊柱两侧下降，止于膀胱入口，全长 25 ~ 30cm，直径 0.4 ~ 0.7cm。其组织结构由外向内为纤维组织层、肌层和黏膜层。临床上将输尿管分成三段：起始部至越过髂血管处为腹段；越过髂血管处与膀胱壁之间的一段为盆段；位于膀胱壁内的一段为壁内段。输尿管有 3 个生理狭窄部，上部在肾盂输尿管交界处，中部在输尿管跨过髂血管进入骨盆处，下部为输尿管入膀胱处（图19 – 3）。在输尿管进入膀胱处，男性有输精管与之交叉跨过，女性有子宫动脉横过。输尿管血供来源很多，在一般情况下，纤维外膜不被剥脱，即使有长段的输尿管游离，亦不致发生缺血性坏死。输尿管是一条具有弹性的肌性管道，有一定的收缩和扩张性。当有结石移行至输尿管时，可引起输尿管痉挛性收缩而引起肾绞痛症状。

（3）膀胱：膀胱位于盆腔前部，为腹膜外器官，其形态与位置随容量而变化，成人正常容量为 300 ~ 500ml。膀胱顶部及上部有腹膜覆盖，充盈时腹膜随膀胱上升，前壁即形成无腹膜区。因此，在尿潴留时行耻骨上膀胱穿刺不会误伤腹腔脏器。膀胱肌层由纵横交错的三层肌纤维构成，称逼尿肌。各层肌肉在膀胱和尿道相连处增厚，称尿道内括约肌，该处又称膀胱颈。膀胱腔内有许多重要标志（图 19 – 4）。膀胱的血供十分丰富。膀胱的贮尿与排尿由交感、副交感神经和脊神经分别管理，共同参与膀胱生理性排尿活动。

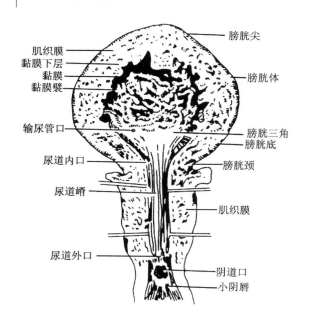

图 19-4　膀胱腔内标志（女性）

肌织膜
黏膜下层
黏膜
黏膜襞

输尿管口

尿道内口

尿道嵴

尿道外口

膀胱尖
膀胱体
膀胱三角
膀胱底
膀胱颈
肌织膜
阴道口
小阴唇

（4）尿道：男性尿道是排尿、排精的同一通道，起自膀胱尿道内口，贯穿前列腺、尿生殖膈，止于阴茎的尿道外口，全长约 16～22cm，分为三部：尿道前列腺部长约 3cm，周围有前列腺、精阜和射精管；尿道膜部长仅 1cm，有尿道外括约肌围绕，是尿道最狭窄部位；尿道海绵体部长约 15cm，膜部以下至阴茎根部的一段尿道又称尿道球部。全程均由尿道海绵体包绕，阴茎松弛时呈"S"形，阴茎勃起时呈"L"形。临床上以尿道外括约肌为界，分成前尿道与后尿道。女性尿道是单一的尿路通道，直而短，全长 3～4.5cm。

（5）前列腺：形态为扁平栗子状，横径约 4cm，纵径约 3cm，前后径约 2cm，重约 20g。其共分 5 叶，即前叶、中叶、后叶和两个侧叶。前列腺中叶及两个侧叶肥大，均可压迫尿道引起尿潴留。膀胱下动脉分支由腺体侧面 5、7 点钟部位进入腺体，手术治疗时应特别注意此两点的出血。前列腺距肛缘 4～5cm，可经直肠指诊触及，其正中有一纵行浅沟称中央沟，前列腺增生时该沟会变浅或消失。

（6）睾丸、附睾：睾丸左右各一，呈卵圆形，表面光滑，长 4～5cm，厚 3～4cm，重 15g 左右，分别由精索悬吊于阴囊内。睾丸外层为白膜。睾丸内含有很多曲细精管，在其后上汇合成由 12～15 个输出管组成的睾丸网；输出管最后合而为一，离开睾丸即成附睾管，此管长约 6cm，在睾丸之后盘曲而成附睾，上端是附睾头，下端是附睾尾，中间狭长部分称附睾体。附睾尾部以后变直而成输精管。腹主动脉分出的睾丸动脉供应睾丸和附睾的血运。右侧精索内静脉汇入下腔静脉；左侧精索内静脉接近直角汇入左肾静脉而易引起曲张。

（7）输精管、精囊：输精管在精索后方入腹股沟管至盆腔，经膀胱与输尿管之间向内下方斜行，近正中线处与精囊相接。输精管全长约 45cm，直径 2～3mm，管壁厚，触之呈坚实的圆索状。

精囊为输精管发出的盲囊，为成对梭形体，以倒"八"字形紧贴膀胱底、腹膜与输精管壶腹的外侧，长约 5cm，宽约 1.2cm。精囊与输精管在前列腺底侧汇合成约 2cm 长的射精管，开口于精阜而与后尿道相通。精囊肿大时，直肠指诊可触及。

（8）阴茎：由根部、体部与头部组成，长约 7～9cm。头部与体部交界处较细，通常称冠状沟。阴茎由 2 条阴茎海绵体和 1 条尿道海绵体组成。尿道海绵体末端扩大部分称龟头，其腹侧有尿道开口。阴茎皮肤薄而柔软，富有伸缩性，在冠状沟处皮肤反折形成包皮。包皮在尿道口的下方与阴茎头相连，即系带。包皮过长是指包皮覆盖于全部阴茎头和尿道口，但仍可上翻；上翻时不能显露龟头者称包茎（图 19 – 5）。

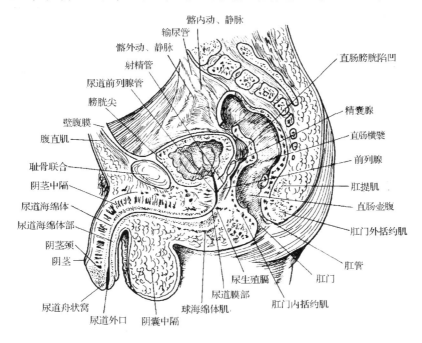

图 19 – 5　男性盆腔纵切面

2. 生理

（1）泌尿系生理：肾脏的生理功能主要是形成和排泄尿液，机制十分复杂，而其功能是靠肾小球和肾小管来实现的，两者构成肾单位，成人一个肾脏约有 200 多万个肾单位。正常人双肾每分钟接受心脏输送的血液为 1000 ~ 1500ml，经过肾小球的毛细血管的过滤和肾小管的重吸收及排泄，最后成为尿液的只有 2ml。正常情况下，成人每天排出的尿量为 1000 ~ 1500ml，比重为 1.010 ~ 1.020 之间。由于肾脏对细胞外液成分和容量进行持续性调节，使机体的内环境保持动态平衡。

泌尿系统的其他部分除膀胱有暂时储尿和控制排尿的功能外，其他均基本只起排尿通道的作用。

（2）男性生殖系生理：睾丸主要产生精子和分泌雄激素。睾丸的曲细精管上皮是产生精子的基础。曲细精管上皮由精原细胞及支持细胞构成。从精原细胞发育到成熟的精子为一个生殖周期，需 64 ~ 74 天。成人每克睾丸组织 1 天约产生 1 千万个精子。睾丸的间质细胞分泌雄性激素，其中主要是睾酮，有促进副性腺和生殖器官正常形态的发育和功能的完善，促使男性性征的发展和参与新陈代谢等作用。

附睾是精子的贮藏所，精子排入附睾后受附睾液的直接哺育，获得了使卵子受精的能力。排精时，由于附睾及输精管的收缩，精子随同精液通过射精管和尿道射出体外。

阴茎是泌尿和生殖系统的排泄器官。当阴茎海绵窦扩张充血时，静脉一时性阻塞，外筋膜的限制使阴茎勃起，完成性交和射精过程。

【主要症状】

1. 排尿异常

（1）尿频（frequency）：正常人白天排尿 4~6 次，夜间 0~1 次。尿频是指排尿次数增多而每次尿量减少，严重时几分钟排尿 1 次，每次仅数毫升。引起尿频的原因很多，可以是生理性的，如多饮水、服用利尿食品等，有时也可以受精神因素影响，但主要是由于膀胱后尿道炎症刺激，膀胱容量减少和膀胱神经功能失调所致。炎症所致的尿频常伴有尿痛、尿急，临床上合称为膀胱刺激征。

（2）尿急（urgency）：是指突然有强烈的尿意而不能自制，需即刻排尿。膀胱功能和容量正常时，因环境条件不许可，有尿意时可延迟排尿。但有严重急性炎症或膀胱容量过小时则可出现尿急，常与尿频、尿痛同时存在。

（3）尿痛（dysturia）：可出现在尿初、排尿过程中、尿末或排尿后。程度由灼痛、刺痛到刀割样痛不等，常伴有尿频、尿急、尿血。尿初痛提示前尿道炎症；尿末痛提示病变发生在后尿道、膀胱颈或膀胱三角区。

（4）排尿困难（difficulty of urination）：包括排尿延迟、费力、不畅、尿线无力、变细、滴沥等。排尿困难主要见于膀胱颈以下尿路梗阻和中枢或周围神经损害。前者被认为是机械性因素，后者则被认为是功能性因素，临床应予鉴别。

（5）尿失禁（incontinence）：是指尿液不能自控而自行排出。根据病因分成以下 4 大类：

①真性尿失禁：又称完全性尿失禁，指尿液连续从膀胱中流出，膀胱呈空虚状态。常见的原因为外伤、手术或先天性疾病引起的膀胱颈和尿道括约肌的损伤。还可见于女性尿道口异位、膀胱阴道瘘等。

②假性尿失禁：又称充盈性尿失禁，指膀胱功能完全失代偿，膀胱过度充盈而造成尿不断溢出。见于各种原因所致的慢性尿潴留，膀胱内压超过尿道阻力时，尿液持续或间断溢出。

③急迫性尿失禁：是指严重的尿频、尿急而膀胱不受意识控制而发生排空，通常继发于膀胱的严重感染，这种尿失禁可能由膀胱的不随意收缩引起。

④压力性尿失禁：是指当腹内压突然增高（咳嗽、喷嚏、大笑、屏气等）时，尿液不随意地流出。这是由于膀胱和尿道之间正常解剖关系的异常，使腹压增加，传导至膀胱和尿道的压力不等，膀胱压力增高而没有相应的尿道压力增高所致。另外，也与盆底肌松弛有关。主要见于女性，特别是多次分娩或产伤者，偶见于尚未生育的女子。

（6）尿潴留（urinary retention）：是指膀胱内尿液不能排出，分急性与慢性两类。急性尿潴留常由于膀胱颈以下严重梗阻，突然不能排尿，尿液潴留于膀胱内；慢性尿潴留是由于膀胱出口以下不完全性梗阻或神经源性膀胱功能障碍所致。主要表现为排尿困难，膀胱充盈，可出现充盈性尿失禁。

（7）漏尿（leakage of urine）：指尿不经尿道口而由泌尿道瘘口中流出，如输尿管阴道瘘、膀胱或尿道阴道瘘、脐尿道瘘、先天性输尿管异位开口及膀胱外翻等。病人经阴道漏尿时常自称尿失禁，应予以鉴别。

（8）遗尿（enuresis）：是指除正常自主性排尿外，睡眠中无意识地排尿。新生儿及婴幼儿为生理性，3 岁以后除功能性外，可因神经源性膀胱、感染、后尿道瓣膜等病理性因素引起，应予泌尿系统检查。

（9）少尿与无尿：正常成人每日尿量为 1000～1500ml，每日尿量在 400ml 以下为少尿，100ml 以下为无尿。少尿或无尿提示肾功能不全，其原因有肾前性、肾性、肾后性三种。

2. 尿液异常

（1）血尿（hematuria）：是指有血液随尿排出。根据尿液中血液含量，分肉眼血尿和镜下血尿两类。肉眼能见到血色者称肉眼血尿，通常 1000ml 尿液中含 1ml 血液即呈肉眼血尿；仅在显微镜下每高倍视野中红细胞计数≥3 者为镜下血尿。根据出血部位与血尿出现阶段的不同，肉眼血尿可有以下 3 种情况：

①初始血尿：提示出血部位在尿道或膀胱颈部。

②终末血尿：提示病变在后尿道、膀胱颈部或膀胱三角区。

③全程血尿：提示病变在膀胱或以上部位。

另外，血色较鲜红提示下尿路出血，血色较暗提示上尿路出血；血尿中伴大小不等的血块提示病变在膀胱，血尿伴蚯蚓状血块提示病变在肾及输尿管。

引起血尿的原因很多，临床应予以鉴别（表 19-1）。如使用环磷酰胺、别嘌呤醇、肝素等引起的药物性血尿，输入血型不合或严重创伤引起的溶血性血尿，泌尿系先天性畸形或损伤引起的血尿等。尤其是有些血尿伴有相应的症状，如无痛性血尿，特别是发于中年以上者，应首先考虑泌尿系肿瘤；腰痛或肾绞痛后血尿，提示上尿路结石；排尿中断并放射至阴茎头，多系膀胱与尿道结石；血尿伴膀胱刺激征应考虑泌尿系感染，如尿培养阴性、抗感染治疗无效常提示泌尿系结核。

表 19-1 血尿病因鉴别

病因	年龄	病史	尿液	X 线	B 型超声	腔镜	CT
畸形	儿童多见	有尿路感染史	间歇性镜下或肉眼血尿	IVP 可见尿路畸形改变	可呈马蹄肾和多囊肾等改变	膀胱镜检查可见输尿管开口部囊肿	双肾下极融合或肾实质内见大小不等的囊肿
损伤	青年多见	有损伤史	持续性肉眼血尿	KUB 肾阴影增大，IVP 或膀胱造影可见尿外渗	肾周呈低回声区，肾裂口	一般不做	可见肾形态改变及周围血肿
结核	儿童与中青年多见	有肺结核病史	有持续性血尿伴尿路刺激症状	KUB 见钙化灶，IVP 见肾盂虫蚀样改变或小膀胱	图像变化多端	小膀胱常不能做腔镜检查	随病期而异，肾体积可扩大或缩小，并可见钙化灶
肿瘤	中老年多见	复发性无痛性血尿史	间隙或持续性肉眼血尿，可见癌细胞	IVP 可见充盈缺损	见占位性病灶，膀胱病灶不随体位改变	膀胱镜与输尿管镜检相应部位可见菜花样病灶	肾实质内密度增强肿块影

续表

病因	年龄	病史	尿液	X 线	B 型超声	腔镜	CT
结石	中青年多见	有肾绞痛发作史	绞痛后出现镜下或肉眼血尿	KUB 多见结石阴影，IVP 常见肾积水	可见强回声光团，其后方伴随声影	膀胱镜或输尿管镜检可发现相应部位结石	发现 KUB 不能发现的小结石或阴性结石
感染	中青年女性多见	有急性感染发作史	常为镜下血尿伴大量脓细胞	KUB 见肾和腰大肌阴影消失，IVP 可见肾萎缩等	偶可发现肾脓肿	膀胱镜检可发现三角区充血、水肿等改变	肾实质密度降低

（2）脓尿（pyuria）：离心尿每高倍视野白细胞≥10 个为脓尿，重者尿混浊呈脓性，提示有感染。致病菌通常为大肠杆菌、变形杆菌、葡萄球菌等，如为结核杆菌和淋球菌感染称特异性感染。

（3）乳糜尿（chyluria）：是指尿液中含乳糜或淋巴液，呈乳白色。如含大量红细胞，尿呈红褐色，称乳糜血尿。

（4）晶体尿（crystalluria）：是在各种条件影响下，尿中有机或无机物质沉淀、结晶而形成。常由于尿液中盐类呈过饱和状态所致。

3. 尿道分泌物　血性分泌物提示尿道肿瘤；外伤后尿道滴血提示尿道损伤；黄色、黏稠脓性分泌物提示淋菌性尿道炎；少量无色或白色稀薄分泌物提示支原体、衣原体引起的非淋菌性尿道炎；清晨排尿前或大便后尿道口少量黏稠分泌物提示慢性前列腺炎。

4. 疼痛　肾盂输尿管连接处或输尿管急性梗阻时可发生肾绞痛，常由于结石所致，疼痛位于肋脊角、腰部和上腹部，呈阵发性剧痛，并可放射至会阴部，多伴有恶心、呕吐。膀胱疼痛位于耻骨上区域，急性尿潴留时症状明显，慢性尿潴留时症状轻微。睾丸、附睾及会阴痛大多是由相关器官或组织的炎症引起，呈钝痛或刺痛，严重时可引起剧痛。

5. 肿块　较严重的肾脏疾病上腹部触诊可及不同肿块。如晚期肾肿瘤可触及质硬、表面高低不平并且较固定的肿块；肾结核可触及肿大的肾脏，表面不光滑，质地不一，与周围组织粘连固定；肾积水表面光滑，有囊质感；多囊肾为双肾表面呈囊性结节；肾脏外伤可引起肾周出血和尿外渗，常可触及痛性肿块。隐睾可在痛侧腹股沟区触及近似睾丸的肿块；睾丸、附睾的炎症或肿瘤可在阴囊内扪及相应的肿块；肛门指诊前列腺部位扪及肿块应考虑前列腺癌的可能。

6. 性功能障碍　阳痿是指阴茎不能正常勃起进行性交，或阴茎虽能勃起但不能维持足够的硬度以完成性交。前者称完全性阳痿，后者称不完全性阳痿。早泄是指阴茎尚未插入阴道或正在进入或进入阴道不久即射精者。无性交或手淫活动情况下发生射精者称遗精。若在梦中发生遗精又称梦遗。精液中含血液称血精，其外观为红色或棕红色或仅有血丝，精液镜检可见多量红细胞。性功能障碍可由精神心理因素、血管病变、神经病变、内分泌疾病、药物及全身性疾病引起。早泄大多数为功能性因素所致，只有反复而持续发生时才认为是异常。

【外科检查】

1. 体格检查 包括全面系统的全身检查和腹、腰背、阴囊及会阴的局部检查。

（1）肾脏检查：注意肋脊角、腰部或上腹部有无隆起。病人平卧位，检查者左手置于肋脊角并向上托起，右手在同侧上腹部进行双手触诊。正常肾脏一般不能触及，有时右肾下极在深吸气时偶可被触及。疑有肾下垂时，应取立位或坐位检查。炎症时肾区有叩击痛。肾动脉狭窄、动脉瘤及动静脉瘘在肾区可听到血管杂音。

（2）输尿管检查：沿输尿管行程进行深部触诊，炎症时有触痛。

（3）膀胱检查：平卧时观察下腹有无隆起或肿块。尿潴留尿量大于 500ml 时，耻骨上扪及呈球形、囊性的膀胱，叩诊时可呈浊音。膀胱空虚状态时不能触及，可与腹内或盆腔其他肿块相鉴别。

（4）男性生殖系统检查：注意有无包茎或包皮过长，阴茎头有无溃烂及肿块，尿道口是否红肿、有无分泌物，海绵体及尿道有无硬结与压痛，阴囊皮肤有无红肿、增厚等。双侧睾丸、附睾是否肿大，注意其大小、质地与形态，有无肿块与结节。精索是否增粗，静脉是否曲张，尤其是左侧精索静脉。双侧输精管是否增粗。慢性附睾炎常可引起输精管均匀增粗，附睾结核引起输精管结核，输精管可呈串珠状。阴囊内睾丸缺如时，应仔细检查同侧腹股沟。阴囊肿大如为睾丸鞘膜积液所致，阴囊透光试验阳性。前列腺与精囊检查可取侧卧位、膝胸卧位或站立弯腰体位作直肠指检。检查前列腺大小、形态、质地、表面是否光滑，有无结节与肿块，中央沟是否存在，有无压痛等。如考虑为慢性前列腺炎时可行前列腺按摩，取其液体送检。精囊正常情况下不易触及，急性炎症时两侧精囊肿大，有压痛。

2. 实验室检查

（1）尿液检查：是泌尿系及某些全身疾病的实验室筛选性检查，可为诊断、鉴别诊断提供重要线索。尿液收集以新鲜尿为宜，并应避免污染。尿培养以清洁中段尿为佳，女性亦可采用导尿标本。耻骨上膀胱穿刺留取标本最为准确。

① 尿常规检查：包括外观、比重、尿蛋白、尿糖、酸碱度、显微镜检查等。尿比重测定时，清晨第一次尿对了解肾功能有帮助，比重在 1.020 以上表示肾功能良好。高倍视野中红细胞超过 1~2 个、白细胞超过 3~5 个均属不正常。尿蛋白（++）以上，而白细胞不多，常提示非外科性肾脏疾病。颗粒管型、细胞管型多见于内科肾脏疾病。

② 尿三杯试验：以最初 5~8ml 尿为第一杯，以排尿最后 2~3ml 为第三杯，中间部分为第二杯。收集时尿流应持续不断。若第一杯尿液异常，提示病变在前尿道或膀胱颈部；第三杯尿液异常，提示病变在后尿道、膀胱颈部或三角区。若三杯尿液均异常，提示病变在膀胱或以上部位。

③ 尿细菌学检查：革兰染色尿沉渣涂片检查可初步提供细菌种类；尿沉渣抗酸染色检查或结核菌培养可用于诊断结核菌感染；尿培养菌落计数超过 10^5/ml 提示尿路感染，有尿道症状且菌落计数超过 10 个/高倍视野就有意义。

④ 尿细胞学检查：是取新鲜尿沉渣离心沉淀后涂片染色，查找泌尿系移行肿瘤细胞，尤其以膀胱癌阳性率为高。

（2）男性尿道分泌物检查：将尿道分泌物收集于载玻片上，制成涂片并革兰染色，对诊断淋病性尿道炎既简便又准确。尿道分泌物直接镜检发现活动且带有鞭毛的滴虫，可诊断滴虫性尿道炎。

（3）前列腺液检查：正常前列腺液呈淡乳白色，较稀薄。涂片镜检可见大量卵磷脂小体，白细胞数不超过 10 个/高倍视野。前列腺炎时卵磷脂小体减少，白细胞数升高。

（4）精液检查：正常精液乳白色不透明，2 ~ 6ml，5 ~ 30 分钟内液化，pH 值 7 ~ 8。精子数每毫升大于 2000 万，活动率和正常形态精子均超过 60%。采取手淫或性交体外排精收集标本，并应在检查前 3 ~ 7 天内无排精。

（5）肾功能检查：主要包括血肌酐和血尿素氮测定。血肌酐与血尿素氮正常值分别为 44 ~ 133μmol/L 与 2.8 ~ 7.1mmol/L。当正常肾组织不少于双肾总量的 1/3 时，血肌酐仍保持正常水平。血尿素氮受分解代谢、饮食和消化道出血等多种因素影响，不如肌酐准确。此外，还可进行内生肌酐清除率、肾小球滤过率和有效肾血流量测定，以了解肾功能。

（6）前列腺特异性抗原（PSA）：是由前列腺腺泡和导管上皮细胞产生的特异性物质，是目前最常用的前列腺癌生物标记。健康男性血清 PSA < 4ng/ml，如 PSA > 10ng/ml 应高度怀疑有前列腺癌可能。

（7）流式细胞仪检查：尿、血、精液、实体肿瘤标本（包括已作石蜡包埋组织）均可作此检查。其对泌尿、男性生殖系肿瘤的早期诊断及预后判断可提供较敏感和可靠的信息，亦可用于判断肾移植急性排斥反应及男性生育能力。

3. 器械检查

（1）导尿检查：导尿管以法制（F）为计量单位，以 21F 为例，其周径为 21mm，直径为 7mm。常用于诊断，如残余尿测定、注入造影剂、确定膀胱有无损伤；或用于治疗，如解除尿潴留、引流等。

（2）残余尿测定：排尿后立即插入导尿管，测量膀胱腔内有无尿液残留。正常时无残余尿。为防止导尿给病人造成不适或感染，现多采用 B 型超声波测定。

（3）尿道探条检查：用于探查尿道，同时有扩张尿道狭窄作用。通常选用 18 ~ 20F 探条，轻轻试插（图 19 - 6），切忌用暴力推进，以防后尿道损伤，应使其平滑地通过尿道进入膀胱。太细的探条易损伤尿道，造成假道。

（4）膀胱镜检查：标准的膀胱镜由镜鞘、闭孔器、观察镜和操作镜组成。观察镜有 0°、30°、70°的视角，可在尿道、膀胱内进行全面的检查，也可用活检钳取活体组织作病理学检查；经双侧输尿管口插入输尿管导管可作逆行肾盂造影或收集肾盂尿送检，亦可进行输尿管套石术或安置输尿管支架做内引流。特殊的膀胱尿道镜，包括电切镜等，还可施行尿道、膀胱、前列腺、输尿管和肾的比较复杂的操作。尿道狭窄、膀胱炎症或膀胱容量过小者不宜作此检查。

（5）输尿管镜和肾镜：有硬镜、软镜两种类型。输尿管镜一般经尿道、膀胱置入输尿管及肾盂；肾镜通过经皮肾造瘘进入肾盏、肾盂。该检查可以直接窥查输尿管上段、肾盂内有无病变，亦可直视下取石、碎石，切除或电灼肿瘤，取活体组织检查。适用于尿石症、原因不明的肉眼血尿、尿液细胞学检查阳性、X线造影示输尿管充盈缺损等。

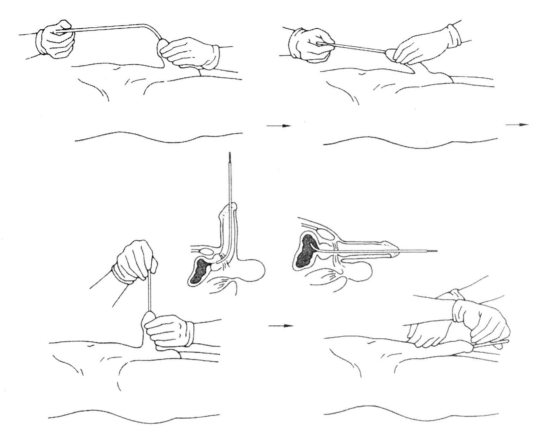

图 19 - 6　尿道探条插入的方法

（6）尿流动力学测定：是借助流体力学及电生理学方法了解尿路输送、储存、排出尿液的能力，多用于下尿路动力学检查。通过尿流动力测定仪，可分别或同步测定尿流率、膀胱压力容积、压力/流率、尿道压力和肌电图，亦可与影像学检查同步，全面了解下尿路功能。

（7）前列腺穿刺活检：可以判断前列腺结节或其他部位异常的良恶性病变。有经直肠和会阴部两种途径。可用手指或超声引导定位，后者可明显提高操作的准确性和减少感染率。

4. 影像学检查

（1）B超检查：采用超声波断层扫描可获得各器官不同轴线及不同深度的断面图像，显示器官内部解剖结构及各种组织病变时对超声波衰减和反射的异常表现。该检查方便、无创伤，并能及时得到结果，可广泛用于诊断、治疗和随访。常规用于肾、肾上腺、膀胱、前列腺、精囊、阴茎及阴囊等疾病。对肿块性质的确定、结石和肾积水的诊断、肾移植术后并发症的鉴别、残余尿测定及前列腺体积测量等，可提供正确的信息。由于 B 超不需要用造影剂，不影响肾功能，可用于肾衰竭病人，亦用于禁忌排泄性尿路造影或不宜接受 X 线照射的病人。但超声检查有时受骨骼、气体等的干扰而影响诊断的正确性。

（2）X 线检查

① 尿路平片（KUB）：可显示肾的轮廓、大小、形状、位置等，是诊断泌尿系结石的可靠依据。如不透光阴影部位不能确定时，可摄侧位片以助于确诊。摄片前应作充分的肠道准备。

② 静脉尿路造影（IVU）：是通过静脉注射造影剂，经肾实质排出，充盈肾盂、输尿管、膀胱，使其显影。通常在结肠粪便和积气排空、确认碘过敏试验阴性后，经静脉 1~2 分钟内注入 60% 或 76% 泛影葡胺 20~40ml，分别于注射后 5、15、30、45 分钟摄片。可了解泌尿系统形态和功能，肾功能良好者 5 分钟即显影。一般剂量造影显影不良时，可用大剂量（双倍）快速注射造影。妊娠及肾功能严重损害为禁忌证。

③ 逆行肾盂造影（RGP）：是经膀胱镜向输尿管插入导管直达肾盂，注射 15%~20% 泛影葡胺 4~8ml，能清晰显影。对于使用排泄性尿路造影显影不清楚、肾功能不全或不能进行排泄性尿路造影者，应严格无菌操作，以防感染。

④ 经皮穿刺肾盂造影：用于以上造影不显影或失败，而又疑为上尿路梗阻者。可在 B 超引导下进行，同时收集尿液送检。

⑤ 膀胱、尿道造影：适用于尿道病变的诊断。膀胱造影常规方法是排泄性尿路造影，待膀胱内造影剂充盈满意后摄片；也可经导尿管向膀胱腔内注入 6% 泛影葡胺 100~200ml 后摄片，观察膀胱病变。膀胱造影摄片成功后，嘱病人排尿时摄尿道片，称顺行尿道造影；如将装有泛影葡胺 20ml 的注射器从尿道口将造影剂缓慢注入尿道内，同时摄尿道片，称逆行尿道造影。

⑥ 肾动脉造影：是经股动脉穿刺插管至肾动脉开口上方，注入造影剂，判断有无肾血管病变和肾实质肿瘤。

⑦计算机体层成像（CT）：有平扫和增强扫描两种检查方法。有助于对肾实质性和囊性疾病的鉴别，以及肾、膀胱、前列腺癌的分期及肾上腺肿瘤的诊断，了解肾脏损伤范围和程度等，同时能显示腹部和盆腔肿瘤转移而肿大的淋巴结。因空间分辨力为0.5~1.0cm，有时不能反映脏器病变全貌。

5. 放射性核素检查 肾图可测定肾小管分泌功能和显示上尿路有无梗阻；肾显像可显示肾形态、大小及有无占位性病变等。单光子发射计算机断层照相（SPECT）既能动态观察器官功能活动的全过程，也能摄取矢状、冠状及横断面的解剖和功能。

6. 磁共振扫描（MRI） 对泌尿及男性生殖系肿瘤的诊断和分期、肾囊肿内容性质鉴别、肾上腺肿瘤的诊断等，能提供较 CT 更为可靠的依据。其特点是组织分辨力高，无需造影剂，无放射损伤。此外，磁共振血管成像（MRA）、磁共振尿路成像（MRU）也常用于泌尿系统疾病的诊断。

第二节　泌尿系结石

泌尿系结石又称尿石症，包括肾结石、输尿管结石、膀胱结石和尿道结石，前两者与后两者分别有上尿路结石和下尿路结石之称，是泌尿外科最常见的疾病之一。本病属中医学"石淋"的范畴。好发于青壮年男性，男女之比约为 3∶1。发病原因尚不十分明确。临床上可出现腰痛、血尿、尿路梗阻、肾积水、肾功能受损，严重时可危及生命。近些年来，临床治疗有了突破性进展，随着经皮肾镜、输尿管镜及激光、气压弹道等新技术的应用，95% 以上的尿路结石可不再采用传统的开放性手术治疗。但不论采用何种方法治疗，结石的复发率仍很高。因此，对于结石发病机制的研究，如何预防结石治疗后复发，仍是值得重视的课题。

【结石的理化性质】

尿石症可以看作是一种人体病理矿化的疾病，而结石可视为一种生物矿石。通常上尿路结石以草酸钙、磷酸钙结石为主，下尿路结石以尿酸和磷酸胺镁结石为主。草酸钙结石质较硬、粗糙、不规则，常呈桑葚状，棕褐色；磷酸钙结石、磷酸胺镁结石易碎，表面粗糙，不规则，呈灰白色、黄色或棕色，常形成鹿角形结石；尿酸结石质硬，光滑或不规则，常为多发，黄色或红棕色；胱氨酸结石光滑，淡黄色或黄棕色。结石各种成分在 X 线片上的致密度从高到低依次为草酸钙、磷酸钙、磷酸胺镁、胱氨酸、尿酸。

尿酸结石在 X 线片上不显影，故称阴性结石，常常依靠尿路造影、B 型超声波或 CT 帮助诊断。

【影响结石形成的因素】

目前认为尿石症的发病是由多种因素所促成，如自然和社会环境、先天和后天的差异，包括遗传因素、生活习惯、所患疾病等对结石的形成起重要的作用。泌尿系统本身的疾病和畸形等可促进结石的生长。

尿中形成结石晶体的盐类呈超饱和状态，尿中抑制晶体形成物质不足，以及核基质存在，是结石形成的主要因素。从过饱和液中析出晶体首先经过成核过程，如核的成分与晶体都一致称均质成核，如在不同物质表面成核称异质成核。成核的胚晶在过饱和液中长成具有一定形状的晶体并继续增大、相互聚集成团是形成结石的重要过程，晶体析出后大部分不造成肾集合管阻塞而排出体外，只有少数在尿路滞留而长大，形成真正的结石。

【病理生理】

尿石症的病理生理改变与结石部位、大小、数目、继发炎症和梗阻程度等因素有关。结石在肾和膀胱内形成，可引起泌尿系统直接损伤、梗阻、感染和恶变。前三者病变可以互为因果，形成恶性循环（图 19 – 7）。

【预防】

1. 一般性措施　改善水源、水质。养成多饮水的习惯，使每日尿量维持在 1500 ~ 2000ml 以上，以降低尿内盐类浓度，减少尿盐沉积的机会。控制尿路感染，及时排除

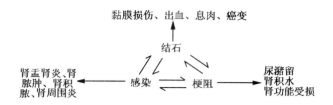

黏膜损伤、出血、息肉、癌变

↑

结石

肾盂肾炎、肾　　　　　　　　　　　　　　　　尿潴留
脓肿、肾积　←　感染　⇄　梗阻　→　肾积水
脓、肾周围炎　　　　　　　　　　　　　　　肾功能受损

图 19 - 7　尿石症的病理生理改变

尿路梗阻与尿路异物，按时更换导尿管等尿道滞留物。长期卧床病人应多活动，加强功能锻炼，以减少骨质脱钙，增进尿路通畅。结石多发地区的儿童应增加营养，并适当补充鱼肝油、钙片等。甲状旁腺功能亢进者应及时治疗。

2. 个体化措施　对已排出结石或曾经手术取出结石的病人，应行结石成分分析。草酸盐结石病人应少吃菠菜、土豆、浓茶、番茄。用维生素 B_6 可减少草酸盐的排泄，用氧化镁可增加尿中草酸溶解。有尿酸结石者不宜食动物内脏等嘌呤含量高的食物，加服碳酸氢钠以碱化尿液，使尿液 pH 值保持在 7～7.5。

一、上尿路结石

上尿路结石包括肾结石和输尿管结石。目前上尿路结石发病率有升高趋势，泌尿系任何部位的结石都可以始发于肾脏。双肾结石较少见，发生率为 8%～15%。

【临床表现】

1. 腰腹部疼痛　疼痛程度与结石部位、大小、活动度等有密切关系。在肾盂内较小的结石，由于移动、嵌顿和直接刺激，能引起平滑肌痉挛，出现肾绞痛。典型的肾绞痛为突然发作，疼痛剧烈难忍，病人辗转不安，面色苍白，大汗淋漓，并伴有恶心呕吐，可呈阵发性发作。肾盂及肾盏较大结石由于移动度不大，可引起腰腹部钝痛。少数肾盂内较大不能活动的结石，又无明显梗阻感染时，可长期无症状，甚至患肾完全无功能时症状仍不明显。肾盂输尿管连接处或上段输尿管结石梗阻时，疼痛可由腰腹部放射至同侧睾丸或阴唇和大腿内侧。输尿管中段结石梗阻时，疼痛可放射至中下腹，如发于右侧易与急性阑尾炎混淆。结石位于输尿管膀胱段或输尿管开口处，常伴有膀胱刺激症状和尿路与阴茎头部放射痛。

2. 血尿　血尿常继发于疼痛之后。根据结石对黏膜损伤程度的不同，可表现为肉眼血尿和镜下血尿，以镜下血尿更为常见。有时活动后镜下血尿是上尿路结石的唯一临床表现。

3. 梗阻　根据梗阻时间和程度，有急、慢性梗阻和完全、不完全性梗阻之分。急性、完全性梗阻可见于独肾或双肾结石，或虽为单肾结石嵌顿，由于肾 - 肾反射机制，可引起急性尿闭，甚至发生急性肾功能不全。慢性梗阻常为不完全性梗阻，最终可出现严重肾盂积水和继发感染。

【诊断与鉴别诊断】

1. 病史　典型肾绞痛后出现血尿，诊断基本可确立。与运动有关的血尿应首先考虑上尿路结石。

2. 实验室检查

（1）尿常规：镜检可见红细胞，如合并感染可见到脓细胞，有时尿中可见结晶。

（2）尿培养：合并感染时可发现致病菌，应同时做药物敏感试验。有时需鉴别是感染导致结石还是结石继发感染。

（3）肾功能测定：包括血肌酐、尿素氮检查、尿肌酐、肌酐清除率等检查，可了解有无肾功能损害。

（4）血、尿生化：可进行血钙、磷、尿酸、钾、钠、氯、镁测定，必要时查24小时尿钙、磷、尿酸、草酸、胱氨酸、枸橼酸、钾、钠、氯、镁，以了解有无血、尿生化异常。

（5）结石成分分析：收集排出的结石送检，为防治结石复发提供参考。

3. 影像学检查

（1）尿路平片（KUB）：95%以上的结石能在平片中发现，必要时同时摄侧位片，以排除腹部其他钙化阴影。

（2）静脉尿路造影（IVU）：可了解结石与尿路的关系，有无肾脏积水和功能障碍。透X线的尿酸结石可表现为充盈缺损。传统的 KUB + IVU 仍是上尿路结石最好的检查手段。

（3）B型超声波检查：可发现平片不能显示的小结石和透X线结石，了解有无肾积水和肾实质的厚度。

（4）CT检查：平扫能发现KUB、IVU和超声检查不能显示或较小的输尿管结石。

（5）腔内检查：上述方法不能确定诊断时，可选择逆行肾盂造影和输尿管肾镜检查。

上述有关病史与检查有助于与胆囊炎、胆囊结石、急性阑尾炎等的鉴别。

【治疗】

上尿路结石治疗方法较多，具体采取何种方案，应考虑多方面因素，如结石的位置、大小、数目，肾功能和全身情况，有无确定病因，有无梗阻和感染及其程度等。

1. 保守疗法 此法适用于结石光滑而直径小于0.6cm，无梗阻感染，或纯尿酸结石及胱氨酸结石。通常认为直径小于0.4cm的光滑结石90%能自行排出。保守疗法具体包括：

（1）一般治疗：如大量饮水、调节饮食、控制感染、适度活动等。

（2）肾绞痛的治疗：肌肉注射阿托品0.5mg或哌替啶50mg等，以达解痉镇痛效果。也可以针刺肾俞、足三里、三阴交、京门，并予强刺激。

（3）调节尿pH值：口服枸橼酸钾、碳酸氢钠等碱化尿液，对尿酸和胱氨酸结石有一定防治作用。

（4）溶石治疗：对胱氨酸结石可用D-青霉胺、α-巯丙酰甘氨酸、乙酰半胱氨酸治疗，有溶石作用。

（5）中药排石汤剂：中医以清热利湿通淋为主，基本方剂组成有萹蓄、大黄、车前子、石韦、金钱草、滑石、海金沙、甘草、栀子、灯心草等，随证加减。

2. 体外冲击波碎石（ESWL）　最适用于直径 < 2.5cm 的结石。是通过 X 线、B 型超声波对结石进行定位，将冲击波聚焦后作用于结石。碎石效果与结石部位、大小、性质、是否嵌顿等因素有关。碎石排出过程中易引起肾绞痛。若击碎的结石堆积于输尿管内，可引起"石街"，有时会继发感染。如需再次治疗，间隔时间不得少于 10 天。

3. 手术治疗　分腔镜手术和开放性手术两类。手术前必须了解双肾功能，有感染时先进行抗感染治疗。输尿管结石手术在入手术室前应摄尿路平片作最后定位。

腔镜手术有输尿管镜取石或碎石术、经皮肾镜取石或碎石术等。前者适用于中、下段输尿管结石，平片不显影结石，因肥胖、结石硬、停留时间长而不能行 ESWL 治疗者；后者对结石远端尿路梗阻、质硬结石、残余结石、有活跃性代谢疾病及需再次手术者尤为适宜。目前碎石的方法有液电、超声、气压弹道及钬激光等。随着医疗及相关技术的进步，腹腔镜取石术也用于处理以上方法不易处理的结石，而且输尿管软镜已在临床应用。

腔镜手术与开放性手术均可行输尿管切开取石术、肾盂切开取石术、肾窦切开取石术、肾实质切开取石术、肾部分切除术和肾切除术等。

特殊类型肾、输尿管结石的处理原则是：①双侧肾结石应先处理易于取出而安全的一侧；总肾功能正常，应先处理梗阻较重的一侧；鹿角形结石应采取综合性治疗措施。②双肾结石伴肾功能不全，应先治疗肾功能较好一侧的结石。③一侧肾结石、对侧输尿管结石者，应先处理有梗阻的输尿管结石。④双侧输尿管结石应先处理梗阻严重一侧。⑤病情严重，结石难以去除或伴有严重感染者，可先行输尿管逆行插管、肾盂穿刺引流或肾造瘘术。

二、下尿路结石

膀胱结石和尿道结石同属于下尿路结石。前者有原发性和继发性两种，原发性膀胱结石多见于男童，由于目前人们营养状况改善，发生率已明显下降；而继发性结石以老年人多见，由于膀胱出口梗阻、膀胱内异物及长期留置导尿管等所致，肾结石排至膀胱亦为原因之一。尿道结石绝大多数源于肾和膀胱。

【临床表现】

膀胱结石典型症状为排尿突然中断，改变体位后能自行排出。常伴有耻骨上、会阴部钝痛或剧痛，并可放射至阴茎和龟头。并发感染时可出现血尿、脓尿，产生膀胱刺激症状。儿童发生排尿困难时，常用手抓捏阴茎，可有阴茎异常勃起和遗尿。尿道结石表现为排尿困难、点滴状排尿及尿痛，严重时可出现急性尿潴留。

【诊断】

X 线摄片能显示膀胱和尿道的大部分结石；B 超也能为诊断提供依据；膀胱镜检查能直接见到结石；直肠指诊可触及较大膀胱结石和后尿道结石，前尿道结石可经扪诊发现，甚至经尿道口可见到结石。

【治疗】

较小的膀胱结石可经膀胱镜碎石钳机械碎石，此外还可以经膀胱镜应用液电效应、超声、气压弹道碎石。对结石过大、过硬或膀胱憩室者，应采取耻骨上膀胱切开取石。严重感染者行抗菌药物治疗，儿童同时应做膀胱造瘘。尿道舟状窝结石可注入无菌石蜡油，将结石轻轻挤出尿道，原则上不做尿道切开取石；后尿道结石应在麻醉下，用尿道探条将结石轻轻推入膀胱，然后按膀胱结石处理。

第三节　慢性前列腺炎

前列腺炎是指前列腺受到致病菌和（或）某些非感染性因素刺激而出现骨盆区域疼痛不适、排尿异常、性功能障碍等临床表现的疾病，是男性生殖系统最常见的炎症性疾病，多见于中青年人。近年来认为本病不是单一的炎症性疾病，而是具有前列腺炎症状的、有独特发病形式和临床特点的综合征（prostate syndrome，PS）。

前列腺炎的临床表现复杂多变，目前多采用比较符合临床实际的分类方法：① Ⅰ型：急性细菌性前列腺炎；② Ⅱ型：慢性细菌性前列腺炎；③ Ⅲ型：慢性非细菌性前列腺炎/慢性骨盆疼痛综合征（chronic prostatitis/chronic pelvic pain syndromes，CP/CPPS），该型是前列腺炎中最常见的类型，又可再分为ⅢA（炎症性CPPS）和ⅢB（非炎症性CPPS）两种亚型；④ Ⅳ型：无症状性前列腺炎（asymptomatic inflammatory prostatitis，AIP）。本节主要介绍慢性前列腺炎。

一、慢性细菌性前列腺炎

慢性细菌性前列腺炎即Ⅱ型前列腺炎，约占慢性前列腺炎的5%～10%，其临床表现差异较大，可由急性细菌性前列腺炎迁延而来，但多数病人并无急性前列腺炎病史，具有发病缓慢、病情顽固、缠绵难愈、反复发作的临床特点。

【病因】

感染性因素中主要致病菌有大肠杆菌、类白喉杆菌及淋球菌等。主要途径是经尿道逆行感染，可由于急性前列腺炎病变严重或治疗不彻底而引起，但临床上大多数病人并无急性发作的病史。

【病理】

表现为部分或整个前列腺腺泡、腺管和间质呈炎症反应，并有多形核细胞聚集，淋巴细胞和巨噬细胞的组织浸润及小脓肿形成等。如排尿不畅，感染的尿液可经前列腺管逆流至前列腺组织内形成微结石，使感染难以控制。

【临床表现】

1. **排尿异常**　因前列腺管开口于后尿道，本病常与后尿道炎并存，出现尿频、尿急、尿痛、排尿不适、尿道灼热感、排尿滴沥不尽等尿路刺激症状。由于炎症致前列腺淤血、腺液潴留，可引起前列腺溢液，以排尿终末或大便时尿道口滴白为临床表现。

2. **疼痛**　骨盆区域疼痛，可见于会阴部、下腹部、阴茎、肛周、尿道、腹股沟区、耻骨以上以及腰骶部等。

3. **性功能障碍**　部分病人可出现精神性阳痿、早泄或射精痛等。

4. 全身症状　可表现为头晕目眩、失眠多梦、神疲乏力、精神抑郁等症状。还可并发关节炎、虹膜炎、神经炎等。

【诊断】

必须将病史、症状、体征及实验室检查结合起来，综合分析，才能作出准确诊断。

1. 直肠指检　腺体大小可为正常或稍大，两侧叶可不对称，质地偏硬或不均匀，中央沟存在，严重时前列腺有触压痛。可同时进行前列腺按摩，取前列腺液标本送检查。

2. 前列腺液检查　每高倍视野白细胞 10 个以上；或虽然少于 10 个，但有成堆脓细胞，卵磷脂小体减少，一般可作出慢性前列腺炎的诊断。

3. 尿常规　是排除尿路感染、诊断前列腺炎的辅助方法。

4. 前列腺液培养

（1）传统的 Meares – Stemey "四杯法"：检查前充分饮水，取初尿 10ml（VB_1），再排尿 200ml 后取中段尿 10ml（VB_2）；然后做前列腺按摩，收集前列腺液（EPS），完毕后排尿 10ml（VB_3），均送细菌培养及菌落计数。菌落计数 $VB_3 > VB_1$ 达 10 倍，可诊断为细菌性前列腺炎。若 VB_1 及 VB_2 细菌培养阴性，VB_3 和前列腺液细菌培养阳性，即可明确诊断。

（2）"两杯法"：传统的 "四杯法" 操作复杂、耗时、费用高，在实际临床工作中通常推荐 "两杯法"，即通过获取前列腺按摩前、后的尿液进行细菌培养。无论前列腺按摩前尿液细菌培养阴性还是阳性，前列腺按摩后尿液细菌培养阳性即可确诊。

5. B 型超声　可显示前列腺光点增粗、回声不匀等结构变化。

6. 膀胱镜检查　是可以选择的检查，可见后尿道、精阜充血与肿胀。

【治疗】

前列腺腺体外有一层类脂膜是抗生素进入腺泡的屏障，因而在治疗上存在一定困难。治疗时应选用具有较强穿透力的抗菌药物，如复方新诺明、罗红霉素、强力霉素等。目前认为喹诺酮类抗生素治疗慢性细菌性前列腺炎效果较好。此类药物抗菌谱广，前列腺组织中浓度比血清高，其前列腺内浓度高低依次为环丙氟哌酸、氟啶酸、氟嗪酸等，一般疗程为 6 周。

慢性前列腺炎除抗生素治疗外，其他综合性治疗还包括：①热水坐浴每天 2 次，每次 20 分钟；②选择高敏抗生素经直肠离子透入；③每周前列腺按摩 1 次；④保持有规律的性生活；⑤避免久坐、久骑，忌酒及辛辣食物。

二、慢性非细菌性前列腺炎

慢性非细菌性前列腺炎即Ⅲ型前列腺炎，是慢性前列腺炎中最为常见的类型，约占慢性前列腺炎的 90% 以上。根据前列腺液、精液、VB_3 常规显微镜检结果，ⅢA 型患者的前列腺液、精液、VB_3 中白细胞数量升高，ⅢB 型患者的前列腺液、精液、VB_3 中白细胞数量在正常范围。

【病因】

本病的病因复杂，发病机制尚不明确。可能与病原体感染、炎症、精神心理因素、神经内分泌因素、免疫因素和异常的盆底神经肌肉活动关系密切。本型患者虽然常规细菌检查未能分离出病原体，但仍然可能与某些细菌、沙眼衣原体、支原体、滴虫、真菌、厌氧菌的感染有关。

此外，性生活无规律、性交中断或久坐、长途骑车引起盆腔和前列腺充血也是Ⅲ型前列腺炎的诱发因素。过量饮酒和辛辣饮食常可加重前列腺炎症状，也可使已缓解的症状复发。

【临床表现】

与Ⅱ型前列腺炎相似，除排尿异常、疼痛不适、性功能障碍等表现外，患者可伴有不同程度的精神心理异常；有时出现射精后疼痛和不适。实验室检查与临床症状不一定相符。

【诊断】

诊断的步骤及方法与Ⅱ型前列腺炎相同。推荐应用 NIH - CPSI（美国国立卫生研究院慢性前列腺炎症状指数）进行症状评估。其诊断要点有：

1. 前列腺液、精液、VB_3 中白细胞 >10 个/高倍视野，可诊断为ⅢA 型，否则诊断为ⅢB 型。

2. 辅助检查与病情程度可以不一致。

3. 用特殊检查方法检查前列腺液，有可能找到支原体、衣原体。

4. 没有反复尿路感染发作史，"两杯法"或传统的"四杯法"细菌培养阴性，可与Ⅱ型前列腺炎相鉴别。

【治疗】

衣原体、支原体感染时，可选用四环素或大环内酯类抗生素等治疗 2～4 周。同时禁食辛辣食品和酒精饮料。前列腺按摩和热水坐浴可有效缓解症状；α 受体阻滞剂可以解痉止痛，改善症状；非甾体抗炎药可缓解疼痛不适；心理和行为辅导有积极的作用；可酌情选用抗抑郁药和抗焦虑药物治疗；中医中药治疗有一定的疗效。

第四节　良性前列腺增生

良性前列腺增生（benign prostatic hyperplasia，BPH）是引起老年男性排尿障碍原因中最为常见的一种良性疾病（以下简称前列腺增生）。其发病率随年龄增长而逐渐递增，大多数发病年龄在50～70 岁之间。有资料表明，男性 35 岁以后前列腺可有不同程度增生，50 岁以后开始出现临床症状，80 岁以上约 95% 的人都有前列腺增生。另有相当数量的病人可诱发急性尿潴留。

【病因】

前列腺是男性附属性腺器官，它的正常发育有赖于男性激素，如睾丸不具备正常功能，或青少年时期就去除睾丸，前列腺增生就不再发生。虽然对前列腺增生的病因至今仍未完全阐明，但比较公认的两大发病基础是：老龄和有功能的睾丸。男性老年人随着年龄增大，其总的睾酮及游离睾酮均减少，雄激素的量低于生理需要量。通过反馈机制，促性腺激素分泌增加，使前列腺组织中双氢睾酮的生成和与受体的亲和力增加，上皮和基质间的相互影响，通过各种生长因子的作用，导致前列腺增生。雌激素间平衡失调与前列腺增生也有关，至于其究竟如何协同和维持前列腺增生尚待进一步研究。

【病理】

前列腺分为外周区、中央区、移行区和尿道周围腺体区。正常移行区只占前列腺组织的5%左右，而外周和中央区占前列腺体积的95%。其中3/4为外周区，1/4为中央区。射精管通过的部位为中央区。增生起始于围绕尿道精阜部位的移行区，前列腺癌多起源于外周区。

前列腺由腺体和间质组成。间质又由平滑肌和纤维组织组成。正常前列腺组织中，纤维肌肉间质占45%；前列腺增生后，间质部分可增加到60%，因此一般认为前列腺增生的主要病理改变为间质增生。

前列腺增生导致后尿道延长、受压变形、狭窄和尿道阻力增加，引起膀胱高压并出现相关排尿期症状。随着膀胱压力的增加，出现膀胱逼尿肌代偿性肥厚，逼尿肌不稳定并引起相关储尿期症状。如梗阻长期未能解除，逼尿肌则失去代偿能力。继发于前列腺增生的上尿路改变（如肾积水及肾功能损害）的主要原因是膀胱高压所致尿潴留以及输尿管反流。由于梗阻后膀胱内尿液潴留，易继发感染和结石。

【临床表现】

前列腺增生的症状完全是由于增生的腺体对膀胱颈与后尿道的压迫所造成的。症状与梗阻程度、病变发展速度、是否存在感染、结石、肾功能损害有关，与前列腺增生体积并不成正比。如果增生不引起梗阻或轻度梗阻时可无症状，对健康亦无影响。

1. **尿频** 为早期表现，排尿次数增多，尤其是夜间，严重时夜间排尿次数可超过白天。病初常为前列腺充血刺激所致；随着腺体增生，后尿道压迫可日益加重，膀胱内尿液不易排空而出现残余尿，造成膀胱有效容量减少，尿频症状更为明显。如继发感染时还可出现尿急、尿痛。

2. **排尿困难** 进行性排尿困难是前列腺增生最重要的症状。轻度梗阻时表现为排尿等待、中断，尿后滴沥。以后可出现排尿费力，尿流变细，射程缩短，最终可呈滴沥状排尿。通常是由于增生的前列腺压迫尿道，使尿道延长、弯曲、变窄，尿道阻力增加所致。

3. **血尿** 由于膀胱颈部的充血或并发炎症、结石时，可出现不同程度的镜下血尿或肉眼血尿。如腺体表面扩张的血管发生破裂，可出现大出血，并有血块充满膀胱，膀胱区可产生疼痛。

4. **尿潴留** 前列腺增生病程的任何阶段均可发生尿潴留。常因气候冷热变化、劳累或饮酒等，使前列腺和膀胱颈部充血、水肿，在排尿困难的基础上，膀胱内尿液突然完全不能排出，产生急性尿潴留。病人感到膀胱区膨胀，下腹部疼痛。如果残余尿进行性增加，使膀胱失去收缩能力，逐渐发生尿潴留，称慢性尿潴留。此时由于膀胱过度充血而使少量尿液从尿道溢出，发生充盈性尿失禁。慢性尿潴留常伴有肾积水和肾功能损害，严重时出现肾功能衰竭而危及生命。

5. **并发症** 主要有急性尿潴留、反复血尿、复发性尿路感染、结石以及肾功能损害等；由于排尿不畅，长期靠增加腹压排尿，可引发痔疮、便血、脱肛等，还可形成腹外疝。

【诊断】

凡50岁以上的男性有进行性排尿困难，应考虑有前列腺增生的可能。前列腺增生的诊断方法很多，应该结合病史分析，从简单到复杂，尽量减少有损伤的检查。

1. 国际前列腺症状（I-PSS）评分和生活质量（QOL）评分

国际前列腺症状（I-PSS）评分是目前国际公认的判断 BPH 患者症状严重程度的最佳手段。I-PSS 评分是 BPH 患者下尿路症状严重程度的主观反映，它与最大尿流率、残余尿量以及前列腺体积无明显相关性。I-PSS 评分患者分类如下（总分 0～35 分）：轻度症状 0～7 分，中度症状 8～19 分，重度症状 20～35 分（表 19-2）。

生活质量（QOL）评分：是了解患者对其目前下尿路症状水平伴随其一生的主观感受，其主要关心的是 BPH 患者受下尿路症状困扰的程度及是否能够忍受，因此又称困扰评分（表 19-3）。

表 19-2 国际前列腺症状（I-PSS）评分表

在最近一个月内，您是否有以下症状？	无	在五次中					（症状评分）
		少于一次	少于半数	大约半数	多于半数	几乎每次	
1. 是否经常有尿不尽感？	0	1	2	3	4	5	
2. 两次排尿间隔是否经常小于 2 小时？	0	1	2	3	4	5	
3. 是否曾经有间断性排尿？	0	1	2	3	4	5	
4. 是否有排尿不能等待现象？	0	1	2	3	4	5	
5. 是否有尿线变细现象？	0	1	2	3	4	5	
6. 是否需要用力及使劲才能开始排尿？	0	1	2	3	4	5	
7. 从入睡到早起一般需要起来排尿几次？	没有	1 次	2 次	3 次	4 次	5 次	
	0	1	2	3	4	5	

症状总评分 =

表 19-3 生活质量指数（QOL）评分表

	高兴	满意	大致满意	还可以	不太满意	苦恼	很糟
如果在您今后的生活中始终伴有现在的排尿症状，您认为如何？	0	1	2	3	4	5	6

生活质量评分（QOL）=

以上两种评分尽管不能完全概括下尿路症状对 BPH 患者生活质量的影响，但是它们提供了医生与患者之间交流的平台，能够使医生很好地了解患者的疾病状态。

2. 直肠指诊　可在直肠前壁扪及增生的前列腺，了解前列腺的大小、形态、质地、有无结节及压痛、中央沟是否变浅或消失、肛门括约肌张力情况以及是否存在前列腺癌的可能。直肠指诊对前列腺体积的判断不够精确，目前经腹超声或经直肠超声检查可以更精确地描述前列腺的形态和体积。

3. 尿流率检查　尿流率有两项主要指标（参数），即最大尿流率（Qmax）和平均尿流率（average flow rate，Qave），其中最大尿流率更为重要。尿量在 150～200ml 时进行检查较为准确，Qmax <15ml/s 说明排尿不畅；Qmax <10ml/s 说明梗阻严重，必须治疗。必要时行尿动力学检查，对逼尿肌和尿道括约肌失调，以及不稳定膀胱逼尿肌引起的排尿困难均可明确鉴别，对确定手术适应证及判别手术后疗效有重要意义。

4. B 超检查　超声检查可以了解前列腺形态、大小、有无异常回声、突入膀胱的程度，以及残余尿量。经直肠超声（transrectal ultrasonography，TRUS）还可以精确测定前列腺体积（计算公式为 0.52×前后径×左右径×上下径）。另外，经腹部超声检查可以了解泌尿系统（肾、输尿管）有无积水、扩张、结石或占位性病变。

5. 血清前列腺特异性抗原（PSA）测定　前列腺癌、BPH、前列腺炎都可能使血清 PSA 升高。因此，血清 PSA 升高不是前列腺癌特有的。另外，泌尿系感染、前列腺穿刺、急性尿潴留、留置导尿、直肠指诊及前列腺按摩也可以影响血清 PSA 值。如 PSA >10ng/ml 应高度怀疑有前列腺癌的可能，可作为前列腺癌穿刺活检的指征。血清 PSA 作为一项危险因素可以预测 BPH 的临床进展，从而指导治疗方法的选择。

6. 其他检查　膀胱镜检查除了可窥视后尿道、膀胱颈及腔内前列腺增生时的改变外，还可以发现膀胱内有无结节与占位性病变。静脉尿路造影对前列腺增生的确诊也有重要意义。对于前列腺质地坚硬或呈结节状者，行活组织检查或针吸细胞学检查有助于前列腺癌的确诊。计算机体层扫描（CT）和磁共振成像（MRI）也可用于诊断及鉴别诊断。

【鉴别诊断】

前列腺增生应与以下疾病相鉴别：

1. 膀胱颈硬化症　由慢性炎症所引起，发病年龄较轻，40～50 岁出现症状。临床表现与前列腺增生相似，但前列腺不增大，可以通过膀胱镜进行诊断。

2. 前列腺癌　前列腺坚硬，结节状，血清 PSA 增高，活组织或针吸细胞学检查可发现癌。

3. 膀胱肿瘤　膀胱颈附近的肿瘤临床表现为膀胱出口梗阻，常有血尿，膀胱镜检查容易鉴别。

4. 神经源性膀胱功能障碍或膀胱逼尿肌老化　临床所见与前列腺增生相似，有排尿困难或尿潴留，亦可继发泌尿系感染、结石、肾积水或肾功能不全。但神经源性膀胱功能障碍常有明显的神经系统损害的病史和体征。近年来重视逼尿肌和尿道括约肌失调以及逼尿肌不稳定或逼尿肌老化引起的排尿困难，应进行尿动力学检查，以明确诊断。

5. 尿道狭窄　多有尿道损伤、感染等病史。尿道造影及尿道镜检查不难鉴别。

【治疗】

前列腺增生不引起梗阻则不需要治疗。已有梗阻而不影响正常生理功能可暂予观察，如已影响正常生理功能则应尽早治疗。

1. 观察等待　观察等待是一种非药物、非手术的治疗措施，包括患者教育、生活方式指导、随访等。当 BPH 患者的生活质量尚未受到下尿路症状明显影响的时候，观察等待是一种合适的处理方式。

2. 药物治疗　前列腺增生患者药物治疗的短期目标是缓解患者的下尿路症状，长期目标是延缓疾病的临床进展，预防合并症的发生。在减少药物治疗副作用的同时保持患者较高的生活质量是药物治疗的总体目标。对梗阻较轻、年老体衰或有心、肺、肾功能障碍的病人，可选择药物治疗。治疗前列腺增生的药物种类很多，目前较为公认的有三种：

（1）α 受体阻滞剂：通过阻滞分布在前列腺和膀胱颈部平滑肌表面的肾上腺素能受体，松弛平滑肌，达到缓解膀胱出口动力性梗阻的作用。临床多选用选择性 α_1 受体阻滞剂（多沙唑嗪、阿夫唑嗪、特拉唑嗪）和高选择性 α_1 受体阻滞剂（坦索罗辛）。

（2）5α – 还原酶抑制剂：前列腺增生病人血液中总的游离睾酮虽然下降，但由睾酮经 5α – 还原酶转化而成的双氢睾酮是增加的。5α – 还原酶抑制剂通过抑制体内睾酮向双氢睾酮的转变，进而降低前列腺内双氢睾酮的含量，达到缩小前列腺体积、改善排尿困难的治疗目的。目前应用的 5α – 还原酶抑制剂包括非那雄胺和度他雄胺。联合治疗是指联合应用 α 受体阻滞剂和 5α – 还原酶抑制剂治疗前列腺增生。适用于前列腺体积增大、有下尿路症状的患者。

（3）植物制剂和中药：植物制剂（如普适泰）以及中医中药辨证施治在缓解前列腺增生相关下尿路症状方面取得了一定的临床疗效，并在国内外得到了较广泛的临床应用。

3. 急性尿潴留的处理　前列腺增生病人易发生急性尿潴留。由于尿液突然不能排出，病人尿意窘迫，非常痛苦，必须即刻解除。在解除急性尿潴留时，应将膀胱中尿液逐步放出，切勿骤然排空，以防膀胱内压迅速降低而引起膀胱出血。具体方法可有以下几种：

（1）导尿：是急性尿潴留时最常用的处理方法。应执行严格的无菌操作技术，经尿道口置入导尿管，估计短期内不能恢复自行排尿时应留置导尿。

（2）耻骨上膀胱穿刺造瘘术：耻骨上膀胱穿刺造瘘术简单易行，操作方便，快捷，创伤小，可在诊室或者病床上施行。

（3）耻骨上膀胱切开造瘘术：可同时了解或治疗膀胱病变。该法的优点是置管较粗，引流通畅，能准确缝合止血，出血及尿外渗发生率低。缺点是耗时，需在麻醉下完成。长期留置者须适时更换膀胱造瘘管，以防尿结石形成。更换频率一般为每月一次。

4. 外科治疗　BPH 是一种进展性疾病，部分患者最终需要外科治疗来解除下尿路症状及其对生活质量所致的影响和并发症。

（1）手术适应证：当前列腺增生导致以下并发症时，建议采用外科治疗：①反复尿潴留（至少在一次拔管后不能排尿或 2 次尿潴留）；②反复血尿，5α - 还原酶抑制剂治疗无效；③反复泌尿系感染；④膀胱结石；⑤继发性上尿路积水（伴或不伴肾功能损害）。

（2）一般手术：前列腺切除术是切除前列腺增生部分，并不是整个前列腺。具体方法包括常规手术治疗、激光治疗以及微创治疗。常规手术方法有经尿道前列腺电切术（TURP）、经尿道前列腺切开术以及开放性前列腺摘除术。目前经尿道前列腺电切术（TURP）仍是前列腺增生手术治疗的金标准。作为前列腺电切术的替代治疗手段，经尿道前列腺电汽化切除术和经尿道前列腺等离子切除术目前也广泛应用于临床。激光治疗包括经尿道前列腺钬激光剜除术、经尿道激光汽化术、经尿道激光凝固术。

5. 其他疗法

（1）经尿道微波热疗：可部分改善 BPH 患者的尿流率和下尿路症状。适用于药物治疗无效（或不愿意长期服药）而又不愿意接受手术的患者，以及伴有反复尿潴留而又不能接受外科手术的高危患者。

（2）经尿道针刺消融术：是一种简单安全的治疗方法，适用于不能接受外科手术的高危患者，但对一般患者不推荐作为一线治疗方法。术后下尿路症状改善约 50% ~60%。

（3）前列腺支架：是通过内窥镜放置在前列腺部尿道的金属（或聚亚氨脂）装置，可以缓解 BPH 所致下尿路症状。仅适用于反复尿潴留又不能接受外科手术的高危患者，作为导尿的一种替代治疗方法。常见并发症有支架移位、钙化，支架闭塞，以及感染、慢性疼痛等。

第五节　阴茎勃起功能障碍

阴茎勃起功能障碍（erectile dysfunction，ED）是指阴茎不能持续达到或维持足以进行满意性交的勃起，病程在 3 个月以上。40 岁以上男性患有勃起功能障碍的比率超过 50%，完全不能勃起者约 10%。

【病因】

过去认为勃起功能障碍以心理性因素为主，但现在认为有器质性因素的病人约占 80% 以上。阴茎勃起功能障碍的病因可以分为：

1. 心理性 ED　指紧张、压力、抑郁、焦虑和夫妻感情不和等精神心理因素所造成的阴茎勃起功能障碍。

2. 器质性 ED

（1）血管性原因：包括任何可能导致阴茎海绵体动脉血流减少的疾病，如动脉粥样硬化、动脉损伤、动脉狭窄、阴部动脉分流及心功能异常等，或有碍静脉回流闭合机制的阴茎白膜、阴茎海绵窦内平滑肌减少所致的静脉瘘。

（2）神经性原因：中枢、外周神经疾病或损伤均可导致阴茎勃起功能障碍。

（3）手术与外伤：大血管手术、前列腺癌根治术、经腹会阴直肠癌根治术及骨盆骨折、腰椎压缩性骨折或尿道骑跨伤，均可引起与阴茎勃起有关的血管和神经损伤，导致阴茎勃起功能障碍。

（4）阴茎本身疾病：如阴茎硬结症（peyronie disease）、阴茎弯曲畸形、严重包茎和包皮过长、龟头炎等均可引起阴茎勃起功能障碍。

（5）其他：年龄、吸烟及肝功能不全、肾功能不全、内分泌疾患和长期服用某些药物等，均与勃起功能障碍有关。随着年龄的增长，勃起功能障碍的发病率明显增加。

3. **混合性 ED**　指精神心理因素和器质性病因共同导致的阴茎勃起功能障碍。

【病理生理】

1. **阴茎勃起过程**　在视、听、嗅、触和幻觉的刺激下，大脑发出的性冲动经骶髓中枢协调，由外周神经传到阴茎，或因刺激外生殖器经阴茎骶髓反射导致副交感神经纤维兴奋，使阴茎海绵体内小动脉及血管窦的平滑肌细胞舒张，动脉血流量增加，使血液不断流入阴茎海绵窦，阴茎海绵体充血胀大，导致沟通海绵窦与阴茎背静脉的静脉受到压迫，使静脉流出通道关闭，限制阴茎海绵体内血液流出，血管窦内血压上升，几乎达到与躯体动脉血压相等；同时盆底肌肉的收缩也可压迫海绵体，使之进一步胀大、坚硬而产生勃起。此时，流入阴茎的血流量与流出量可取得新的平衡。在此过程中，平滑肌舒张、动脉血流入及静脉的关闭是阴茎勃起的关键。目前一般将阴茎勃起过程分为 6 个阶段，即萎软期、潜伏期、肿胀期、完全勃起期、快速勃起期、消肿期。

2. **阴茎勃起的类型**　阴茎勃起主要有 3 种类型，即心理性勃起、反射性勃起、夜间性勃起。

（1）心理性勃起：起自大脑接受到的或大脑内产生的刺激，它包括视、听、嗅觉以及幻觉的刺激。这些信号经骶神经丛至阴茎背神经和海绵窦神经，从而引起勃起。

（2）反射性勃起：指阴茎或周围区域受到刺激所产生的信号传导至神经丛，经反射弧将冲动经阴茎背神经和海绵窦神经传回至阴茎海绵体，从而引起勃起。在正常清醒状态下，心理性勃起和反射性勃起在阴茎勃起过程中相互起协同作用。

（3）夜间性勃起：人体在睡眠时阴茎可发生自发性勃起，称为夜间性勃起。此现象可发生在所有健康的男性身上，自婴儿时期至老年均可发生，主要发生在快速睡眠期。虽然目前夜间性阴茎勃起的机制尚未完全阐明，但一般认为是由于中枢神经系统将信息传递至骶部副交感神经丛而引起的勃起。

3. **阴茎勃起的神经调节**　阴茎勃起的神经机制复杂，尚不十分清楚，主要环节是阴茎海绵体内小动脉及血管窦的平滑肌细胞舒张。目前认为一氧化氮（NO）在该过程中扮演着重要角色。

研究发现当性冲动传至阴茎海绵体，副交感神经末梢释放乙酰胆碱，它作用于血管内皮细胞，使之释放 NO；同时乙酰胆碱作用于非肾上腺素能非胆碱能（NANC）神经，使之亦产生 NO，NO 进入平滑肌细胞激活鸟苷酸环化酶（GC），后者使三磷酸鸟苷（GTP）转化为环磷酸鸟苷（cGMP）。环磷酸鸟苷（cGMP）可以打开钙离子通道，使钙离子进入肌细胞的内质网而不与肌蛋白结合，从而使得平滑肌细胞松弛，血液进入阴茎海绵体内小动脉和血管窦间隙，形成阴茎的勃起。cGMP 由 5 型磷酸二酯酶（phosphodi-esterase type - 5，PDE5）降解，而此作用可被 PDE5 抑制剂非特异性抑制。

目前认为除 NO 外，其他参与阴茎勃起的神经递质还有血管活性肠肽（vasoactive intestinal peptide，VIP）及前列腺素 E_1（PGE_1）等。交感神经释放肾上腺素，与平滑肌细胞上的 α_1 肾上腺素受体结合，可以引起血管与海绵窦平滑肌收缩，同时血管内皮细胞也释放内皮素（endothelin）和前列腺素（prostaglandin）等物质，使血管平滑肌收缩，血流量减少，使阴茎维持在萎软状态。

4. 阴茎勃起功能障碍的病理机制分类　阴茎勃起功能障碍可起源于多种不同的病理过程，对任何一位临床 ED 患者而言，在某一时刻可能有多种机制共同参与了发病。其常见病理机制分类见表 19 - 4。

表 19 - 4　阴茎勃起功能障碍病理机制分类

类型	病理机制
心理性	易患因素
	促成因素
	维持因素
内分泌性	性腺功能低下症
	高催乳素血症
	甲状腺功能亢进或减退症
神经性	大脑勃起中枢障碍
	脊髓传导勃起反射异常
	盆腔骶髓副交感传出神经障碍
动脉性	动脉粥样硬化
	外伤
静脉性	原发性静脉病变
	手术后静脉异常
	阴茎白膜异常或海绵体平滑肌受损
医源性	药物性
	手术所致
	放射治疗

【诊断】

1. 病史

（1）现病史：了解患者的病史是诊断 ED 的重要依据，应重点了解病程和起病方式，晨间或夜间阴茎是否自发勃起，性欲是否有改变，既往是否进行过治疗以及治疗方法。还需了解患者的工作及生活状况、与配偶的感情、性生活情况等。此外，尚需明确有无可引起勃起功能障碍的心血管系统疾病、糖尿病等慢性疾病。

心理性勃起功能障碍病人以青年人居多，发病突然，在特定情景及场合下发生，但晨间或夜间阴茎勃起正常。器质性勃起功能障碍病人年龄一般较大，常在不知不觉中发生，病情渐重，任何情况下均不能达到满意勃起和维持足够时间，晨间和夜间勃起减弱或消失。

（2）服药史：目前有较多药物已被证实可能引起 ED，如抗高血压药物中的利尿剂、β 受体阻滞剂等；洋地黄等强心药物；雌激素及雄激素拮抗剂等激素类药物；甲氰咪胍等 H_2 受体阻断剂；免疫抑制剂及部分抗精神病药物等。故对 ED 患者应详细询问用药史。

（3）外伤与手术史：各种原因所致的脊髓损伤均可导致 ED，其损伤程度和损伤平面不同可导致不同程度的阴茎勃起功能障碍。另外，骨盆骨折、前列腺癌根治术、全膀胱切除术等手术也可能损伤性神经，从而导致不同程度的阴茎勃起功能障碍。

（4）生活习惯：过量吸烟可促进动脉粥样硬化，引起血管收缩，减少阴茎血流，增加血液黏滞度，进而导致阴茎勃起功能障碍的发生；大量饮酒可抑制中枢神经系统，妨碍睾酮合成，从而引起阴茎勃起功能障碍。

（5）勃起功能障碍程度的判定：阴茎勃起功能障碍可按其程度分为轻、中、重三度，中医学的"阳痿"一般指重度阴茎勃起功能障碍。目前临床常用简化的国际勃起功能评分（international index of erectile function，IIEF）5 项，以客观地量化勃起功能障碍的程度（表 19-5）。

表 19-5　国际勃起功能评分5项（IIEF-5）

	0	1	2	3	4	5	得分
1. 对阴茎勃起及维持有多少信心	无	很低	低	中等	高	很高	
2. 受到性刺激后，有多少次阴茎能坚挺地进入阴道	无性活动	几乎没有或完全没有	只有几次	有时或大约一半时候	大多数时候	几乎每次或每次	
3. 性交时，有多少次能在进入阴道后维持阴茎勃起	没有尝试性交	几乎没有或完全没有	只有几次	有时或大约一半时候	大多数时候	几乎每次或每次	
4. 性交时，保持阴茎勃起至性交完毕有多大困难	没有尝试性交	非常困难	很困难	有困难	有点困难	不困难	
5. 尝试性交时有多少时候感到满足	没有尝试性交	几乎没有或完全没有	只有几次	有时或大约一半时候	大多数时候	几乎每次或每次	

病人可根据自身 6 个月来的情况填写该表，各项得分相加 >21 分为勃起功能正常；1～7 分为重度勃起功能障碍；8～11 分为中度勃起功能障碍；12～21 分为轻度勃起功能障碍。

2. 体格检查

（1）一般情况：应注意体型、毛发分布、第二性征、肌肉力量等，以提示有无柯兴综合征、高催乳素血症、睾丸和肾上腺肿瘤等。

（2）心血管及神经系统检查：注意测量血压和四肢脉搏；着重观察下肢、下腹部、会阴及阴茎痛觉、触觉和温差感觉，以及球海绵体反射等神经系统变化情况。

（3）腹部及外生殖器检查：了解肝脾有无肿大，有无腹水征；重点观察阴茎大小、外形及包皮、睾丸有无明显异常。

3. 实验室检查　常规测定空腹血糖和餐后 2 小时血糖、肝肾功能、血清性激素水平（睾酮、黄体生成素、促卵泡素、雌二醇、垂体催乳素）、甲状腺素等。

4. 特殊检查

（1）夜间阴茎胀大试验（nocturnal penile tumescence，NPT）：用于初步区分器质性和心理性勃起功能障碍。一般心理性 ED 可出现夜间勃起，器质性 ED 夜间勃起逐渐减弱直至消失。

（2）阴茎海绵体内注射血管活性药物试验（intracavernous injection，ICI）：常用药物如罂粟碱、前列腺素 E_1、酚妥拉明等，注射部位多为阴茎海绵体侧旁中段，注射后 3 ~ 5 分钟观察，如阴茎勃起硬度好、角度大于 90°则无血管病变；如阴茎勃起角度小于 60°则提示有血管病变；如角度介于 60° ~ 90°则为血管病变可疑，需做其他检查。

（3）彩色多普勒双功能超声（colour duplex Doppler ultrasonography，CDDU）：可观察阴茎有无病理性改变，同时可获得高分辨率的阴茎血管图像。结合 ICI，可以了解阴茎的动脉血供和静脉关闭情况。

（4）选择性阴茎动脉造影：是评估阴茎血供异常的定性和定位的主要方法，血管重建术前必须作此检查。

（5）海绵体活检：为有创性检查，可以直接评价海绵体功能，对拟行静脉手术的勃起功能障碍病人及某些 ED 的病因诊断是必要的。

【治疗】

在治疗前应尽可能确定病因，以去除或控制勃起功能障碍的危险因素。目前治疗阴茎勃起功能障碍的有效方法主要包括心理疗法、口服药物、血管活性药物阴茎海绵体内注射、前列腺素 E_1 尿道内灌注、负压吸引、假体植入及一些动静脉血管手术等。但除口服药物和心理疗法外，大多存在一定的副作用，使用方法不接近自然状态，不易为广大患者所接受，因此下面重点介绍药物治疗方法。

1. 5 型磷酸二酯酶（PDE5）抑制剂　是首选的一线口服治疗药物。在存在性刺激的前提下，PDE5 抑制剂可以特异性地抑制阴茎海绵体内 PDE5 活性，使平滑肌细胞内的 cGMP 维持高水平，从而达到和维持勃起。但服用硝酸酯类药物的病人禁忌使用此类药物，否则可能造成致命的低血压。目前临床使用的 PDE5 抑制剂有三种，即西地那非、他达拉非和伐地那非。

2. 育亨宾（yohimbine）　是从育亨宾树皮中提取的生物碱，是一种 α_2 肾上腺素受体阻滞剂，能作用于中枢神经系统，提高性兴奋反应，并可使海绵体内的血流增加，促进阴茎勃起。

3. 阿朴吗啡（apomorphine）　多巴胺作为一种中枢性神经递质，具有良好的促进阴茎勃起的作用，阿朴吗啡就是一种临床使用有效的短效多巴胺受体激动剂，它还可通过骶副交感神经丛扩张阴茎海绵体血管，进而促进阴茎勃起。

第六节　泌尿系统肿瘤

一、肾癌

肾癌（renal carcinoma）亦称肾细胞癌，发病率在泌尿系肿瘤中仅次于膀胱癌而占第二位。多发于 50～70 岁，男女之比为 2∶1～3∶1。由于平均寿命延长和接触致癌物质，肾癌发病率有增加趋势。

【病因病理】

肾癌的病因尚不清楚，可能与吸烟、化学物质刺激、遗传等有关。常为一侧肾单个病灶，约 2% 为双肾或多病灶。病灶起源于肾小管上皮细胞，外有假包膜，圆形，切面黄色，有时呈多囊性，可有出血、坏死和钙化。肾癌大多为透明细胞癌，亦可同时为颗粒细胞，梭形细胞癌较少见。透明细胞癌或颗粒细胞癌的生存情况大致相似，梭形细胞癌预后不良。

肾癌可局部扩散至肾外脂肪、邻近脏器，若局限在肾包膜内则恶性程度较低。淋巴转移比静脉内扩散更为严重，前者转移最先到肾蒂淋巴结，约 10% 同侧肾上腺受累。远处转移常见为肺、脑、骨、肝等。

【临床表现】

血尿、疼痛和肿块为肾肿瘤三联征，大多数肾癌病人就诊时具有其中一个或两个症状，三联征俱全者仅占 10% 左右，已很少有治愈的可能。血尿是肾癌最常见的症状，表明肿瘤已侵入肾盏、肾盂，已不是早期症状，均以无痛而间歇性发作为特征，经常因肉眼血尿而发现。可有腰痛，多数为钝痛，局限在腰部。血块堵塞输尿管时可出现肾绞痛，应防止与肾结石混淆。因肾脏位置最隐蔽，临床不易被发现，若在腰、腹部触及较大肿块时病变常常已属晚期；对于小儿、消瘦及肾下垂病人，肿块常容易触及。

肾癌还可以有全身毒性症状和内分泌紊乱症状。前者是由于肿瘤坏死、出血、毒性物质吸收而引起低热，现已从肾癌组织中分离出致热原；后者可表现为高血压、红细胞增多和高血钙等。同侧阴囊内可发生精索静脉内癌栓阻塞。另外，还可以出现全身不适、食欲减退、体重下降等其他肿瘤病人常有的症状。晚期可出现消瘦、贫血、虚弱等恶病质改变。如发生远处转移，可有病理性骨折、咯血等表现。

【诊断】

具有典型的血尿、腰痛、肿块等症状的病人，诊断并不困难，但此时病程已属晚期。因此当其中任何一个症状出现时应引起重视，选择适当检查，尽早明确诊断。

B 型超声能探测肾内有无占位性病变，X 线检查可显示肾脏大小、形状及有无钙化灶等。排泄性尿路造影可见肾盏、肾盂因肿瘤挤压而有不规则变化、狭窄、拉长或充盈缺损。若不显影时可选择逆行肾盂造影，以提供诊断依据。诊断有困难时，可进行 CT、动脉造影、MRI 等检查，有助于早期发现肾实质内肿瘤，且有助于鉴别其他肾实质内疾病，如肾平滑肌脂肪瘤和肾囊肿等。

【治疗】

手术治疗是治愈肾癌的主要方法，包括根治性肾切除术、保留肾单位手术和腹腔镜手术。根治性手术应切除肾及周围组织、筋膜、肾上腺、区域淋巴结和肾静脉，包括取出下腔静脉内的癌栓。对于巨大肿瘤在手术前行肾动脉栓塞或者体外放疗，可使肿瘤瘤体缩小，曲张的静脉萎缩，以降低手术难度和减少术中出血。放疗和化疗不能使肿瘤彻底控制，一般可作为姑息治疗以减轻痛苦，延长生命，或作为手术前后的辅助治疗。晚期肾癌内分泌治疗可使少数病人的肿瘤部分退化。免疫治疗可能对转移癌有一定疗效。

【预后】

肾癌在确诊时约有 50% 局限于肾内，有 30% 在初诊时已有远处转移。未能手术切除者 3 年生存率不足 5%，5 年生存率不足 2%。肾癌术后生存率大致是：3 年 50%，5 年 40%，10 年 20%。约 50% 术后出现远处转移。影响预后的关键是早期诊断，早期治疗。肿瘤局限在肾内者根治手术后 5 年生存率达 60% ~ 90%，侵及肾筋膜者为 40% ~ 80%，超出肾筋膜者仅为 2% ~ 20%。

二、膀胱癌

膀胱癌（carcinoma of urinary bladder）是泌尿系最常见的肿瘤，也是全身比较常见的肿瘤之一。其发病率有上升趋势，男性多于女性，男女之比为 4:1。

【病因】

多数病因目前尚不十分清楚，主要有化学致癌物质与内源性色氨酸代谢异常两方面。

化学致癌物质按致癌力强度排序依次为 β - 萘胺、4 - 氨基联苯、联苯胺及 α - 萘胺。与致癌物质接触后至发癌的潜伏期为 5 ~ 50 年，多在 20 年左右。除染料工业外，皮革业、金属加工及与有机化学有关的工作都有增加膀胱癌发生的危险性。糖精是辅助致癌物质。

内源性色氨酸代谢异常与膀胱癌发生有关。色氨酸正常的最终代谢产物为烟酸，当代谢异常时，其中间代谢物——邻羟氨基酸类物质在体内积聚。因此，防治膀胱癌可服用维生素 B_6，以阻断色氨酸代谢异常。

此外，吸烟、长期服用非那西丁、膀胱慢性感染、盆腔 X 线照射、膀胱的埃及血吸虫病、膀胱白斑、腺性膀胱炎、结石、尿潴留等也可能是膀胱癌的诱因。近年来，癌基因和抗癌基因对膀胱癌发病的影响，以及病人遗传基因和免疫状态在发病中所起作用的研究日益受到重视。

【病理】

与肿瘤的组织类型、细胞分化程度、生长方式和浸润深度有关，浸润深度的分期常以 T 表示（图 19 - 8），其中以细胞分化程度和浸润深度最为重要。

组织类型分为来源于上皮组织和非上皮组织两大类。98% 的膀胱癌来自上皮组织，其中95% 为移行上皮癌，鳞癌和腺癌各占 2% ~3%。起源于非上皮组织的肿瘤占全部膀胱肿瘤的 2% 以下，多数为横纹肌肉瘤。

分化程度提示肿瘤的恶性程度，通常以"级"表示，根据肿瘤细胞的大小、形态、染色、核改变、分裂相而定，多采用 3 级法：分化良好，恶性度低，属 I 级；分化差，高度恶性，属 Ⅲ 级；介于两者之间属 Ⅱ 级。

可按生长方式将膀胱癌分成原位癌、乳头状癌和浸润癌，通常是一个病不同阶段的连续发展。癌细胞局限在黏膜内时称原位癌；移行细胞癌最多见，常呈乳头状外形，可呈浸润性生长；鳞癌浸润快而深，恶性程度高。

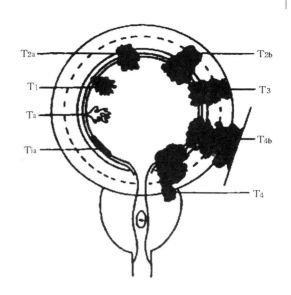

图 19 - 8　膀胱癌分期

浸润深度是临床（T）和病理（P）分期的依据。国际抗癌协会（UICC）肿瘤 TNM 临床和病理分期见表 19 - 6。

表 19 -6　膀胱癌 UICC 临床、病理分期

	临床期	病理期
标本内无肿瘤	T_0	P_0
原位癌	T_{is}	P_{is}
非浸润乳头状瘤	T_a	P_a
黏膜下层（固有膜）浸润	T_1	P_1
肌肉浅层浸润	T_2	P_2
肌肉深层浸润	T_{3A}	P_3
膀胱周围脂肪浸润	T_{3B}	P_3
邻近器官浸润	T_4	P_4
区域淋巴结转移	-	$N_{1~3}$
邻近区域淋巴结转移	-	N_4
远隔转移	M_1	M_1

N_1 表示单个同侧淋巴结，N_2 表示双侧区域性或对侧淋巴结，N_3 表示固定的区域性淋巴结

M_1 表示有远处转移，注明转移器官

【临床表现】

膀胱癌高发年龄为 50 ~70 岁，占 58%，分化不良的浸润性膀胱癌常发生在高龄病人，横纹肌肉瘤好发于婴幼儿。

绝大部分病人以无痛性全程肉眼血尿为第一症状，少数为镜下血尿。症状可间歇性发作，缓解期易给病人造成"治愈"的错觉而延误病情。出血程度与病变性质和程度并不一致。原位癌常呈镜下血尿，非上皮性肿瘤血尿不明显。

如出现膀胱刺激症状，肿瘤大多发生在膀胱三角区，或伴肿瘤坏死、溃疡和合并感染。输尿管开口区的肿瘤有时可引起同侧肾盂和输尿管积水。如出现排尿困难、腰骶及下肢疼痛、下腹扪及浸润性肿块，均提示病变已属晚期。小儿横纹肌肉瘤常以排尿困难为主要症状。鳞癌和腺癌恶性程度高，病情发展快。

【诊断】

凡出现病因不明的无痛性血尿或膀胱刺激症状的病人，特别是年龄在 40 岁以上者，应考虑膀胱肿瘤的可能，必须进行详细检查。尿液细胞学检查在膀胱肿瘤诊断中有一定意义，阳性率为 80%。近年应用尿检查端粒酶、BTA、NMP22、BLCA – 4 等可提高膀胱癌检出率。

膀胱镜检查是诊断膀胱癌的主要方法，其不仅可直接看到肿瘤所在部位、形态、大小及数目等，还可以进行活检以确定肿瘤的恶性程度和深度。经尿道超声检查能准确了解肿瘤浸润的范围和分期。而普通 B 超检查可以发现直径在 0.5cm 以上的肿瘤，临床常作为首选检查方法。

静脉尿路造影经 X 线摄片可了解上尿路有无肿瘤、积水及肾功能情况，应作为膀胱癌的常规检查。膀胱造影时可见充盈缺损，肿瘤浸润膀胱壁时局部可见僵硬、不整齐改变。CT、MRI 可发现肿瘤的深度及局部转移病灶。

流式细胞光度术（FCE）是测量细胞 DNA 含量异常的另一种检查膀胱肿瘤的细胞学方法。尿液内非整倍体细胞超过 15% 可诊断为癌。另外，测定肿瘤组织表面 ABO（H）抗原对估计肿瘤的发展及预后有帮助。

【治疗】

膀胱肿瘤的治疗比较复杂，但仍以手术治疗为主。治疗应根据病理及局部病变程度选择经尿道手术、膀胱切开肿瘤切除、膀胱部分切除和全膀胱切除等手术。原则上 T_2、T_1、局限的 T_2 期肿瘤可用保留膀胱的手术；较大的、多发的、反复复发以及 T_2、T_3 期肿瘤，应行膀胱全切除术。膀胱全切除术包括前列腺和精囊在内。膀胱切除术后常用回肠代替膀胱，即游离一段回肠作膀胱，输尿管吻合在这段回肠上，并自腹壁开口排出尿液。如病人全身情况差，无法切除肿瘤并有下尿路梗阻时，可做输尿管皮肤造口术。

保留膀胱的各种手术 2 年复发率达 50% 以上。为防止术后肿瘤复发，可采用 BCG（卡介苗）、丝裂霉素、阿霉素、塞替哌、羟基树碱等膀胱灌注，目前认为 BCG 效果最好。具体方法为 BCG 120mg 加生理盐水 50ml 经导尿管注入膀胱，保留 2 小时，初时每周 1 次，共 6 次，以后每月 1 次，坚持 2 年。

放射性治疗效果不如根治性全膀胱切除，大多仅用于不宜手术的病人，但必须注意放射性膀胱炎的发生。化疗被认为是治疗膀胱肿瘤一个组成部分，可选用 M – VAC 方案，即氨甲蝶呤、长春新碱、阿霉素、顺铂联合应用；或 VACA 方案，即长春新碱、放射菌素 D、环磷酰胺、阿霉素联合应用。

【预后】

取决于肿瘤病理和自身免疫能力，其中与肿瘤的病理分期及分化程度关系密切。T_1、T_2 期细胞分化 Ⅰ 级者 5 年生存率 80% 以上，T_1 期分化 Ⅱ ～ Ⅲ 级者 40%，保留膀胱者半数有复发。T_2、T_3 期行膀胱部分切除术者 5 年生存率分别为 45%、23%。T_2、T_3 期行膀胱全切术者 5 年生存期为 16% ～48%。T_4 期不作治疗均在 1 年内死亡。

三、前列腺癌

前列腺癌（carcinoma of prostate）发病率有明显的地域差异，是欧美等国家老年男性最常见的疾病之一，占男性所有恶性肿瘤疾病的第一位或第二位。在我国近年来发病率有上升趋势，且随年龄增长而增加。

【病因病理】

前列腺癌的病因虽不完全清楚，但与内分泌异常显著相关，也可能与遗传、食物、环境等有关。实验研究发现雄激素能加速动物前列腺癌生长，而给雌激素或切除睾丸时癌生长变慢，原已升高的酸性磷酸酶相应下降。有人作前列腺多切片检查，发现具有良性肥大的前列腺患前列腺癌的机会高于无良性肥大的腺体（28% 对 9%），特别多见于前列腺前部的 A 期癌，一半以上是由于 BPH 组织恶性变所致。病理学的特点是恶性组织与 BPH 组织自由地混杂，并包含于 BPH 结节内，保持 BPH 腺体的轮廓。而其他的前列腺癌则不同，癌组织浸润于良性结节之间，不侵入良性结节。

前列腺癌也可能与遗传有关。如果有直系亲属患前列腺癌，其本人患前列腺癌的危险性将成倍增加。

前列腺癌约 98% 为腺癌，常从前列腺的外周带发生，大多数为多病灶。前列腺癌可经局部、淋巴和血行扩散，血行转移以脊柱、骨盆最为多见。

前列腺癌大多数为激素依赖型，其发生和发展与雄激素关系密切，非激素依赖型前列腺癌仅占少数。激素依赖型前列腺癌后期可发展为非激素依赖型前列腺癌。

【临床表现】

1. **症状**　前列腺癌的临床表现各有不同，缺乏特异性。由于大多数（约 70%）的癌肿位于前列腺的外周带，距尿道有一定距离，所以在疾病发展到一定程度之前，可以不表现出任何临床症状。前列腺癌最常见的临床表现是下尿路梗阻症状群，如排尿踌躇、排尿不尽、排尿无力，甚至尿失禁、血尿等。晚期出现腰腿痛、贫血、下肢水肿、骨痛、排便困难、少尿、无尿等，一些患者以转移症状就医而无前列腺原发症状。

2. **分型**　前列腺癌一般分为以下四型：

（1）临床型：有前列腺癌的症状，或辅助检查（直肠指检、CT、B 超、MRI 及前列腺特异性抗原）提示为癌，且经前列腺病理活检证实为前列腺癌。临床分期为 T_2 期至 T_4 期。

（2）隐匿型：无原发灶症状，但出现转移灶的表现，经淋巴结活检或骨髓穿刺等病理学检查证实，最后再经前列腺病理活检进一步证实。临床分期一定是 T_4 期。

（3）潜伏型：生前无前列腺癌的症状，但死后经病理学证实。临床分期大多为 T_1 期，少数为 T_2 期或 T_3 期。

（4）偶发型：以良性前列腺增生为主要症状，在切除的前列腺组织病理学检查中证实。临床分期大多为 T_1 期。

3. 分期　前列腺癌分期的目的是指导选择治疗方法和评价预后。通过 DRE、PSA、穿刺活检阳性针数和部位、骨扫描、CT、MRI 以及淋巴结切除来明确分期。目前国际惯用的是 TNM 分期系统（表 19 - 7）。

表 19 - 7　前列腺癌 TNM 分期

T 表示原发肿瘤
T_1 不能被扪及和影像无法发现的临床隐匿性肿瘤
T_2 局限于前列腺内的肿瘤
T_3 肿瘤突破前列腺包膜
T_4 肿瘤固定或侵犯除精囊外的其他临近组织结构
N 表示区域淋巴结
N_0 无区域淋巴结转移
N_1 区域淋巴结转移
M 表示远处转移
M_0 无远处转移
M_1 有远处转移

【诊断】

早期诊断能使患者得到早期干预及治疗，增加治愈率，延长生存期。但大多数前列腺癌诊断时已是进展期或晚期，最终转变为雄激素非依赖型前列腺癌（AIPC）。而目前对 AIPC 尚缺乏有效的治疗手段，这使得前列腺癌的早期诊断显得特别重要。

1. 临床症状　早期很少出现症状；一旦出现症状时，表明肿瘤局部或远处已出现转移。

2. 直肠指诊（DRE）　是首要的诊断步骤。检查时要注意前列腺大小、外形、有无不规则结节，以及肿块的大小、硬度、扩展范围及精囊情况。前列腺增大时，若表面光滑、中等硬度者，多为增生。触到硬结者应高度怀疑前列腺癌的可能。

3. 前列腺特异性抗原（PSA）　PSA 与直肠指诊联合检查是目前公认的早期发现前列腺癌的最佳初筛方法。

4. 经直肠 B 超检查　是较准确的检查方法，肿瘤常为低回声、单发或多发结节。超声检查可以准确了解肿瘤的三维图形，并测定肿瘤的体积。

5. 前列腺穿刺活检　能提供细胞学诊断依据，是诊断前列腺癌最可靠的方法。临床常用经直肠 B 超引导下穿刺活检。

6. 计算机断层（CT）检查　临床主要是用于协助对肿瘤进行临床分期。

7. 磁共振（MRI）扫描　可以显示前列腺包膜的完整性，盆腔淋巴结受侵袭的情况及骨转移的病灶。在临床分期上有较重要的作用。

【治疗】

目前治疗前列腺癌的方法主要有手术、放疗、化疗和性激素治疗。前列腺增生手术时偶然发现的 T_1 期癌一般病灶小、细胞分化好，可以不作处理，但应严密随诊。局限在前列腺内的 T_2 期癌可以行根治性前列腺切除术。T_3、T_4 期癌以内分泌治疗为主，可行睾丸切除术，必要时配合抗雄激素制剂，可提高生存率。

1. **根治性前列腺切除术**　早期手术切除是根治前列腺癌的根本方法，主要术式有传统的开放性经会阴、经耻骨后前列腺根治性切除术及腹腔镜前列腺根治术。若肿瘤已有远处淋巴结转移，或预期寿命不足 10 年，则不宜行本手术。70 岁以上者行根治性前列腺切除术，其手术并发症及死亡率将会增加。

2. **前列腺癌的内分泌治疗**　前列腺癌的内分泌治疗是一种姑息性疗法，目的是降低体内雄激素浓度，抑制肾上腺来源雄激素的合成，抑制睾酮转化为双氢睾酮，或阻断雄激素与其受体的结合，以抑制前列腺癌细胞的生长。其方法有手术去势、药物去势、应用于靶细胞中的抗雄激素药物、最大限度阻断雄激素治疗等。治疗的有效性是指疼痛的缓解，梗阻症状及其他与肿瘤相关的参数的改善，身体状况好转等。

3. **前列腺癌放射治疗**　该方法具有适应证广、疗效好、并发症少等优点，适用于各期患者。

【预后】

临床上有 27%～53% 接受了前列腺癌根治术的患者在术后 10 年内发生肿瘤局部复发或远处转移，有 16%～35% 的患者在治疗 5 年内需要接受二线治疗。

内分泌治疗是目前晚期前列腺癌的主要治疗方法，大多数患者起初都对去势（手术或药物）或联合雄激素阻断治疗有效，但经过中位时间 14～30 个月后，几乎所有患者病变都将逐渐发展为去势抵抗性前列腺癌，中位生存期小于 20 个月。

第二十章　周围血管疾病

第一节　概　述

　　周围血管疾病主要是指发生于四肢动、静脉和淋巴管道的疾病，包括动脉、静脉及淋巴管的狭窄、闭塞（栓塞）、扩张、损伤、畸形等改变。

　　为了便于掌握和理解周围血管疾病的临床特点，本节将各种周围血管疾病常见的主要症状和主要体征归纳如下。

【主要症状】

　　1. **疼痛**　是周围血管疾病最常见的症状。一般当动、静脉狭窄缺血时，运动后可出现"间歇性跛行"，即患者在行走一定距离后，患肢开始出现疼痛，继续行走时疼痛加重，迫使其不得不停止行走。在停止行走后，即使仍处于站立位置，疼痛亦可迅速消失，继续行走后可反复发作。通常疼痛部位在小腿肌肉。疼痛多为痉挛性剧痛，也可为钝痛、无力感、压迫感、僵硬感。通常以跛行距离来判断肢体缺血的程度。当缺血较严重时可引起缺血性神经炎和缺血性营养障碍，即使静止时也疼痛，其疼痛呈持续性、刀割样，剧烈难忍，常在夜间发作，令病人难以入眠。在静脉血栓形成时，也可以出现股三角或腓肠肌的疼痛。特别是小腿腓肠肌丛血栓形成时，患者几乎不能行走。

　　2. **感觉异常**　主要有肢体的沉重、麻木、针刺、蚁行、灼热、发凉感，甚或无知觉等。静脉瓣膜功能不全时可引起肢体沉重感、酸胀感；动脉供血不足可引起肢体的疲倦、沉重感，并伴有发凉等感觉。另外，动脉缺血引发神经损害时，可有麻木、蚁行、针刺、灼热等感觉。严重的动脉栓塞或狭窄时肢体感觉会丧失。

【主要体征】

　　1. **肿胀**　当静脉回流障碍或淋巴管阻塞炎症时可出现肿胀，如下肢深静脉血栓形成、下肢深静脉瓣膜功能不全均可引起肢体不同程度的肿胀，这是由于下肢静脉高压而使血清蛋白渗入并积聚于组织间隙，从而引起浮肿，其特点是浮肿呈凹陷性，踝部与小腿最明显。慢性静脉疾病时除浅静脉曲张外，常伴有小腿胀痛、足靴区色素沉着和溃疡等。由于静脉瓣膜功能不全而引起的肿胀，通常在平卧或抬高肢体后及清晨起床后减轻，行走后或久立后加重。淋巴水肿则出现皮肤毛孔粗糙、皮下增厚等改变。

　　2. **淤点、淤斑**　发生血管疾病时，由于组织缺氧、毛细血管通透性增加或小血管被微小血栓阻塞而引起血管壁损伤，导致血细胞外渗而出现淤点、淤斑。

3. **肢体萎缩** 某些慢性动脉功能不全、动脉供血不足等可以引起肌营养不良而见肢体肌肉萎缩，表现为肢体或趾（指）瘦细及皮肤光薄、汗毛脱落等。

4. **皮下肿块** 游走性浅静脉炎患者往往可在浅静脉炎走行区出现皮下索条状肿块（单发或多发），压痛明显。结节性动脉炎、动脉瘤、动静脉瘘、血管球瘤、蔓状血管瘤及淋巴管瘤等均可在皮下出现形状不一的肿块；如静脉曲张的皮下肿块为静脉迂曲所致，呈蚯蚓状、球状等，柔软或内有静脉石样肿块，往往肢体抬高则肿块消失；动脉瘤致肿块处可触及波动感，并伴有震颤。

5. **皮温改变** 皮肤的温度与血流有明显的关系。当肢体缺血时，肢体尤其是肢体远端皮肤温度明显低于健侧；但当静脉阻塞时，由于血流淤积，肢体皮温可高于正常。另外，红斑性肢痛症及动静脉瘘存在时皮温会高于正常。用指背可明显比较两侧的皮温，具体可用测温计测量。

6. **皮色改变** 皮肤色泽能反映肢体循环情况和皮肤营养状况。皮肤颜色苍白或发绀伴皮温降低，往往提示动脉供血不足；皮肤苍白甚或伴有淤点淤斑，则提示失去血供；如果皮肤暗红、皮温稍高，则提示静脉淤血。另外，静脉反流性疾病患者在立位稍久时可见肢体皮肤颜色潮红或发绀。静脉曲张和静脉功能障碍可有小腿色素沉着。

7. **趾、指甲及毛发的变化** 当循环血量难以营养四肢末端时，则指、趾甲生长缓慢、变薄、变脆和易于变形，肢体的毛发易脱落，此时应注意与甲癣等相鉴别。

8. **溃疡** 通常静脉疾病引起的溃疡多发于足靴区，即小腿部远侧 1/3 的踝上方，溃疡浅而不规则，易出血。周围有淤积性皮炎，包括水肿、硬结和色素沉着，往往因局限性损伤、感染或应用刺激性药物而诱发。动脉引起的溃疡好发于肢体最远侧，即趾（指）端或足跟，常为动脉器质性疾病引起的溃疡。由于神经纤维缺血，因而有剧烈疼痛。糖尿病足因为单纯的神经病变，也可出现溃疡。血管炎症也可引起溃疡，应注意鉴别。

9. **坏疽** 由于动脉供血不足，血管狭窄、闭塞以及严重的静脉血栓，肢体会出现坏疽。坏疽发生之前，患部常有严重的持续性疼痛，皮肤潮红，指压后不褪色。坏疽形成后，如无继发感染，坏死组织逐渐干缩，称干性坏疽，其与周围活组织之间有明显界限，局部无分泌物，无臭味；如合并感染，与坏死组织邻近的活组织有炎症反应，称湿性坏疽，可伴有淋巴管炎，坏疽处有腐臭味，常伴有剧痛，其程度因邻近组织炎症的轻重而定。正常组织内的炎症可使通过该处的血管形成血栓，导致组织缺氧加重，病变恶化。坏疽的部位多在肢体末端，如指、趾或足跟；血管病变严重时，前臂和小腿也可发生坏疽。

第二节 血栓闭塞性脉管炎

血栓闭塞性脉管炎（thromboangitis obliterans，TAO）是一种原因不明，以侵犯四肢血管为主的全身性非化脓性动、静脉炎性疾病，以侵袭中、小动静脉为主，并以慢性、复发性、节段性、缓解和恶化交替为特征的疾病。

【病因】

关于血栓闭塞性脉管炎的发病原因，至今尚不完全清楚，一般认为是多种因素综合作用的结果。凡是能使周围血管持久地处于痉挛状态者均是血栓闭塞性脉管炎的致病因素。可能的致病因素如下：

1. **吸烟学说**　吸烟与本病发病机制的关系目前尚不完全清楚，但与疾病的发生和发展有着非常密切的关系，患者中有吸烟史者占80%～95%。烟草中含有尼古丁，它可引起小血管痉挛而产生血管损害。吸烟可以使交感神经兴奋，肾上腺素、去甲肾上腺素和5-羟色胺等血管活性物质增多，引起血管痉挛和损伤内皮细胞。烟雾中的一氧化碳与血红蛋白有亲和力，从而降低血液的携氧能力，低氧血症又会加重血管内皮细胞的损伤，有利于血栓形成。

2. **免疫学说**　近代免疫学研究表明，本病是一种自身免疫性疾病。病人血清中有抗核抗体存在，并发现患者免疫球蛋白（IgM、IgA、IgG）增高等。

3. **激素学说**　患者几乎均为青壮年男性，女性患者极少见，国内外文献报道女性TAO发病率仅在1%～3%之间。目前，普遍认为男性患者多与性腺功能紊乱有关。有人报道前列腺素（PGA、PGE）有舒张血管、抑制血小板凝集等作用。而前列腺功能紊乱多发生在青壮年时期，频繁的性生活使前列腺液随精液大量丧失，同时也丧失前列腺素而发病。

4. **寒冻及外伤学说**　本病北方寒冷地区多见，寒冷季节发病率高，许多病人曾有过寒冻史，寒冻可以使血管收缩。有人提出寒冷对机体的影响不仅决定于低温的程度，还取决于机体对寒冷的适应能力和所产生的反应，对寒冷反应敏感也成为此病发生的一个重要条件。有一部分病人由外伤引发本病。

另外，饮食不节学说、遗传学说、自体损伤学说、感染学说亦能部分地解释本病的发生。

【病理】

早期多侵犯中小动静脉，病情进展可波及腘、股、髂动脉和肱动脉，侵犯腹主动脉及内脏血管者罕见。病变呈节段性分布，两段之间血管比较正常。

可分为急性期和慢性期，在急性期为急性动静脉炎和其周围炎，并可波及伴随神经。血管全层有广泛的内皮细胞和成纤维细胞增生，并有淋巴细胞浸润，中性粒细胞浸润较少，还可见巨细胞、血管内皮增生和血栓形成。慢性期管腔内血栓机化，内有新生细小血管再通，含有大量成纤维细胞，并与增生的血管内膜融合粘连。动脉内弹力层显著增厚，动脉各层有广泛的成纤维细胞增生。动脉周围显著纤维化，呈炎症性粘连，使动脉、静脉、神经包裹在一起，形成坚硬的索条，呈周期性发作，具有急、慢性的变化。

当血管闭塞时会有侧支循环建立，如果代偿不足或血管炎症病变使侧支血管痉挛，即可引起肢体循环障碍，出现发凉、麻木、疼痛、溃疡和坏疽。

【临床表现】

1. 症状

（1）发凉和感觉异常：病人患肢发凉、怕冷、对外界寒冷十分敏感，是血栓闭塞性脉管炎的早期症状。患部体表温度降低，尤以趾（指）端最明显。因神经末梢受缺血影响，患肢、趾（指）可出现胖胀感、针刺感、麻木或烧灼感等感觉异常。

（2）疼痛：是血栓闭塞性脉管炎的主要症状之一，其基本原因是肢体缺血，如果伴有神经炎或继发感染则疼痛加剧。轻者休息时减轻或消失，行走或活动后疼痛复现或加重，形成间歇性跛行。重者疼痛剧烈而持续，尤以夜间为甚，表现为静息痛。情绪刺激或受冷均可影响血管的舒缩反应，常可使疼痛加剧。

2. 体征

（1）皮肤色泽改变：因动脉缺血，早期皮色异常苍白，伴有浅层血管张力减低，皮肤变薄，当病情加重时，皮色在苍白的基础上可出现潮红或紫绀。

（2）动脉搏动减弱或消失：足背动脉或胫后动脉、尺动脉或桡动脉搏动可出现减弱，甚至消失。

（3）营养障碍：肢体缺血可引起不同程度的营养障碍，包括皮肤干燥、脱屑、皲裂、出汗减少或停止；趾背、足背及小腿汗毛脱落，趾（指）甲增厚、变形，生长缓慢或停止；小腿周径缩小，肌肉松弛、萎缩；指（趾）皲裂、变细。

（4）游走性血栓性浅静脉炎：约有半数病人早期或整个病程中反复出现此症。具体表现为浅静脉出现发硬、红肿的结节或索条，伴有压痛，以足部及小腿处多见，大腿偶可出现。病变呈迁移性发作，可单处亦可数处同时发病。

（5）雷诺（Raynaud）现象：病人早期受情绪刺激或受寒呈现指（趾）由苍白变潮红继而变紫绀的颜色变化，为末梢小动脉痉挛所致。

（6）坏疽和溃疡：血栓闭塞性脉管炎疾病后期因肢体动脉功能不全、失代偿、血运障碍，常发生溃疡或坏疽。溃疡或坏疽可单发，也可同时存在。除肢体严重缺血外，大多有诱发因素，如失治、误治、外伤、冻伤、烫伤等。溃疡和坏疽多首先发生于足大趾或小趾，由趾端、趾甲旁或趾缝开始，然后逐渐向近端发展。上肢坏疽很少超过腕关节。坏疽多为干性，以后继发感染可呈湿性。坏疽可分为 3 级：①Ⅰ级：坏死（坏疽）局限于足趾或手指；②Ⅱ级：坏死（坏疽）扩延至足背或足底，超过趾跖关节（手部超过指掌关节）；③Ⅲ级：坏死（坏疽）扩延至踝关节或小腿（手部至腕关节者）。

3. 实验室检查

（1）多普勒（Doppler）肢体血流超声检查：为首选的无创检查，可直接显示病变的动脉及血流动力学数据。近年来激光多普勒的应用使动脉检查更专业化。

（2）肢体光电容积描记（PPG）：对肢体缺血的程度及血循环的判断有一定价值。

（3）免疫球蛋白检测：免疫球蛋白 IgG、IgM、IgA 可升高，及其补体 CH_{10}、C_3 下降，外周免疫复合物增高。

（4）踝肱压指数（ABI）：即踝压（踝部胫前或胫后动脉收缩压）与同侧肱压相比，踝肱指数正常值为 0.9～1.3。

（5）动脉造影：中等动脉远端呈节段样闭塞，或完全闭塞，或表现为周围有树根状侧支血管。

（6）其他特殊检查：如甲皱微循环测定、血液凝固学检测、足背动脉血氧饱和度测定等，均对临床诊断有一定的意义。

【诊断与鉴别诊断】

1. 诊断

（1）好发于青壮年（45 岁以下）男性，多有吸烟嗜好。

（2）有较长的病程。早期患肢发凉、怕冷、麻木、间歇性跛行；后期出现静止痛，严重时肢端发生溃疡、坏疽，甚至造成全身感染等。

（3）患肢皮肤苍白、潮红、发绀或青紫。

（4）足及小腿部出现反复发作的游走性血栓性浅静脉炎。

（5）患肢足背、胫后甚至股动脉搏动减弱或消失，上肢发病者尺、桡、肱动脉搏动减弱或消失。

（6）应排除肢体动脉硬化性闭塞症、大动脉炎、雷诺病及糖尿病坏疽等疾病。

2. 鉴别诊断

（1）动脉硬化性闭塞症：患者年龄大，多在 50 岁以上。病变发生在大、中动脉，如髂总动脉、髂外动脉、股动脉及属支且有动脉斑块形成。多伴有其他主要脏器的动脉硬化症（如脑动脉、冠状动脉、肾动脉等）和高血压、高血脂、糖尿病等。X 线检查可见动脉位置处有不规则钙化阴影；CT 及 MRI 可发现主动脉管腔内有粥样斑块及钙化；动脉造影可提示动脉迂曲硬化，管腔内不规则狭窄或阻塞。

（2）痛风：本身为一种代谢性疾病，男女均可发病，但其疼痛往往为关节疼痛，血尿酸值升高，肢体无缺血表现，抗痛风药（如秋水仙碱）等治疗有效。还常伴有肾结石、耳垂下结石（痛风结晶析出）。

（3）糖尿病性坏疽：具有糖尿病的临床表现，血糖升高，坏疽创面常呈湿性。

（4）红斑肢痛症：多发于青壮年人，女性多于男性。常发于手或足部。表现为肢端皮肤发红、充血、灼痛，遇热加重，或高举患肢症状减轻。患肢皮肤温度高而发红，动脉搏动增强。

（5）颈肋和前斜角肌综合征：青年女性居多。见上肢发凉、麻木、疼痛，皮肤苍白或青紫，桡动脉搏动减弱或消失。严重时可发生肢体营养障碍或坏疽。X 光摄片可见颈肋存在，或提拉前斜角肌时症状加重。血栓闭塞性脉管炎大多数先发生在下肢，以后才累及上肢，可供鉴别。

（6）多发性大动脉炎：主要是指主动脉及其主要分支的多发性、非化脓性炎性疾病。临床鉴别具有以下特点：①患者多为青年女性。②病变常同时侵入多处大动脉，如主动脉弓及其主要分支、主动脉及内脏主要分支，可有下肢发凉、间歇性跛行等缺血表现，上肢高血压，下肢血压测不出。如累及锁骨下动脉，上肢可出现麻木、酸软无力，血压测不出；如累及颈动脉则出现眩晕、一过性黑蒙，甚至偏盲、昏迷等；如果累及肾动脉则出现肾性高血压表现。一般在上述受累动脉区可闻及收缩期血管杂音。③活动期伴低热、盗汗、红细胞沉降率加快等。④血管造影显示主动脉主要分支开口处狭窄或阻塞。

（7）急性动脉栓塞：是由于栓子自心脏或近端动脉壁脱落，或外界异物阻塞而致肢体缺血、坏死的急性病变。临床有以下特点：①患者常有严重心脏病，如风湿性心脏病二尖瓣狭窄、心房纤颤、心肌梗死、动脉硬化，或亚急性心内膜炎等病史。或有心脏手术、动脉瘤切除术、人工血管术及动脉造影、插管术等手术史。②发病急骤，肢体突然出现5"P"征，即疼痛（pain）、苍白（pallor）、麻痹（paralysis）、感觉异常（parespthesia）、无脉（pulselessness）。③肢体迅速出现坏疽，范围较大。④各种特殊检查如多普勒血流仪、伽玛照相、动脉血管造影显示动脉阻塞。⑤肌肉坏死时，磷酸肌酸激酶（CPK）明显增高。

（8）雷诺病和雷诺征：在寒冷、精神刺激、情绪激动等影响下，发生肢体末梢动脉阵发性痉挛，手足皮肤颜色呈苍白－紫绀－潮红－正常顺序出现的间歇性变化的病变。临床上有如下特点：①肢端皮肤对称性、间歇性颜色改变。②病变发作与寒冷、情绪激动等密切相关。③多发于青壮年（20～40岁）女性。④疾病后期可出现末梢动脉狭窄、闭塞，肢端皮肤干糙硬化，或发生浅表性溃疡、坏疽。⑤一般肢体动脉搏动正常。

【治疗】

1. 一般疗法 包括戒烟、患肢保温、避免情绪激动、适当锻炼等。

2. 手术疗法

（1）腰交感神经节切除术：目的是切除腰交感神经节，出现"失交感效应"，使动脉痉挛迅速缓解，血流量增加，促进侧支循环形成，常能取得近期效果。

（2）血管重建术：适用于动脉主干节段性闭塞，远侧仍有通畅的动脉通道者。包括动脉血栓内膜剥脱术和经皮腔内血管成形术，亦包括静脉动脉化手术。其基本原理是利用高压的动脉血来扩张静脉，使转流远端的静脉瓣膜关闭不全，试图使动脉血液沿静脉流向肢体的远端，以改善缺血肢体的血液循环。

（3）血管内膜及血栓剥脱术：在缺血极为严重，患肢面临截肢危险时，也可采用本方法，以求肢体能够有血液的供应。

（4）大网膜移植术：其主要的方法是将大网膜铺植于缺血肢体的筋膜下，使筋膜、肌肉和皮下组织之间利用大网膜的血液循环形成一个"生物性旁路再血管化"，同时，远端肢体组织能够获得更多的血液供应。

（5）截肢（趾、指）术：当患者采用多种手段未见明显效果，且发生坏疽、溃疡，符合截肢（趾、指）条件时，予以截肢（趾、指）术。

3. 中西医结合非手术治疗

（1）抗凝祛聚：抑制或降低血小板黏附性和聚集性，预防血栓形成。常用药物有阿司匹林、双嘧达莫、氯吡格雷、沙格雷酯等。近来凝血酶抑制剂如诺保思泰（阿加曲班）也可用于本病的治疗。

（2）溶栓降纤：直接或间接激活纤维蛋白溶解系统，使纤溶酶溶解血栓中的纤维蛋白，达到溶解血栓的目的。溶栓常用药物有尿激酶、链激酶、奥扎格雷钠等，降纤药有蕲蛇酶、降纤酶等。注意根据纤维蛋白及其他凝血指标调整用量。

（3）扩血管药物：可以缓解血管痉挛和促进侧支循环的生成。常用药物有丁咯地尔、前列地尔等。

（4）中医中药：常用中药有丹参、川芎、泽泻、首乌等。中成药有脉血康、通塞脉片等。针剂有脉络宁、参芎注射液、川芎嗪等。

（5）抗生素：当有坏疽或溃疡时，可根据情况适当选用抗生素。

（6）止痛药物：可以直接给哌替啶、布桂嗪等。

（7）外用药：西药有红霉素软膏、利凡诺、银离子制剂等，中药有紫草油、生肌玉红膏等。

第三节　动脉硬化性闭塞症

动脉硬化性闭塞症（arteriosclerotic obliterans，ASO）是一种由于大、中动脉硬化、内膜出现斑块，引发动脉狭窄、闭塞，从而导致慢性缺血改变的周围血管常见疾病。它是全身性疾病，多发生于大、中动脉，临床以下肢慢性缺血性改变为主。

【病因】

1. **年龄**　临床上绝大多数为45岁以上的中老年患者，其发病率随着年龄的增长而增高。如在一定的年龄期内，血脂含量与年龄呈正相关，血脂增高是动脉硬化性闭塞症发病的重要原因之一。另外，随着年龄的增长，动脉的结构和功能处于逐渐衰退状态。

2. **性别**　动脉硬化性闭塞症患者男性明显多于女性，国内资料统计约为8：1，女性发病年龄较男性要迟5~10年，这可能和雌激素对血管的保护作用有关。女性绝经后低密度脂蛋白胆固醇开始升高，所以动脉硬化发生率逐渐增高。

3. **饮食**　饮食中动物脂肪多的国家和地区，动脉粥样硬化和动脉硬化性闭塞症的发病率较高。高脂肪、高热量、高糖、高盐饮食都可能是本病的发病原因之一。

4. **职业**　一些调查表明，脑力劳动者的发病率明显高于体力劳动者。长期的过虑、焦躁等可影响植物神经系统的功能，使外周血管长期处于一个紧张收缩状态，脂类代谢及凝血系统紊乱，可发生动脉硬化性闭塞症。

5. **吸烟**　动脉粥样硬化与吸烟的关系已引起人们的普遍关注，动脉硬化性闭塞症患者中有吸烟史者占80%以上。吸烟可使肾上腺素和去甲肾上腺素分泌增多，使血管收缩和动脉内皮损伤；烟草和焦油中含有促凝血物质（芦丁蛋白），可使血液处于高凝状态；另外，烟草中还含有较多的金属镉，随烟雾进入机体后可沉积在血管壁上，促使动脉硬化发生；吸烟对脂质的正常代谢可产生有害的影响，加速动脉硬化性闭塞症的形成。

6. **高血压**　大约50%~70%的动脉硬化性闭塞症的患者有高血压发生，高血压是动脉硬化性闭塞症的重要原因之一。

7. **糖尿病**　糖尿病患者发生本病的几率比非糖尿病人高出10倍以上，目前认为是由于高血糖患者的神经和血管系统功能障碍引发了动脉硬化性闭塞症。

【病理】

1. **血管内膜损伤及平滑肌细胞增殖学说** 这一理论认为高血压、血流动力学改变、血栓形成、激素或化学物质刺激、免疫复合物、细菌或病毒感染、糖尿病及低氧血症等可损伤动脉内膜，继而刺激平滑肌细胞向内膜移行，随后发生增殖。增殖时细胞生长因子释放，导致内膜增厚及细胞外基质和脂质积聚。

2. **脂质浸润学说** 脂质增多和代谢紊乱与动脉硬化有十分密切的关系，可导致脂质浸润并在动脉壁沉积而发生动脉狭窄或闭塞。

3. **血流动力学说** 血流冲击在动脉分叉部位形成切力，或某些特殊的解剖部位由于切力影响引起血管内皮细胞破坏、脱屑及平滑肌增殖，对动脉壁形成慢性损伤；同时还可引起血流分层和淤滞，促使动脉斑块形成，动脉中膜变性或钙化，使腔内继发血栓，导致管腔狭窄、闭塞，严重者引发肢端坏死。

【临床表现】

1. **症状** 早期的症状主要为肢体发凉、沉重无力，可有肢体麻木、酸痛、刺痛及烧灼感，并出现间歇性跛行，随着病情的发展继而出现静息痛。

2. **体征**

（1）皮肤温度下降：根据病变闭塞部位的不同，其皮肤温度由大腿股部至足部均可降低，但通常在远端足趾处其皮温明显下降。

（2）皮肤颜色变化：有闭塞的动脉血供不足时，可有皮肤苍白、潮红、青紫、发绀等改变。初期一般呈苍白，如时间久者可出现潮红、青紫等。

（3）肢体失养：主要表现为肌萎缩、皮肤萎缩变薄、汗毛脱落、趾甲增厚变形、坏疽或溃疡。坏疽以足趾远端为最常见。溃疡多发生于缺血局部压迫后或外伤后，如踝关节突出处等。

（4）动脉搏动减弱或消失：根据闭塞部位，可扪及胫后动脉、足背动脉及腘动脉、股动脉搏动减弱或消失。

3. **实验室检查**

（1）多普勒（Doppler）肢体血流超声检查：为首选的无创检查，可直接显示病变的动脉内膜改变，动脉内显示硬化的斑块，血流减少，狭窄处血流增快。近来激光多普勒的应用使动脉检查更专业化。

（2）踝-肱压指数（ABI）：即踝压与同侧肱压相比，踝肱指数正常值为 0.9～1.3。

（3）影像学检查：数字减影（DSA）动脉造影、磁共振血管造影（MRA）、CT血管成像（CTA）检查能提供周围血管的解剖形态、侧支情况、腔内斑块等相关情况，因而更加有助于直接作出病情判断。

（4）一般检查：包括心电图、心功能及眼底检查、血脂、血糖检查。通过一般检查可判定患者的动脉硬化和高脂血症的情况，以及是否患有糖尿病等。

【鉴别诊断】

动脉硬化性闭塞症应与以下疾病相鉴别：

1. 血栓闭塞性脉管炎 发病年龄多为青壮年。一般不伴有冠心病、高血压、高脂血症、糖尿病和其他动脉病变。受累血管为中小动静脉。可见游走性浅静脉炎表现。受累动脉无钙化改变，且在动脉造影中呈节段性闭塞，病变段的近、远侧血管壁光滑。

2. 椎管狭窄症 症状与动脉硬化性闭塞症早期、中期相似，但下肢动脉搏动正常。

3. 多发性大动脉炎 多见于青少年女性，虽然下肢缺血，但很少发生静息痛、溃疡和坏疽。

【治疗】

1. 手术疗法

（1）经皮腔内血管成形术（percutaneous transluminal angioplasty，PTA）：适用于单处或多处短段狭窄者。其原理是在管腔内应用球囊导管的球囊张力扩大病变管腔以恢复血流，如有可能与血管内支架合用则可提高其远期通畅率。

（2）动脉旁路转流术：根据病变不同的部位，以人工血管及自身大隐静脉于闭塞段的远、近端做搭桥转流，可选择式有主－髂或主－股动脉旁路术、腋腹动脉旁路术、双侧股动脉旁路术、股－腘（胫）动脉旁路术。

（3）动脉内膜剥膜术：主要适用于短段的主－髂动脉闭塞，可直接剥除病变部位动脉增厚的内膜、斑块和血栓。

（4）截肢术：局部坏疽时可行截肢术。

2. 中西医结合非手术治疗

（1）降血脂：立普妥、辛伐他汀、脂必泰等降血脂药物可以控制血脂、调整病人的血脂代谢。

（2）扩张血管：用丁咯地尔、前列地尔（PGE_1）注射液或口服贝前列素钠、丁咯地尔等药物可以扩张血管、改善微循环。

（3）抗凝祛聚：包括阿司匹林、双嘧达莫、注射剂肝素等。近年来，5－羟色胺拮抗剂沙格雷酯、氯吡格雷等也应用于临床。

（4）降纤溶栓：蕲蛇酶、降纤酶、尿激酶等可以降纤、溶栓以改善肢体供血。近来凝血酶抑制剂如诺保思泰（阿加曲班）也可用于本病的治疗。

（5）其他：如抗生素应用、体液补充、外用药物等。

第四节　下肢深静脉血栓形成

下肢深静脉血栓形成（lower extremity deep venous thrombosis，LDVT）是指血液在髂静脉及其远端的管腔内不正常凝结，阻塞静脉腔，导致下肢静脉回流障碍的疾病。本病为较常见的周围血管疾病，发病率较高，临床上以下肢肿胀疼痛为其特点。

【病因】

1. 静脉壁的损伤 尤其是内膜的损伤，如手术、创伤等造成静脉壁的损伤。静脉内膜下基底膜和结缔组织中的胶原裸露，有利于凝血酶的形成和血小板的聚集。

2. 血流缓慢 长期卧床、妊娠、静脉曲张和肿瘤压迫等，均可使下肢静脉内血流缓慢或产生涡流，使血液中的部分有形成分由中轴流动而入边流，增加了和血管内膜接触的机会，血流缓慢也使激活的凝血酶和其他凝血因子容易在局部达到凝血过程所必需的浓度。

3. 血液凝固性增高 外伤、手术及感染常引起组织大量破坏及分解。烧伤、严重脱水所致的血液浓缩、纤维蛋白原增高、高脂血症或红细胞增多症、血小板异常、抗凝因子缺乏、纤溶障碍等都可使血液的凝固性增高。

以上这些因素都是引起静脉血栓形成的重要因素，但病变往往是上述三种因素的综合性结果。

【病理】

一般认为深静脉血栓形成主要是由于血液高凝状态和血流滞缓导致的血栓形成，早期主要是血小板的不断聚集，凝血因子不断增多，纤维蛋白形成并沉积，形成混合血栓附着在血管壁上。血栓与管壁仅有轻度粘连，容易脱落引起肺栓塞。随着血栓的收缩，血栓变得相对干燥，成纤维细胞迅速长入，使血栓机化并与管壁固定。此时相当于血栓形成后 3 ~ 4 天，不易脱落。血栓在机化过程中可形成两端与血管沟通的管腔而使部分血流得以重新恢复，称为再通。在机化、再通过程中，静脉瓣膜受到破坏而丧失正常的功能，可导致血液逆流。

【临床表现】

根据血栓发生部位分成中央型、周围型和混合型。

1. 中央型 髂 – 股静脉部位的血栓形成。

（1）症状：患肢沉重、胀痛或酸痛，可有股三角区疼痛。在初期时由于病情轻，症状不明显，所以往往被忽略。

（2）体征：起病急，患肢肿胀明显，患侧髂窝股三角区有压痛；胫前有压陷痕，患侧浅静脉怒张，可伴发热，肢体皮肤温度可增高，左侧多于右侧。

2. 周围型 股 – 腘静脉以及小腿端深静脉处的血栓形成。

（1）症状：患肢大腿或小腿肿痛、沉重、酸胀，发生在小腿深静脉者疼痛明显，直立时疼痛加重。

（2）体征：血栓位于股静脉者，患肢大腿肿胀，但程度不是很重，皮温一般升高不明显，皮肤颜色正常或稍红。局限于小腿深静脉者，小腿剧痛，不能行走，行走则疼痛加重，往往呈跛行，腓肠肌压痛明显，Homans 征阳性（即仰卧时双下肢伸直，将踝关节过度背屈，会引发腓肠肌紧张性疼痛）。

3. 混合型 整个下肢深静脉的血栓形成。

（1）症状：下肢沉重、酸胀、疼痛，股三角、腘窝和小腿肌肉疼痛。

（2）体征：下肢肿胀，股三角、腘窝、腓肠肌处压痛明显。如果体温升高和脉率加速不明显，皮肤颜色变化不显著者，称股白肿；如果病情严重，肢体肿胀明显，影响了动脉供血，则足背及胫后动脉搏动减弱或消失，肢体皮肤青紫，体温升高，称股青肿，有发生肢体坏疽的可能。

4. 并发症及后遗症

（1）并发症：下肢深静脉血栓形成可向其远、近端蔓延，进一步加重回流障碍。如血栓波及下腔静脉则可引发双侧下肢回流障碍。血栓脱落，随血流回流至肺动脉处，可引发肺栓塞。

（2）后遗症：下肢深静脉血栓形成后可破坏静脉瓣膜，遗留下深静脉瓣膜功能不全综合征。

5. 实验室检查

（1）超声多普勒（Doppler）检查：尤其双功彩色多普勒超声可从影像、声音来对下肢深静脉血栓形成进行诊断，可看到管腔内血栓回声、管径大小、形态、血流情况、静脉最大流出率等，是首选的无创检查。

（2）放射性核素检查（ECT）：是一种非创伤性检查，从下肢固定位置扫描，观察放射量有无骤然增加现象，来判断有无血栓形成，尤其判断肺栓塞更有优势。

（3）静脉造影检查：虽然是一种创伤性检查方法，但能使静脉直接显像，可以了解深静脉系统的通畅性、阻塞程度、变异以及静脉瓣膜的形态和功能。根据需要可选用。

（4）凝血系列指标检查：包括出凝血时间、凝血酶原时间及纤维蛋白原、D–二聚体等测定。D–二聚体阳性对本病诊断有重要意义。

（5）胸片：对于肺栓塞有诊断意义，如可疑可进一步行肺部 CT 检查。

【诊断与鉴别诊断】

1. 诊断

（1）急性期：发病急骤，患肢肿胀疼痛，股三角区或小腿可有明显压痛，患肢广泛性肿胀，或局限于小腿部；患肢皮肤可呈暗红色，温度升高；患肢广泛性浅静脉怒张；Homans 征阳性。

（2）慢性期（深静脉血栓形成后综合征）：慢性期具有下肢静脉回流障碍和后期静脉血液逆流，浅静脉怒张，活动后肢体凹陷性肿胀、疼痛，出现营养障碍改变，皮肤色素沉着，可致皮炎、溃疡等。

（3）超声多普勒血流图和静脉造影等提示静脉阻塞，D–二聚体可呈阳性。

（4）排除急性动脉栓塞、急性淋巴管炎、丹毒、原发性盆腔肿瘤、小腿纤维组织炎等疾病。

在下肢深静脉血栓形成的诊断中，特别要注意原发性和继发性髂股静脉血栓形成的鉴别，因为其不仅关系到治疗方法的选择，而且直接影响到预后。因此在诊断时一定要结合病史、体征及辅助检查作出明确诊断。

2. 鉴别诊断

（1）下肢急性动脉栓塞：多发生于风湿性心脏病、冠心病伴有心房纤颤的患者，表现为下肢突然剧痛、厥冷、苍白、感觉减弱或消失，阻塞水平以下的动脉搏动消失。肢体无肿胀，浅静脉萎陷，充盈时间延长。

（2）丹毒：发病时寒战、高热，足部及下肢出现大片肿痛、灼热、红斑，边缘清楚，向周围扩散。反复发作可见淋巴管阻塞引起的淋巴水肿。

（3）腘窝囊肿：腘窝囊肿压迫腘静脉，可引起类似小腿深静脉血栓形成的征象。但本病患者有膝关节炎性病变，腘窝部可触及肿块。对可疑者应作穿刺或超声波检查以明确诊断。

（4）原发性下肢深静脉瓣膜功能不全：经过静脉造影发现，某些诊断为下肢深静脉血栓形成后遗症的病人中，深静脉主干的管腔通畅，瓣膜外形正常，但其游离缘松弛下垂，不能紧闭对合，故引起深静脉高压、淤血和倒流，发生下肢肿胀和浅静脉曲张、溃疡等。其特点是肢体平放后肿胀可慢慢消退。如果临床鉴别有困难时，需作下肢静脉顺行或逆行造影。

（5）小腿肌纤维炎：发病多与风湿有关，表现为小腿疼痛、疲劳感，类似小腿深静脉血栓形成。但仅腓肠肌局部轻度压痛，无肢体肿胀，Homans 征阳性。鉴别诊断有困难时，需作超声或顺行性小腿深静脉造影。

（6）小腿肌肉挫伤：小腿深静脉破裂出血、跖侧肌腱断裂等能引起小腿肌肉肿胀和疼痛，但均有外伤史，起病急，小腿踝部皮肤有淤斑。

（7）静脉囊性外膜病变：静脉病变处出现含有黏液样物质的囊腔，可累及小隐静脉、髂–股静脉，发生于髂–股静脉处时酷似髂–股静脉血栓形成。静脉造影可以鉴别。

【治疗】

一旦明确诊断为下肢深静脉血栓形成，治疗方法应根据病变类型和实际病期而定。

1. 一般治疗　病人应卧床休息，抬高患肢，起床活动时需要穿弹力袜。对于疼痛者应给予镇痛剂，可以适当给予抗生素预防感染。

2. 手术疗法　急性期可施行静脉切开取栓术、Fogarty 导管取栓术、介入溶栓术。后遗症期瓣膜破坏而血液倒流者可选用静脉瓣膜移植术、大隐静脉转流术及半腱肌–二头肌腱襻腘静脉瓣膜代替术。

3. 中西医结合非手术疗法

（1）溶栓疗法：病程不超过72小时的患者，可给予尿激酶（UK）静脉滴注。用时应根据纤维蛋白原时间来调整用药量。此外，还可用链激酶（SK）等溶栓药物。

（2）抗凝疗法：是治疗本病的一种重要方法。常用药物有肝素和华法令。肝素的给药途径为静脉、皮下或肌肉注射。以上药物应用时要注意个体差异，必须进行凝血指标监测。

（3）祛聚疗法：常用的药物有阿司匹林、双嘧达莫等。

（4）祛纤疗法：目的在于祛纤、降低血黏度。常用的有蕲蛇酶、降纤酶等药物，疗效确切。

（5）中医中药：辨证使用补气活血、祛瘀通络的中药。中成药有脉血康、大黄䗪虫丸等，针剂有川芎嗪注射液等。

第五节　下肢静脉曲张

　　下肢静脉曲张（lower extremity varicose veins，LVV）是指下肢大隐或小隐静脉系统处于过伸状态，以蜿蜒、迂曲为主要形态改变的一类疾病。多发生于持久站立或体力劳动者。

【解剖生理】

　　浅静脉有大、小隐静脉（图20-1）两条主干，小隐静脉起自足背静脉网的外侧，自外踝后方上行，逐渐转至小腿背侧中线并穿入深筋膜，多数注入腘静脉，少数上行注入大隐静脉。大隐静脉是人体最长的静脉，起自足背静脉网的内侧，经内踝前方沿小腿和大腿内侧上行，在腹股沟韧带下穿过卵圆窝注入股总静脉。大隐静脉在膝平面下分别由前外侧和后内侧分支与小隐静脉交通，在注入股总静脉前，主要有5个分支，即阴部外静脉、腹壁浅静脉、旋髂浅静脉、股外侧浅静脉和股内侧浅静脉。

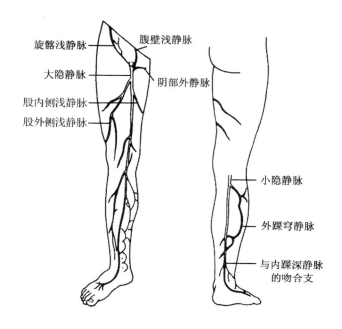

图20-1　大、小隐静脉及其属支

【病因】

　　下肢静脉曲张主要因为先天性浅静脉壁薄弱或瓣膜关闭不全，以及静脉内压力持久升高导致静脉扩张，近端静脉属支瓣膜发生闭锁不全，使血液逆流，又逐渐破坏了远端瓣膜而形成静脉曲张。

【病理】

　　在小腿肌肉收缩时，血流动力学发生改变，由于保护血液单向流动的静脉瓣膜遭到破坏，深静脉血液逆流入浅静脉，此时浅静脉缺乏肌肉筋膜支持，仅为皮下疏松结缔组织包绕，再加上静脉壁薄弱，因此导致静脉增长、变粗、曲张；进一步导致静脉血淤积而渗透活性粒子，尤其是纤维蛋白原的漏出，5-羟色胺及儿茶酚胺等增多，阻碍了毛细血管与周围正常组织间氧气与养分的交换，于是在皮肤和皮下组织出现了营养不良性变化。

　　静脉壁内平滑肌纤维各处不均匀，因此静脉扩张程度和外形也不同。在瓣膜小叶附着处环肌特别丰富，静脉不易扩张。扩张迂曲的静脉使血流淤滞，血液的流量减少，因而静脉壁营养不良易形成无菌性炎症或感染性炎症，继而引起血栓形成。血栓的形成、机化也使瓣膜进一步损坏，从而加重了静脉曲张。静脉壁营养不良使静脉壁弹性降低、僵硬，周围组织的微循环亦由于静脉压的升高而发生障碍，严重影响了组织的血液灌流量，引起营养不良，导致纤维细胞的增长。病变部位的皮下组织慢性纤维变性并伴有水肿，水肿液内含有大量蛋白质，这些蛋白质又可引起纤维组织增长。静脉淤滞使淋巴管回流受阻，淋巴液中含有大量的蛋白质又加重了组织纤维化。如此恶性循环的后果导致局部组织缺氧，抗损伤能力降低，因而容易发生感染和溃疡。

【临床表现】

1. 主要症状和体征

（1）患肢浅静脉隆起、扩张、迂曲，状如蚯蚓，甚者呈团块状，站立时明显，卧位时因曲张静脉空虚而不明显。严重者可于静脉迂曲处触及"静脉结石"。

（2）患肢沉重感、酸胀感，时有疼痛。尤其当患者长时间行走后，由于血液倒流而致静脉淤积加重，回流受影响而出现以上症状。

（3）患肢小腿下段、足踝部或足背部肿胀，并可有压陷痕。

（4）皮肤营养变化：可出现皮肤色素沉着（多在足靴区）、湿疹样皮炎和溃疡形成。

（5）血栓性浅静脉炎：由于血液淤积，血流缓慢，在曲张静脉处形成血栓而出现局部条索状红肿，并有压痛。

（6）下肢静脉功能试验

①深静脉通畅试验（Perthes 试验）：用来测定深静脉回流情况。病人站立时，用止血带结扎大腿根部以阻断大隐静脉回流，此时嘱患者快速踢腿十余次，若深静脉通畅，由于小腿肌肉运动而使静脉血经深静脉回流，此时曲张之浅静脉空虚而萎陷；否则会出现肢体沉重、曲张静脉更突出等（图 20 - 2）。

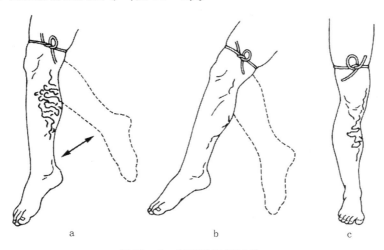

图 20 - 2　深静脉通畅试验

a. 大腿中段扎止血带　b. 运动后浅静脉曲张程度减轻，张力减弱，无不适

c. 运动后浅静脉曲张更加明显，张力增高

②大隐静脉瓣膜功能试验（Trendelenburg 试验）：病人仰卧，抬高下肢，将曲张静脉内血液排空，用止血带缠缚于腹股沟下方（阻断浅在的大隐静脉、隐股静脉瓣膜），以拇指压迫腘窝小隐静脉入口处（阻断小隐静脉），嘱患者站立，放开止血带（不松拇指）时，曲张静脉顿时充盈，则表示大隐静脉瓣膜关闭不全；如只放开拇指（不松止

血带）时，曲张静脉顿时充盈，说明小隐静脉瓣膜功能不全；如两者都不松，此时曲张静脉顿时充盈，说明深、浅静脉交通支瓣膜功能不全（图 20-3）。

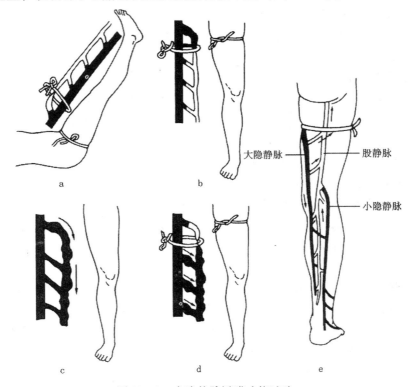

大隐静脉 —— 股静脉

—— 小隐静脉

图 20-3 大隐静脉瓣膜功能试验

a. 大腿上束缚止血带 b. 患者站立后静脉血从深静脉回流 c. 放开止血带，排空的静脉立即充盈浅静脉
d. 不放开止血带，排空的静脉在半分钟内迅速充满静脉 e. 大、小隐静脉与股静脉走行关系

③交通静脉瓣膜功能试验（Pratt 试验）：病人仰卧，抬高患肢，在大腿根部缠缚止血带以阻断大隐静脉，先从足趾向上至腘窝逐次缠缚第一根弹力绷带，再自大腿根部止血带向下缠缚第二根弹力绷带；此时患者应站立，一边自止血带向下缠第二根弹力绷带，一边向下放开第一根弹力绷带，两根弹力绷带间任何一处出现曲张静脉，即意味着此处有功能不全的交通支静脉（图 20-4）。

2. 辅助检查

（1）超声多普勒（Doppler）检查：为常规术前检查，可以了解隐-股静脉瓣膜的情况，判断深静脉是否通畅和了解深静脉瓣膜情况，在检查中应注意小隐静脉的曲张是否存在。

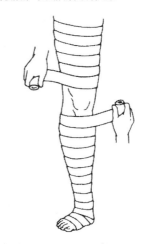

图 20-4 交通静脉瓣膜功能试验

（2）静脉造影：单纯性下肢静脉曲张患者下肢静脉顺行性造影显示隐-股静脉瓣膜关闭不全及明显的浅静

脉扩张、迂曲，而深静脉瓣膜功能正常或有轻度的倒流。造影可以观察小腿交通支的情况。但一般不作为常规检查。

（3）光电容积（PPG）检查：可通过记录下肢静脉容积减少和静脉再充盈时间来反映静脉血容量的变化，判别深、浅静脉和穿通静脉瓣膜功能情况及反流程度。

【诊断与鉴别诊断】

1. 诊断

（1）有长期站立和腹内压升高病史或遗传史。

（2）患者下肢静脉明显迂曲扩张，站立时更为明显。

（3）深静脉通畅试验示深静脉通畅，大隐静脉瓣膜功能试验示大（小）隐静脉瓣膜功能不全，可能有交通支静脉瓣膜功能不全。

（4）超声多普勒或静脉造影显示大隐静脉迂曲扩张，隐股静脉瓣膜功能不全。

（5）可伴有色素沉着、溃疡、血栓性浅静脉炎、出血等并发症。

2. 鉴别诊断

（1）下肢深静脉血栓形成后遗综合征：患者有肢体肿胀、胀痛病史，在深静脉血栓形成后期出现继发性下肢浅静脉曲张，以小腿分支静脉为主，肢体沉重、胀痛，患肢肿胀明显，活动或站立后加重，卧床休息后不能完全缓解。胫前、后踝部呈凹陷性浮肿，皮肤营养障碍较明显。

（2）原发性下肢深静脉瓣膜功能不全：该病是下肢深静脉瓣膜薄弱、松弛及发育不良而造成其关闭不全，静脉血液倒流，深静脉内压力升高，血液通过深、浅静脉交通支逆流入浅静脉，进而导致下肢浅静脉曲张，小腿肿胀、色素沉着及溃疡等。通过下肢静脉造影和多普勒超声检查可以明确诊断。

（3）下肢动静脉瘘：由于动脉与静脉之间血液发生短路，动脉血液直接通过血瘘口灌入静脉中，静脉内压力明显增高，使浅静脉显著曲张。患肢皮肤温度升高，瘘口附近的曲张静脉有震颤及杂音。在青年和儿童中出现无明显原因的肢体静脉曲张，应考虑先天性动静脉瘘，如果同时伴有患肢增长、增粗、多毛、多汗等，则更支持该病诊断。如为肢体外伤患者，则为继发性动静脉瘘。

（4）先天性静脉畸形骨肥大综合征（Klippel-Trenaunay syndrome，KTS）：出现肢体增长、增粗、皮肤血管瘤三联征。下肢静脉造影或多普勒超声可证实下肢深静脉畸形或部分缺如。

【治疗】

1. 一般疗法 对于曲张轻、范围小或妊娠妇女、年老体弱不能耐受手术的病人，可用穿弹力袜压迫疗法、硬化剂局部注射等。一旦确诊为下肢静脉曲张，凡是症状明显和无禁忌证者（即深静脉通畅无血栓、没有严重的深静脉瓣膜功能不全者），皆可施行手术疗法。

2. 手术治疗

（1）常规手术：可行大隐静脉高位结扎和曲张静脉剥脱术，对其分支高位结扎，并剥脱自内踝至结扎处的大隐静脉。如有内踝交通支瓣膜功能不全，应结扎内踝交通支。小隐静脉曲张者应做小隐静脉高位结扎，并剥脱自外踝至结扎处的小隐静脉；如合并外踝交通支功能不全，亦应予以结扎；所有发生深静脉血液倒流的交通支都应逐个予以结扎。近年来对传统手术不断改良，微创切口技术已经广泛应用于临床。

（2）新技术应用：近年来，激光微创手术、旋切微创手术和射频微创手术也用于临床，但要掌握适应证。

3. 中西医结合非手术治疗

口服迈之灵、羟苯磺酸钙等可改善静脉回流、减轻静脉压力。如出现色素沉着和浅静脉血栓者可以服用抗凝药物。

对于静脉淤积形成血栓、色素沉着、疼痛、肿胀者，可以辨证使用具有活血祛瘀、消肿止痛作用的中药，可显著改善局部血液循环，缓解肿痛症状。中成药有脉血康、脉管复康片等。

附一 示教见习

见习一 外科手术基本技术操作

【目的要求】

1. 熟悉常用手术器械及缝合材料。

2. 熟悉术中切开、分离、止血的基本操作要领。

3. 熟悉外科缝合、打结方法。

【内容】

1. 外科手术常用基本器械

常用最基本的器械有以下几种。

（1）手术刀：分为刀片、刀柄两部分，刀片有圆、尖、弯及大小、长短之分，用于切开各种组织。正确持刀法见附图1。

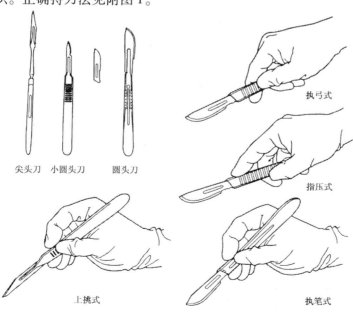

尖头刀　小圆头刀　圆头刀

执弓式

指压式

上挑式

执笔式

附图1 正确持刀法

①执弓式：用于较长的切口。

②指压式：用于切口长、张力大的皮肤。

③上挑式：可避免损伤深部组织，如脓肿切开、气管切开等。

④执笔式：用于精细解剖。

（2）剪刀：分直、弯两类，每类又有长、短、尖头、钝头之分。

①组织剪：多为弯剪刀，分尖头、钝头两种，用于解剖及剪开。正确持剪法见附图2。

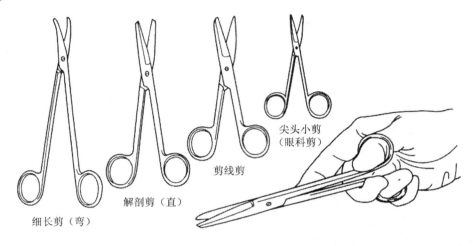

附图2　正确持剪法

②剪线剪：多为钝头直剪。线结的剪线长度应合适，一般丝线头1~2mm，肠线头3~4mm，皮肤线头1cm。深部及粗线头或重要的血管结扎留头宜长，浅部或细线头宜短。

（3）镊子：分解剖镊子及组织镊子两种。

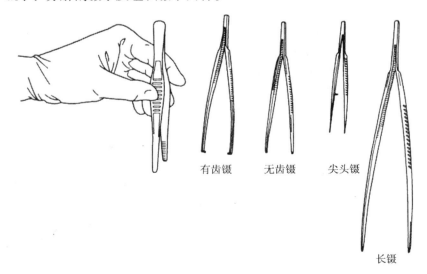

附图3　正确持镊法

（4）血管钳：分直、弯两类，又有长、短之分。正确持钳法见附图4。

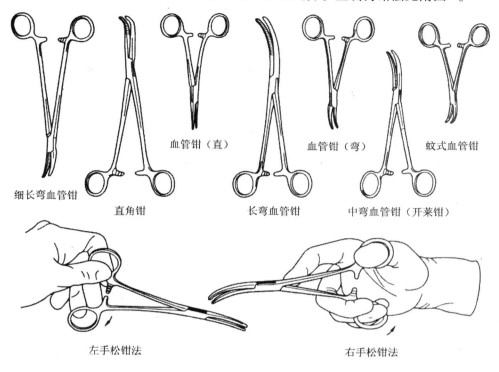

血管钳（直）　　　血管钳（弯）　　　蚊式血管钳

细长弯血管钳　　直角钳　　长弯血管钳　　中弯血管钳（开莱钳）

左手松钳法　　　　　　右手松钳法

附图4　正确持钳法

①解剖镊子（无齿）：短者用于夹持血管、神经及解剖组织。长者用于夹持体腔器官，或深部血管、神经等组织。

②组织镊子（有齿）：夹持皮肤和组织做解剖之用。正确持镊法见附图3。

①直血管钳：夹止浅层组织出血及协助拔针使用。

②弯血管钳：夹止深部血管出血及腹腔内血管出血之用。

③蚊式钳：为细小精细血管钳。

④组织钳：用于夹持一般组织、肿瘤被膜、阑尾系膜等。

⑤肠钳：夹持肠管用。

⑥卵圆钳：消毒皮肤及提起肠管之用。

⑦布巾钳：钳夹各种手术布巾及固定皮肤用，有时用以牵引组织。

⑧海绵钳：用以夹持海绵或纱布球，以检查内腔或剥离粘连等。

⑨持针钳：夹持缝针用，夹持时应微露尖端，夹持缝针中后1/3交界处为宜（附图5）。

（5）缝合针：依针头横截面分为圆缝合针及三角缝合针两种，每种有直、弯之分。

①圆针：缝合组织、血管、神经及脏器之用。

②三角针：用以缝合皮肤及韧带等。

（6）拉钩：用于牵开创口，显露内脏组织。常用拉钩见附图6，包括单钩、双钩、

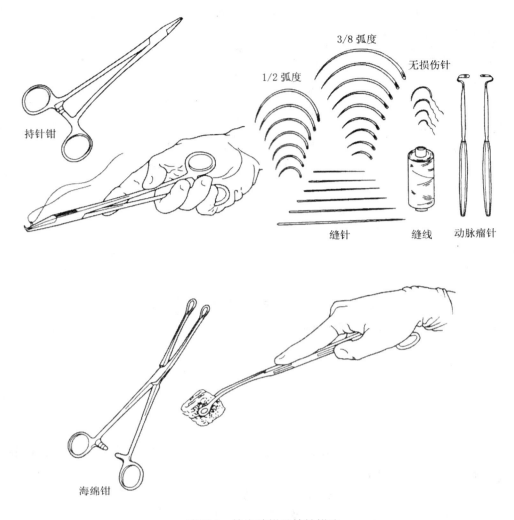

附图 5　持海绵钳及持针钳法

爪钩、鞍状钩、甲状腺拉钩以及固定式胸、腹腔牵开器。

（7）缝合材料：主要是指缝线，用以缝合组织或结扎血管，分为可吸收线和不吸收线两类。可吸收线目前最常用的是真丝缝线，此外还有骨胶原纤维、合成类生物降解纤维医用缝合线；不吸收线以丝线为常用；其他有尼龙线及金属线等。

①真丝缝线：真丝是一种天然蛋白质纤维，打结方便，性能优良。

②丝线：一般用细丝线结扎小血管、缝合皮肤、浅筋膜等，用中号丝线缝合肌腱或其他结缔组织，用粗丝线结扎大血管。

③金属线（不锈钢线或银丝线）：其优点是抗张强度大，组织反应最小，灭菌简单；但其缺点是操作不方便。常用于肌腱缝合、腹壁减张缝合及骨折固定。

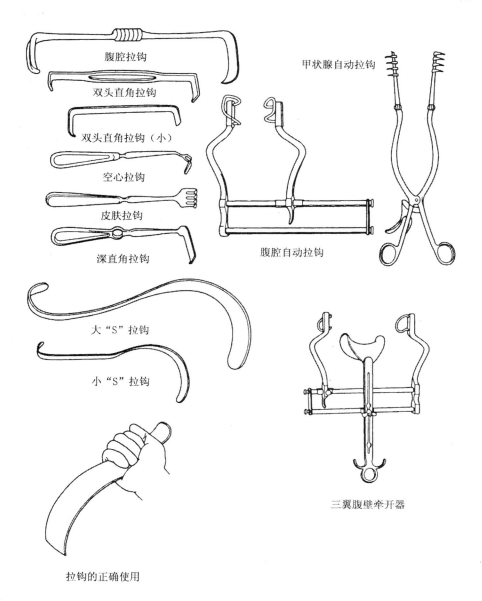

腹腔拉钩

双头直角拉钩

双头直角拉钩（小）

空心拉钩

皮肤拉钩

深直角拉钩

甲状腺自动拉钩

腹腔自动拉钩

大"S"拉钩

小"S"拉钩

三翼腹壁牵开器

拉钩的正确使用

附图 6　各种拉钩

2. 组织切开和分离

（1）原则

①组织切开前，必须了解局部解剖关系，如解剖层次，各层厚度，血管、神经分布及重要器官的表面解剖标志等。

②切口应接近病变器官，使之易于显露，损伤少，无重要血管、神经通过，易愈合，不影响功能和美观，关节处做"S"状切口，关节曲面做横切口。

③切口大小要合适，切缘整齐。

（2）方法

①切开前用酒精消毒一遍，垂直皮肤一刀切开，深浅适宜，逐层切入。

②肌膜可用刀切开，肌肉可沿肌纤维方向做钝性分离，必要时可切断。

③切开胸、腹膜时，可采用手指、纱布、刀柄等隔离深部脏器，避免损伤。

④切开空腔脏器前要用盐水纱布垫保护周围器官，在切开的同时吸净脏器内流出的内容物，以免污染。

⑤骨膜切开一般根据术野需要的长度，然后用骨膜剥离器贴近骨质分离骨膜。

3. 止血

止血要迅速、准确而确切，以减少失血，保证术野清楚。

（1）结扎止血：适用于一般小的血管。如血管较大，应双重结扎或贯穿缝合结扎。

（2）修补止血：大血管破裂时，可用修补止血，以保证血流通畅。

（3）压迫止血：适用于毛细血管渗血。热盐水纱布止血效果较好。

（4）填塞止血：不易控制的内脏大出血，如肝破裂、子宫腔内大出血，可用纱布填塞，待出血停止后取出纱布。

（5）电刀电凝止血：目前应用较普遍，止血迅速、彻底，适用于毛细血管渗血及小动脉、小静脉出血，但大静脉壁渗血要慎用。

（6）药物止血：常用有止血纱布、止血凝质等，其特点是可吸收，无异物刺激反应。此外还有明胶海绵、淀粉海绵、骨蜡等。

4. 打结

打结是应用较多的基本操作，熟练的打结可以缩短手术时间，正确而牢固的打结可以使止血、缝合安全可靠。

（1）结的种类（附图7）。

①方结：最常用。

②外科结：为第一道时重绕两次，不易松脱，适用于大血管和固定引流物。

③三重结：为结上再加一个单结组成，结扎更为牢靠，适用于较重要的组织或大血管的止血。

（2）打结方法

①单手打结：是常用的打结方法（附图8）。

②双手打结：牢靠，线结不易松（附图9）。

③持针器打结：应用于浅部或皮肤打结（附图10）。

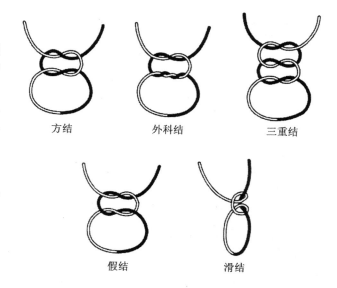

方结　　　外科结　　　三重结

假结　　　滑结

附图7　结的种类

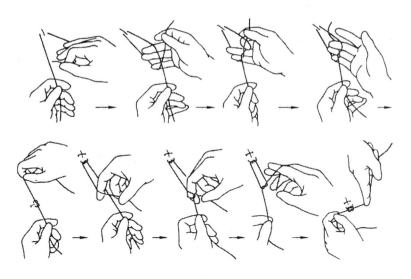

附图 8 单手打结法

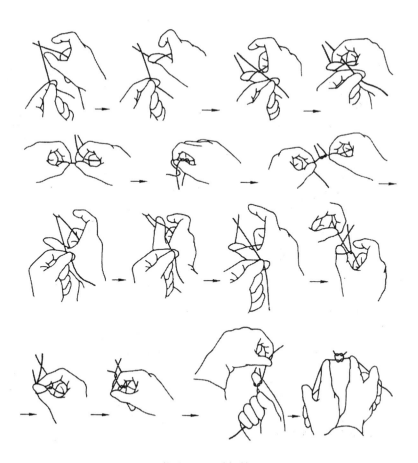

附图 9 双手打结法

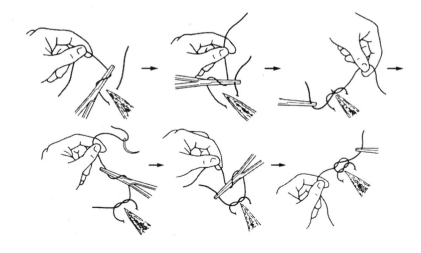

附图 10　持针器打结法

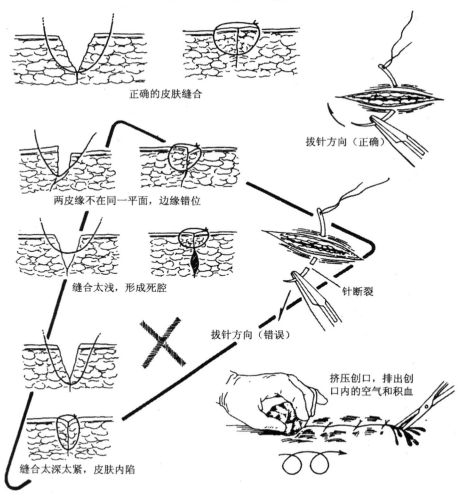

附图 11　缝合的原则

5. 缝合

（1）缝合原则（附图11）

①按解剖层次准确对位。

②深浅合适，不留死腔。

③松紧合适。

④一般皮肤缝合应避免内翻和严重外翻；皮肤松弛处（如阴囊）应做外翻缝合；胃肠道缝合时应使浆膜内翻；输尿管缝合时应外翻，内膜对内膜。

⑤感染伤口仅引流，不缝合。

（2）缝合方法

①间断缝合：较常用。

②连续缝合。

③胃肠道缝合法：必须使浆膜面对浆膜面，黏膜内翻。常用浆肌层间断内翻缝合法、荷包缝合法、全层间断内翻缝合法、浆肌层连续内翻缝合法或全层连续内翻缝合法。

见习二 外科感染及换药

【目的要求】

1. 掌握急性化脓性感染的诊断、鉴别诊断及治疗原则。

2. 了解坏死、坏疽、溃疡、窦道及瘘管的形成原因及其特征。

3. 观察伤口愈合过程。

4. 掌握换药的原则及基本技术操作。

【内容】

1. 急性化脓性感染的诊断要点

（1）根据临床症状，出现局部红、肿、热、痛及体温升高等。

（2）脓肿穿刺。

①目的：一般急性化脓性感染疑有脓肿形成时，可先行穿刺，特别是深部脓肿。进行作非手术疗法时，抽出脓液后可注入抗生素。

②穿刺步骤：a. 穿刺部位皮肤消毒。b. 准备穿刺针、针筒、弯盘、纱布、胶布及培养管等。c. 穿刺方法：对于一般化脓性感染的脓肿，穿刺应在脓肿壁最薄、红肿及波动最明显处进行。疑为寒性脓肿时，应在脓肿的高位，通过一部分健康组织，以减少窦道形成。选好穿刺部位后，先局部麻醉，然后进行穿刺，穿刺针穿过脓腔壁可有突破感，抽得脓液后，除记录脓液的色泽、黏稠度、量以外，必要时作涂片检查、培养及药敏试验，以确定病原菌。

③病原菌的诊断：肉眼检查脓液，可以初步诊断病原菌。脓液黏稠呈黄绿色，可能为金黄色葡萄球菌感染；脓液较稀薄呈白色，可能为链球菌感染；特殊的绿色脓液为绿脓杆菌感染；有粪臭样脓液为大肠杆菌感染。

2. 急性化脓性感染治疗原则

（1）局部中药、西药外敷。

（2）全身应用抗生素及中药清热解毒剂。

（3）全身支持疗法。

（4）切开引流

①确定脓肿的形成：a. 感染已局限。b. 有明显波动感。c. 穿刺可获得脓液。

②切开引流的原则：a. 选择适当的麻醉方法。b. 皮肤切口要沿皮肤纹理、血管、神经、肌纤维、导管切开。c. 切口大小要保证引流通畅。d. 切口应在脓肿之低位。

3. 换药的目的及规则

换药是对经过初步治疗的伤口作进一步处理的总称。

（1）换药的目的

①观察伤口的变化。

②改善伤口环境，保持引流通畅，控制局部感染。

③保护并促进新生上皮和肉芽组织生长，减少瘢痕形成。

④保护伤面，预防附加损伤和污染。

（2）换药的规则

①遵守以下无菌操作规则：a. 操作时必须戴好帽子、口罩，每次换药前必须洗手。b. 接触伤口的物品均需灭菌。c. 换药时所用的灭菌器具、已接触伤口的器械及未灭菌的用具要分清，不能相互混放。d. 换下的敷料切忌乱扔，特殊感染的敷料要烧毁。

②操作应稳、准、轻、快，尽可能减轻患者的痛苦，减少出血，避免增加损伤。

③换药的顺序：原则上应先更换清洁伤口敷料，然后是污染伤口，最后是感染伤口。破伤风、气性坏疽、绿脓杆菌等特殊感染伤口应由专人负责处理。

④换药的次数：根据伤口情况来决定。一期缝合伤口一般术后 2～3 日换药 1 次；肉芽生长健康，分泌物很少的伤口，可隔日 1 次；一般有肉芽组织生长的伤口每日换药 1 次；脓液较多的伤口每天可换药多次；脓肿切开引流填塞敷料的伤口次日不换药，以免出血。

⑤引流物的处理：用作预防性引流的乳胶片，通常 24～72 小时内拔除；作为止血填塞的凡士林纱条，应从术后 3～5 日开始逐日逐渐轻轻取出；深部引流的烟卷条或乳胶管均不宜久留，一般术后 1～7 天即应拔除。

⑥体位：应尽量采用仰卧位，除便于操作外，还可减少虚脱的发生。

⑦操作者应充分了解伤口情况，做好准备工作，如换药碗、镊子、纱布、消毒的药条、引流条、盐水及乙醇棉球、血管钳、探针、绷带及布等。

4. 各种引流的名称和用途

（1）药线引流：用于小创口、浅表窦道，并可局部给药。

（2）橡皮片引流：引流浅表伤口或较窄的间隙，如手术创口的引流，或较小的脓肿及小瘘管的引流。

（3）纱布引流：适用于浅表伤口或窦道，既有引流作用又有局部给药疗效，但不宜用于深部伤口。

（4）凡士林纱布引流：对浅表不能缝合的创面，覆盖较薄的凡士林纱布，能达到引流和止血的目的。创面肉芽新鲜无分泌物时，可起到保护肉芽的作用。

（5）烟卷引流：表面光滑，适用于腹腔内及深部肌层的引流。

（6）乳胶管引流：常用的有乳胶管、橡皮管、普通导尿管、硅胶气囊导尿管、蕈状导尿管、双腔引流管及"T"型管等，适用于腹腔、胸腔、膀胱和胆道的引流。

5. 换药的具体方法

（1）用75％的乙醇棉球由伤口边缘向外围擦拭，避免将伤口外的细菌带入伤口内。

（2）用挤干的盐水棉球吸去伤口内的渗出液，除去沉着的纤维素、坏死组织或线头。

（3）观察伤口深浅、大小、肉芽组织是否健康。健康肉芽组织为红色、坚实、无水肿、不易出血；若肉芽组织不健康，有坏死组织存在，须应用适当的外用药，必要时可将分泌物作涂片、细菌培养及药敏试验。对诊断不明的伤口或伤口经久不愈者，可取部分组织作活检。

（4）伤口有分泌物时，应常松动引流物或拔除更换引流物。

（5）黏着于皮肤的胶布可用松节油擦净。

（6）盖好消毒纱布，用胶布固定。

（7）换下的敷料及脓血物应放置在一个专用碗盘或污物桶内。

（8）做好病人的思想工作，取得病人的合作。

（9）换药后应将伤口情况、分泌物性质和多少等详细记录。

（10）对破伤风、气性坏疽及绿脓杆菌、溶血性链球菌感染的伤口，在换药时应穿隔离衣，器械要严格隔离灭菌，其敷料必须焚烧，以免交叉感染。

6. 拆线

拆线时应将暴露在外面的线段按常规要求消毒，然后左手持镊子夹住线结略加提起，右手持剪刀用刀尖在线结的一边贴近皮肤处剪断，轻轻将线抽出。注意拆线时不能将暴露的线段经过皮下组织，以免发生感染（附图12）。

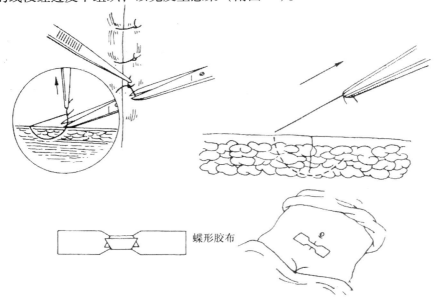

蝶形胶布

附图12 拆线法

拆线时间：头面颈部为 4~5 天；胸腹部为 6~7 天；背、臀部 7~9 天；四肢 10~12 天；近关节处 14 天；减张缝合 10~14 天。但如缝线后伤口发生感染，应提早拆除，通畅引流；因年老、体弱、营养不良者可适当延迟拆线时间。

见习三　外科急救

【目的要求】
1. 熟悉外科出血的分类及常用的止血法。
2. 熟悉压迫止血法、止血带止血法、屈曲肢体加垫止血法的操作方法及注意事项。
3. 了解身体各部位的绷带包扎法。
4. 了解常用临床固定器材、外固定注意事项，以及搬运和输送的注意事项。

【内容】
1. 止血

开放性损伤因伤处血管破裂或离断，导致伤口出血。低血容量性休克是创伤死亡的重要原因之一。当出血量不到全身血量的 20%（约 1000ml）时，机体可通过代偿作用来维持一定的血压和组织灌注。但当出血量达全身血量的 20% 以上时，则机体失代偿而出现低血容量性休克。若失血量超过全身血量的 50%，就可能导致死亡。在急救现场，首先应采取临时性止血措施，以控制出血，并尽早进行彻底止血。

（1）出血的分类

①动脉出血：随心脏的收缩呈间歇喷射状，血色鲜红，出血速度快，于短时间内引起大量出血。

②静脉出血：呈持续涌出状，血色暗红，出血速度较为缓慢。

③毛细血管出血：为渗出状，看不到明显的出血点，血色多为鲜红。

（2）常用止血方法

①指压止血：是最简便的临时止血方法。如头颈部大出血时，可在气管外侧与胸锁乳突肌前缘交界处向第 5 颈椎横突对颈总动脉施加压力；肩或上臂出血可在锁骨上窝胸锁乳突肌锁骨头外侧向第 1 肋压迫锁骨下动脉；大腿或小腿出血可在腹股沟韧带中点向耻骨上支压迫股动脉。采用指压止血只是一种应急措施，应在使用该法后的最短时间内改用其他方法止血（附图 13）。

②包扎止血：是最常用的临时止血方法，有加压包扎和填塞止血法两种。

a. 加压包扎法：该法经常用于四肢的创伤出血。用急救包或厚敷料覆盖伤口，再用绷带加压包扎，包扎要松紧适度，范围应较大。须抬高患肢，避免静脉回流受阻而增加出血。

b. 填塞止血法：适用于腋窝、腹股沟及臀部等处的出血。可用灭菌纱布或凡士林纱布、明胶海绵等填塞创腔，并加压包扎固定。

③止血带止血：适用于四肢动脉创伤引起的大出血，或四肢创伤出血用其他方法止血未能奏效者。使用止血带时应严格选择病人，掌握使用止血带的正确方法。止血带有以下几种：

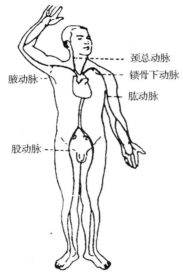

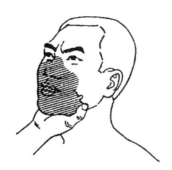

（1）全身大动脉压迫点　　　　　　（2）面动脉压迫点

附图 13　主要动脉的压迫止血点

　　a. 充气止血带：接触面广，施压均匀，可以减少局部组织和神经损伤。

　　b. 橡皮管止血带：携带轻便，但由于施压面小，压力不易掌握，易造成局部神经
受压和软组织损伤（附图 14）。

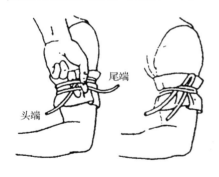

附图 14　橡皮管止血带止血法

　　c. 就便替代物：紧急抢救大出血病人而无专用
止血器材时，可就便取材，使用三角巾、绷带、腰
带和宽布条等代替止血带，但不能用绳索或铁丝
缠扎。

　　止血带缠扎部位：上肢应选择在上臂的上 1/3，
下肢应在股部中、下 1/3 交界处，可用棉垫、纱
布、衣服或毛巾作为衬垫物。

　　止血带止血的注意事项：

　　a. 凡缠止血带即应有醒目标志（如红色布
带），注意记录并计算时间，并做好转运的交接
事宜。

　　b. 缠止血带应尽可能在靠近伤口的近侧或紧靠伤肢残端，以减少缺血组织范围，
但不应机械强调"标准位置"。

　　c. 调节好充气止血带的压力，成人上肢应维持在 300mmHg，下肢约 400 ~
500mmHg 比较适宜。橡皮管止血带的下面应加衬垫，保持压力适度，以刚好能制止出
血及远端动脉搏动摸不到为宜。

　　d. 连续阻断血流时间一般不得超过 1 小时。如需延长缠扎时间，也应每隔 1 小时放

松止血带 1 次，暂时恢复肢体血运 1～2 分钟。放松期间采用压迫止血法控制出血，然后再次缠扎止血带，缠扎止血带总的时间不得超过 5 小时，以防肢体坏死和引起类似挤压综合征的严重全身变化。

e. 在解除止血带前应加强抗休克措施，作好手术止血的准备和进行输液输血。

f. 个别病人由于止血带缠扎过久，远端肢体已广泛坏死，在截肢前不应放松止血带。

④屈曲肢体加垫止血：前臂和小腿出血，如无合并骨折或脱位，可在肘窝或腘窝处放置棉垫卷或绷带卷，强屈肘关节或膝关节，借衬垫物压迫动脉，并用绷带或三角巾固定。这种方法可引起前臂或小腿缺血和神经受压，因此使用时间不应超过 1 小时（附图 15）。

⑤手术止血：止血效果最理想，在清创的同时可做血管钳夹结扎、血管修复和血管吻合等手术治疗。

2. 包扎

包扎又称裹伤，包扎的目的在于保护伤口、减少污染、固定敷料和帮助止血。包扎还能起到制动止痛的作用。

（1）包扎材料：包括绷带卷、三角巾、四头带、就便材料等种类。

（2）包扎方法

①绷带包扎法：绷带包扎法的要领是掌握"三点一走行"，即绷带的起点、止点、着力点（多在伤处）和走行方向顺序。

a. 绷带包扎的基本缠法（附图 16）

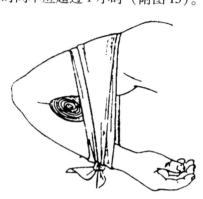

附图 15　屈曲肢体加垫止血法

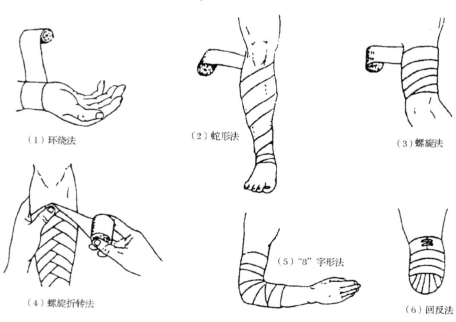

（1）环绕法　　（2）蛇形法　　（3）螺旋法

（4）螺旋折转法　　（5）"8"字形法　　（6）回反法

附图 16　绷带包扎的基本缠法

（a）环绕法：环形缠绕，下一周与上一周完全重叠。适用于额、颈、腕及腰的固定。

（b）蛇行法：绷带斜行缠绕，各周互不重叠。适用于简单固定敷料或夹板，松解时方便。

（c）螺旋法：螺旋形缠绕，每周覆盖上一周的 1/3～1/2。适用于躯干和四肢等处。

（d）螺旋折转法：由四肢的细处向粗处缠绕，每缠 1 周即向下反折 1 次。适用于肢体粗细不匀的部位，如小腿、前臂等。

（e）"8"字形法：先用环绕法，斜过关节时上下交替，于关节处交叉，并覆盖上一周的 1/3 或 1/2。如先缠关节远侧部分，向关节包缠为近心包扎；反之，由关节近侧向远侧为远心包扎。适用于关节的包扎。

（f）回反法：自正中开始，反复由前向后、由后向前，左右交替来回包扎。每一来回覆盖前次的 1/3～1/2，直到全部包盖后，再用环绕法固定。适用于头部和断肢残端包扎。

b. 身体各部的缠法

（a）头部双绷带回反法：将两卷绷带连接在一起，打结处放在头后部，分别经耳上向前于额中央交叉，将第一卷绷带经头顶到枕部，第二卷绷带则环绕头部并在枕部将第一卷绷带第一回反覆盖，第一卷绷带再由枕部经头顶到额部，第二卷绷带在额部又将第一卷绷带的第二回反覆盖。如此，第一卷绷带回反与第二卷绷带环绕交叉包扎，直到将整个头顶覆盖（附图 17）。

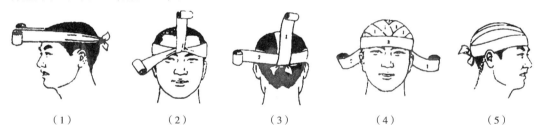

（1）　　　　（2）　　　　（3）　　　　（4）　　　　（5）

附图 17　头部双绷带回反法

（b）肩部"人"字形缠法：环绕伤侧上臂 2 周，经背部至对侧腋部，然后斜经胸前至起始处上部，再环绕上臂向上至肩部。如此反复包扎，每周覆盖前周的 1/3～1/2，直至肩部完全覆盖。每次交叉重叠最好均在前外方，也可从胸部开始，再到肩部成"人"字形（附图 18）。

（c）肘部"8"字形法：于肘上环绕，斜经肘下部，然后斜经肘内及肘后至开始处，反复"8"字形缠绕，直至肘部被完全覆盖，最后在开始处环绕打结。膝关节包扎法亦同，在腘窝部交叉。

（d）足部"人"字形包扎法：环绕足趾基底部 2 周，由足外侧斜经足背至内侧，绕过踝后斜经足背至起始处上部。如此反复做"人"字形包扎，在踝上打结。此法显露足趾和足跟（附图 19）。

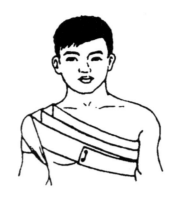
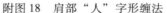
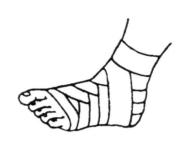

附图 18 肩部"人"字形缠法   附图 19   足部"人"字形包扎法

（e）露指端手部包扎法：先环绕手指基底部 2 周，自尺侧斜经手背至掌部的桡侧，再横经掌面至尺侧，然后再经手背至起始处上部。如此反复做"人"字形包扎，在腕部环绕 2 周打结（附图 20）。

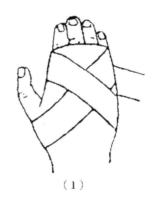
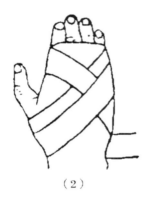
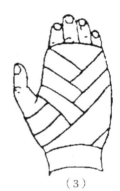

（1）   （2）   （3）

附图 20   露指端手部包扎法

②三角巾包扎法：三角巾包扎法的要领是：边要固定、中心伸展。

a. 头部包扎法：底边齐眉，沿耳上方拉向脑后，再将顶角从头顶拉向脑后，双底角压住顶角后再绕到前额打结。

b. 面部包扎法：三角巾顶角打结兜住下颌，罩住面部，双底角在枕后交叉，底边相压再绕到前额打结，酌情在眼、口、鼻处开窗。

c. 胸部包扎法：底边横置伤侧胸部，顶角拉过伤侧肩部至背部，与双底角在背后打结。

d. 肩部包扎法：将三角巾叠成燕尾式，燕尾夹角放在肩上正中指向颈部。包扎时燕尾底边双角包绕上臂外侧打结，拉紧燕尾两角，分别包绕胸、背，在对侧腋下打结。

e. 腹部包扎法：三角巾顶角向下，底边横放腹部，两底角在腰后打结，顶角由腿间拉向腰后，再与底角打结。

③四头带包扎法：将四头带放在伤口敷料上，将四个头分别拉向双侧打结。

（3）包扎注意事项

①出血伤口包扎时应判明出血性质，分别采用一般包扎或加压包扎。包扎前伤口应覆盖灭菌敷料或干净布类。

②开放性气胸包扎时，应在敷料外面加盖一层塑料布以密封伤口，包扎要松紧适度。

③腹壁缺损而肠管外溢时，应用碗或小盆盖住肠管后再包扎，勿将流出的肠管送入腹腔。

④四肢开放性骨折的断骨外露部分不应还纳，应在原位加敷料覆盖后包扎。

⑤缠绷带时将指、趾外露，以便观察末梢血液循环。绷带包扎各圈之间不应留有空隙，结打在身体不易受压的部位。包扎四肢须维持功能位置。

⑥包扎的部位必须清洁、干燥，骨隆突处应用棉垫保护。

⑦操作要轻快，避免加重病人疼痛。

3. 固定术

对骨关节损伤的病人，必须采取固定制动措施，以减轻疼痛，避免骨断端或骨折片损伤血管和神经等，并可帮助防治休克。对较重的软组织损伤，也应将局部固定。

（1）临床常用固定器材：包括梯形铁丝夹板、充气夹板、就便材料等。此外，急救中如缺乏固定材料，可行自体固定法，即将受伤上肢缚在胸前作为固定，也可将受伤下肢固定于健侧。

（2）外固定注意事项

①固定前应尽可能牵引伤肢和矫正畸形，然后将伤肢放到适当位置固定。

②出血伤口应先包扎后固定，需上止血带者也是先上好止血带后再固定。

③固定范围一般应包括骨折处远和近的两个关节，既要牢靠不移，又不能过紧。

④使用梯形夹板或就便材料外固定时，应在病人肢体骨突起始部位加垫棉花或布类保护，以防压伤。

⑤用抗休克裤做外固定时，放气前应先做好抗休克的准备。

4. 搬运和运送

（1）搬运方式和病人体位

①脑外伤昏迷病人搬运中要确保气道通畅，途中采用半俯卧位，并减少震动。

②开放性气胸封闭后的病人采用单人抱扶或双人坐椅式搬运，途中取半坐位。

③开放性腹部伤病人应采用单人抱扶或双人坐椅式搬运，途中取仰卧位，髋、膝关节屈曲。

④脊柱骨折病人，如颈椎或胸椎高位骨折者，搬运时要有专人牵引头部，采用仰卧位，并用衣物将头部固定好。若是低位胸、腰椎骨折，病人在搬上担架时应面部向下，由3～4人同时托起头、胸、骨盆和大腿，手放在担架上，严禁屈曲位搬运。

⑤四肢骨折病人在有效止血和外固定后，可由人采用背、拖、抱、抬等方式搬运。

⑥骨盆骨折病人应使用木板担架运输，途中采用仰卧位，髋、膝关节屈曲。

（2）伤情分类与输送次序：面临大批病人时，应对伤情进行分类，按伤情紧急程度确定病人的输送次序。

①一级伤情：若不立即输送进行处理，就有生命危险或发生严重并发症，如有窒息、休克、严重胸腹部伤和已缠止血带的病人。

②二级伤情：手术推迟 6 ~ 12 小时也不致发生生命危险，如轻度血气胸、脊柱外伤等。

③三级伤情：手术推迟 18 ~ 24 小时也不影响病人生命，如软组织伤、闭合骨折和小面积烧伤。

（3）输送病人的注意事项

①危重病人应严密观察生命体征，保持气道通畅。遇有呼吸和心跳停止时，应就地抢救。

②空运中应注意高空缺氧、腹胀、脑部缺血等不良反应。

附二 中英文名词对照

A

abdominal injury 腹部损伤

abscess 脓肿

academia 酸血症

accupuncture analgesia，AA 针刺镇痛

accupuncture assisted anesthesia，AAA 针刺辅助麻醉

accupuncture anesthesia 针刺麻醉

acute abdomen 急腹症

acute appendicitis 急性阑尾炎

acute cellulitis 急性蜂窝织炎

acute cholangitis of severe type，ACST 急性重症型胆管炎

acute cholecystitis 急性胆囊炎

acute infection of hand 手部急性化脓性感染

acute lymphadenitis 急性淋巴结炎

acute lymphangitis 急性淋巴管炎

acute mastitis 急性乳腺炎

acute pancreatitis，AP 急性胰腺炎

acute peritonitis 急性腹膜炎

acute perforation of gastro-duodenal ulcer 急性胃十二指肠溃疡穿孔

acute pyogenic bursitis 急性化脓性滑囊炎

acute renal failure，ARF 急性肾衰竭

acute respiratory distress syndrome，ARDS 急性呼吸窘迫综合征

acute subdural hematoma 急性硬脑膜下血肿

acute thyroiditis 急性甲状腺炎

adenoma of thyroid 甲状腺腺瘤

adhesion of intestinal obstruction 粘连性肠梗阻

advanced life support，ALS 后期复苏

alkalemia　碱血症

anesthesia　麻醉

arteriosclerotic obliterans, ASO　动脉硬化性闭塞症

asepsis　灭菌法

aseptic technique　无菌术

asymptomatic inflammatory prostatitis, AIP　无症状性前列腺炎

average flow rate, Qave　平均尿流率

B

backward theory　后向性血流机制

bacteriemia, bacteremia　菌血症

basic life support, BLS　初期复苏

benign prostatic hyperplasia　良性前列腺增生

biliary tract infection　胆道感染

blood transfusion　输血

brain injury　脑损伤

branched – chain amino acids, BCAA　支链氨基酸

breast cancer　乳腺癌

broncho – pulmonary carcinoma　支气管肺癌

burn　烧伤

C

calot triangle　胆囊三角区

carbuncle　痈

carcinoembryonic antigen, CEA　癌胚抗原

carcinoma of rectum　直肠癌

carcinoma of stomach　胃癌

carcinoma of urinary bladder　膀胱癌

cardiopulmonary cerebral resuscitation, CPCR　心肺脑复苏

cardiopulmonary resuscitation, CPR　心肺复苏

carniocerebral trauma　颅脑损伤

carcinoma of prostate　前列腺癌

cavernous hemangioma　海绵状血管瘤

cerebral concussion　脑震荡

cerebral contusion and laceration　脑挫裂伤

cervical tuberculosis of lymphonodus　颈淋巴结结核

chest trauma　胸部损伤

chronic pelvic pain syndromes，CPPS 慢性骨盆疼痛综合征

chronic prostatitis，CP 慢性非细菌性前列腺炎

chornic subdural hematoma 慢性硬脑膜下血肿

chronic thyroiditis 慢性甲状腺炎

chyluria 乳糜尿

closed fracture 闭合性骨折

closed injury 闭合性创伤

closed pneumothorax 闭合性气胸

closed brain injury 闭合性脑损伤

colon cancer 结肠癌

colour duplex Doppler ultrasonography，CDDU 彩色多普勒双功能超声

combined anesthesia 复合麻醉

concentrated red blood cells，CRBC 浓缩红细胞

continuous positive airway pressure，CPAP 持续气道正压通气

control mode ventilation，CMV 控制通气

crohn's disease 克罗恩病

cryoprecipitate，Cryo 冷沉淀

crystalluria 晶体尿

D

depressed fracture 凹陷性骨折

dermoid cyst 皮样囊肿

difficulty of urination 排尿困难

diffuse axonal injury 弥漫性轴索损伤

diffuse toxic goiter 弥漫性毒性甲状腺肿

distant metastasis 远处转移

dumping syndrome 倾倒综合征

dysturia 尿痛

E

electrocardiogram，ECG 心电图

endemic goiter 地方性甲状腺肿

endoscopic submucosa dissection，ESD 内镜下黏膜下切除术

enteral nutrition，EN 肠内营养

endoscopic mucosal resection，EMR 内镜下黏膜切除术

enuresis 遗尿

epidermoid cyst 表皮样囊肿

epidural block anesthessa　硬脊膜外腔阻滞麻醉

epidural hematoma　硬脊膜外血肿

erectile dysfunction，ED　阴茎勃起功能障碍

erysipelas　丹毒

essential amino acids，EAA　必需氨基酸

exophthaimic goiter　突眼性甲状腺肿

external chest compression　胸外心脏按压

extensive radical mastectomy　乳腺癌扩大根治术

F

felon　指头炎

felon whitlow　脓性指头炎

femoral hernia　股疝

fibroadenoma　乳房纤维腺瘤

flail chest　连枷胸

forward theory　前向性血流机制

fracture of anterior fossa　颅前窝骨折

fracture of middle fossa　颅中窝骨折

fracture of posterior fossa　颅后窝骨折

frequency　尿频

fresh frozen plasma　新鲜冰冻血浆

frozen plasma　冰冻血浆

furuncle　疖

G

gallstone diseases　胆石病

gas gangrene　气性坏疽

gastroduodenal ulcer　胃十二指肠溃疡

general anesthesia　全身麻醉

grade of differentiation　细胞分化程度

granulomatous thyroiditis　肉芽肿性甲状腺炎

H

hartmann pouch　哈德门袋

head injury　颅脑损伤

helicobacter pyroli　幽门螺杆菌

hemangioma capillanisum　毛细血管瘤

hemangioma cavernosum　海绵状血管瘤

hemangioma racemosum　蔓状血管瘤

hematuria　血尿

hemodialysis　血液透析

hemoperfusion，HP　血液灌流

hemopurification　血液净化

hernia　疝

high pressure pneumothorax　高压性气胸

hypercalcemia　高钙血症

hyperkalemia　高钾血症

hypermagnesemia　高镁血症

hyperphosphatemia　高磷血症

hypersplenism　脾功能亢进

hyperthyroidism　甲状腺功能亢进症

hypertonic dehydration　高渗性缺水

hypocalcemia　低钙血症

hypokalemia　低钾血症

hypophosphatemia　低磷血症

hypothalamus injury　下丘脑损伤

hypotonic dehydration　低渗性缺水

I

inhalation anesthesia　吸入麻醉

intensive care unit　重症监护病房

intermittent mandatory ventilation，IMV　间歇指令通气

international index of erectile function，IIEF　国际勃起功能评分

intestine obstruction　肠梗阻

intrathecal block anesthesia　椎管内阻滞麻醉

intravenous anesthesia　静脉麻醉

intussusception　肠套叠

isotonic dehydration　等渗性缺水

L

leakage of urine　漏尿

left side portal hypertension　左侧门静脉高压症

lipoma　脂肪瘤

local anesthesia　局部麻醉

local infiltration anesthesia　局部浸润麻醉

lower extremity varicose veins　下肢静脉曲张

lumpectomy and axillary dissection　保留乳房的乳腺癌切除术

lymph nodes　区域淋巴结

lymphoma　淋巴瘤

M

magnesium deficiency　镁缺乏

magnesium excess　镁过多

mastopathy　乳腺囊性增生病

melanoma　黑色素瘤

metabolic acidosis　代谢性酸中毒

metabbnolic alkalosis　代谢性碱中毒

minimum alveolar concentration　最低肺泡有效浓度

modified radical mastectomy　乳腺癌改良根治术

multiple organ dysfunction syndrome，MODS　多器官功能障碍综合征

N

neoadjuvant chemotherapy　新辅助化疗

nerve block　神经阻滞

nocturnal penile tumescence，NPT　夜间阴茎胀大试验

nodular goiter　结节性甲状腺肿

nonessential amino acids，NEAA　非必需氨基酸

nontoxic goiter　非毒性甲状腺肿

O

oddi sphincter　奥迪括约肌

open chest compression　开胸心脏按压

P

painless thyroiditis　无痛性甲状腺炎

parenteral nutrition，PN　肠外营养

paronychia　甲沟炎

percutaneous transluminal angioplasty，PTA　经皮腔内血管成形术

peritoneal dialysis　腹膜透析

perioperative period　围术期

peyronie disease　阴茎硬结症

pigment nevus　黑痣

plasma exchange　血浆置换

plasma volume expander　血浆增量剂

pneumothorax　气胸

portal hypertension　门静脉高压症

portal hypertensive gastropathy　门静脉高压性胃病

positive end – expiratory pressure　呼气终末正压通气

premature ejaculation　早泄

primary brain injury　原发性脑损伤

primary brain stem injury　原发性脑干损伤

primary hyperthyroidism　原发性甲状腺功能亢进症

primary tumor　原发肿瘤

primary liver cancer　原发性肝癌

prostate syndrome，PS　前列腺综合征

pyuria　脓尿

R

radical mastectomy　乳腺癌根治术

regional block　区域阻滞

renal carcinoma　肾癌

respiratory acidosis　呼吸性酸中毒

respiratory alkalosis　呼吸性碱中毒

rib fracture　肋骨骨折

S

scalp avulsion　头皮撕脱伤

scalp hematoma　头皮血肿

scalp injury　头皮损伤

scalp laceration　头皮裂伤

sebaceous cyst　皮脂腺囊肿

sepsis　脓毒症

shock　休克

silent thyroiditis　无病症性甲状腺炎

simple goiter　单纯性甲状腺肿

sinistral hypertension　左侧门静脉高压症

skin basal cell carcinoma　皮肤基底细胞癌

skin carcinoma　皮肤癌

skull fracture 颅骨骨折

splenic rupture 脾破裂

splenomegaly 脾肿大

squamous cell carcinoma 鳞状细胞癌

subdural hematoma 硬脑膜下血肿

surface anesthesia 表面麻醉

surgical infection 外科感染

subcutaneous hematoma 皮下血肿

subgaleal hematoma 帽状腱膜下血肿

subperiosteal hematoma 骨膜下血肿

subacute thyroiditis 亚急性甲状腺炎

sesmental portal hypertension 区域性门脉高压症

subarachnoid block anesthesia 蛛网膜下腔阻滞麻醉

systemic inflammatory response syndrome，SIRS 全身性炎症反应综合征

T

tenovaginitis 腱鞘炎

tension pneumothorax 高压性气胸，张力性气胸

tension－free hernioplasty 无张力疝修补术

tetanus 破伤风

thromboangitis obliterans 血栓闭塞性脉管炎

thyroid carcinoma 甲状腺癌

thyroid disease 甲状腺疾病

thyroiditis 甲状腺炎

total mastectomy 全乳房切除术

total mesenrectal excision，TME 全直肠系膜切除术

total untrient admixure，TNA 全营养混合液

toxic goiter 毒性甲状腺肿

transrectal ultrasonography，TRUS 经直肠超声

transjugular intrahepatic portosystemic shunt，TIPS 经颈静脉肝内门体分流术

trauma 创伤

traumatic intraventricular hemorrhage 外伤性脑室出血

tuberculosis of intestine 肠结核

tumor 肿瘤

U

ulcerative colitis 溃疡性结肠炎

umbilical hernia　脐疝
urgency　尿急
urinary retention　尿潴留

V

vater ampulla　乏特壶腹
volvulus　肠扭转

W

water intoxication　水中毒